作者简介

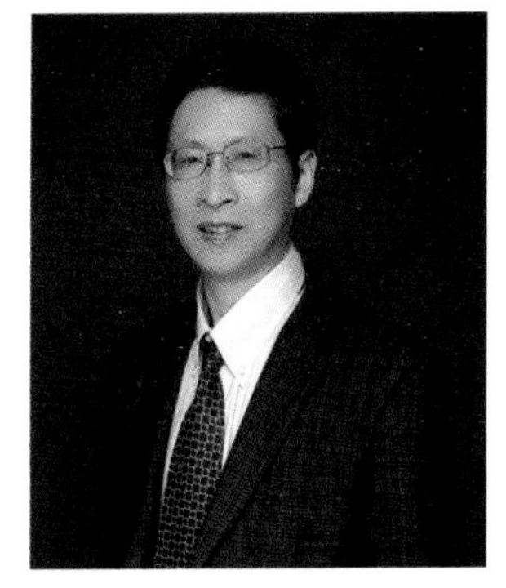

曾苏，博士，浙江大学“求是”特聘教授

国家杰出青年基金获得者，享受国务院政府特殊津贴。现任浙江大学临床药学研究中心主任。

主要从事药物分析和药物代谢研究，将药物分析学研究对象从药物活性成分扩大到药物效应分子，拓展了药物分析学的内涵，创立“分析药理学”；构建人源化药酶和转运体模型，发现基于药酶和转运体表观调节机制的药靶/生物标志物；基于干预表观遗传学动态修饰，提出通过诱导摄取型转运体表达增加药物在肿瘤细胞中浓度进而逆转耐药的策略。

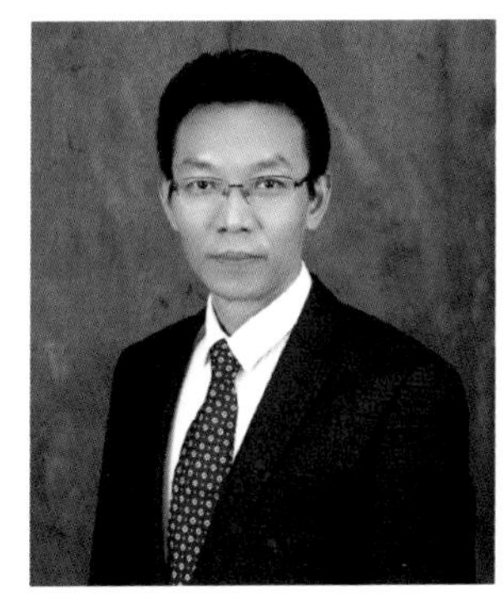

郝海平，博士，中国药科大学教授

国家杰出青年基金获得者，教育部“长江学者”特聘教授，现任中国药科大学校长。

主要从事代谢调控与药物靶标发现/确证研究。主持承担国家重点研发计划、国家“重大新药创制”专项、国家自然科学基金重点项目等课题19项。获国家科学技术进步二等奖2项、省部级科学技术一等奖4项。在Cell Metab、Nat Methods等期刊发表SCI论文160余篇。兼任国务院学位委员会第八届药学学科评议组秘书长、中国药学会第四届应用药理专业委员会主任委员；Brit J Pharmacol, Acta Pharmaceutic Sin B等高水平期刊编委。

化学工业出版社“十四五”普通高等教育研究生规划教材

一流学科建设
研究生教学用书

Analytical Pharmacology

分析药理学

曾　苏　郝海平 / 主编

毕惠嫦　李　清　蔡　圣 / 副主编

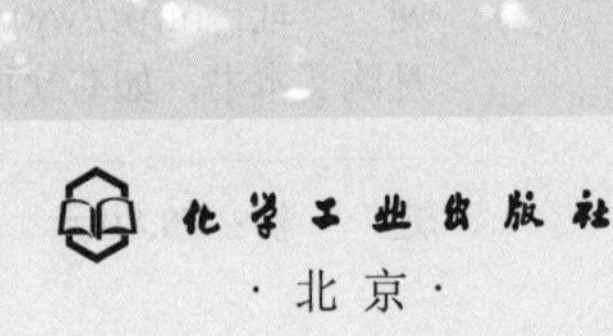

化学工业出版社
·北京·

内容简介

《分析药理学》全书共分十八章，其中：第一章为绪论；第二、三章介绍生物样本采集、储存及处理方法；第四～十三章介绍常用分析方法的原理、应用范围和应用案例；第十四～十七章重点介绍分析药理学在靶标发现及确证、生物标志物发现、药物代谢酶和转运体调节机制等典型案例中的应用；第十八章介绍生物标志物分析方法的验证。

《分析药理学》可作为普通高等院校药学、医学、生命科学及相关专业研究生教材和实验技术参考书。

图书在版编目（CIP）数据

分析药理学 / 曾苏，郝海平主编．—北京：化学工业出版社，2024.4

一流学科建设研究生教学用书　化学工业出版社“十四五”普通高等教育研究生规划教材

ISBN 978-7-122-44715-9

Ⅰ.①分…　Ⅱ.①曾…②郝…　Ⅲ.①药理学－研究生－教材　Ⅳ.①R96

中国国家版本馆CIP数据核字（2024）第042840号

责任编辑：褚红喜　　　　文字编辑：王聪聪
责任校对：田睿涵　　　　装帧设计：刘丽华

出版发行：化学工业出版社
（北京市东城区青年湖南街13号　邮政编码100011）
印　　装：高教社（天津）印务有限公司
787mm×1092mm　1/16　印张28¼　彩插1　字数650千字
2024年6月北京第1版第1次印刷

购书咨询：010-64518888
售后服务：010-64518899
网　　址：http://www.cip.com.cn
凡购买本书，如有缺损质量问题，本社销售中心负责调换。

定　　价：79.80元

《分析药理学》编写组

主　　编　曾　苏　郝海平

副主编　毕惠嫦　李　清　蔡　圣

编写人员（按姓氏笔画为序）

王　昕（华东师范大学）
王晓杰（温州医科大学）
叶　慧（中国药科大学）
毕惠嫦（南方医科大学）
师晓萌（北京大学）
刘　鑫（哈尔滨医科大学）
李　清（沈阳药科大学）
李大鹏（四川大学）
张　涛（西安交通大学）
郑一超（郑州大学）
郝海平（中国药科大学）
胡泽平（清华大学）
钟国平（中山大学）
钱玲慧（浙江大学）
蒋惠娣（浙江大学）
曾　苏（浙江大学）
蔡　圣（浙江大学）

前言

随着药物科学的迅猛发展，生物医学与药学的融合日益深入，药学研究已从以物质（药物活性成分）为中心，转移到与生物医学（药物效应分子）紧密结合；同时，药理学、毒理学、生物药学、临床药学等相关学科提出的分析科学技术问题，需要学科交叉研究方能解决，因此，分析药理学随之创立。

分析药理学是一门发展或应用现代分析技术方法和新模型研究药理学科学技术问题的科学，也是药理学的重要组成部分。它主要应用或集成化学、物理学、生物学和医学等理论和技术，创新分析技术方法和模型，重点分析与药物发生直接或间接相互作用的药物效应分子，如核酸、蛋白质、酶、内源性小分子物质、气体分子、金属离子等，用于药物作用及机制、药物靶标的发现与确证、药效学、药代动力学、药物安全性评价、药物治疗学、临床药物评价和临床精准用药等科学研究，从而加快新药研发和促进临床合理用药。

全书共分十八章，其中：A部分为总论（第一章）；B部分为生物样品，介绍生物样本采集、储存及处理方法（第二、三章）；C部分为分析方法，介绍常用分析方法的原理、应用范围和应用案例（第四～十三章）；D部分为典型案例，重点介绍分析药理学在靶标发现与确证、生物标志物发现、药物代谢酶和转运体调节机制等（第十四～十七章）；E部分为分析方法验证，介绍生物标志物分析方法的验证（第十八章）。

本书具体编写分工如下：第一章绪论由中国药科大学郝海平和浙江大学曾苏编写；第二章生物样本的采集与储存由沈阳药科大学李清编写；第三章生物样本处理方法由四川大学李大鹏编写；第四章基于质谱的组学分析方法由北京大学师晓萌编写；第五章常用PCR分析方法由浙江大学蔡圣编写；第六章常用流式细胞术由南方医科大学毕惠嫦编写；第七章常用显微镜技术由郑州大学郑一超编写；第八章常用分子成像分析方法由浙江大学钱玲慧编写；第九章常用生物芯片分析法由西安交通大学张涛编写；第十章常用免疫学分析方法由哈尔滨医科大学刘鑫编写；第十一章常用生物学分析方

法由温州医科大学王晓杰编写；第十二章常用基因编辑技术由华东师范大学王昕编写；第十三章常用医药大数据分析由中山大学钟国平编写；第十四章基于化学蛋白质组学的药物靶标发现由中国药科大学叶慧编写；第十五章代谢调控与药物靶标的发现和转化由中国药科大学郝海平编写；第十六章生物标志物的发现和分析典型案例由清华大学胡泽平编写；第十七章药物代谢和药物转运分析典型案例由浙江大学蒋惠娣编写；第十八章生物标志物分析方法验证由沈阳药科大学李清编写。

本书的编写得到各有关院校和化学工业出版社的大力支持和帮助，蔡圣副主编在书稿整理中付出了辛勤的劳动，在此一并感谢。

限于作者水平，书中难免有疏漏和不足之处，诚恳地希望广大读者批评指正。

曾　苏　郝海平

2024.5

目录

A 总论 001

B 生物样品 007

E 分析方法验证 431

A总论

第一章 绪 论

教学目标

1. 掌握：分析药理学的定义和内涵。
2. 熟悉：分析药理学研究范畴和主要研究内容。
3. 了解：分析药理学国内外研究进展和研究意义。

第一节 分析药理学发展历程和研究意义

1984年，时任南非开普敦大学药理学系（Department of Pharmacology，University of Cape Town）临床药理实验室主任（director of a clinical pharmacological laboratory）的Cridland J S博士首先在论文题目中使用分析药理学（analytical pharmacology）一词，提出"分析药理学目前是常用的一种临床药理学手段"（analytical pharmacology is at present usually a tool of clinical pharmacology），主要用于血药浓度监测，临床药代动力学分析，为合理用药和临床剂量调整提供依据[1]。除了色谱技术和光谱技术，放射受体测定方法也常用于配体结合亲和力和分析药理学研究，并发展了体内和体外生物效应参数和生物效应分子的测定方法。

同年，维尔康姆制药公司（Wellcome Foundation）药物治疗实验室主任、药理学家詹姆斯·布莱克（James Black）获得了伦敦国王学院医学院和牙科学院的讲席职位，受邀为其命名为"分析药理学研究室"（Analytical Pharmacology Unit，King's College）[2]。1988年Black因发明β受体阻断剂普萘洛尔而获得了诺贝尔生理学或医学奖。Black 认为，生物测定分析提供了对生理系统深入了解的途径[3]，并决定致力于发展药理学分析的生物测定方法[2]。由于Black具有制药界和学术界的科研背景，并基于他对药理学和化学之间相互作用的深刻认识，1993年，他提出[2]"分析药理学"是"采用不同类型生物测定，解释配体与复杂生物系统的相互作用"，并"利用数学模型作为解释生物测定获得的配体相互作用的工具"[4,5]；即分析药理学是应用生物测定产生的定量数据阐明药物作用机制，主要将描述性数据（实验结果）转换为预测数据，提高体外生物测定与体内生物数据的转换潜力，使用数学模型将药理学家的化学“手段”与所选择的生物研究系统之间的相互作用进行形式化[6,7]。其主要的研究内容包括：①应用一些数学回归方法研究配体与受体的相互作用（如拮抗剂和激动剂的分类）、药理作用机制预测，并拓展到新药的活性和作用机制测定，从而用于药物发现；②研究药物对复杂生理系统的影响，例如肝脏药代动力学中全身清除率的影响和药物-药物相互作用的预测，推导基于机制的药代动力学-药效学模型，预测药物暴露-反应关系等[8,9]。

药理学（pharmacology）是研究药物与机体（含病原体）相互作用及其规律和作用机制的一门学科，分为基础药理学和临床药理学。其主要研究内容包括：①药效学（pharmacodynamics），研究药物对机体的作用，包括药物的作用和效应、作用机制及临床应用等[10]。②药物代谢及其动力学（drug metabolism and pharmacokinetics），研究药物在机体作用下所发生的变化及其规律，包括：药物与药物代谢酶和转运体的相互作用及其调节机制[11,12]；药物在体内的吸收、分布、代谢和排泄过程，特别是血药浓度随时间变化的规律、影响药物疗效的因素等；并且已经拓展到药物新靶标的发现和确证。上述研究均需要对生物体内药物及其代谢物、受体、酶、核酸、蛋白质、细胞因子、生物标志物等进行分析检测。历史上，因采用创新分析方法和技术而获得生物医学重大科学研究突破的案例不胜枚举。例如获得诺贝尔奖的电泳技术、X射线技术、晶体电子显微术、核磁共振（nuclear magnetic resonance，NMR）谱学方法、聚合酶链反应（polymerase chain reaction，PCR）、绿色荧光蛋白（green fluorescent protein，GFP）、超分辨率荧光显微技术、冷冻电子显微镜、新一代基因编辑技术成簇规律间隔短回文重复序列（clustered regularly interspaced short palindromic repeat，CRISPR）、计算机断层扫描技术等。因此，药理学的发展依赖于分析检测方法的进步。如在新药研发全过程中，药物体内代谢过程的探究需要建立各种药物及其代谢物的分析方法；在各类药物组学（药物基因组学、药物转录组学、药物蛋白质组学、药物代谢组学、药物细胞组学等）研究中，分析技术发挥着关键作用；药物靶标和各类生物标志物的发现更需要高灵敏的分析检测技术。

现代生命科学特别是生命组学的迅猛发展，为丰富和拓展药理学学科内涵带来了新的机遇，同时也提出了新的挑战。为了实现精准药物治疗和精准药物研发，药理学需要从不同角度、不同维度研究药物与机体相互作用及其规律与机制，因此药理学研究需要将传统的药理学研究策略和方法与各种快速兴起的生命分析技术尤其是生命组学分析技术交叉，深入揭示药物分子与靶标分子交互作用的多维科学问题。如单细胞测序和多组学分析、超分辨率成像、基于活性的生命组学分析、人工智能算法、基因编辑、蛋白水解靶向嵌合体（proteolysis targeting chimeras，PROTACs）等技术的发展，极大地推动了从分子、细胞、器官、个体等多层次研究药理学和毒理学的深度和广度，使人类更加全面深入地认识和解析生物体这一复杂系统。基于药理学和分析科学的快速发展，2015年我国药理学研究者开始探讨如何深化分析药理学的内涵和拓展研究内容，2016—2023年我国共召开六届全国分析药理学学术大会，2018年成立了中国药理学会分析药理学专业委员会。

第二节　分析药理学的内涵和主要研究内容

分析药理学是一门发展或应用现代分析技术方法和新模型，研究药理学科学技术问题的科学，也是药理学的重要组成部分。分析药理学主要应用或集成化学、物理学、生物学和医学等理论和技术，发展分析技术方法和模型，不仅用于定性检测和定量测定生物体内药物及其代谢物，更多的是用于分析与药物发生直接或间接相互作用的核酸、蛋白质、酶、受体、细胞因子，内源性小分子物质、气体分子、金属离子、细胞等，开展药物作用及机制、新靶标的发现与确证、药效学、药代动力学、药物安全性评价、药物治疗学、临床药物评价和临床精准用药等科学研究，旨在加快新药研发和促进临床合理用药（图1-1）。

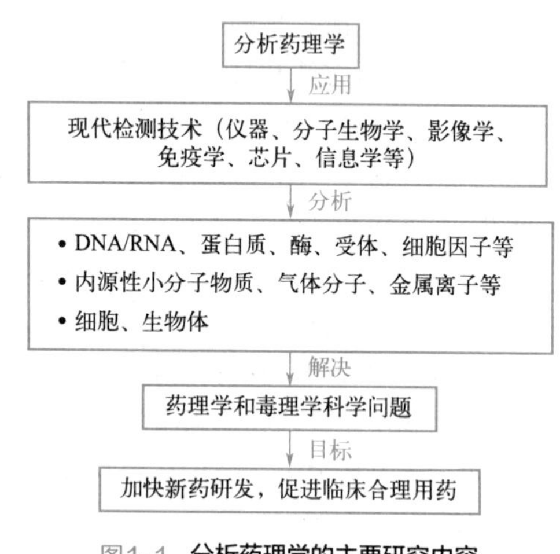

图1-1　**分析药理学的主要研究内容**

药理学的深入研究对分析技术方法和模型不断提出更高、更新的要求，只有通过与相关学科的深入交叉和结合研究，才能更好地发挥分析药理学的作用。随着药理学与分析科学融合的日益深入，药理学、药物毒理学、临床药学等研究的科学技术问题成为分析药理学新的挑战和机遇。因此，创建和应用现代分析技术方法和模型，研究药物与药物效应分子间的药理毒理作用及其作用机制，已成为分析药理学前沿发展的领域，需要生物学、医学、药学、理学和工学的技术支撑，呈现明显的学科交叉特征。

综上所述，围绕药理学和精准医学的关键科学问题，分析药理学主要针对与疾病诊断、疾病预防、新药研发和临床用药相关的药理学和毒理学等科学技术问题，通过体内外生物分子的成像分析、多组学分析、分子靶标分析、生物标志物群分析、计算和结构药理学分析、药物递送系统分析、高通量高内涵分析等新技术、新方法、新模型，不断推进与化学、材料学、生物学、医学和药学等深度交叉，发展生物分子检测与示踪新原理、新方法与新技术，对生物体内外活性分子进行特异、灵敏、快速地定性、定量检测，为新药研发和精准用药提供灵敏、可靠的分析检测手段，从而实现分子识别和生物信息提取与预测模型构建，并用于潜在药物靶标和生物标志物的发现和确证，研究生物体系中各种成分、结构单元以及相互作用过程中的变化，深化对药物生物活性、作用机制、毒性的理解，为新药研发和合理用药提供科学依据。

（郝海平，曾 苏）

参考文献

[1] Cridland J S. The future of analytical pharmacology—a personal view[J]. S Afr Med J, 1984, 65(5): 172-173.

[2] Black J. Reflections on the analytical pharmacology of histamine H_2-receptor antagonists[J]. Gastroenterology, 1993, 105(4): 963-968.

[3] Angus J A, Korner P I, Wright C E. Analytical pharmacology and the elucidation of function[J]. Trends Pharmacol Sci, 2011, 32(4): 235-241.

[4] Kenakin T. Analytical pharmacology and allosterism: the importance of quantifying drug parameters in drug discovery[J]. Drug Discov Today Technol, 2013, 10(2): e229-235.

[5] Black J W. A personal view of pharmacology[J]. Ann Rev Pharmacol, 1996, 36:1-33.

[6] Christopoulos A. From 'captive' agonism to insurmountable antagonism: demonstrating the power of analytical pharmacology[J]. Clin Exp Pharmacol Physiol, 2001, 28(3): 223-229.

[7] Kenakin T. Analytical pharmacology: how numbers can guide drug discovery[J]. ACS Pharmacol Transl Sci, 2019, 2(1): 9-17.

[8] Wurch T, Pauwels P J. Analytical pharmacology of G protein-coupled receptors by stoichiometric expression of the receptor and G(alpha) protein subunits[J]. J Pharmacol Toxicol Methods, 2001, 45(1): 3-16.

[9] Kenakin T, Christopoulos A. Analytical pharmacology: the impact of numbers on pharmacology[J]. Trends Pharmacol Sci, 2011, 32(4): 189-96.

[10] 周宏灏. 药理学[M]. 2版. 北京: 科学出版社, 2016: 1-3.

[11] 王广基. 药物代谢动力学[M]. 北京: 化学工业出版社, 2005: 1-2.

[12] 曾苏. 药物代谢学[M]. 2版. 杭州: 浙江大学出版社, 2008: 286-312.

[13] 徐萍, 王玥, 许丽, 等. 2022年生命健康领域科技发展态势[J]. 生命科学, 2023, 35(1): 7.

Analytical Pharmacology

分析药理学

B生物样品

第二章 生物样本的采集与储存

教学目标

1. 掌握：生物样本采集、储存方法的简单原理和操作。
2. 熟悉：生物样本采集、储存方法的基本应用和优缺点；生物样本库的应用。
3. 了解：生物样本采集、储存方法的进展。

第一节 概述

在分析药理学研究中，生物样本系指人和动物的各种体液（如血液、尿液和唾液），组织（如脑、心、肝、脾、肺、肾），头发，粪便，还有细胞和亚细胞结构等。生物样本中通常含有内源性小分子和大分子物质，包括糖类化合物，脂类化合物，生物胺和氨基酸类化合物，固醇类化合物，维生素和辅酶类化合物，核苷、核苷酸及其衍生物，还有多肽、蛋白质及其衍生物等。生物样本标准化的采集和储存，对疾病生物标志物的发现、发病机制和治疗靶标的挖掘、药物的作用机制和新药的研发以及精准医疗具有重要意义。

第二节 生物样本的采集

一、体液样本的采集

1. 常用体液样本

（1）血液

血液包含核酸水平、蛋白质水平、代谢物水平等多个分子层面信息且易于收集[1]，是应用最广泛的生物样本，在寻找疾病生物标志物和精准诊疗方面发挥着重要作用。常用的血液样本通常包括全血、血浆、血沉棕黄层、红细胞和血清，其采集特点、用途和局限性见表2-1。

表2-1 不同血液样本的采集特点、用途和局限性

生物样本	采集特点	用途	局限性
全血	抗凝剂（研究蛋白质组学时使用蛋白酶抑制剂）	药物分析；基因组研究；DNA和RNA分析	需要考虑抗凝剂的影响
血浆	抗凝剂（根据实验需求可能添加蛋白酶抑制剂）	蛋白质组学、代谢组学研究；DNA分析	DNA产量低（ng级），但适合基因组学的应用
血沉棕黄层	抗凝剂	DNA和RNA分析；淋巴细胞分析	血液处理不当时，产量有限；用于DNA分析时，全血采集通常更经济
红细胞	抗凝剂	血红蛋白研究；膜蛋白质组学研究	红细胞计数时，容易受到白细胞的影响；吸取红细胞时，容易发生破裂
血清	无抗凝剂	蛋白质组学、代谢组学研究；DNA分析	DNA产量低（ng级），但适合基因组学的应用；需要红细胞充分凝固，静置时间长

动脉或心脏取血是比较理想的取血方式，但这种方法只能用于动物实验，不能用于患者或志愿者。目前，静脉取血是最常用的取血方式。动物通常是颈静脉插管采血，或剪尾静脉采血。采血量依据实验目的和分析方法灵敏度而定，一般每次采血1～5 mL，对于动物实验，采血量一般不超过动物总血量的15%～20%。

动物采血可根据不同动物种类和实验需要采取适当的方法，如家兔可由耳缘静脉、颈静脉等多处取血，大、小鼠可由静脉、腹主动脉、心脏、眼眶取血或断头取血等，犬可由前、后肢静脉等处取血。成人采用静脉取血时，从肘正中静脉取血，小儿则从颈外静脉取血。成人采用毛细血管采血时，可从手指或耳垂采血，小儿则多从脚趾取血。人采血根据测定方法的要求，需样量大的，可取静脉血；需样量小的，可取耳垂血或手指血。

血液样本可以根据实验需求采用含有不同抗凝剂的真空采血管收集。常用抗凝剂有肝素、乙二胺四乙酸（ethylenediamine tetraacetic acid，EDTA）和枸橼酸盐等[2]。其中，肝素是血液化学成分检测的首选抗凝剂，通常用于代谢组学研究，但会影响T细胞增殖并与多种蛋白质结合；抗凝剂乙二胺四乙酸（EDTA）适用于各种DNA和蛋白质的检测；抗凝剂枸橼酸盐适用于获取质量更高的RNA和DNA，并且使用该抗凝剂淋巴细胞收率较高；抗凝剂枸橼酸盐葡萄糖抗凝管用于收集外周血单个核细胞。

① 全血　采集的血液置于含有抗凝剂的试管中，不需离心，轻摇混匀即得，可直接分析，亦可冷藏或冷冻储存。全血样品主要包括血浆（占50%～60%）和红细胞（占40%～50%），血浆和红细胞处于均相状态，经放置或自储存处取出恢复至室温后，可明显分为上下两层，上层为血浆、下层为红细胞，但轻摇晃动即可使用。

② 血浆、血沉棕黄层和红细胞　将采集的血液置于含有抗凝剂的试管中，混匀，以1100～1300 *g*离心10 min。离心后上层是血浆层，中间层是血沉棕黄层，下层是红细胞[3]，各层的物质组成见图2-1。血浆系血液中淡黄色的上清液，含有丰富的药物、机体代谢物、

蛋白质和核酸信息，可用于代谢组学、蛋白质组学和基因组学的分析，是多种疾病生物标志物的主要来源。在进行蛋白质组学分析时，要注意排除一些高丰度蛋白质的干扰。血沉棕黄层主要由白细胞和血小板组成[4]，血液处理不当时产量有限，但可长期贮存作为DNA和RNA的来源样本。研究表明，从血沉棕黄层提取的胚系DNA可广泛应用于生物标志物的研究。红细胞是血液中数量最多的一类血细胞，无细胞核和细胞器，胞质内充满血红蛋白，主要用于血红蛋白和膜蛋白质组学的研究。

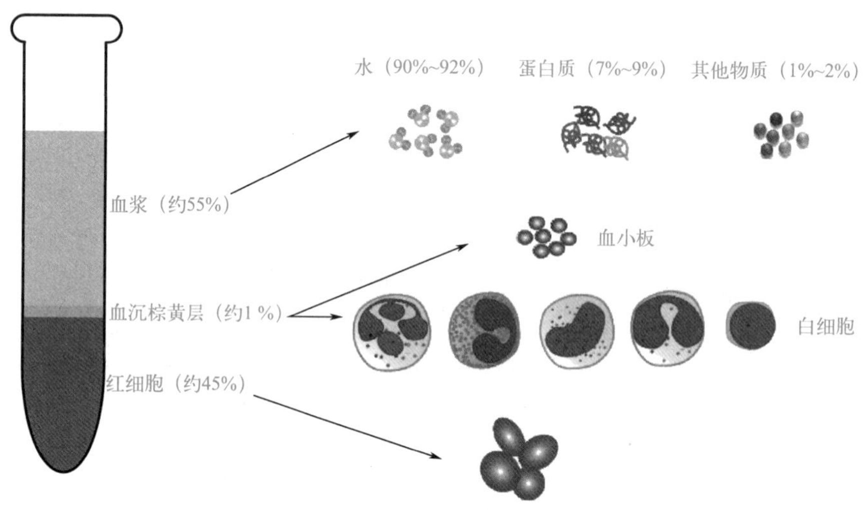

彩图2-1

图2-1 **血浆、血沉棕黄层和红细胞的组成**

③ 血清 血清是一种透明的淡黄色液体。将采集的血液置于不含抗凝剂的试管中，放置30～60 min。由于采血过程激活了一系列凝血因子，血中的纤维蛋白原形成纤维蛋白，血液逐渐凝固。然后以1100～1300 *g*离心10 min获得。血液采集后应及时分离血浆和血清，一般最迟不超过2 h，分离后再保存。

血浆的获取比血清快，获取量为全血的50% ～60%，血清仅为20% ～40%，因此一般多用血浆进行分析研究。但由于凝血过程除去了大部分凝血因子，血清蛋白浓度与血浆相比减少了3% ～4%，在蛋白质组学研究中，血清可能可以检测到更多的低丰度蛋白质。而且血清可以排除抗凝剂的影响，因此在某些情况下血清仍为首选的血液样本。

（2）尿液

尿液为无色或黄色的透明液体，由肾脏分泌，在膀胱中储存并由尿道排出体外。健康尿液主要由水（95%）、无机盐和小分子有机化合物（尿素、肌酐和尿酸等）组成，其pH值一般为4.8～8.0。尿液中的蛋白质浓度大约为血液中的1/1000，蛋白质和肽类的相对浓度的异常可提示某些病变的发生。尿液所含生物标志物丰富，收集是非损伤性的，不需要训练有素的人员或特殊的设备，还可以根据需要频繁重复取样，不会给受试者造成不适。此外，尿液是相对稳定的样品，因为它在膀胱中停留数小时，内生蛋白酶产生的蛋白质降解已基本完成。尿液复杂性较低且蛋白质含量较低，需要较少的样品预处理，因此特别适用于代谢组学和蛋白质组学分析，也是疾病研究的理想生物介质[5]。

采集的尿液是自然排尿。根据实验设计和分析目的不同，尿液的采集分为晨尿、随机尿和时间尿等。

① 晨尿　晨尿为清晨起床后、未饮食前和做运动之前第一次排尿时收集的样本，这种尿常偏酸性，其中的血细胞、上皮细胞、病理细胞、管型等有形成分，以及人绒毛促性腺激素（human chorionic gonadotropin，HCG）等的浓度较高，可用于肾脏浓缩能力评价、有形成分分析和HCG测定等。由于第一次晨尿中的物质浓度差异较大，在进行组学研究时，建议采集第二次晨尿。

② 随机尿　随机尿指无须任何准备、不受时间限制、随时排出的尿液样本，易受运动、饮食等多种因素的影响，不能准确反映患者状况，适用于临床治疗药物监测和细胞生物学研究。

③ 时间尿　时间尿是指采集规定时间段内（如12 h，24 h等）的尿液样本。如采集24 h内的尿液时，一般是在上午8时排尿一次，将膀胱排空，弃去，此后收集各次排出的尿，直至次日上午8时最后一次排尿。时间尿可用于肌酐清除率试验、代谢组学和蛋白质组学等研究。

在收集尿液的过程中，应将尿液置于冰上或冰箱中。尿液的收集容器通常比其他体液样本大，容积一般为50～3000 mL。尿液一般不需要进行离心处理，如果样品浑浊，为血尿或细胞内容物可见，可以≤1000 *g*离心10 min，取上清液。根据实验方法和分析物的不同，尿液中可能要加入防腐剂。常用的防腐剂包括甲苯、甲醛、麝香草酚、浓盐酸、冰醋酸和叠氮化钠等。

（3）唾液

唾液是浸润口腔黏膜、覆盖口腔每一个结构的水样液体，主要由三个成对的大唾液腺（腮腺、颌下腺和舌下腺）和许多小唾液腺（唇黏液腺、腭腺、艾布纳氏腺等）分泌产生[6]。唾液主要由水（99.5%）组成，也含有盐、蛋白质、肽、激素、脂类、糖以及上皮细胞、食物残渣和微生物等。作为一个巨大的生物标志物储存库，唾液含有丰富的DNA、RNA、蛋白质、细胞因子以及大量的微生物和其代谢产物信息，具有重要的研究价值。此外，唾液具有低侵入性、低成本和易于采集的特点，因此进一步拓宽了唾液的应用，为疾病的检测提供了一种简单、廉价、安全和无创的方式。

唾液的采集一般是在漱口后约15 min进行，应尽可能在刺激少的安静状态下，用插有漏斗的试管收集口腔内自然流出的唾液，采集的时间至少10 min。如需专门收集某一腺体分泌的唾液，比如颌下唾液、舌下唾液或腮腺唾液时，则需特制的器械分别收集。采集混合唾液时，若需在短时间内得到较大量的唾液，可采用物理（嚼纱布球）或化学（枸橼酸或维生素C置于舌尖）方法刺激，采样前应弃去初始唾液[7]。

唾液采集后，以2600 *g*离心15 min，取上清液直接分析或冷冻保存。唾液中含有黏蛋白，黏蛋白是在唾液分泌后，受唾液中酶催化而生成的。为阻止黏蛋白的生成，唾液应在4℃以下保存。在后续唾液样本分析中，要注意离心过程中疏水肽可能会与大分子聚合而丢失。

2. 其他体液样本

（1）脑脊液

脑脊液为大脑神经脉络丛内产生的无色液体，能够提供机械保护、供应营养、清除废物和传输代谢物。成人脑脊液的总容积约为160 mL，每天更换4～5次，成分类似于血浆。水、气体和脂溶性化合物可以自由地从血液进入脑脊液，而葡萄糖、氨基酸和阳离子则通过载体介导的过程进行运输。脑脊液蛋白组与血浆蛋白组相似，但蛋白质浓度约为血浆的1/100。此外，脑脊液中含有20%的脑源性蛋白质，这是在外周血中很难检测到的。脑脊液与中枢神经系统直接接触，含有的成分可以反映中枢神经系统的生化状态，是寻找中枢神经系统疾病生物标志物的重要来源[8]。

腰椎穿刺是脑脊液采集中最常见和最推荐的方法。收集的脑脊液不需要加任何添加剂，收集体积以12 mL为宜（前1～2 mL用作基本的脑脊液评估）。在室温下以2000 g离心10 min。离心后，上清液直接分析或在1～2 h内冷冻保存，注意要避免反复冻融循环。

（2）泪液

泪液是覆盖在眼睛表面上皮细胞的无色透明分泌物，在光学系统中起着重要作用。其可以润滑眼睛，为角膜上皮提供营养和生长因子，并作为外部环境的屏障。泪液由水、脂质、蛋白质、电解质和各种其他代谢物组成。泪液检测相对于血液检测更能反映眼表局部病情，且具有取样无创性、诊断准确性高、诊断速度快的特点。

泪液取样常用方法为纤维素海绵法、Schirmer试纸条法和毛细管法。这些采样方法都是非侵入性的，不需要局部麻醉。要依据具体研究选择合适的收集方法，当需要样本量较大时，优选Schirmer试纸条法，如果受试者为泪河弯曲面低的干眼症患者，则首选纤维素海绵法[9]。

纤维素海绵法是将纤维素海绵放入下结膜囊约1 min从而收集泪液的方法；Schirmer试纸法是将试纸条放置在下结膜囊中直至控制线被润湿，然后在缓冲溶液中孵育，从而提取泪液中蛋白质或代谢物以进行分析的方法；使用毛细管取样时，通过简单的毛细管作用力从眼睛外眦附近的颞下半月板将泪液抽取到一次性硼硅酸盐玻璃微毛细管中。通过上述方法收集的样品在4℃下以7800 g离心10 min，以清除细胞碎片，并在液氮或−80℃中保存。

（3）乳汁

乳汁是支持新生儿早期生长和发育最重要的食物，包含蛋白质、脂质、乳糖、寡糖和多种生物活性因子，可以为新生儿提供营养成分、免疫因子、抗感染因子和代谢酶等[10]。对母乳的全面了解不仅有助于了解母乳的生物发生及其对新生儿的营养价值，还可以为婴幼儿配方奶的开发提供指导。

分娩后的初乳（分娩后1～7日）很少，成乳（分娩7～10日后）每日可分泌1～1.5 L，初乳和成乳的比重、pH、蛋白质量、乳糖量等均不相同。采集乳汁时应使用市售吸奶器，需要注意的是乳汁在保存时容易变性，须储存在家庭冰箱中或用干冰转移到实验室并在−80℃保存。

（4）胆汁

胆汁是一种等渗电解液，在肝脏中形成，通过胆道排入胆囊，在胆囊中储存和浓缩。胆汁由盐、脂类、蛋白质、激素、无机离子和其他代谢物组成[11]。对胆汁中的代谢物和蛋白质进行监测，可以为胆道病变研究提供更有价值的信息，并为胆道疾病的发病机制和生物标志物发现提供支持。

胆汁位于体内深处，可以采用外科手术法、十二指肠引流法或胆囊穿刺法收集。收集胆汁后应立即将样品转移至冰上，在−80℃保存。使用前，在4℃下以16000 *g*离心10 min，以除去细胞碎片。

（5）精液

精液是一种黏稠的液体混合物，由精子和精浆组成，精浆占精液体积的90%以上。精浆中含有蛋白质、RNA、寡糖、聚糖、脂质、无机离子（钙、镁、钾、钠和锌）和小分子代谢物等。精浆多组学研究可反映睾丸、附睾和其他附属性腺的生理和病理状态，有助于建立男性生殖系统多种疾病的生物标志物，特别是男性不育/低生育率和前列腺癌疾病[12]。

在收集精液后1 h内和精液液化后，评估精液参数（体积、精子总数、浓度、精子活力、形态、圆形细胞、中性粒细胞和红细胞）。精液分析后，立即将样品以9200 *g*离心20 min，从精细胞和细胞碎片中完全分离精浆，精浆样本在使用前应冷冻保存。

二、组织样本的采集

1. 人体组织样本

人体组织样本获取来源主要分为手术切除组织、活检组织和尸检组织。组织的采集过程要由经过培训的专业病理学家进行，取样必须严格遵循伦理和法律的相关规范，且不能影响样本的诊断完整性。

（1）手术

手术中采集的组织主要用于诊断、治疗，也可将组织储存用于后续研究。组织获取时采集人员应采取标准化、可重复的操作流程，以提高采集效率，保证组织质量。

组织质量受多种因素影响，从而改变样本的适用性，影响后续研究。组织质量主要影响因素包括医疗条件、药物、采集时间、转运温度、转运时间以及“热缺血”和“冷缺血”时间。缺血可影响多种细胞特性，包括基因表达、蛋白质磷酸化等。因此，手术组织采集后应尽快放到冰上或冰箱中进行冷藏，尽量减少缺血时间[13]，之后可冷冻或福尔马林固定石蜡包埋。

（2）活检

活体组织检查简称“活检”，是指应诊断、治疗的需要，从患者体内切取、钳取或穿刺等取出病变组织，进行病理学检查的技术。相比于手术切除组织，活检样本能够实现在治疗前后以及治疗进程中持续跟踪取样，实时动态地反映生物体的内环境变化。此外，活检组织创伤较小，不会引起切除组织的局部缺血或血糖过低。但活检组织一般取样量较少，因此样品量成为其在多组学应用中的主要限制。

活检按采样方式可分为开放式活检（手术）、内窥镜活检（活检钳）和经皮穿刺活检（活检针）。活检时，取材部位要准确，避开坏死组织和明显继发感染区，在病变与正常组织的交界处取材，要求取到病变组织及周围少许正常组织；取材应有一定的深度，要求与病灶深度平行地垂直切取；活体组织直径小于0.5 cm者，须用透明纸或纱布包好，以免遗失；含骨组织首先应进行脱钙处理。为了防止组织自溶或腐败，标本取材后应及时固定。

（3）尸检

尸检是一种特殊的外科手术，是由病理学家进行的对死者体内外的检查。先对尸体的器官组织变化进行记录，包括颜色、位置、形状、大小、与周围组织的界限等。组织采集时，应防止对组织造成损伤并将非研究组织（例如周围的脂肪组织和结缔组织）切除干净。采集的组织数量应能够代表整个器官，根据研究实际可将组织切成小块。

死前条件和采集间隔都会对组织样本的质量产生影响。死前条件包括年龄、性别、体重、疾病状态、死亡原因、药物和其他医疗干预措施等。其中濒死状态，比如低氧血症、低血糖、高热或昏迷持续时间对组织标本的完整性，尤其是对RNA的完整性影响最大。大体死亡到标本收集之间的时间即死亡时间（postmortem interval，PMI），是另一个影响因素[14]。理想情况下，应在死亡后尽快获取组织（即尽可能减少PMI），以限制反应性变化和降解，取样时间尽量不要超过72 h。这个时间段内，组织结构、DNA和蛋白质水平相对稳定。

2. 动物组织样本

动物组织样本通常包括脑、心、肝、脾、肺、肾、胃和肠等，主要通过剖检的方式获得。获得的组织既可以用于疾病诊断，又可以留存进行多组学等更深入的分析。剖检的标准化步骤为活体动物的检查、安乐死、放血、打开腹腔、打开胸腔、打开头骨以及肌肉和骨骼的检查。

组织采集前，根据症状区分病变组织与健康组织，初步确定需要采集的部位。采集过程要快，将采集的组织表面残留的脂肪组织、结缔组织去除并用生理盐水冲洗，以防止后期成分改变影响研究。由于组织遇水分将会导致组织产生结晶和空洞，因此应将取材所用的器械擦拭干净，对于本身水分过多的组织应用滤纸或干纱布将水分吸干。采集顺序要遵循先实质脏器、后腔肠等脏器的顺序。其中，实质脏器指动物的肺、脾、肝、肾、心等，腔肠脏器指动物的肠、膀胱、胃等。组织样本采集后需要立即进行固定或组织淬灭。目前，常用的组织样品快速灭活的方法为−80℃速冻或液氮处理。

三、头发与粪便样本的采集

1. 头发样本

与血液和尿液等常规样本相比，头发样本在组学研究尤其是暴露组学研究中具有很多优势。首先，头发样本的采集是非侵入性的，并且方便储存和运输；其次，头发可以保留短期（24 h）和长期（数天、数月乃至数年）的暴露信息，例如头发中重金属和环境污染物的积累远远高于血液或尿液中的水平，因此其成为研究个人暴露史的最佳基质；最后，头发的生化组成可以揭示一个人的年龄、性别、吸烟习惯和发用化妆品等信息。因此，头发是科学研究、临床诊断和法医分析的重要信息来源，已成为长期和回顾性测定研究最有价值的样本。但由于头发由高度结构化的角蛋白中间丝组成，坚固、耐腐蚀，样品预处理比较具有挑战性，既要尽可能地水解角蛋白释放内部生物分子，又要尽量避免目标分析物被破坏。

头发一般由经过专门培训的工作人员采集，采集的头发要具有代表性和均一性。头发的采集一般应在无污染物质的环境中进行，剪刀和发夹等采集工具应先用酒精清洁。受试者的头发充分梳理后在头顶水平分开，并用发夹固定在一边，在枕部不同部位取30～40根头发，紧贴头皮剪断[15]。

头发表面常有外源性污染物，测定前应除去。国际原子能机构（International Atomic Energy Agency，IAEA）推荐使用丙酮-水-丙酮系统，即：丙酮浸泡、搅拌10 min，用自来水漂洗3次，再用丙酮浸泡、搅拌10 min，再用自来水、蒸馏水各洗3次。亦可采用其他方法，但任何一种溶剂或洗涤剂都需重复清洗2～3次。

2. 粪便样本

近年来，随着对肠道微生物研究的逐渐深入，大量的研究表明肠道菌群可以维持宿主正常的免疫功能、新陈代谢及“脑肠轴”的运转。肠道菌群的生态失调与众多疾病有关，如肥胖、自身免疫性疾病、慢性肠道炎症性疾病、糖尿病、心血管疾病及癌症等[16]。粪便样本携带来自宿主、微生物群和食物残留物等多种生化化合物，是连接宿主-微生物组的重要桥梁，为研究宿主与其肠道菌群之间的代谢串扰提供最直接的信息。与其他生物样本相比，粪便是一种绝对无创的生物样本，且能够整体反映疾病条件下的代谢状况。因此，基于粪便样本宏基因组学和代谢组学的肠道菌群研究将为探讨疾病发病机制、提高临床诊断的客观性、研究药物药效及作用机制提供重要信息。

实验动物的粪便采集通常是采用无菌镊从笼子中夹取颗粒形式的粪便，或在其死亡后取肠道内容物。由于不同肠段的微生物和代谢物分布不一致，采用肠道内容物时尽量截取同一肠段。人体粪便样本的采集方法通常是收集排泄到干净便池的粪便，尽量避免尿液和便池的污染。若进行代谢组学研究，应使用无菌勺将粪便样本搅拌均匀，并放入无菌管中；若进行微生物组分析，尽量采集中间内层的粪便样本，使用专门用于微生物分析的储存管存放。粪便样本采集完毕，通常在−20℃或−80℃下保存，有时使用液氮速冻后再保存。

四、细胞样本的采集

1. 细胞的获取

（1）原代细胞的获取

原代细胞（primary culture cell）是指直接从机体取出的组织（组织器官、外周血及胚胎等）经过特定分离方法获得并在体外进行培养的细胞，由于其生物反应可能更接近于体内情况，通常被认为比细胞系更具有生物学相关性。根据来源不同，原代细胞主要分为实体组织和悬浮细胞，其中实体组织中原代细胞的分离与获取通常有组织块法、酶消化法、化学分离法、机械分离法、两步原位胶原酶灌流法等，悬浮细胞的获取主要采用悬浮离心法等。

① 组织块法　组织块法是指在无菌条件下，从机体取下组织，清洗干净后，剪成大小均匀的小块直接转移至培养皿中，加入培养液进行培养的方法。例如将手术切除或穿刺活检获取的葡萄膜恶性黑色素瘤样本用手术刀片切碎，然后直接转移到培养皿中，让肿瘤细胞从外植体中生长出来以获取原代细胞。在口腔角质形成细胞的原代培养时，将组织样本清洗和消毒后，切成面积约1 mm^2的小块，用生理盐水稍微湿润后直接置于培养皿，加入DMEM完全培养液，于37℃、5% CO_2的培养箱中培养约24 h。24 h后换液培养，当迁移的细胞直径达到2.5 mm时，换成富含表皮生长因子的培养液继续培养，可观察到样品片段周围的细胞形态开始改变，体积增大。此法是一种常用的、简单易行且成功率较高的获取原代细胞的方法，但需要连续传代培养来获取细胞。

② 酶消化法　酶消化法是利用蛋白酶或胶原酶等作为消化剂将剪碎的组织消化成细胞悬液的方法[17]。胰蛋白酶可使细胞间质中的蛋白质水解而分散细胞，常用于分离上皮组织细胞；中性蛋白酶可以分离结缔组织和上皮组织；胶原酶能消化Ⅰ、Ⅱ、Ⅲ、Ⅳ型胶原，使细胞分散。肿瘤细胞的分离常采用胰蛋白酶、木瓜蛋白酶、弹性蛋白酶、透明质酸酶和胶原酶等具有明显靶特异性的酶，见表2-2。在从手术切除的肿瘤组织中分离单个肿瘤细胞的过程中，需要注意基质细胞的去除。特别是成纤维细胞，其与肿瘤细胞相比有更多的黏附倾向，因此，肿瘤相关的成纤维细胞（cancer associated fibroblast，CAF）可以通过在细胞培养板上重复接种消化的肿瘤组织沉淀物来去除。分离原代乳腺上皮细胞时，通过在第一个培养皿中培养细胞，使成纤维细胞黏附（3～4 h），然后将上皮细胞富集的非黏附细胞转移到第二个培养皿中进行扩增，可减少成纤维细胞污染。酶消化法简便、可快速从组织中产生较多的细胞，但使用不同的消化酶，其价格、消化能力和分离效果等都不同，且酶有一定的细胞毒性。

表2-2　获取肿瘤细胞的酶

酶	特异性	组织器官
胶原酶	胶原蛋白中的肽键	肠、肝、结肠和肾
脱氧核糖核酸酶	DNA磷酸二酯键的水解裂解	肝、肺、结肠和肾
透明质酸酶	透明质酸在细胞外基质中的水解	肝和肾
胰蛋白酶	裂解赖氨酸或精氨酸的羧基侧链	脑、表皮、肾和肺
链霉蛋白酶	含有10种蛋白水解酶，特异性广	肝、肾、结肠和心脏
木瓜蛋白酶	分解半胱氨酸残基	肌肉
弹性蛋白酶	裂解甘氨酸、丙氨酸和缬氨酸的羧基侧链	心脏和肺

③ 化学分离法　钙（Ca^{2+}）和镁（Mg^{2+}）等阳离子是维持细胞表面完整性和细胞内结构基质的物质。化学分离法是一种用乙二胺四乙酸（EDTA）或乙二醇双(2-氨基乙醚)四乙酸（EGTA）等作为非酶消化液与钙、镁离子结合形成螯合物，从而使细胞间的键断裂获取原代细胞的方法。一般用剪刀将取得的组织剪碎后，经PBS清洗，加入EDTA等非酶消化液于37℃水浴中消化适当的时间，除去消化液并漂洗干净，加入培养基进行吹打分散，利用无菌纱布过滤制成细胞悬液。此法可与胰蛋白酶或胶原酶等混合使用，也可与灌注法相结合。与胰蛋白酶混合使用可以降低胰酶的用量和毒性作用，更利于细胞分散。

④ 机械分散法　机械分散法是指取得组织后，用剪刀反复绞碎、刮拭组织表面，匀浆，吸管吹打分散组织细胞，通过尼龙或钢丝网（开口50～100 μm）过滤，使细胞从网孔中滤出或者将剪碎的组织放在注射器内使细胞通过针头压出。通常先将肿瘤等组织样本切成小块，然后在组织特异性培养基中洗涤，轻轻搅拌去除松散结合的细胞或非特异性碎片，以最少的步骤快速生成单细胞悬浮液。该分离方法简便、快速，适用于一些肿瘤组织，但这种方法对组织机械损伤大，会导致大量分泌降解酶的细胞死亡。

⑤ 两步原位胶原酶灌流法 目前，两步原位胶原酶灌注技术是分离肝细胞的首选方法。首先，吸取灌流液Ⅰ（含EDTA）注入肝脏灌注，后立即切断门静脉，灌流液Ⅰ灌注10～15 min，用胶原酶溶液灌注约10 min；在室温下将整个肝脏移至含有灌流液Ⅱ（含$CaCl_2$）的培养皿中，将肝叶分离，过滤，离心，弃去上清液，重复洗涤3～4次，每次新鲜灌注培养液均需重悬、离心；最后沉淀的细胞用完全培养基重悬得到分离好的肝细胞悬液。该方法能够分离出具有高活性和高纯度的肝细胞，但其操作流程复杂，对技术要求高，易污染。

⑥ 悬浮细胞分离 对于胸水和腹水中的癌细胞，可通过简单的低速离心和多次洗涤来获取；对于血液中的循环肿瘤细胞（circulating tumor cell，CTC）来说，可通过磁活化细胞分选获取[18]；也可以采取直接培养的方法。若要分离悬液材料中的某一类细胞，可采用密度梯度离心法分层分离后获取。此法的离心速度不能太快，时间也不能太长，否则会挤压或机械损伤细胞。

（2）原代细胞的培养

经酶消化或机械分离等方法获得原代细胞悬液后，需要对其进行原代培养。培养物的空间结构对细胞的生存和性能有明显的影响，培养条件根据细胞类型而广泛变化，如生长培养基的pH、葡萄糖浓度、生长因子和其他营养物质会有所不同。原代细胞可以悬浮培养或贴壁培养，不同的培养技术已经被用来模拟细胞的体外微环境。原代细胞的培养技术主要包括二维（2D）单层培养、三维（3D）细胞培养等。

① 二维（2D）单层培养 它是将分离出的细胞悬液接种于预先涂有胶原蛋白、纤维连接蛋白、细胞外基质的平板塑料培养皿并置于细胞培养箱（37℃，5% CO_2）中培养，细胞贴壁后形成单层开始增殖。通常需在细胞培养基中添加补剂，以维持细胞的生长。如原代肝细胞培养时，需添加表皮生长因子（epidermal growth factor，EGF）、肝细胞生长因子（hepatocyte growth factor，HGF）和烟酰胺等有丝分裂因子、微量金属离子（如铜、铁、锌和锰）、地塞米松、激素（如胰岛素）、氨基酸（如脯氨酸）、分化因子［如二甲基亚砜（DMSO）］和胎牛血清（fetal bovine serum，FBS）等，以保持体外培养肝细胞的增殖能力[11,13]。此法操作简单，细胞形态和功能可在短时间内可维持较高水平，但其由于接触性抑制，不适合大规模培养。

② 三维（3D）细胞培养 一般是先在培养皿底部铺入第一层胶原，待其凝固形成胶原膜后加入分离好的细胞悬液，置于细胞培养箱培养；待细胞贴壁后，再加入第二层胶原，待其凝固后，在上面再加入培养液，形成多层结构。常用的3D培养的基质或支架有琼脂糖、胶原蛋白、纤维连接蛋白、明胶、层粘连蛋白和玻璃体结合蛋白。该法可以为细胞提供了良好的环境，有助于维持细胞功能，且细胞生长状态良好，但胶原价格昂贵，且对于技术要求较高。

2.单细胞的获取

从复杂样本中分离单个细胞是单细胞（single cell）研究的普遍需求，然而从不同性质的样本中获取和分离单细胞的技术要求各不相同，到目前为止，还没有一种方法可以满足所有的要求。大多数单细胞分离技术都需要首先将样品制备成细胞悬液进行分离，此外来自固体和实体组织的样品还需要化学或酶以及机械的方法将细胞解离后制成细胞悬液再进行分离。目前单细胞的获取和分离技术主要包括有限稀释技术（limiting dilution technique）、显微操作技术（micromanipulation technique）、微流控分选技术（microfluidic isolation technique）、荧光激活细胞分选（fluorescence-activated cell sorting，FACS）、激光诱导正向转移以及激光捕获显微切割（laser capture microdissection，LCM）等。

（1）有限稀释技术

有限稀释技术[22]是利用手动或自动移液器稀释细胞悬液来分离单个细胞的方法。其原理是基于细胞悬液中细胞的分布和浓度进行计算，通过逐步稀释细胞悬液直到一定体积中只含有一个细胞。一般推荐每个单位中含有0.5～0.9个细胞。

优点：此法操作简单，无需特殊仪器。

缺点：需对样品进行强烈稀释，浓度计算容易出现错误，效率不高，且细胞培养板中可能会出现空白孔或者多细胞孔。

（2）显微操作技术

显微操作技术，也称显微移液法，通常由倒置显微镜和携带微量移液管的显微镜操作器（手动或自动）组成的装置实现单细胞获取的一种技术方法。将解离的细胞悬液放在培养皿或孔板中，通过显微镜观察，选择一个特定的细胞，移动微量移液管使之靠近，并通过对微移液管施加吸力来吸出细胞转移到收集容器中。组装模块化单细胞移液管的出现，可以从细胞悬液中快速分离单细胞并结合显微鉴定，单细胞分离效率可达100%，能够从相对低浓度的细胞悬浮液中分离出单个细胞。此法常用于从少量细胞样本中捕获单个细胞，如早期胚胎等。

优点：此法操作简便、成本低廉，可以根据形态或荧光标记选择细胞，能够准确地控制单细胞的吸取和释放，细胞完整性好。

缺点：需要微量移液管分离，可能不够准确；吸液时容易吸到多个细胞，可能因操作不当导致细胞破裂；耗时，通量低，难以实现大规模的单细胞分离；只可以分选液体样本（解离的细胞悬液），并不适用于固体样本中单细胞的分离。

（3）微流控分选技术

微流控分选技术是一种采用微米级的微管道来操控纳升甚至皮升级流体的技术，其高度可控的结构和空间为精准控制细胞和实现单细胞分离提供了更多的优势。基于微流体技术的单细胞自动制备系统，能在微流体芯片中将单细胞分离至个体反应室中。使用该技术制备单细胞主要包括5个步骤：①对于固体组织或贴壁细胞需要进行适当的消化，而流体组织或悬浮细胞需要亚群富集；②进一步对细胞进行富集；③对细胞进行染色；④在使用系统之前应进行质量控制；⑤通过微流体分离单个细胞。

目前微流控领域用于分离细胞的方法主要为被动分离和主动分离。被动分离主要指利用流体力学等方法进行分离，例如流体力学捕获法和液滴微流控捕获法，通过合理地设计芯片中的微结构，当细胞悬液以一定的流速流过芯片时，无须施加其他外力即可实现高通量的单细胞捕获。主动分离主要是依靠外力（机械力）的干涉进行分离，例如基于光、电、声、磁等的捕获法需要施加外力将细胞移动到特定的位置实现单细胞捕获。微流控分选技术能够快速灵活地从少量样本中分离无法培养的细胞；也可根据细胞表面标志物分离特定细胞；能与后续单细胞的培养与分析实现完全自动化，集成化高[19]；并且能够分辨所捕获的单细胞是活细胞还是死细胞。但其设备一般较昂贵，成本较高，且对细胞悬液活性要求较高。

① 流体力学捕获法（hydrodynamic trap） 利用微流控芯片中的特定刚性障碍微结构和阀来控制流体流动，从而在不使用其他设备的情况下收集细胞悬液中的单个细胞。此外，也可利用流体的特性，通过交替的流量，造成层流或涡流流动，以达到特定的目的，如将目标定位在所需的微结构上。目前，流体力学捕获法主要包括微筛式和微坑式这两种捕获结构。

优点：此法操作过程简单，无需使用特殊的缓冲液，可实现高通量的单细胞捕获，并且固定的捕获位点适合于单细胞的实时观察和追踪分析；流体动力学捕获可以集成到手持式移液器，实现手动单细胞移液，而不需要在显微镜下进行微操作。

缺点：用于流体力学捕获的芯片通常会因为微结构的原因而变得复杂，这导致加工难度较大，成本较高，由于微流体通道的结构像一个过滤器，在流体流动中捕获单细胞可能会导致细胞的损失，且可能会存在交叉污染。

② 液滴微流控（droplet-based microfluidics）捕获法 通过微流控装置将流体形成微液滴来分离和操作单细胞。液滴通常可以由两种不混溶的流体组成，通常称为连续相和分散相。连续相（如矿物油或氟碳化合物）受到连续流动的影响，被分散相的分散流动打断，产生油包水微滴，每个微滴封装单个细胞实现单细胞的分离。目前，最常用于生成微液滴的方法是T形通道法和十字形流体聚焦法。近年来，多功能微流控芯片被开发出来，用于高效捕获微液滴中的单细胞，如用于探索全细胞成像的表面增强拉曼散射（surface enhanced Raman scattering，SERS）的液滴微流控技术等。

优点：基于液滴微流控的单细胞捕获芯片加工成本低，所需样品量少，捕获速度快，可高通量筛选特定单细胞，适用于需要将单细胞和其他试剂单独包裹在微液滴中进行单细胞分析的研究，可有效地避免交叉污染。

缺点：此法需要将单细胞封装在每一个微液滴中，但其依赖于随机的液滴封装过程，这可能导致大量的空液滴或者多个细胞包裹的液滴。

③ 单光束激光捕获法（optical trap） 又称为光镊，是一种用于操纵微型物体的高精度技术。其通过高度汇聚的激光束形成三维势阱，并利用束腰附近存在的强大梯度力捕获并移动单细胞。光学系统和微流控系统的结合，催生了光流控研究领域。在微流体通道中改变激光束的焦点时，可以根据其形状、大小和折射率来操纵物体。光镊不仅可以精准地操控微米级的单个细胞，而且可以利用光束的穿透性实现对细胞内部各种尺寸更小的细胞器进行操纵。

优点：光镊具有微米级范围定位的能力，能够精确地捕获和移动单个细胞，而且光镊不需要接触细胞，因此整个操作甚至可以在完全密封的容器里进行，不会损伤细胞，污染少，适用于许多研究领域。

缺点：光镊对设备的要求较高，价格昂贵，单细胞分离效率较低，并且不太适合应用于高通量的单细胞捕获和分析领域；光镊长时间操作可能会导致细胞因激光能量产生的热量而受损。

④ 介电泳捕获法 介电泳（dielectrophoresis，DEP）又称双向电泳，它是一种极化粒

子在非均匀电场作用下的运动现象。根据极化粒子和周围介质的介电常数不同，DEP的类型可以简单地分为正DEP（p-DEP）和负DEP（n-DEP）。当粒子介电常数大于介质介电常数时，粒子在电场中产生极性相反的电荷，粒子向强电场的方向移动，称为p-DEP（反之，称为n-DEP），最终在不同的位置被捕获固定，从而实现粒子的有效操控。DEP通过制备的微电极很容易集成到微流控装置中，作为介电粒子的细胞被置于非均匀电场中时，只需通过改变施加电压的大小和频率等条件，细胞即可根据其所受到的介电电泳力进行移动。

优点：此法操作简单灵活、捕获效率高、对细胞损伤小以及可实时观察。

缺点：需使用特殊的缓冲液。

⑤ 声捕获法（acoustic trap） 将表面声波作为一种非接触的方法来检测特定的分析物或捕获在微流体通道中的单个细胞。其原理是在微流控芯片上施加一定的声场，使芯片通道内的细胞受到声波力的作用驱使细胞迁移至特定位置，从而捕获单细胞。目前，用于细胞操控的声波主要包括体声波驻波和声表面驻波两类。其中，体声波驻波主要是根据细胞物理性质的不同，在受到不同的声波力时可以将不同种类的细胞分成几股液流，实现理想的细胞分离富集的过程。而声表面驻波是由于细胞受到机械扰动并沿着流体形成流线移动，能快速地将单个细胞捕获在精确位置，而且细胞的活性不受影响。近年来，声阱和光阱系统作为微流控器件中的光声阱组合，具有生物相容性和易于制造的特点，可用于动态富集颗粒和细胞。

优点：声表面驻波技术能实现无接触、快速简便的高通量单细胞捕获，对细胞无伤害；芯片制作较为简单，有利于细胞定位，可连续富集有限细胞样本。

缺点：该技术对产生声表面驻波的装置的设计、制作及控制要求较高。

⑥ 磁捕获法（magnetic trap） 该法又称为磁阱，其原理是目标细胞与免疫磁性微球或用磁珠修饰的核酸探针发生非特异性或特异性吸附，然后利用外加磁场的作用实现目标细胞的捕获和分离。

优点：磁捕获法对芯片结构设计的要求不高，无需复杂的外部设备即可有效捕获标记细胞。

缺点：需要对细胞进行磁性粒子修饰，抗体容易失活，价格昂贵，反应条件苛刻等。

（4）荧光激活细胞分选

在各种类型的流式细胞仪（flow cytometer）中，荧光激活细胞分选（fluorescence-activated cell sorting，FACS）系统具备分离单个细胞的能力。其原理是通过流体控制技术使细胞悬液单行流动，检测细胞的荧光信息，并通过压电晶体喷出带有不同电荷的液体来包裹每一个细胞，当包裹着细胞的液体流经电场时，会偏转到不同的接收器（通常是管或微孔板）中以实现单细胞的分离。

优点：样本范围涵盖广，高通量，可将细胞分选至96孔且获取单细胞纯度高。

缺点：样本量大且操作复杂；要求样品本身具有荧光或需对样品进行荧光标记，而外源标记可能给细胞带来某些影响。

（5）激光诱导正向转移

激光诱导正向转移（laser-induced forward transfer，LIFT）技术是一种基于光与物质作用的新型可视化细胞分离技术。其原理是通过成像物镜观察锁定目标细胞，通过弹射物镜将激光聚焦到目标细胞进行弹射分选，控制接收装置配合实现目标细胞的接收。

优点：具有更高的显微分辨率；分选后的细胞可直接用于扩大培养；单细胞获得率高、适用范围广泛。

缺点：弹射过程中热、力等因素可能会对细胞造成损伤；转移过程中细胞可能受到来自光、热、力等方面的损伤。

（6）激光捕获显微切割

激光捕获显微切割（laser capture microdissection，LCM）技术是一种通过扫描组织切片将单个细胞从固体组织样本中分离出来的方法，可以获取它们在组织里的位置信息和所处的环境。此法适用于组织样本的细胞分选，通过显微镜观察染色后的组织切片，识别目标细胞区域，利用激光进行切割和分选。此外，还可以直接进行活体组织的细胞切割和分选。LCM一般可分为红外（IR）捕获系统和紫外（UV）切割系统两类。虽然使用激光切割的程序通常是相同的，但提取解剖组织的方法各有特点。接触式提取主要是通过激光切割，使用具有黏性的分离帽进行提取；非接触式重力辅助显微解剖是指组织经激光切割后，通过重力将目标细胞掉落到收集管中；无接触激光压力弹射是通过显微镜找到目标细胞，利用高精度聚焦激光束切割样品后，发射激光脉冲将目标细胞弹射至收集器中。

优点：从完整组织中分离细胞，可保留所分离细胞的RNA完整性；无须对组织进行解离制备细胞悬液，可直接快速分离单细胞；可以通过细胞形态观察，分离稀有细胞。

缺点：通常需冷冻保存和固定组织或细胞，可能导致细胞死亡，且可能会受到相邻细胞碎片的污染；小细胞可能难以分离；显微和激光设备成本较高；通量低，且常常只是单细胞的一个薄层，会缺失很多亚细胞定位特异性的物质。

3. 细胞膜及亚细胞器的获取

新鲜组织样本是用于细胞膜及亚细胞器获取的最佳样本，其次是匀浆后冻存样品，而组织块冻存样本的各细胞器间存在交叉污染，因此不推荐用于细胞膜及亚细胞器的提取。细胞膜及亚细胞器的获取首先需要将细胞进行破碎，然后利用离心分离、亲和纯化、两相分配、化学诱导、试剂盒提取、自由流电泳分离、荧光激活细胞器分选、光镊和激光捕获显微切割或双向电泳等方法对细胞膜及亚细胞器进行分离纯化。

（1）细胞的破碎方法

来源不同的组织或细胞，其破碎的难易程度不同，采取的破碎方法也不同。动物组织细胞常用旋刀式、手动以及高压匀浆等方法破碎；培养的动物细胞常用Dounce均质化、玻璃匀浆器法、超声波破碎法、冻融裂解法、低渗裂解法、电穿孔渗透法、去垢剂（表面活性剂）渗透法以及有机溶剂渗透法等破碎[20]。提取过程应在低温（冰浴或4℃）下进行，为了尽量减少蛋白质的降解和减缓代谢反应，还需加入相应的蛋白酶抑制剂或二价金属离子螯合剂。

① 玻璃匀浆器法　玻璃匀浆器通常是由一根底端为球形表面磨砂的玻璃杆和一个内壁磨砂的玻璃套管组成。将剪碎的组织或细胞悬液加入匀浆管中，然后将研磨杆放入玻璃套管上下移动数次，即可将细胞破碎。

② 超声波破碎法　它是利用超声波破碎仪，产生固定频率的超声信号，可形成冲击和振动的剪切力从而将细胞破碎的一种方法。此法耗时省力，但超声会产热，因此样品需置于冰浴中进行破碎。

③ 冻融裂解法　它是将制备好的组织或细胞悬液置于液氮中进行冷冻，然后在室温或

37℃融化，经过3～4个冻融周期，可使细胞破碎。

④ 电穿孔渗透法　它是利用高强度的电场作用，瞬时提高细胞膜的通透性。一般将细胞悬液转移到冰冷的电孔试管中，在高强度电场条件下，对悬液进行1～5次冲击处理。

⑤ 去垢剂（表面活性剂）渗透法　它是在破碎细胞过程中加入表面活性剂来改变细胞膜的通透性，然后加以机械辅助使生物大分子从细胞中释放出来的一种方法。常用的表面活性剂有Triton-100、NP-40、SDS 以及脱氧胆酸钠等[35]。此法需注意后续操作中应将这些表面活性剂清除，避免影响分析。

（2）细胞膜及亚细胞器的分离纯化方法

① 离心分离方法　它是根据亚细胞器的大小、密度、形状、沉降系数等物理特性，通过一系列的差速离心结合密度梯度离心分离和纯化各种亚细胞器的分离方法。该法可以处理大批量材料，成本低，适用性广，但此法获得的细胞膜或亚细胞器的纯度低，且耗时费力。在离心分离过程中，常用的溶剂体系由0.25 mol/L的蔗糖、1 mmol/L的EDTA和10 mmol/L的Hepes-NaOH（或10 mmol/L的Tris-HCl）组成，但适用的溶剂通常是由细胞器的种类决定的，其中细胞核、过氧化物酶体以及线粒体离心分离常见的溶剂体系见表2-3。

表2-3　离心分离常见的溶剂体系

亚细胞器	离心溶剂体系
细胞核	蔗糖（0.25 mol/L）、KCl（25 mmol/L）、$MgCl_2$（5 mmol/L）和Hepes-NaOH（10 mmol/L）或Tris-HCl（10 mmol/L）
过氧化物酶体	蔗糖（0.25 mol/L）、EDTA（1 mmol/L）、0.1%乙醇和Hepes-NaOH（10 mmol/L）或Tris-HCl（10 mmol/L）
线粒体	甘露醇（0.2 mol/L）、蔗糖（50 mmol/L）和EDTA（1 mmol/L）、Hepes-NaOH（10 mmol/L），pH 7.4

a. 差速离心法　它是根据沉降系数不同，采用不同离心速度所产生的不同离心力将各种亚细胞器分离的一种方法。各细胞器典型的差速离心顺序见表2-4。此法往往需要很大的离心工作量，且得到的细胞器纯度并不高。

表2-4　差速离心各沉淀的组分

沉淀	离心力/(×g)	离心时间/min	沉淀成分
P1	1000	10	核、重线粒体、质膜大片
P2	3000	10	重线粒体、质膜片
P3	6000	10	线粒体、溶酶体、过氧化物酶体、完整的高尔基体
P4	10000	10	线粒体、溶酶体、过氧化物酶体、高尔基体膜
P5	20000	10	溶酶体、过氧化物酶体、高尔基体膜、大颗粒（如粗面内质网）
P6	100000	10	来自内质网的囊泡、质膜、高尔基体、内含体等

b. 密度梯度离心法　它是根据物质的密度分离样品的一种方法。根据含量、蛋白质/脂质比例、形状和大小的不同，细胞器会有不同的密度，如线粒体和内质网膜因蛋白质含量高而密度高，而核内体膜因富含脂质而密度低，因此可以将密度梯度离心法应用于细胞器和膜的分离。梯度离心过程中的分离程度也取决于介质的性质，常见的配制梯度液的介质有蔗糖、Ficoll、Percoll、碘化介质（OptiPrep，Nycodenz 及 metrizamide）等。通过设计梯度方案，不同的细胞器可以在不同界面上富集。

由于差速离心法得到的细胞器纯度并不高，在分离纯化细胞器的过程中通常在差速离心的基础上，结合密度梯度离心进行再分离。

② 亲和纯化　它是利用配基之间的亲和吸附和解吸附原理实现细胞器分离的一种方法，主要用于分离质膜、突触囊泡、叶绿体、线粒体、过氧化物酶体和溶酶体等细胞器。琼脂糖凝胶以及磁性纳米材料（磁性微球）等可作为亲和纯化的固相介质。其中免疫磁珠是表面结合有抗体的磁性微球，磁性微球常用三氧化二铁、四氧化三铁、铁钴合金等制成纳米级的磁性材料和聚苯乙烯、硅烷、聚乙烯、聚丙烯酸、淀粉、葡聚糖、明胶、白蛋白、乙基纤维素等高分子骨架材料制备而成。

免疫磁珠具有超顺磁性，可通过抗体与靶细胞器特异性结合并使之具有磁响应性，将免疫磁珠与待分离的混合物共同孵育，免疫磁珠就可通过抗原抗体反应选择性地与靶细胞器物质结合，当此复合物通过一个磁场装置时，与免疫磁珠结合的靶细胞器就会被磁场滞留，从而与其他复杂物质分离开来。如果抗原表位位于靶细胞器的表面，可以将特异性抗体直接与磁珠或包被有二抗的磁珠相结合，然后再加入待分离的细胞粗提物进行亲和纯化；如果抗原表位被包埋在内部，则先将特异性抗体与待纯化的细胞粗提物混合，然后再加入包被有二抗的磁珠，将抗体-靶细胞器复合物进行免疫分离，此时需要注意的是抗体与靶细胞器结合后要通过密度梯度离心或其他手段将过量的抗体去除。当磁珠-靶细胞器复合物形成后，将小管放在磁铁上，复合物就会被吸到靠近磁铁的管壁上，然后将上清吸除即可。亲和纯化-免疫磁珠纯化分离法具有分离迅速、特异性强，分离纯化得到的细胞器纯度高等优点，但这种方法成本高，一次性提取的线粒体数量有限且体积较小，需要的特异性抗体的量较大，操作复杂，也可能会受到标记效率等因素的影响。

亲和纯化分离细胞器时，一般采用主要成分为 Na_2HPO_4、KH_2PO_4、NaCl 和 KCl 的磷酸盐缓冲溶液（PBS）作为溶剂，其中 Na_2HPO_4 和 KH_2PO_4 可以通过二级解离起到缓冲作用，而 NaCl 和 KCl 可以增加盐离子浓度，以保持细胞内 pH 和渗透压，起到保护细胞的作用。对于特殊的细胞器纯化，可在 PBS 中补加 1 mmol/L $CaCl_2$ 和 0.5 mmol/L $MgCl_2$，提供二价阳离子。目前越来越多地研究用 KCl 和 KH_2PO_4 组成的缓冲液 KPBS 代替 PBS，能显著提高纯化效率。

③ 两相分配法　它是根据细胞膜脂溶性的特点，将破碎后的细胞放入聚乙二醇和葡聚糖的两相溶液，其中质膜主要富集在聚乙二醇相，而线粒体膜、内质网膜和液泡膜则主要存在于界面和葡聚糖相中。

④ 黏附分离法　它是基于细胞可以黏附到玻璃板上的聚赖氨酸吸附层，通过冷蒸馏水低渗溶解和洗涤分离质膜。这种分离技术可以获得高产量的质膜，同时能保持其结构完整，

无须使用额外的化学或机械处理，且细胞器对分离的质膜的污染小，更适合进行生化分析。

⑤ 自由流电泳及场流分离　自由流电泳（free flow electrophoresis，FFE）是一种连续分离技术，可以将具有不同电泳流动性的细胞器输送到不同的收集点，其原理是通过向垂直于层流剖面方向施加电场，使细胞器沿电场发生位移。这种位移与细胞器的表面特性有关，而这些特性又与细胞器的电泳迁移能力有关。因此，自由流电泳可用于分离和鉴定具有不同电泳活性的亚细胞器。

场流分离（flow field fractionation，FFF）是另一种很好的细胞器分离和富集技术。它的性能类似于离心分离技术，但不需要离心介质（如Percoll）即可实现细胞器的批量分离。与自由流电泳（FFE）类似，层流将分析物洗脱到开放管中，横流将被分析物推到与层流垂直的壁面上，分析物也会受到扩散力，将其推离壁面。不同的分析物将在扩散力和横流力之间找到平衡，并在开放管侧的不同位置洗脱。

⑥ 双向电泳分离　双向电泳又称介电泳（dielectrophoresis，DEP），即使用不均匀的电场来产生介电泳力，这取决于分析物的极化能力。双向电泳已被广泛用于分离细胞和从细胞核中分离线粒体，然而，分离类似大小的细胞器，如线粒体和过氧化物酶体均未成功。这种技术具有很高的可调谐性和分离不同类型细胞器的巨大潜力。

⑦ 荧光激活细胞器分选（fluorescence-activated organelle sorting，FAOS）　它是使用流式细胞仪检测和分选具有特定荧光和散射特性的细胞器。该技术需要细胞器特异性荧光探针，包括化学试剂、荧光标记抗体和荧光蛋白，后者仅适用于已表达荧光蛋白的细胞培养和动物模型。

⑧ 光镊和激光捕获显微切割　光镊（optical tweezers，OT）是应用红外激光束控制目标物的位置。利用激光和目标物体之间的折射率差异，将目标固定在激光束中，并允许对其进行操作。激光捕获显微切割（laser capture microdissection，LCM）一般用于从组织中捕获单细胞，激光聚焦在一个覆盖着热塑性薄膜的目标上，该薄膜融化后捕获感兴趣的细胞，目前该技术已扩展应用到细胞器的分离。

第三节　生物样本的储存

采集的生物样本应根据其种类、分析目的和分析对象选择合适的储存方法，以确保在运输和储存过程的信息丢失最小化。采集完成后，应立即按照要求进行储存，贴上适当的标签，记录储存的状态和位置，并应进行实时追踪和定期核对，以确保样本质量。储存方式可分为低温储存和常温储存。

一、低温储存

1. 储存温度的选择

在生物和医学范畴，低温是指由稍低于体温（37℃）至−196℃的温度范围。低温能抑制生物体的生化活动，在此范围内，生命活动代谢速度随着温度降低而减慢，至−196℃几乎停止。生物样本的储存温度通常包括4℃、−20℃、−80℃、−140℃和−196℃[21]。采用哪一温度进行保存需要结合样本本身的性质和实验目的来确定。

一般来说，新鲜样本的整理、暂存一般采用4℃。−20℃是常用的低温储存温度，但该温度下大分子仍然可以被降解，而且0～−60℃是水的结晶温度，结晶会影响细胞和组织的微观结构，因此一般不在该温度储存组织和细胞，此温度通常用于DNA、RNA、蛋白质的短期储存。目前，大多数生物和医学研究机构采用−80℃冰箱冻存生物样本，−80℃低于危害性较大的结晶温度，也是常用设备超低温冰箱能达到的温度。但组织中的DNA和RNA随着时间的延长会发生不同程度的降解。−140℃低于水的玻璃化温度（−136℃），也是液氮气相和深冷冰箱能够达到的温度，样本在这一温度范围内其生物学活动极大降低，适用于组织样本的长期储存。液氮的液相部分可以提供−196℃的低温，样本内的生命活动在此温度下基本停止，是长期保存样本内细胞活性、组织器官的复杂结构及活性的最有效方法，得到广泛认可。但液氮液相保存样品需要防止样品间交叉污染，也要注意冻存管的选用和安全问题。不同生物样本的建议储存方法见表2-5。

表2-5 **生物样本低温储存方式**

样本	储存温度/℃	储存方式
新鲜样本的整理、暂存	4	冷藏冰箱
DNA、RNA、蛋白质的短期储存	−20	冷冻冰箱
血液、尿液、非淋巴细胞、DNA、RNA、蛋白质等的长期储存	−80	超低温冰箱
组织样本的长期储存	−140	液氮（气相）
血沉棕黄层（含白细胞、淋巴细胞）、细胞等样本的长期储存	−196	液氮（液相）

2. 储存容器的选择

储存容器的选择易被忽视，但对于维持生物样本的高质量至关重要。用于储存样本的容器，应能承受骤降至低温，在低温下可以密封，并且能长时间储存在低温下。此外，储存容器不应对生物样本造成污染，或降低DNA、RNA、蛋白质或代谢物的产量。

样本的储存容器应根据储存条件选择：玻璃小瓶和离心管不适合长期储存；快速冻存样本应用铝箔包裹或者放入特制的储存容器中，以减少水分的流失；长期低温储存的冰冻样本应储存在旋盖或者封闭的冻存管中。

3. 储存（低温）保护剂的选择

低温保护剂是指可以保护细胞和组织微观结构免受冷冻损伤的物质。1949年，Polge等首先在精子的冷冻保存中使用甘油作为低温保护剂。1959年，Lovelock等将二甲基亚砜（DMSO）作为保护剂防止细胞的低温损伤，至今都在低温生物保存领域被广泛使用。低温保护剂根据其是否穿透细胞膜可分为渗透性和非渗透性两类。

（1）渗透性低温保护剂

渗透性低温保护剂多是一些小分子物质，可以透过细胞膜渗透到细胞内。该类保护剂主要包括二甲基亚砜、甘油、乙二醇、丙二醇、乙酰胺、甲醇等。其保护机制是渗透到细胞内，与胞内水分子发生水合作用，增加溶液黏性，抑制水的结晶过程，达到保护的目的；还可以保护细胞免受高浓度电解质的损伤，细胞内水分也不会过分外渗，避免了细胞过分脱水皱缩。DMSO对细胞的渗透较快，冻存过程中保护效果较好，使用比较普遍，常用浓度是5%～10%。但DMSO本身对细胞有损伤，在4℃的温度下伤害尤甚，因此不建议样本添加DMSO后在此温度下长时间放置。

（2）非渗透性低温保护剂

非渗透性低温保护剂不能渗透到细胞内，一般是些大分子物质，主要包括聚乙烯吡咯烷酮（PVP）、蔗糖、聚乙二醇、葡聚糖、白蛋白以及羟乙基淀粉等。其保护机制的假说很多，比如聚乙烯吡咯烷酮等大分子物质可以优先和溶液中的水分子结合，降低溶液中自由水的含量，使冰点降低，减少冰晶的形成。非渗透性低温保护剂主要与渗透性保护剂配合使用促使细胞脱水，并中和渗透性保护剂的细胞毒性；复温时，提供一个高渗环境，防止水分子进入细胞太快而引起膨胀死亡。

二、常温储存

生物样本在常温下通过采取适当的方式处理，也可保存较长时间。相对于低温储存，常温储存能耗少、环保、效率高，是一种有潜力的生物样本储存方式。常温储存方式主要包括福尔马林固定石蜡包埋、冷冻干燥和其他方法。

1. 福尔马林固定石蜡包埋

福尔马林固定石蜡包埋（formalin-fixed paraffin embedded，FFPE）是对动物组织及其所包含的生物大分子进行常温保存较常用的方法。福尔马林的有效成分甲醛含有羰基基团，极性较强，可与多种蛋白质的氨基酸残基发生反应或交联，加上后续的脱水步骤，会破坏引起核酸和蛋白质等大分子降解的酶类的活性，因而被包埋的组织可以在常温下稳定储存数十年。FFPE处理的样本组织与细胞的形态学保持效果很好，是组织病理学分析的金标准。

甲醛会对组织内部的生物分子进行化学修饰，并在蛋白质和核酸之间形成交叉连接，从而影响生物大分子的质量。尤其对于核酸来说，片段化和交联现象较严重，且福尔马林有致癌性。因此，近年来新型固定液得到了发展，比如一些基于乙醇的、非交联的、不含福尔马林的固定液。

2. 冷冻干燥

水分是降解酶发挥作用的重要因素，冷冻干燥可去除样品中的水分，以抑制酶的作用，延长样本的储存期。冷冻干燥又称低温干燥，通过三步脱水工艺实现。首先，冻干机通过控制温度和压力，将样本中细胞外和细胞内的水冻结成冰。然后，在真空条件下，降低压力，充分提高温度，使冰直接升华为水蒸气，去除细胞中约95%的水分。最后，升高温度将残留水分子与组织结合的化学键破坏，使最终干燥样本的水分残留量约为原始组织水分的1%～4%。为了防止冻干品再次吸收空气中的水分，可以将冻干后的样品真空包装，然后常温保存。这样也可抑制样品的氧化和微生物的生长。核酸和蛋白质样品冻干后可保存1～4年，冻干RNA通常保存不超过1年。

3. 其他方法

(1) 干式化学稳定基质

干式化学稳定基质由专利配方的、不同的化学物质组合而成，可提供一种微环境，保护核酸不被氧化、水解或酶解，或者将核酸与热源、紫外线隔离。这类基质通常置于滤纸、微孔板或试管内，加入适量已抽提纯化好的核酸样品，样品吸附在基质上，干燥后可常温保存长达数年。目前商业化学基质只可分别保存DNA或RNA，而不能两者同时保存。因此，该方法只适合于特定的情况，如储存多余的提取核酸，存储预计对核酸有高需求的特定样本，或冷冻生物样本的备份。

FTA（flinders technology associates）滤纸保存是其中一种报道较多的方式。FTA滤纸是一种由尿酸、洗涤剂和螯合剂处理的大孔纤维素基质。当生物样本加到滤纸上时，细胞被裂解，DNA被释放出来并吸附在滤纸上。除了滤纸上螯合剂的作用，DNA也是干燥的，均可降低酶活性。目前FTA技术可用于存储基因组、质粒、全血等，但不建议储存RNA。

(2) 稳定液

用稳定液对组织及核酸进行常温保存，是一种简便易行的生物样本保存方式，特别适用于动物组织样品的短期储存。比如一些硫酸盐类，在适当的pH值范围内，可使某些核酸酶活性降低或丧失，从而保护大分子不被降解。

Allprotect Tissue Reagent（全面保护组织试剂）是一种无须冰冻就能稳定组织中DNA、RNA和蛋白质的稳定液。室温下，新鲜收获的组织浸没在试剂中，试剂会立刻渗透组织，使内源性核酸酶失活，降低微生物和活性氧活性，从而稳定DNA、RNA和蛋白质。

第四节　生物样本库

一、生物样本库的定义与类型

生物样本是开展生命科学研究、医疗健康和医药研发的基础。随着精准医疗和转化医学的快速发展，生物样本资源逐渐向标准化、专业化、特色化、信息化和智能化发展。生物样本库又称生物银行（Biobank），是指标准化收集、处理、储存和应用健康和疾病生物体的生物大分子、细胞、体液、组织和器官等样本，以及与这些生物样本相关的临床、病理、治疗、随访、知情同意等资料及其质量控制、信息管理与应用系统[22]。

生物样本库可以根据不同的分类标准进行分类。例如：根据单位或部门，可分为政府型、大学型、医院型、项目型和专家型生物样本库；根据规模大小，可分为国内中小型、国家型、国际型生物样本库；根据样本与信息，可分为虚拟和实体生物样本库。比较经典的分类方式为根据研究类型的分类，可分为人群研究样本库、基础研究样本库、转化研究样本库、临床试验样本库和病理档案样本库。

二、生物样本库建设现状

作为临床研究和精准医疗的基石，生物样本库的建设逐渐受到各个国家的重视，近年来逐渐实现了大规模、高质量的发展。国际上一些较有代表性的大规模生物样本库有英国生物样本库（UK Biobank）、丹麦国家生物样本库（Danish National Biobank）、美国国家癌症研究所下属的生物样本库和生物样本研究处（NCI-CCRB）和泛欧洲生物样本库与生物分子资源研究中心-欧洲研究中心联盟（BBMRI-ERIC）。

我国最早的生物样本库是1994年中国科学院建立的中华民族永生细胞库。2003年国家自然科技资源共享平台建设项目启动，2004年广州生物银行队列研究项目及中国慢性病前瞻性研究项目（China Kadoorie Biobank，CKB）开始建立。随着"十二五"国家科技计划的推进，《"十二五"生物技术发展规划》明确要求建设大型生物样本、人类遗传资源和病例资源库以及共享服务体系，《医学科技发展"十二五"规划》第八条明确将"系统建设临床样本资源库"列为"支撑医学发展"的重要工作之一，我国生物样本库进入蓬勃发展阶段。目前较有代表性的样本库有北京生物银行、301医院临床生物样本库、上海市专业技术服务平台——恶性肿瘤生物样本库、上海交通大学生物样本库、华南地区生物样本库、深圳国家基因库和上海临床生物样本库共享平台等。

虽然国内外生物样本库已经有了一定的发展，且不断向大型化、自动化、智能化和信息化方向发展，但目前国际上尚未出台统一的生物样本库标准，法律与伦理、质量管理和控制、信息系统、共享机制和技术服务平台建设等方面均有待提高和完善。

三、生物样本库的应用

生物样本库的本质是提供与临床信息相结合的生物样本，在基础研究、转化医学和临床实践之间建立沟通桥梁。随着生物样本库从最初的简单处理和存储的粗放型模式向科学化采集、标准化处理、精准化分析与信息化管理的新型发展模式转换与升级，其应用范围越来越广[23]，主要包括以下几个方面。

1. 疾病研究方面

在疾病研究方面，利用生物样本库的样本开展基因、蛋白质和代谢层面的研究可以发现更特异和灵敏的生物标志物，有助于疾病的诊断；同时由于生物样本库中的生物样本具有大量的相关注释，有助于揭示遗传背景、生活方式和环境因素等与疾病的发生发展之间的关联，可以更好地阐明疾病的发病原因和发病机制。

2. 新药开发方面

在新药开发方面，可以应用大规模、高质量的生物样本进行药物敏感性和特异性研究，以减少新药开发过程中的所消耗的人力、物力和财力，提高药物筛选的效率，缩短新药开发的周期。

3. 药物治疗方面

在药物治疗方面，可以基于生物样本进行药物与基因多态性的关联、药效生物标志物等研究，为评估药物疗效、指导个性化用药提供科学依据。

（李　清）

参考文献

[1] 孙青，梁锴，李岩．血液样本质量的评估技术进展[J]. 生物化学与生物物理进展，2021, 48(8): 938-946.

[2] Plebani M, Banfi G, Bernardini S, et al. Serum or plasma? An old question looking for new answers[J]. Clin Chem Lab Med, 2020, 58(2): 178-187.

[3] Perry J N, Jasim A, Hojat A, et al. Procurement, storage, and use of blood in Biobanks[J]. Methods Mol Biol, 2019, 1897: 89-97.

[4] Kumar R, Dhawan H K, Sharma R R, et al. Buffy coat pooled platelet concentrate: a new age platelet component[J]. Asian J Transfus Sci, 2021, 15(2): 125-132.

[5] Sánchez-Juanes F, González-Buitrago J M. Sample treatment for urine proteomics[J]. Adv Exp Med Biol, 2019, 1073: 125-135.

[6] Hyvärinen E, Savolainen M, Mikkonen J J W, et al. Salivary metabolomics for diagnosis and monitoring diseases: challenges and possibilities[J]. Metabolites, 2021, 11(9): 587.

[7] 赵云丽，张兰桐，于治国，等．体内药物分析[M]. 4版．北京：中国医药科技出版社，2019: 19.

[8] 杨林鹏，樊鹏程，靳婉君，等．脑脊液蛋白质组技术及临床应用研究进展[J]. 生物工程学报，2019, 35(9): 1643-1649.

[9] Ma J Y W, Sze Y H, Bian J F, et al. Critical role of mass spectrometry proteomics in tear biomarker discovery for multifactorial ocular diseases(Review)[J]. Int J Mol Med, 2021, 47(5): 83.

[10] Garwolińska D, Namieśnik J, Kot-Wasik A, et al. Chemistry of human breast milk: a comprehensive review of the composition and role of milk metabolites in child development[J]. J Agric Food Chem, 2018, 66(45): 11881-11896.

[11] Ciordia S, Alvarez-Sola G, Rullán M, et al. Digging deeper into bile proteome[J]. J Proteomics, 2021, 230: 103984.

[12] Candenas L, Chianese R. Exosome composition and seminal plasma proteome: a promising source of biomarkers of male infertility[J]. Int J Mol Sci, 2020, 21(19): 7022.

[13] Hojat A, Wei B, Olson M G, et al. Procurement and storage of surgical biospecimens[J]. Methods Mol Biol, 2019, 1897: 65-76.

[14] Tashjian R S, Williams R R, Vinters H V, et al. Autopsy biobanking: biospecimen procurement, integrity, storage, and utilization[J]. Methods Mol Biol, 2019, 1897: 77-87.

[15] Chen Y, Guo J, Xing S, et al. Global-scale metabolomic profiling of human hair for simultaneous monitoring of endogenous metabolome, short- and long-term exposome[J]. Front Chem, 2021, 9: 674265.

[16] Guan H, Pu Y, Liu C, et al. Comparison of fecal collection methods on variation in gut metagenomics and untargeted metabolomics[J]. mSphere, 2021, 6(5): e00636-e0065721.

[17] Gardenia L, Sukenda S, Junior M Z, et al. Development of primary cell culture from spleen of giant gourami Osphronemus goramy for propagation of giant gourami iridovirus(GGIV)[J]. J Fish Dis, 2020, 43(8): 829-838.

[18] Yang C, Xia B R, Jin W L, et al. Circulating tumor cells in precision oncology: clinical applications

in liquid biopsy and 3D organoid model[J]. Cancer Cell Int, 2019, 19: 341.

[19] 梁鹏，刘博，王钰，等. 单细胞分选技术在微生物分离与培养中的应用与展望[J]. 微生物学报，2021, 61(4): 781-792.

[20] 周梦，史熊杰. 体外培养细胞中细胞器的分离与纯化[J]. 生物化工，2021, 7(4): 130-134.

[21] 赵佐舜，刘宝林. 低温保存技术在生物样本库中的应用[J]. 制冷技术，2020, 40(1): 66-71.

[22] Annaratone L, Palma G D, Bonizzi G. Basic principles of biobanking: from biological samples to precision medicine for patients[J]. Virchows Archiv, 2021, 479: 233-246.

[23] Zohouri M, Ghaderi A. The significance of biobanking in the sustainability of biomedical research: a review[J]. Iran Biomed J, 2020, 24(4): 206-213.

第三章
生物样本处理方法

教学目标

1. 掌握：核酸、蛋白质、代谢样本的前处理方法和提取纯化的简单原理。
2. 熟悉：核酸、蛋白质、代谢样本的前处理、提取纯化方法的基本操作。
3. 了解：生物样本前处理、提取纯化方法的进展。

第一节　核酸样本前处理方法

一、核酸的基本结构和性质

核酸是以核苷酸为基本组成单位的生物大分子，包括脱氧核糖核酸（deoxyribonucleic acid，DNA）和核糖核酸（ribonucleic acid，RNA）。真核生物DNA分为染色体DNA与细胞器DNA，而原核生物中还有双链环状的质粒DNA。在非细胞型病毒颗粒内，DNA存在形式多种多样，有双链环状、单链环状、双链线状和单链线状之分。DNA在RNA聚合酶的作用下以DNA链为模板，按照碱基互补配对原则，从DNA单链的5′端开始转录形成RNA。RNA分为信使RNA（mRNA）、转运RNA（tRNA）、核糖体RNA（rRNA）以及各种小RNA。RNA分子比DNA分子要小得多，分离纯化完整的RNA对于分子克隆实验至关重要，也是进行基因表达分析的基础。由于RNA的种类、大小和结构都具有多样性，因此RNA的功能也是多样化的。

核酸提取是核酸检测实验的第一步，也是最关键的一步。核酸提取的纯度、产量和质量是影响下游实验的关键。核酸提取主要有两个步骤，分别是裂解和纯化。裂解的目的是通过各种方法裂解细胞，将核酸释放到溶液中；纯化的目的则是将核酸分子从裂解液中特异性地分离出来，从而避免裂解液中原有的蛋白质、脂类、糖类、多肽以及其他有机或无机分子对后续核酸检测相关实验的干扰。在核酸提取过程中，还应保证核酸分子一级结构的完整性，尽可能去除其他污染分子[1]。DNA与RNA性质差异决定了两者的最适分离与纯化的条件是不同的。

二、DNA提取纯化的基本原理和方法

1. 真核细胞DNA的提取制备方法

DNA与组蛋白构成核小体，核小体缠绕成中空的螺线管状结构，即染色质线，染色质线再与许多非组蛋白形成染色体。染色体存在于细胞核中，外有核膜及细胞膜。从组织细胞中提取DNA，必须先将组织分散，然后破碎细胞膜及核膜，使染色体释放出来，同时还要去除与DNA结合的组蛋白及非组蛋白类蛋白质。鼠肝、兔肝、人白细胞是提取哺乳动物基因组DNA的理想材料。几乎所有的DNA提取方法都使用了高浓度盐或EDTA（也有抑制DNase活性的作用）等物质将蛋白质和DNA分开，或用蛋白酶K降解蛋白质。

（1）细胞破碎

① 匀浆法　采用玻璃匀浆器或自动匀浆机，将剪碎的组织置于管中，套入研杵，上下移动研磨，即可研碎细胞。此法适用于组织、细胞的破碎。

② 超声波法　用一定功率超声波处理细胞悬浮液，使细胞急剧震荡破裂。多用于细胞或微生物破碎处理，但在处理过程中易产生热量，应低温操作，对超声敏感的酶和核酸应慎用。

③ 反复冻融法　将细胞在−20℃下冷冻，室温解融，反复几次。由于细胞内冰粒形成和剩余细胞液盐浓度的提高而引起溶胀，使细胞结构破碎。

④ 化学处理法　有些动物细胞，如肿瘤细胞，可采用十二烷基硫酸钠、去氧胆酸钠等使细胞膜破坏。细菌细胞壁较厚，采用溶菌酶处理效果更好。无论用哪一种方法破碎组织细胞，都会使细胞内蛋白质或核酸水解酶释放到溶液中。加入二异丙基氟磷酸可抑制或减慢自溶作用，加入碘乙酸可抑制活性中心含巯基的蛋白水解酶的活性，加入苯甲基磺酰氟能降低部分蛋白水解酶活力。

（2）去除结合蛋白

去除结合蛋白用蛋白质变性剂，常用酚-氯仿提取法。用酚-氯仿-异戊醇（体积比25∶24∶1）提取可得到10～20 kb的DNA，交替使用酚和氯仿这两种不同的蛋白质变性剂，以增加去除蛋白质的效果。其中酚是很强的蛋白质变性剂，氯仿能加速有机相与水相分离，去除蛋白质、脂质、碳水化合物等。在氯仿中加少量异戊醇可减少蛋白质变性过程中产生的大量气泡。

（3）分离纯化

常用方法有机溶剂法和盐析法。核酸为水溶性，在有机溶剂及高盐作用下，核酸在水相中的稳定性被破坏，呈不溶状态而沉淀下来。

① 有机溶剂法　因无水乙醇对盐类共沉淀少，且易挥发，含有DNA样本的水相可通过加入2∶1或1∶1比例的乙醇或异丙醇沉淀，最后，沉淀下来的DNA用70%冰乙醇洗涤，并最后溶解于TE缓冲液或无菌去离子水中。

② 盐析法　常用乙酸钠（NaAc）进行盐析。NaAc与核酸形成盐复合物，在有机溶剂中不溶解，从而使核酸沉淀。但对于含SDS的样品，最好用氯化钠（0.2 mol/L）使SDS在乙醇中保持溶解，不与DNA共沉淀，避免SDS对酶促反应的影响，但氯化钠在低温时容易析出。氯化锂、醋酸钾等也可用于沉淀DNA，但各有优缺点。

如吸取的上清液量大时，则可用等体积异丙醇沉淀。残留的酚类可以用等体积的氯仿

再抽提一次去除；氯仿用两倍体积的无水乙醇洗涤沉淀；盐离子用75%乙醇溶液洗涤沉淀；RNA干扰可用RNA酶消化处理避免。

（4）注意事项

为了将内源性核酸酶的活性下降到最低限度，必须迅速地分离、碾碎和冷冻组织。组织或细胞必须冷却并迅速洗涤。一旦组织冷冻，或向组织、细胞中加入溶解缓冲液，可以保护整个过程中DNA不受核酸酶作用。重要的是组织要充分分散，不得有团块，以便迅速有效地与蛋白酶K和SDS充分接触。

极为关键的是获得分子量非常高的DNA以构建噬菌体或黏粒基因库。为了使分子量达到最大程度，必须注意两点：①在抽提时，应温和操作，以把切割力下降到最低程度；②抽提之后，通过透析去除DNA中的有机溶剂和盐，而不是用乙醇沉淀。最重要的是，在最终DNA溶液中，应不存在细胞蛋白质和蛋白酶K，基因组DNA对限制性酶的作用比较敏感。

2. 原核细胞DNA的提取制备方法

细菌细胞和动物细胞不同，它有一层细胞壁，不容易破裂。因此，从细菌中分离DNA，首先需要破碎细胞壁。裂解细菌细胞可通过3种方法：①机械方法，如超声、玻璃珠磨以及一些特殊破碎机械等。②化学方法，如用SDS等化学剂处理。③溶菌酶与化学试剂相结合的方法，即先用溶菌酶处理，再用SDS等化学试剂处理。用机械方法破碎时，很容易引起DNA分子断裂。目前，制备DNA一般不用机械方法裂解细菌细胞。许多细菌的细胞壁比较厚，单纯用化学试剂一般难以充分裂解。因此，一般情况下都是先用溶菌酶处理，再用SDS等化学试剂裂解。溶菌酶处理是最常用的方法。不同种属细菌对溶菌酶的敏感性不同，溶菌酶用量可以增加或减少。对溶菌酶不敏感的某些菌株或细菌孢子，可加巯基试剂协同处理。

（1）细菌染色质DNA提取纯化

细菌染色质DNA提取纯化流程是：①首先细胞破碎。称量菌体的质量，加入一定量预冷的蔗糖-TES溶液，在冰浴中用玻璃棒充分悬浮，加入溶菌酶和EDTA轻轻混匀，充分混匀抑制DNase活性。②去除蛋白质。加入SDS混匀后于室温裂解30 min，然后加入等体积的水饱和酚去结合蛋白，离心后取上清液。再加入等体积的氯仿-异戊醇（24∶1）混合溶剂去除蛋白质，重复步骤，直至几乎看不到蛋白质层为止。③DNA纯化和去除残留杂质。上清液加入2倍体积的冷无水乙醇沉淀DNA，再用70%冰乙醇洗涤，干燥后复溶，加核糖核酸酶（RNase），无水乙醇沉淀DNA后，再用70%乙醇溶液洗涤干燥即可。

（2）细菌质粒DNA提取纯化

在许多细菌中，不但含有染色质DNA，还含有质粒等一些染色质外的DNA，被噬菌体转染的细菌细胞内也含有噬菌体DNA。质粒和噬菌体DNA是重要的基因载体，在基因工程研究中具有重要的作用。

① 质粒DNA分离　通常质粒DNA分离方法有三种：碱裂解法、煮沸法和去污剂（如Triton或SDS）裂解法。

a. 碱裂解法：它是制备质粒DNA最常用的实验方法。当菌体在NaOH和SDS溶液中裂解时，蛋白质与DNA发生变性。当加入中和液后，质粒DNA分子能够迅速复性，呈溶解状态，离心时留在上清液中，而蛋白质与染色体DNA不变性而呈絮状，离心时沉淀下来。细菌的裂解、染色体DNA和蛋白质变性充分，则提取的质粒DNA产量高、纯度好。

b. 煮沸法：该法比较剧烈，它们可破坏碱基配对，使宿主细胞的线性染色体DNA变性，而共价闭合环状DNA由于拓扑缠绕，两条链不会互相分离。当外界条件恢复正常时，质粒DNA的双链又迅速恢复原状，重新形成天然的超螺旋分子，而较大的线性染色体DNA则难以复性。这两种方法适合用于较小的质粒。

c. 去污剂裂解法：该法比较温和，一般用来分离大质粒（＞15 kb）。上述三种方法既可用来分离少量的质粒，也可等比例扩大和来分离大量的质粒。

② 质粒DNA纯化　初步制备质粒DNA，经酚-氯仿抽提后可进行酶切分析，但对于一些DNA纯度要求较高的实验，还需要进一步提高质粒DNA的纯度。下面几种常用的方法可供选择。

a. 聚乙二醇沉淀法：此方法简单方便，纯化的质粒DNA可用于细菌转化、酶切分析，尤其是对碱裂解法提取的质粒DNA纯化效果更佳。

b. 氯化铯梯度离心法：利用质粒DNA相对较小及共价闭合环状这两个性质进行纯化。溴化乙锭-氯化铯梯度离心法分离质粒和染色体DNA取决于溴化乙锭与线状和闭环DNA分子的结合量有所不同。由于染料的结合量有所差别，线状和闭环DNA分子在含有饱和量溴化乙锭的氯化铯中的浮力密度也有所不同。氯化铯-溴化乙锭梯度平衡离心已成为制备大量质粒DNA的首选方法，但其成本高效率低。

c. 离子交换色谱和凝胶过滤色谱（又称为分子筛层析）：色谱方法主要是利用质粒DNA与粗制裂解物中的其他分子的物理性质的差别实现纯化。核酸带负电，因此可用离子交换色谱的方法进行纯化，同样，大分子的质粒DNA也可以通过分子筛层析方法去除小分子杂质而得到纯化。

3. 噬菌体DNA的提取制备方法

噬菌体为感染细菌后并使细菌裂解的一种病毒，多由正十二面体头部及各种形状尾部所组成，也有纤维状形态的。噬菌体广泛应用于基因复制、表达调控等领域，尤其作为基因文库的载体更具有其特殊价值。λ噬菌体和M13噬菌体是常用的两种噬菌体。λ噬菌体有许多改造型，是最早使用的克隆载体，多用于构建文库，基因组长48502 bp，DNA为双链线状分子，两端有长12 nt互补单链。M13噬菌体基因组为5407 nt单链闭环DNA，属于大肠埃希菌丝状噬菌体。

噬菌体DNA小量制备的常用方法：将目的噬菌体克隆或克隆载体，经适当稀释后倒平板，以获得单个噬菌斑。将平板上的单个噬菌斑移入培养管中，加入受体细胞。保持良好通气，剧烈振荡培养8～12 h，待培养基先浊后清，加入氯仿振荡后离心。其他步骤参考质粒DNA提取纯化方法。

三、RNA提取纯化的基本原理和方法

在细胞中，根据RNA结构功能的不同，RNA主要分为编码RNA和非编码RNA（图3-1）。mRNA是依据DNA序列转录而成的蛋白质合成模板，可以编码蛋白质的mRNA

称为编码RNA。在基因组中还有大量的非编码序列，大多DNA仅仅转录成RNA，而不编码蛋白质，都属于非编码RNA（non-coding RNA，ncRNA）[2]，数量远远大于编码RNA。ncRNA是单链的核糖核酸，包括miRNA、lncRNA、circRNA、piRNA等[3]。非编码RNA发挥功能的方式很多，可以与蛋白质、DNA和RNA相互作用，参与多种细胞活动，主要包括基因的激活和沉默，RNA的剪接、修饰和编辑，蛋白质的翻译等[2, 4]。

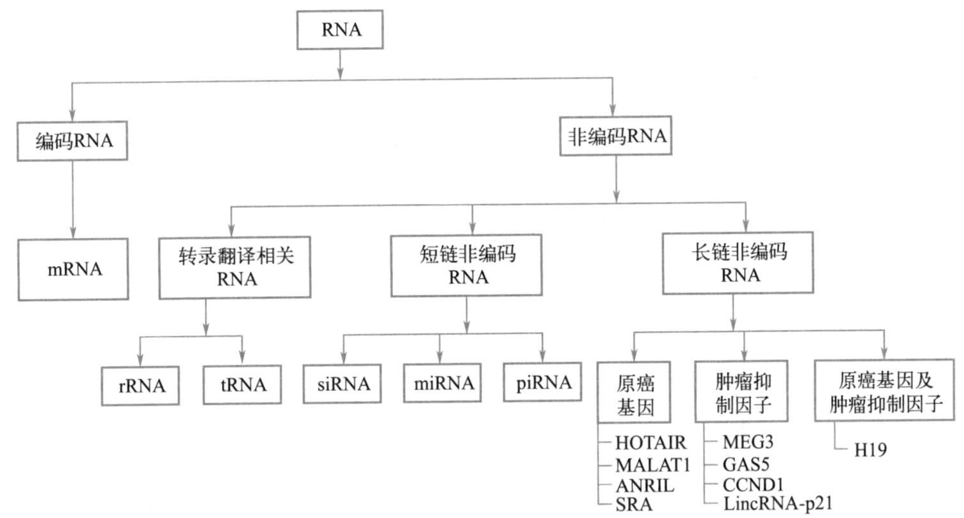

图3-1　RNA分类示意图

RNA分离过程中的难点在于多数核糖核酸酶（RNA酶，RNase）都非常稳定并且活性很高。因此，在所有RNA分离提取的操作方案中，第一步都是在能使RNA酶失活的化学环境中裂解细胞，然后才是从各种细胞分子中分离提取RNA，实验中所用试剂、玻璃器皿和塑料制品都需做无RNA酶处理。细胞、组织破碎等操作一般用液氮快速研磨，防止RNA降解，其他步骤可参考DNA提取部分。

1. RNA制备中的关键因素：减少RNA酶的污染

（1）去除外源RNase的污染

去除外源RNase的污染尽量在冰浴中操作。将RNA实验用的玻璃器皿、塑料器皿和电泳槽专用专放，标上明显的标记并放在固定位置。注意事项有如下几点。

① 空气中的细菌等微生物污染　戴口罩、手套，并经常更换（使用一次性手套）。在超净台中操作，工作区域应与进行普通微生物实验的区域分隔开，特别是用于细菌接种、培养基和试剂配制的区域，因为这些区域富含RNA酶。

② 仪器设备　玻璃器皿用水清洗干净后，200℃烘烤4 h。塑料用品则尽量使用一次性制品，并用0.05%～0.1%焦碳酸二乙酯（DEPC）浸泡吸头及Eppendorf管过夜或37℃ 2 h，然后1.2 kPa高压30 min去除残留的DEPC。

③ 溶液的配制　先配0.1%焦碳酸二乙酯（DEPC）过夜，然后1.2 kPa高压30 min除DEPC，用此水配液，然后用0.22 μm的滤膜过滤除菌，最好使用未曾开封的试剂配制。

（2）去除内源RNase的污染

在细胞破碎的同时，RNase也被释放出来，原则上应尽可能早地去除细胞内蛋白质并加入RNase抑制剂。

① 去蛋白质试剂　由于RNase为一种蛋白质，故去除蛋白质的试剂应非特异地抑制RNase的活性。常用试剂详述如下。

a. 酚-氯仿：使蛋白质与核酸解离，另外可作为蛋白质变性剂，抑制RNase的活性，并且酚-氯仿联合可增强对RNase的抑制。

b. 蛋白酶K：与1%～2%的SDS合用其效果更佳。

c. 阴离子去污剂：常用SDS、十二烷基肌氨酸钠、脱氧胆氨酸等。去污剂可以解聚核酸与蛋白质的结合，并且与蛋白质带正电荷的侧链结合，在高盐存在下形成SDS-蛋白质复合物而沉淀。

d. 解偶剂（胍类）：常用解偶剂为盐酸胍、异硫氰酸胍。异硫氰酸胍具有破坏细胞结构、使核酸从核蛋白中解离的作用，并对RNA酶有强烈的变性作用。异硫氰酸胍与还原剂β-巯基乙醇（破坏蛋白质的二硫键）合用，高度抑制RNase。

② 低特异性RNase抑制剂

a. 焦碳酸二乙酯（DEPC）：它是很强的核酸酶抑制剂，可与蛋白质中组氨酸的咪唑环结合，使蛋白质变性。因此，凡是不能用高温烘烤的材料皆可用DEPC处理（0.1%溶液，浸泡过夜），然后再用蒸馏水冲净。试剂亦可用0.1% DEPC处理，再煮沸15 min或高压以除去残存的DEPC。如不除尽DEPC，它能使嘌呤羟甲基化从而破坏mRNA的活性。另外，注意配制含有Tris的试剂不能用DEPC处理，因为DEPC在Tris中会迅速分解。

b. 皂土：分子式为$Al_2O_3 \cdot 4SiO_2 \cdot nH_2O$，$n$通常大于2。带负电荷，可与RNase等碱性蛋白结合。

c. 复合硅酸盐：带负电荷，能够吸附RNase和DNase。

d. 肝素：在37 ℃抑制95%的RNase活力，免疫法制备mRNA时常用肝素。

③ RNase特异抑制剂

a. RNase阻抑蛋白（RNasin）：它与RNA酶紧密结合，使其失活。与1 mmol/L β-巯基乙醇（破坏RNase蛋白质中的二硫键）合用，能发挥最大抑制作用。但不应使用已多次冻融或在易氧化条件下保存的抑制剂，因为会使蛋白质变性，使被结合的RNA酶释放出来。因此若用变性剂（如酚）裂解哺乳动物细胞就不应该使用这种抑制剂。

b. 氧钒核糖核苷复合物：能与RNase结合为过渡态物质，几乎可完全抑制RNase活性。

2. RNA的常用提取方法

（1）有机溶剂-苯酚-氯仿提取法

异硫氰酸胍是蛋白质强变性剂，能裂解组织细胞，释放RNA，抑制RNA酶的活性，同时与RNA形成可溶性复合物，经过酚-氯仿抽提，使RNA与组织中的DNA和蛋白质分离，达到分离提取总RNA的目的。有机溶剂-苯酚-氯仿提取法正是基于上述原理的最常见的核酸经典提取方法之一。苯酚-氯仿-异丙醇按照一定比例混合后（25∶24∶1）可抑制RNA酶活性，从而克服单用苯酚无法抑制RNA酶活性的不足。细胞碎片可通过提取苯酚和氯仿有机试剂混合物的水相而去除。该方法可一步完成RNA提取，大多数试剂盒采用此法，提取的RNA纯度也最高，严格按说明书操作即可。

（2）酸性胍-酚-氯仿（AGPC）法

核酸在酸性水溶液中亲水性低，酸性酚抽提时DNA溶于酚相，而RNA溶于水相中，利用这个特性开发了酸性胍-酚-氯仿（acid-guanidine-phenol-chloroform，AGPC）法。由于该法不用超速离心机，因此也是RNA常用的提取方法。

（3）NP-40法

细胞置于低渗液中，胞质将从外界环境吸水膨胀，处于易裂解状态。利用表面活性剂乙基苯基乙二醇（Nonidet P-40，NP-40）提取细胞质RNA法即是根据这一原理开发的。该法的优点是：①核未破裂，RNA不受细胞核内RNase所降解，且提取的RNA不被基因组DNA所污染，可用于后续RT-PCR检测、转录组学等实验；②操作简单，节省时间，可同时进行多个样品的RNA提取。缺点是：不能进行大量提取，特别是脏器等RNA的提取效率很低；仅能提取细胞质RNA，不能获得拼接前体RNA，因此提取的RNA不能用于拼接体有关实验，应用领域相对狭窄。

四、循环核酸的性质和分离纯化

循环核酸（circulating nucleic acid，CNA）是指存在于血液（血清或血浆）等体液中的细胞外游离DNA和RNA，与生理和病理状态下的细胞代谢密切相关。近年来，随着对游离循环核酸研究的不断深入，特别是游离循环DNA的检测及其在基因诊断、疾病监测应用中具有十分重要的意义[5]。

1. 循环DNA的生物学性质、来源、存在形式

通常，游离循环DNA具有DNA双螺旋结构，不能被RNase和链霉蛋白酶切割，但是它可以被DNase Ⅰ消化，游离循环DNA的分子大小在500 bp至30 kb之间。游离循环DNA部分以复合体的形式存在或者通过蛋白质结合在细胞表面。关于循环DNA的来源尚存争议，普遍认可的是内源性途径，系指其在细胞凋亡及红细胞、血小板成熟的过程中形成，或者是由淋巴细胞分泌到血液中而形成。研究发现，在被感染患者的血液中会出现与感染源相同的DNA，孕妇在怀孕第1个月就能在外周循环中检测到胎儿的DNA，这说明外源性途径也是循环DNA来源途径之一。

血液中DNA会被迅速降解，能够延长DNA在循环血中存在时间的机制之一就是细胞凋亡，使得DNA片段被包裹在细胞膜形成的凋亡小体中。其次，将DNA包裹在核小体中也能够保护循环DNA，通过血浆DNA的琼脂糖凝胶电泳可以证明在血浆中存在核小体。有研究发现，核小体在血液中是具有抗DNA抗体性质的免疫复合物，是重要的临床生物标志物。约有1.5%的血清蛋白本身就具有包裹DNA的特性，白蛋白、IgM、IgG、复合物clq、纤连蛋白、乳铁蛋白、溶菌酶也都具有一定的与DNA结合的特性，从而起到保护循环DNA的作用。此外，循环DNA很可能与细胞表面的某些结构相结合。

2. 循环DNA提取检测方法和影响因素

血液中核酸酶能够影响DNA循环的时间，其浓度为0.0044～2.46 U/mL。因此，DNA

在血液中会被迅速降解。其次，在血液中DNA通过、脂蛋白及糖蛋白等将其与核酸酶分离开，而血液中的水解酶通过分解这些物质，增加DNA与核酸酶的亲和力从而影响DNA循环的时间，因此通常通过调节血液中酶的活性而非浓度来发挥作用。中性的DNA酶Ⅰ在血液中也有分解DNA的作用。除了核酸特异性的酶以外，血液中还含有磷酸二酯酶Ⅰ，它在DNA循环中也发挥一定的作用。

早期研究方法有4类：二苯胺法、溴化乙锭法、对流免疫电泳法及RNA-DNA杂交法，但这些方法费时且缺乏敏感性和特异性。随着分子生物学技术的不断发展，涌现出一系列基于分子生物学技术的研究方法，包括放射免疫法、切口平移区分法、竞争性PCR法、实时定量PCR法、分光光度法、荧光定量法以及单核苷酸多态性分析法等其他方法，这些方法从不同角度及不同程度上改进了研究方法，同时，相应提高了DNA抽提得率，使血液循环中的DNA检测更能反映血浆中的真实含量，提高了敏感性及特异性，更进一步贴近实际血液循环DNA的变化。采用SYBR GreenⅠ作为显色剂，用于检测血液循环双链DNA的含量，可获得更高的敏感性和更高的获得率，可检测0.5～500 ng/mL水平范围的血液循环DNA浓度，是检测血液循环中双链DNA的较佳方法[6]。

五、核酸样本质量控制方法

1. 一般检测用核酸样本质量控制

一般而言，核酸样本可以通过浓度、纯度和完整性三个方面进行质量评价[7]。

（1）浓度

① 分光光度法　DNA和RNA在260 nm有最大的吸收，可以按式（3-1）计算DNA或RNA浓度：

$$C = OD_{260} \times n \times C_0 \tag{3-1}$$

式中，C代表DNA或RNA浓度，单位为纳克每微升（ng/μL）；OD_{260}是在波长260 nm处DNA的光密度值；n是DNA溶液的稀释倍数；C_0是OD值为1时对应的DNA浓度，其中双链DNA对应的C_0为50 ng/μL，单链DNA对应的C_0为33 ng/μL，寡核苷酸对应的C_0为20～30 ng/μL，RNA对应的C_0为44 ng/μL。若样品不纯或超出分光光度计的量程范围时，不宜使用分光光度法进行浓度测定。

② 荧光染料检测法　一般用标准品溶液的浓度（ng/mL）对荧光强度做回归曲线，将样本溶液的荧光强度代入回归方程，计算出样本的浓度。对于微量和低浓度样本，宜采用荧光染料检测法，此方法受其他杂质的影响较小。

③ 荧光定量PCR法

a. 绝对定量分析：起始浓度（log$C$）与C_t值呈线性关系，通过已知拷贝数的标准品可以做出标准曲线。根据样本的C_t值，可计算出样本中的浓度。

b. 相对定量分析（2-$\Delta\Delta C_t$法）：通过计算测试样本目的基因相对于对照样本目的基因表达量的相对变化，达到相对定量分析的目的。其中，$\Delta\Delta C_t$值按下列式（3-2）计算：

$$\Delta\Delta C_t = (C_{t2} - C_{t1}) - (C_{t20} - C_{t10}) \tag{3-2}$$

式中，$\Delta\Delta C_t$为测试样品与对照样品的差异倍数；C_{t2}是测试样品的目的基因聚合酶链式反应（PCR）扩增过程中，扩增产物的荧光信号达到设定阈值时所经过的扩增循环次数；C_{t1}为测试样品的内参基因PCR扩增过程中，扩增产物的荧光信号达到设定阈值时所经过的扩增循环次数；C_{t20}是对照样品的目的基因PCR扩增过程中，扩增产物的荧光信号达到设定阈值时所经过的扩增循环次数；C_{t10}是对照样品的内参基因PCR扩增过程中，扩增产物的荧光信号达到设定阈值时所经过的扩增循环次数。对于微量和低浓度样本，也可使用荧光定量PCR的方法进行测定。

④ 数字PCR法　采用微滴发生器将含有核酸分子的反应体系形成成千上万纳升级的微滴，其中每个微滴或不含待测DNA靶分子，或含一个至数个待测DNA靶分子，且每个微滴都作为一个独立的PCR反应器。经PCR扩增后，采用微滴分析仪对每个微滴逐个进行检测，有荧光信号的微滴判读为1，没有荧光信号的微滴判读为0。根据泊松分布原理以及阳性微滴的比例，通过分析软件可计算出待测靶DNA分子的浓度。

（2）纯度

① 分光光度法　纯双链DNA的OD_{260}/OD_{280}比值应为1.8～2.0。若比值低于1.6可能有蛋白质和酚污染；高于2.0可能有RNA污染。纯双链DNA的OD_{260}/OD_{230}比值应在2.0～2.2，若OD_{260}/OD_{230}比值低于2.0，可能有盐离子等杂质的残留。

RNA溶液的OD_{260}/OD_{280}比值为1.9～2.1时，说明纯度较好；OD_{260}/OD_{280}值＜1.8时，说明蛋白质污染较多；OD_{260}/OD_{280}值＞2.2时，说明RNA已经降解，且可能有异硫氰酸残存。

② 琼脂糖凝胶电泳法　DNA琼脂糖凝胶电泳是用琼脂糖作支持介质的一种电泳方法；琼脂糖凝胶具有网络结构，将之置于电场中，带有负电荷的核酸分子就会向正电极迁移。泳道口中如果存在较亮的条带，则说明含有蛋白质污染，宜在提取过程中增加去蛋白质的步骤，去除多余蛋白质等杂质。电泳条带最前面如果有较小的条带，则说明存在RNA污染，宜在提取过程中加入适当浓度的RNA酶进行消化处理。

RNA电泳后，若点样孔较亮甚至点样孔与目标带之间有明显拖尾现象，说明杂质（如蛋白质）残留较多。若在4～5 kb甚至更高分子量处出现条带，说明有明显DNA残留。

（3）完整性

① 凝胶电泳法　完整性好的DNA（包括人类、动物、植物、细菌、真菌）进行凝胶电泳时，主带完整，条带弥散不明显，条带位置为滞后于标记（Marker）的最大的条带。质粒DNA存在三个构型：共价闭合环状的超螺旋构型，开环DNA构型和线性DNA构型。这三种构型分子电泳时的迁移速率大小顺序为超螺旋构型、线性构型和开环构型。超螺旋构型比例越高，质粒DNA完整性越好。

核糖体RNA（rRNA）占总RNA的80% ～85%，在凝胶上可以清晰地看到28S和18S rRNA。完整的RNA，电泳条带显示28S（约2 kb）与18S（约1 kb）的比例约为2∶1。如果出现条带变小或明显的拖尾甚至弥散，说明RNA有降解。自动化凝胶电泳可提供DNA或RNA完整值参数，用于评价从高度完整的DNA到严重降解的DNA的各种样品。

② 毛细管凝胶电泳法　毛细管凝胶电泳法可提供DNA片段峰分布分析，具体如下所述：

a. 质量好的DNA，目标主峰锐利起峰，目标主峰前无弥散片段；

b. 部分降解的DNA，目标主峰前有少量弥散片段（目标主峰依然明显）；

c. 严重降解的DNA，目标主峰不明显（无目标主峰），有大量弥散片段。

依据RNA完整性分数（RNA integrity score，RIS）对RNA的完整性进行评分，RIS值越高，代表RNA的完整性越好。

③ 微流控分析法　微流控分析法是在精细加工的微流控芯片上进行电泳分离样品，检测激光激发的荧光信号，由分析软件生成可视化电泳图和凝胶样图像，对DNA、RNA及蛋白质样本进行大小测定、定量分析与质量评价。

RNA完整值（RNA integrity number，RIN）可作为RNA研究内质量评估的常规标准，用于总RNA、mRNA和小RNA的完整性分析。28S和18S（或23S和16S）条带对应的RNA条带峰面积体现了RNA完整性，如RNA 28S ：18S的值约为2∶1，二者的峰面积较大，电泳条带清晰且宽，说明RNA完整性较好；反之，峰面积较小，电泳呈弥散型，说明RNA已经严重降解。RIN可检测从高度完整的RNA（RIN值为10）到严重降解的RNA（RIN值为1）的RNA样本。

2. 用于高通量测序的核酸类样本质量控制通用要求

一般基因组核酸样本可以通过完整性和浓度两个方面进行质量评价[8]。

（1）基因组样本完整性

基因组DNA是组成生物基因组的所有DNA。其完整性应符合凝胶电泳主带单一，在23 kb左右有清晰条带，且样本无严重降解。如主带不清晰，弥散现象严重，则为严重降解。

总RNA是从基因组转录出来的所有转录产物，包括mRNA、rRNA及一些与转录调控、转录后加工及转录后翻译有关的ncRNA。可通过总RNA的检测确定RNA的完整性。RNA样本的完整性宜通过微流控或自动化凝胶电泳分析总RNA的RIN值以及rRNA的28S/18S（真核生物）或23S/16S（原核生物）比值进行判断。真核生物又分为人、动物，植物、真菌和昆虫这三类作不同要求。不同物种的总RNA完整性要求见表3-1。

表3-1　总RNA样本质量的要求

完整性要求	样本类型			
	原核生物总RNA	植物、真菌总RNA	昆虫总RNA	人、动物（不含昆虫）总RNA
RIN值	≥6	≥5	—	≥7
23S/16S或28S/18S	23S/16S≥0.8	28S/18S≥0.8	18S主带清晰	28S/18S≥0.8
微流控检测图谱基线	基线呈直线	基线呈直线	基线呈直线	基线呈直线

（2）基因组样本浓度

单位体积的液体里含核酸的量，可使用质量浓度（ng/μL）表示。基因组DNA浓度低于0.5 ng/μL时，仪器检测精度不够且影响文库构建的成功率，不同文库构建类型和不同高通量测序仪对样本浓度要求不同，样本浓度应大于0.5 ng/μL。

总RNA样本浓度低于1 ng/μL时，仪器检测精度不够且影响RNA文库构建的成功率，不同文库构建类型和不同高通量测序仪对样本浓度有不同要求，样本浓度应大于1 ng/μL。

（3）核酸类样本质量检测方法

① 基因组DNA核酸类样本的检测方法　采用凝胶电泳法检测DNA核酸样本的完整性，宜使用1%浓度的琼脂糖凝胶进行电泳，电压120 V，电泳时间30 min。采用荧光染料法进行核酸浓度的检测，按照对应的荧光染料检测试剂流程进行操作。

② 总RNA核酸类样本的检测方法　采用微流控电泳或自动化凝胶电泳分析法检测总RNA核酸样本的完整性，具体操作参考微流控电泳或自动化凝胶电泳的操作说明。常规样本宜采用荧光染料法进行总RNA浓度的检测；微量样本宜采用微流控电泳或自动化凝胶电泳分析法检测总RNA的浓度。

第二节　蛋白质样本前处理方法

一、蛋白质的基本结构和性质

每一种蛋白质都有其特定的空间构象和生物学功能，它是最主要的生命活动载体，更是生物功能的执行者。蛋白质研究可以揭示有关生命现象的原理，了解生理与病理现象的发生、发展机制，为疾病的诊断和预防提供依据，同时蛋白质或者多肽本身可以作为药物，用于疾病的治疗，所以蛋白质技术在医学、药学、生物学等领域得到广泛应用。在现代生命科学最前沿的研究领域中，以研究人类基因组结构和功能为主的“蛋白质组计划”已经成为现代生命科学的重要课题[9]。

蛋白质在一定pH条件下都可解离成带负电荷或正电荷的基团，每种蛋白质都有其特定的等电点（p*I*），即蛋白质具有两性解离特征。蛋白质具有特定的空间结构，结构破坏可引起蛋白质变性，所以蛋白质具有胶体性质、沉淀、变性和凝固等特点。另外，蛋白质在280 nm波长有特征性吸收峰，据此可进行蛋白质的定量测定。蛋白质本身可以作为一种抗原，与特异性抗体结合，形成免疫复合物，据此可以对相关蛋白质进行免疫鉴定。在细胞和体液中有数千种蛋白质相互混合而存在，要分析单个类型蛋白质结构和功能，势必要先分离纯化单个蛋白质。蛋白质分离就是利用其特殊理化性质与生物学特点，采取透析、盐析、电泳、超速离心和色谱分离等方法，以满足研究蛋白质结构与功能的需要。特别是色谱技术，目前方法很多，如离子交换色谱、凝胶过滤色谱、亲和色谱和疏水色谱等，主要是根据待分离蛋白质颗粒大小、p*I*、生物亲和力和疏水性等性质，可以实现蛋白质的精准分离纯化。所有这些实验技术，其原理基本上都离不开蛋白质的理化性质与生物学特性。

二、蛋白质提取分离纯化的原理和方法

蛋白质的有效提取是蛋白质相关实验成功的关键因素。分离纯化某一种蛋白质首先要将蛋白质从原来的组织中释放出来并且保持原有的天然状态不丢失活性。因此，根据分离纯化的原理不同，采取不同的预处理方法。除了血清蛋白外，其他蛋白质均通过破坏组织

或细胞提取蛋白质，常用的方法有反复冻融、超声法、匀浆法、过滤/超滤、有机溶剂透化或低渗破坏。组织和细胞破碎以后，选择适当的缓冲溶液将目的蛋白质提取出来，细胞碎片等不溶物质用离心或者过滤的方法除去[10]，详述如下。

1. 根据分子大小不同分离

不同蛋白质的分子大小不同，因此可以利用一些较简单的方法使蛋白质和小分子物质分开，并使蛋白质混合物也得到分离。根据蛋白质分子大小差异进行分离的方法主要有透析法、超滤法、离心法和凝胶过滤色谱法等。

（1）透析法和超滤法

透析法和超滤法是分离蛋白质时常用的方法。透析是将待分离的混合物放入半透膜制成的透析袋中，再浸入透析液进行分离。超滤是利用离心力或压力强行使水和其他小分子通过滤膜，而蛋白质被截留在膜上的过程。这两种方法都可以将蛋白质大分子与以无机盐为主的小分子分开。它们经常和盐析、盐溶方法联合使用，在进行盐析或盐溶后可以利用这两种方法除去引入的无机盐。超滤方法要选择合适的滤膜，防止膜表面被吸附的蛋白质堵塞影响超滤效果。

（2）离心法

离心法是经常和其他方法联合使用的一种分离蛋白质的方法。当蛋白质和杂质的溶解度不同时可以利用离心的方法将它们分开。使蛋白质在具有密度梯度的介质中离心的方法称为密度梯度离心。常用的密度梯度有蔗糖梯度、聚蔗糖梯度和其他合成材料的密度梯度。可以根据所需密度和渗透压的范围选择合适的密度梯度。差速离心是通过不断地增加相对离心力，使沉降速率不同的颗粒，在不同离心速度以及不同离心时间下多次离心的方法。差速离心一般用于分离沉降系数相差较大的颗粒。离心力过大或离心时间过长，都容易导致大部分或全部颗粒沉降及颗粒被挤压损伤。

（3）凝胶过滤色谱法

凝胶过滤色谱法又叫凝胶层析、分子筛层析、凝胶过滤等，是根据蛋白质分子大小随流动相流经装有凝胶固定相的色谱柱时，其中各物质因分子大小的不同而被分离的技术。其基本原理是分子量最大的物质不能进入凝胶网孔而沿凝胶颗粒间的空隙最先流出柱外，分子量最小的物质因能进入凝胶网孔而受到阻滞，流速缓慢，使其最后流出柱外。常用的凝胶有葡聚糖凝胶、聚丙烯酰胺凝胶和琼脂糖凝胶等。选择不同的分子量凝胶，可用于脱盐、置换缓冲液以及利用分子量差异等除去热原。

2. 根据溶解度不同分离

影响蛋白质溶解度的外部条件有很多，比如溶液的pH值、离子强度、介电常数和温度等，但在同一条件下，蛋白质因其分子结构的不同而有不同的溶解度。根据蛋白质分子结构的特点，适当地改变外部条件就可以选择性地控制蛋白质混合物中某一成分的溶解度，从而达到分离纯化蛋白质的目的。常用的方法有等电点沉淀和pH调节法、蛋白质的盐溶和盐析法、有机溶剂提取法、双水相萃取法、反胶团萃取法等。

（1）等电点沉淀和pH调节法

等电点沉淀和pH调节法是利用蛋白质在等电点时溶解度最低，而各种蛋白质具有不同的等电点来分离蛋白质的方法。蛋白质的等电点（p*I*）即蛋白质的净电荷为零时的pH值，由于等电点时蛋白质的净电荷为零，失去了水化膜和分子间的相斥作用，疏水性氨基酸残基暴露，蛋白质分子相互靠拢、聚集，易形成沉淀析出。每种蛋白质都有自己的等电点，而且在等电点时溶解度最低；相反，在一定pH值时则很容易溶解。因而可以通过调节溶液的pH值来分离纯化蛋白质。

（2）盐析法

盐析法是根据不同蛋白质在一定浓度的盐溶液中溶解度降低程度不同达到彼此分离的方法，是蛋白质和酶提纯工艺中最早采用且至今仍广泛应用的方法。蛋白质易溶于水，与极性水分子相互作用形成水化层，从而削弱了蛋白质分子之间的作用力。因为中性盐的亲水性大于蛋白质分子的亲水性，将大量盐加到蛋白质溶液中，高浓度的盐离子（如硫酸铵）有很强的水化力，可夺取蛋白质分子的水化层，使之“失水”，于是蛋白质胶粒凝结并沉淀析出。

（3）有机溶剂提取法

与水互溶的有机溶剂（如甲醇、乙醇）能使一些蛋白质在水中的溶解度显著降低，而且在一定温度、pH值和离子强度下引起蛋白质沉淀的有机溶剂的浓度不同，因此，控制有机溶剂的浓度可以分离纯化蛋白质。用此法析出的沉淀一般比盐析法易过滤或离心沉降。分离后的蛋白质沉淀应立即用水或者缓冲液溶解，以达到降低有机溶剂浓度的目的。

3. 根据电荷不同分离纯化

根据蛋白质的电荷及酸碱性质不同，分离蛋白质的方法有电泳法和离子交换色谱两类。

（1）电泳法

在外电场的作用下，带电颗粒将向着与其电性相反的电极移动，这种现象称为电泳。常用的电泳法有：聚丙烯酰胺电泳、等电聚焦及毛细管电泳。

① 聚丙烯酰胺电泳　一种以聚丙烯酰胺为介质的区带电泳，常用于分离蛋白质。它的优点是设备简单、操作方便、样品用量少。

② 等电聚焦　一种高分辨率的蛋白质分离技术，也可以用于蛋白质的等电点测定。利用等电聚焦技术分离蛋白质混合物是在具有pH梯度的介质中进行的。在外电场作用下，各种蛋白质将移向并聚焦在等于其等电点的pH值梯度处形成一个窄条带。

③ 毛细管电泳（capillary electrophoresis，CE）　利用小毛细管代替传统的大电泳槽，使电泳效率提高了几十倍。CE根据应用原理的不同可分为毛细管区带电泳、毛细管等电聚焦电泳、毛细管凝胶电泳和胶束电动毛细管层析。CE的制备总量低，适用于微量制备；对扩散系数较小的生物大分子，CE 的分辨率高，因此CE被用作收集非常纯的单一馏分的微量制备手段。

（2）离子交换色谱

离子交换色谱是以离子交换剂为固定相，依据流动相中的组分离子与交换剂上的平衡离子进行可逆交换时结合力大小的差别而进行分离的一种方法。在离子交换色谱中，基质由带有电荷的树脂或纤维素组成。带有正电荷的为阴离子交换树脂，反之为阳离子交换树脂。当蛋白质处于不同的pH值条件下，其带电状况也不同。阴离子交换树脂结合带有负电荷的蛋白质，被留在色谱柱上，通过提高洗脱液中的盐浓度，将吸附在色谱柱上的蛋白质洗脱下来，其中结合较弱的蛋白质首先被洗脱下来。阳离子交换色谱则反之。

4. 新型技术分离方法

（1）亲和色谱法

亲和色谱法是利用蛋白质分子对其配体分子特有的识别能力（即生物学亲和力）建立起来的一种有效的纯化方法。它通常只需一步处理即可将目的蛋白质从复杂的混合物中分离出来，且纯度相当高。应用亲和色谱须了解纯化物质的结构和生物学特性，以便设计出最好的分离条件。近年来，亲和色谱技术被广泛应用于靶标蛋白尤其是疫苗的分离纯化，特别是在融合蛋白的分离纯化上，亲和色谱更是起到了举足轻重的作用。

（2）高效液相色谱法

高效液相色谱法（high performance liquid chromatography，HPLC）是基于多肽的疏水性，在不同的介质条件下，使不同的多肽得以分离，具有快速、高效和高回收等特点，在分离和制备蛋白质及多肽上有独特的优越性。在适宜的色谱条件下，应用HPLC可以在短时间内完成对蛋白质、多肽的分离，更重要的是HPLC能在制备的规模上生产具有生物活性的多肽。在多肽的分离、纯化和鉴定中应用最多的是反相高效液相色谱（RP-HPLC）。

（3）分子印迹技术

分子印迹技术是在材料化学、结构化学、生物化学等多学科的基础上发展而来的，其具有预设性、辨别性、可靠性等特点，是近年来新兴的一项技术。基本原理是当模板分子与聚合物分子集合时会在聚合物上留下作用点，从而在聚合过程中将这种作用记录下来，然后将模板分子分离后，聚合物就会留下相应的凹槽，这些凹槽可以特异识别模板分子或与其相似的物质。包埋印迹法由于简便易行，得到的分子印记聚合物（molecular imprinted polymer，MIP）性能基本可以令人满意。

（4）微流控芯片

随着蛋白质组学的发展，越来越多的科学家将关注焦点转移到了微流控芯片(microfluidic chip)上，在芯片上对蛋白质进行分离提纯，分离效率和分离速度都有了明显提高。微流控芯片是一门新兴交叉学科，具有微型化、集成化的特征。

三、基于质谱的蛋白质组学样本制备

随着质谱技术的快速发展，高分辨质谱因其高灵敏度、高分辨率和高通量的优势，已成为蛋白质组学研究的前沿技术手段。蛋白质组学主要有两种分析策略：自上而下法（top down）、和自下而上法（bottom up）的方法（图3-2）。自上而下法依赖于质谱分析完整蛋白质，通过质谱仪内完整蛋白质的片段化进行广泛的表征。相反，自下而上法通过分析酶切生成的肽段来鉴定蛋白质[11]。

1. 基于bottom up方法的蛋白质样本制备

自下而上蛋白质组学，也称为鸟枪法蛋白质组学（shotgun proteomcis），是目前普遍使用的技术手段，主要包括三个过程：①样品制备，包括蛋白质富集、分离和酶解；②数据采集，主要涉及肽段分离、电离和质谱检测；③数据分析，包括肽段和蛋白质的鉴定和定量分析。其中样品制备是蛋白质组学实验工作流程中最关键，但也是最难理解和常被忽略的一个过程。该法样本制备过程通常由蛋白质变性、还原烷基化、蛋白酶切三部分组成[13]。一般情况下，通过对酶切产生的肽段进行分析来推断出细胞或组织中的蛋白质含量。理想情况下，肽段必须反映细胞中蛋白质的真实情况。

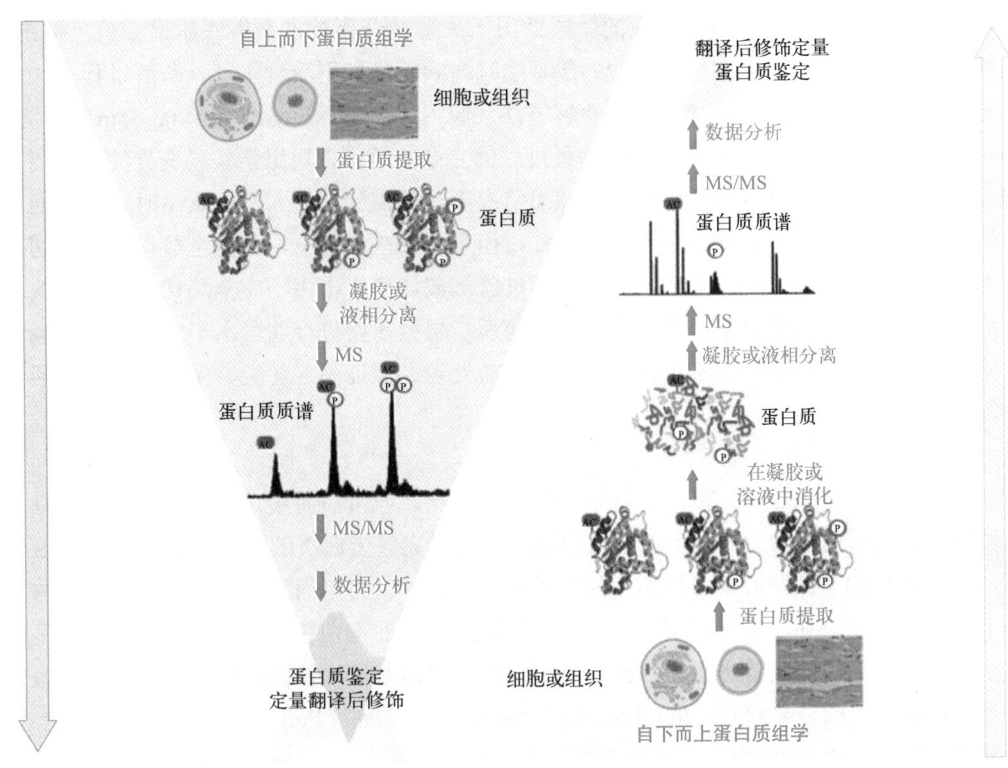

彩图3-2

图3-2 **蛋白质组学自上而下法（top down）和自下而上法（bottom up）分析流程示意图**[12]

（1）蛋白质变性

蛋白质变性的主要目的是用变性剂打开蛋白质中的氢键等非共价键以破坏蛋白质的二级和三级结构，有助于蛋白质从脂质中分离出来，保持蛋白质的溶解性，从而实现后续蛋白酶酶切效率的最大化。变性过程中的主要区别在于裂解蛋白质的变性剂缓冲液，主要包括离液剂、表面活性剂和有机溶剂。大规模的定量研究表明，变性方法的不同可以显著影响蛋白酶酶切效率和重现性。尿素（urea，UA）是一种广泛使用的离液剂，用于溶解蛋白质使其在溶液中进行酶解。但尿素长期暴露于热的水溶液中容易降解为异氰酸酯，导致蛋白质N末端和赖氨酸甲酰化。十二烷基硫酸钠（SDS）是最具特点且广泛使用的阴离子表面活性剂，当SDS浓度保持在低水平（<0.1%），并在加入胰蛋白酶之前对SDS溶解的蛋白质样品进行稀释，则不会影响蛋白酶酶切效率。SDS与质谱不兼容，即使低浓度的SDS（<0.01%）也会干扰肽段的反相分离并抑制肽段的电离。因此，在质谱分析前去除SDS是鸟枪法蛋白质组学实验质谱分析的先决条件。

（2）酶解

在酶切之前通常会加入二硫苏糖醇（dithiothreitol，DTT）等还原剂使二硫键断裂；再加入碘乙酰胺（IAA）使还原状态的巯基烷基化防止二硫键的重构；最后，用胰酶等蛋白酶进行酶解反应形成肽段。根据特异性酶切位点的不同，蛋白质水解酶主要包括胰蛋白酶（trypsin）、Lys-N、Lys-C、Glu-C、糜蛋白酶和胃蛋白酶等。其中胰蛋白酶由于成本低，酶切特异性和活性高成为蛋白质组学实验的理想肽链内切酶。胰蛋白酶优先在赖氨酸和精氨酸残基的羧基端进行酶切，其产生的肽段适用于大多数分离技术和串联质谱分析。但是，当脯氨酸残基存在于赖氨酸或精氨酸的羧基端时，胰酶酶切则受到限制。酶解过程取决于多种因素包括胰蛋白酶来源和等级，酶解方法（胶内、溶液、FASP、In-StageTip酶解等）和条件（温度、pH、比例）等。样品制备过程的复杂性是蛋白质组学实验变异性的主要来源，也是蛋白质组学领域的核心问题。理想情况下，胰酶酶切进入平衡状态时，肽段的完全酶切是最佳的，使鉴定结果更具有重现性。但是在某些情况下，不完全酶切和非酶切肽段的产生往往会导致重现性降低。因此，通过监测漏切位点，由不完全酶切和非酶切肽段的产生程度来评估酶切效率是非常重要的。随后，根据需要进行肽段水平的预分级或翻译后修饰的富集。上机前，样本必须进行肽段除盐处理，保证不含盐类、聚合物、表面活性剂等。

2. 基于top down方法的蛋白质样本制备

自下而上（top down）蛋白质组学虽然应用广泛，但蛋白质鉴定的准确度有限，且无法检测不同的蛋白质构型。自上而下蛋白质组学是指完整蛋白质的电离和MS或MS/MS分析，通过诱导解离在质谱中产生完整的物质或片段离子。自上而下蛋白质组学可以与自下而上蛋白质组学互补，实现对不同蛋白质构型的高特异性识别和表征。样本的复杂性是完整蛋白质组学分析的主要难点。因此，对不同的蛋白质及其构型的有效分离、富集制备是完整蛋白质组学的首要问题。top down通常使用液相色谱法（liquid chromatography，LC）分离完整的蛋白质。LC通常与电喷雾电离法（electrospray ionization，ESI）相结合，一般来说，LC-MS兼容的方法有：反相液相色谱法、亲水作用液相色谱法、尺寸排阻色谱法和疏水作用色谱法[14]。

① 反相液相色谱法（reverse phase liquid chromatography，RPLC） 使用疏水或非极性固定相和亲水或极性流动动相进行分离。固定相通常由与烷基链（C_4、C_8、C_{18}等）或其他惰性非极性物质（如二乙烯基苯）相连的多孔二氧化硅颗粒组成。较短的烷基链（C_4和C_8）通常更适合完整的蛋白质分离，而C_{18}等较长链可用于小或低疏水性蛋白质（≤ 10 kDa）。使用烷基链修饰的非多孔二氧化硅（NPS）颗粒为固定相可以增加蛋白质回收率，但负载能力有限。

② 亲水作用液相色谱法（hydrophilic interaction liquid chromatography，HILIC） 与RPLC相反，该法使用亲水或极性固定相，以有机溶剂含量高、极性梯度增加的溶剂为流动相进行分离，因此，通过极性固定相和相对非极性的流动相相结合，在固定相周围形成一个亲水区域，可以除去疏水成分。

③ 尺寸排阻色谱法（size-exclusion chromatography，SEC） 由凝胶色谱发展而来，是早期开发的液相色谱技术之一，可以根据分子量或分子大小来分离。流动相的选择需要注意：一是组成溶剂必须与MS分析兼容；二是要考虑流动相对蛋白质的溶解度、完整性和复合物的结合稳定性的影响。因此通常使用浓度为50～150 mmol/L的碳酸氢铵缓冲液。

SEC分离效率较低，较高的流速和压力可以有更高的色谱分辨率，但高流速会导致不完全分离，产生色谱重叠的现象。

④ 疏水作用色谱法（hydrophobic interaction chromatography，HIC） 固定相由一个非离子基团（辛基、丁基、己基、苯基、丙基）与一个惰性基质（如交联的琼脂糖或头孢糖）键合组成。流动相由pH值为7的磷酸盐和另一种盐（如氯化钾、硫酸铵或酒石酸铵）组成缓冲液。缓冲盐浓度越高或离子强度越大，如硫酸铵相对于氯化钾，会更容易使蛋白质变性，疏水结合能力增强，因此，降低流动相中的盐浓度，可以减弱蛋白质与固定相之间的疏水作用力，实现蛋白质的分离。此外，离子交换色谱法（ion exchange chromatography，IEX）也可以用于top down蛋白质样品制备。

3. 细胞膜蛋白样本的制备

细胞膜蛋白是一类与生物膜相互作用或从属于生物膜的蛋白质。膜蛋白在各种细胞过程中起重要作用，例如细胞黏附、免疫应答、代谢和信号转导。它们可以作为转运蛋白、受体和结构蛋白。因此，膜蛋白是蛋白质组学研究的热点，也是药物开发的常用候选作用靶标。然而，膜蛋白具有低丰度、溶解度低以及酶切位点可及性低等特性，这也就限制了膜蛋白研究。目前，膜蛋白组学分析的主要困难还是主要集中在于膜蛋白的富集上。因此膜蛋白的研究方法一般第一步就是膜蛋白的提取分离。与胞质蛋白提取的不同之处在于膜蛋白是嵌在膜中的，水溶性不好，基本方法就是采用前述适当的组织细胞破碎方法破碎，通过蔗糖密度梯度离心或差速离心，得到含细胞膜组分。然后用适当的表面活性剂把蛋白质从膜中释放出来[15]。膜蛋白丰度低，提取时应保证细胞量足够。一般常用的有胆酸盐、CHAPS（一种离子去污剂）、Emulgen和Lubrol等表面活性剂。

表面活性剂的选择还应考虑质谱兼容性。脱氧胆酸钠（sodium deoxycholate，SDC）在表面活性剂的膜蛋白制备方法较为常用。SDC具有独特的蛋白质溶解能力（与SDS相当），可增强蛋白水解酶活性，且具有良好的质谱兼容性。此外，SDC在酸性条件下的疏水性增加，有助于将其从肽段溶液中去除。SDC这种类型的表面活性剂被命名为相转移表面活性剂（phase transfer surfactant，PTS），99%以上的SDC可以通过PTS方法去除。此外，SDC还可以与月桂酰肌氨酸钠（sodium lauroyl sarcosinate，SLS）联合使用，提高膜蛋白的溶解提取能力，实现定量提取和消化高疏水性跨膜蛋白。PTS方法不仅应用于膜部分，也适用于细胞外囊泡（EV），其跨膜蛋白组成较高。而对于酸不稳定的表面活性剂，包括RapiGest和PPS Silent，则在酸性条件下可降解去除[16]。

4. 亚细胞器蛋白样本制备

通常细胞器蛋白提取步骤和膜蛋白一致，采用适当的细胞破碎方法和表面活性剂，利用蔗糖梯度超离心或不同溶剂对蛋白质的逐级溶解（stepwise solubilization）能力不同，分别提取细胞中的各个细胞器，该法分离效率高，但是回收率很低。大多数细胞器蛋白和膜蛋白含量水平很低，需要大量的细胞（10^9个）或组织（100 mg）。不同缓冲溶液的交换纯化和浓缩的前处理步骤，也会影响细胞器蛋白的提取鉴定。

乙二醇可以保护核膜免受表面活性剂的破坏。因此，最新开发了一种使用乙二醇和SDC、SLS联用的细胞组分分离方法，大约耗时2 h，且无须离心，只需要3.5×10^5个细胞，便可实现细胞质、细胞器、细胞核的分离提取。细胞器部分包含了细胞核以外的亚细胞器，并且细胞膜和细胞内膜蛋白也可以同时分离富集，可以直接用于蛋白质组学的样品制备。与传统不分离的样本处理方法相比，该方法可以大大提高细胞器蛋白的鉴定数量（3倍）。特定亚细胞位置的特定蛋白质和数量差异，也是临床疾病诊断的重要生物标志物，因此，大规模亚细胞器蛋白的分离提取也至关重要[16]。

5. 翻译后修饰蛋白质样本制备

蛋白质翻译后修饰（post translational modification，PTM）指在细胞内经翻译产生的新生肽链或蛋白质在酶或非酶催化下进行的各种化学修饰，这些修饰能够改变蛋白质的理化性质和构象，影响蛋白质的结合能力和功能，从而影响各类细胞生物学过程的调控。目前，已报道的蛋白质翻译后修饰类型已超过650种，其中有20种以上的修饰类型在真核生物中较为常见，包括甲基化（methylation）、乙酰化（acetylation）、糖基化（glycosylation）、泛素化（ubiquitination）、磷酸化（phosphorylation）等[17]。图3-3为蛋白质翻译后修饰（PTM）分类示意图。

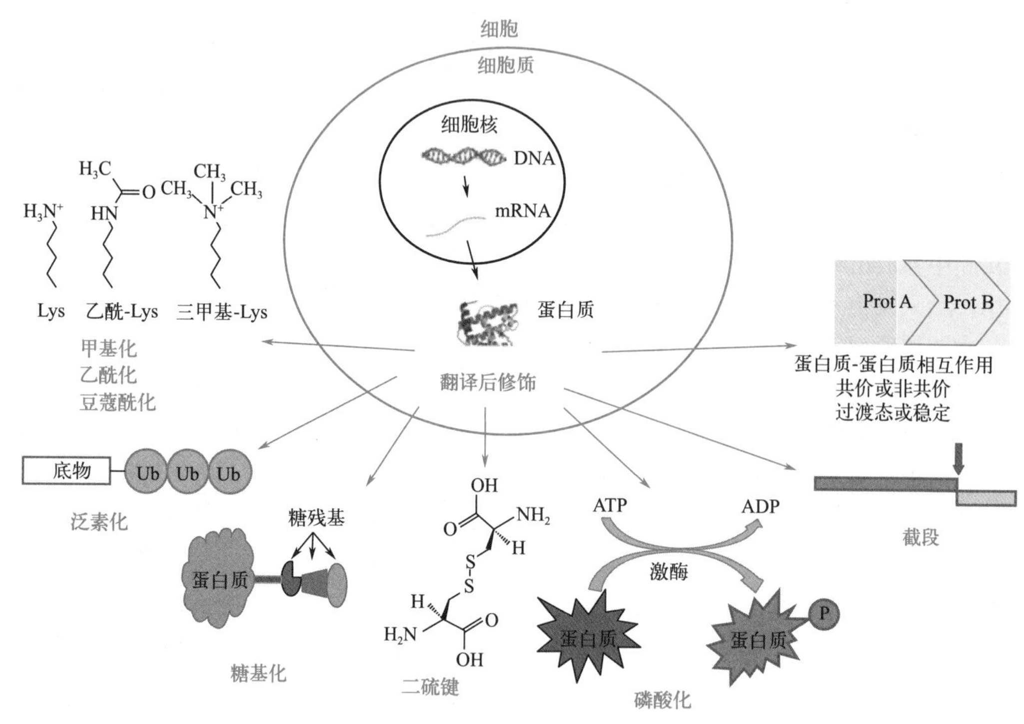

彩图3-3

图3-3 蛋白质翻译后修饰（PTM）分类示意图[18]

PTM蛋白质组的质谱分析仍然面临巨大挑战[19]。首先，PTM蛋白质组可能比编码基因组预测的复杂两到三个数量级。其次，一些PTM具有高度动态性，通常涉及可逆过程。再次，大多数PTM通常存在于亚化学计量水平，如果PTM事件在给定的蛋白质上发生不止一次，则某些PTM的总水平将低于预测。最后，PTM肽的MS反应总是被非PTM肽严重抑制。因此，与传统的蛋白质组剖析相比，在复杂混合物中有效识别PTM蛋白质组要困难得多。因此，在MS检测前需要对修饰肽进行特异性富集分离，常用富集策略有色谱法、亲和纯化法和化学法，含有PTM的肽在固定相上捕获，而不结合的非修饰肽则被洗脱。因此，特定PTM的蛋白质可以特异性地富集分离。

（1）磷酸化

磷酸化（phosphorylation）是指在氨基酸残基中修饰上磷酸基，磷酸化位点通常为Ser、Thr、Tyr侧链的羟基或是His、Arg、Lys侧链的氨基，少数发生在Asp和Gln的侧链羧基或Cys的侧链巯基，从而形成磷酸二酯键。它是一种可逆修饰，由激酶催化，由磷酸酶逆转。因此，可将磷酸化蛋白质分为*O*-磷酸化、*N*-磷酸化、酰基磷酸化和*S*-磷酸化四类。磷酸化是研究最广泛的PTM，在细胞信号传导、转录调节、蛋白质合成和降解、代谢途径等过程中发挥着重要作用。磷肽富集的常见方法包括强阴离子/阳离子交换色谱（SAX/SCX）、亲水作用液相色谱（HILIC）、固定化金属离子亲和色谱（immobilized metal affinity chromatography，IMAC）和金属氧化物亲和色谱（metal oxide affinity chromatography，MOAC）[17]。此外，MOAC和IMAC可以组合使用，称为IMAC的顺序洗脱（SIMAC），允许在IMAC步骤中捕获多磷酸化肽，然后在TiO_2柱上从第一步的未结合部分捕获单磷酸化肽。此外，SIMAC已与HILIC结合使用一种名为TiO_2-SIMAC-HILIC（TiSH）的富集技术，提高微量样本的磷蛋白组分析。

（2）糖基化

糖基化（glycosylation）是指在特定糖苷转移酶的作用下，低聚糖（如葡萄糖、半乳糖和甘露糖）等以糖苷形式与蛋白质上特定的氨基酸残基共价结合的过程。根据连接形式的不同，糖基化分为*N*-糖基化、*O*-糖基化、*C*-糖基化和糖基磷脂酰肌醇锚定连接四类。糖基化位点处的蛋白质多为β构型。其中，*N*-糖基化、*O*-糖基化是最为广泛的两类糖基化。糖基化是最常见和最复杂的PTM，它在调节细胞过程（如蛋白质结构和运输、细胞代谢和细胞外相互作用）中发挥着重要作用[20]。由于聚糖结构及其糖基化位点的异质性，选择有效合适的富集方法来降低样品的复杂度对后续实验的研究起关键作用[17]。

常见的糖蛋白富集方法主要有凝集素富集法、酰肼化学法、亲水作用色谱法和硼酸亲和色谱法[21]。凝集素是从植物、动物和微生物中提取到的一类蛋白质，可以选择性地识别结合具有特定结构的糖链从而富集糖肽，是最早被用来富集糖蛋白质的材料。酰肼化学法是一种常用的富集方法，通常将酰肼基团固定到树脂上，糖链的顺式二醇基团被氧化后，能与酰肼基团共价偶联。酰肼树脂能富集大多数类型的糖蛋白，富集效率较高，但不能进一步得到糖链和完整的糖肽信息。亲水作用色谱法是通过亲水性层析实现糖肽的分离富集。由于糖肽上的糖链具有很强的亲水性，相对于非糖肽更容易保留在亲水色谱柱上。亲水作用色谱方法操作简单，非特异性吸附强，能富集不同类型的糖肽。随着生物质谱技术的发展，亲水作用液相色谱（HILIC）可以用于糖链结构的解析，从而广泛地应用于大规模的糖蛋白质组学分析。硼酸亲和色谱和二氧化钛亲和色谱等富集方法也能有效地富集和分离糖蛋白。选择合适的富集策略有利于糖蛋白组学的深度分析。

（3）泛素化

泛素（ubiquitin）是一种由76个氨基酸组成的高度保守多肽。泛素化（ubiquitination）指蛋白质与泛素共价结合的反应，泛素化可帮助蛋白质在蛋白酶体中被降解，这是细胞内一些短半衰期蛋白质和一些异常蛋白质降解的普遍途径。泛素控制的蛋白质降解过程不仅能够清除错误折叠的蛋白质，还对细胞周期调控、DNA修复、细胞生长和免疫功能等起调控作用[22]。泛素控制蛋白质水解的过程是通过泛素-蛋白酶体系统（ubiquitin-proteasome system，UPS）进行的，降解过程中需要三种酶参与：泛素激活酶（E1）、泛素结合酶（E2）和泛素蛋白质连接酶（E3）。对蛋白质的特异性识别依赖E3，由E2和E3介导的泛素化过程可以被去泛素酶（deubiquitinating enzyme，DUB）逆转。凡是抑制泛素蛋白酶系统功能的因素，均可引起或加重细胞内蛋白质的异常聚积，导致相关疾病。

目前，主要是通过亲和纯化的方法富集泛素化的蛋白质或肽段[17, 22]。根据亲和目标的不同，该方法主要可分为三类。第一类是N末端带有特定标签的泛素，之后针对这些标签进行亲和纯化，即可富集分离出细胞中泛素化修饰的蛋白质。目前，最常用的标签主要为His6、BAP以及Strep。第二类则是通过泛素结合域（ubiquitin-binding domain，UBD）来分离富集泛素化的蛋白质。许多泛素连接酶及去泛素化酶都含有能够识别泛素的泛素结合域，例如UBA（ubiquitin-associating domain）或UIM（ubiquitin-interacting motif），通过泛素结合域与聚泛素链之间的相互作用分离富集泛素化修饰的蛋白质。第三类则是通过针对泛素的抗体对泛素化蛋白质进行免疫亲和，从而分离纯化泛素化蛋白质。目前已开发出了许多不同的针对泛素化的抗体，例如识别游离泛素的单克隆抗体P4D1，识别连接在底物蛋白质上泛素的单克隆抗体FK2等各种不同类型泛素链的单克隆抗体。此外，近年来还有针对酶解后泛素化肽段修饰位点Gly-Gly残留的抗体。对胰酶酶切后的泛素化肽段进行富集，配合高分辨率质谱，极大提高了蛋白质组学研究中检测到的泛素化的数量，这被称为泛素残基图谱分析技术（ubiquitin remnant profiling technique），具有更广泛的应用范围。

（4）小泛素相关修饰物化

小泛素相关修饰物（small ubiquitin-related modifier，SUMO）是一类分子质量约为11 kDa、高度保守的类泛素。SUMO化（SUMOylation）与泛素化修饰过程相似，生物体内多种SUMO特异性蛋白酶（SUMO/sentrin-specific protease，SENP）的存在，使SUMO化修饰处于高度动态变化的可逆过程中。SUMO化修饰可通过调节蛋白质之间的相互作用、影响靶蛋白在细胞内的分布、阻碍泛素蛋白对靶蛋白的共价修饰、提高靶蛋白的稳定性等，对许多生理病理过程产生重要作用。此外，SUMO化还参与DNA复制、修复和转录调控过程[23]。低丰度SUMO化蛋白质的富集分离方法与泛素化修饰相似，除引入His、血球凝集素和flag标签外，采用免疫沉淀的抗体特异性富集内源性SUMO化修饰底物是较为常见的富集策略。利用抗体在肽段水平特异性识别SUMO2/3被Lys-C酶切后留在底物肽段上的氨基酸残基，富集SUMO2/3化肽段。此外，利用胰蛋白酶酶切后的SUMO化肽段与非SUMO化肽段在碱性条件下带电性质的差异，实现强阴离子交换色谱(SAX)分离的内源性SUMO化肽段富集[24]。

（5）乙酰化

乙酰化（acetylation）在许多细胞过程中发挥作用，如细胞信号传递、代谢途径和DNA-蛋白质相互作用。乙酰化修饰包括赖氨酸（Lys）、丝氨酸/苏氨酸（Ser/Thr）以及已被磷酸化修饰的丝氨酸。组蛋白的乙酰化是影响DNA转录的一个关键过程，乙酰基转移到蛋白质N端的α-氨基上是一种不可逆的修饰，而赖氨酸残基的乙酰化是可逆的。乙酰化是由乙酰转移酶催化的，而赖氨酸乙酰化可由赖氨酸脱乙酰酶逆转。

关于乙酰化和甲基化蛋白质的富集方法，使用特异性抗体对乙酰化肽进行免疫亲和纯化是最常见和有效的富集方法[17]。基于免疫的技术通常用于检测乙酰化，目前有许多商业化高度特异和敏感的抗乙酰赖氨酸抗体。此外，基于流式细胞技术（flow cytometry，FCM）的乙酰化分析、伯胺的衍生化的对角线色谱（combined fractional diagonal chromatography，COFRADIC）、稳定同位素N端乙酰化蛋白质定量（stable-isotope protein *N*-terminal acetylation quantification，SILProNAQ）等也是目前前沿的分析技术。强阳离子交换色谱（SCX）利用乙酰化肽段在酸性条件下带电性质的差异，也可以乙酰化分离，而串联质谱通过乙酰化肽上出现的42 Da质量转移来识别乙酰化。

（6）甲基化

甲基化（methylation）是在蛋白质甲基转移酶的作用下，将甲基转移至特定氨基酸残基的反应。常见的甲基化发生在赖氨酸（Lys）和精氨酸（Arg）上。甲基化分为组蛋白Lys/Arg甲基化和非组蛋白Lys/Arg甲基化，分别由相应的Lys甲基化酶和Arg甲基化酶催化。

甲基化蛋白质由于甲基的尺寸较小，难以确定单甲基化、双甲基化和三甲基化的质量转移（分别为14 Da、28 Da和42 Da）。此外，甲基化和非甲基化的赖氨酸和精氨酸残基之间缺乏明显的理化差异，因此，甲基化有效的富集策略和位点的准确鉴定发展较慢。通常亲水作用液相色谱（HILIC）、强阳离子交换色谱（SCX）及等电聚焦（IEF）等可以用于甲基化蛋白质的分离，但其富集效率和稳定性一般。而免疫亲和富集和离子交换色谱技术联用极大地增加富集效率和稳定性。目前，已经开发了针对单甲基化和双甲基化精氨酸以及单、双和三甲基化赖氨酸的特异性抗体。此外，甲基结合域（methyl-binding domain）也可以用于甲基化蛋白质的富集。

四、蛋白质组学样本质量控制方法

1. 蛋白酶解前样本质量控制

（1）总蛋白质定量分析

所有的蛋白质组学实验中，蛋白质总量的准确定量是关键。总蛋白量的归一化可以保证相同数量的蛋白质在受控条件下被相同数量的蛋白酶消化，以达到蛋白质裂解的一致性和结果的可比性。目前已有多种试剂盒实现蛋白质总量定量，主要包括比色法（BCA法、Bradford法、Lowry法）、荧光法（Qubit蛋白质试剂盒法、UV色氨酸荧光法）、密度计量法［SDS-PAGE、蛋白质印迹（Western Blotting）］，各法优缺点如表3-2所示[25]。

表3-2　蛋白质总量定量测定方法优缺点

分类	方法	优点	缺点
荧光法	紫外吸收法	快速、低成本、蛋白质样本可回收	仅可定量酪氨酸、色氨酸和苯丙氨酸；去污剂影响较大
	Qubit蛋白质试剂盒法	可定量较低浓度蛋白质以及小样本体积（≤10 μL）	对温度敏感、易饱和

续表

分类	方法	优点	缺点
比色法	BCA法	低浓度下与去污剂兼容性好	仅定量酪氨酸、色氨酸和半胱氨酸；不可回收样本；对去污剂敏感
	Bradford法（考马斯亮蓝法）	与还原剂兼容、与蛋白质结合显色	不可回收样本
	Lowry法	灵敏度高	过程耗时繁琐；样品不可回收；对洗涤剂和其他常用试剂敏感
密度计量法	聚丙烯酰胺凝胶法（SDS-PAGE）	准确度高、样品可回收	操作繁琐；易受条带选择的偏差影响
	蛋白质印迹（western blotting，WB）和酶联免疫吸附法（ELISA）	专属性强	操作繁琐；易受条带选择的偏差影响

在选择方法时，要考虑蛋白质样品提取过程中使用的还原剂或表面活性剂是否兼容，同时方法要有一定的灵敏度。例如，BCA试剂中的Cu^{2+}在半胱氨酸、酪氨酸和色氨酸存在的情况下被还原成Cu^{+}，显色剂在Cu^{+}存在下产生紫色；紫外吸收A_{280}的定量则利用了酪氨酸、色氨酸和苯丙氨酸中芳香环的吸收特性，但这两种检测方法对表面活性剂都很敏感，使用前应除去表面活性剂。考马斯亮蓝常用SDS-PAGE染色，然后用光学或荧光扫描仪进行扫描和测量，操作繁琐，但抗干扰能力强，稳定性较好。

（2）蛋白酶解优化质量控制

胰蛋白酶通常不能使蛋白质完全消化，对于酶解物，需要考虑酶促反应的最佳条件，优化酶解以达到均衡的蛋白质酶解水平。例如，胰蛋白酶在pH值为8.0和温度为37℃的条件下工作效果最佳。酶与蛋白质的比例范围为1∶20至1∶100，取决于反应时间的长短，一般酶与蛋白质的比例为1∶50酶解16～24 h最佳。加入额外的酶，如Lys C与胰蛋白酶结合，可以提高蛋白质酶解的效率，使鉴定的蛋白质、序列覆盖率和定量结果均提高。DIGESTIF是一种用于评估胰酶酶切效率的市售QC样品。该标准品由骨架蛋白和人工合成肽段组装而成，这些肽段氨基酸侧翼的切割位点可以选择是否被胰酶酶切。因此，该过程中具体产生的有效肽段可通过与理论酶切肽段相比来逐步监测酶切性能。

2. 蛋白酶解后样本质量控制

（1）肽段的定量测定

肽段定量的目的在于通过多肽定量进行归一化，可以调整质谱上样量，使每个样品肽的数量尽可能相等，并有一定可能提高下游定量的准确性，消除样品处理引入的误差。样品中总肽段定量测定主要有比色法和荧光法，例如Thermo Fisher的Nano drop定量平台，以及CBQ试剂多肽定量。这些方法特别针对多肽检测进行了优化，通常比同类蛋白质检测法的灵敏度高3～4倍，样品用量少（低至25 μg/mL）。其中，比色法由于蛋白质消化不完全，导致上样的样品量相同，但肽的量不一定相同，而且在该法中未消化的蛋白质以及蛋白质分解产生的肽均可以发生反应，不管这些氨基酸是肽还是蛋白质。虽然可以利用超滤法（MWCO）去除未消化的蛋白质，再对肽浓度定量，但可能会导致多肽在超滤过程的损失而产生偏差。

在bottom up蛋白质组样品实际处理过程中，由于时间和成本相对较高，多肽定量的相对收益相对较低，很少对多肽进行定量，更多的是对蛋白质定量[25]。一般来说，蛋白质和多肽测定结果之间有一定的一致性，可以反映样品中蛋白质的量的变化。对于标记定量（iTRAQ或TMT）法，其依赖于混合的标记肽的数量相等这一假设，因此，必要时需要对肽段进行定量。总之，实验的目的、样品类型和检测的适用性是决定是否进行肽段定量的三个重要考虑因素。

（2）样品制备过程中的质量控制

内标（ISTD）法是几乎所有质谱分析中常用的定量方法。蛋白质酶解后加入一定量的内标进行归一化，可以很好地消除仪器（如保留时间漂移和灵敏度波动）和样品制备操作的误差。多肽内标物一般应与样品中的多肽具有相同或非常相似的理化性质，且不存在于天然多肽中，例如重标多肽类似物。虽然单个ISTD可以用于目标多肽的定量，但在全谱分析蛋白质组学样品时，通常会使用混合ISTD，且已经商业化。例如Biognosys的iRT（indexed retention time）多肽试剂盒，包含11种自然中不存在的合成肽段的混合物。这些肽段在稳定性、灵敏度和不同梯度下保留时间间隔方面进行了优化，可以通过iRT试剂盒直接测定肽段的iRT值并用来校准色谱系统。虽然内标法可以对肽段进行绝对定量、消除误差、样品归一化等，但其内标成本较高，不同样本对于内标的要求有差异，且增加了质谱离子检测的数量，在可行性方面需要综合考虑。

（3）质谱检测的质量控制

目前质谱平台常用的质控指标是肽匹配图谱（peptide-spectrum matches，PSM）、肽段和蛋白鉴定数，通过对这些指标的监测可以快速了解整个实验装置的性能，并可以指出是否需要更详细的质量评估。对于复杂的质量控制（quality control，QC）样品，如全细胞裂解物，蛋白鉴定数是一个常被监测的指标，而对于仅由单个蛋白质或少量蛋白质组成的简单QC样品，监测肽段序列的覆盖率通常更可信。LC-MS/MS实验由多个相互关联的复杂过程组成，仅基于单个度量指标可能无法鉴别出性能下降的原因。因此，需要一套全面的质控指标用以评估质谱平台的性能以及数据质量。有研究报道，开发了46种用于评估LC-MS/MS系统性能的指标，从而能够系统地进行故障诊断并对产出的质谱数据进行合理的质量评估。这些指标通常能够更好地反映仪器的稳定性，但解析需要专业生物信息学工具进行分析，从而增加了质量控制的复杂性。目前，实验室仍然只是在发生故障时以经验方式监测详细的质量控制指标。同时，质量控制工具应该与MS仪器紧密耦合，以实时做出自动决策，避免主观和耗时的手动质量评估。

QC样品可以通过多种方式与待测样品组合，具体使用多少对照品，重复多少次与实验设计密切相关。制定一套完整的质量控制方案通常要付出大量的努力，占用大量宝贵的仪器时间来运行更多的QC样品，同时也需要采用多变量方法来解释获得的QC数据。一般来说，QC样品需要在每批实验的开始和结束时运行，或者在大批实验中每天至少运行一次。此外，大规模跨实验室蛋白质组学研究可以通过使用性能标准来评估跨位点的重现性或比较实验室之间使用的不同LC-MS/MS 配置或样品处理方法的性能，从而促进最优化标准操作程序（SOP）的发展。此外，还需要一份详细描述预期性能的参考数据集来表征后续QC运行的性能，以确保实验结果的可靠性。这个参考集通常可以从历史高质量数据中获得或者在实验开始之前连续运行多个QC样品，保证系统的重复性和稳定性。

第三节 代谢物样本的制备方法

代谢组学（metabolomics）是在新陈代谢的动态进程中，系统研究代谢产物的变化规律，揭示机体生命活动代谢本质的科学。代谢组学研究的对象为分子量在1000以下的内源性小分子代谢物种类和数量的变化，包括糖类、脂质、核苷酸和氨基酸等。代谢产物可以反映细胞所处的环境，因此，研究完整的生物体中代谢产物随时间变化的情况，以及与机制相关的代谢标志物、代谢通路、基因表达、酶活性与功能，可以为阐释生命科学规律、解析疾病发病机制、发现药物作用靶标和研究药物作用机制提供强有力手段。

常用的代谢组学分析技术有核磁共振（NMR）、气相色谱-质谱联用（GC-MS）、液相色谱-质谱联用（LC-MS）、毛细管电泳-质谱技术（CE-MS）等。相比于GC-MS和NMR，LC-MS不需要对样品进行衍生化处理，应用最为广泛。高分辨质谱具有稳定、灵敏的定性分析能力，是非靶向代谢组学中重要的分析技术之一。在靶向代谢组学分析中，串联三重四极杆质谱联用技术可以对不同极性的目标代谢物进行高灵敏度、高选择性、高通量的定量分析。此外，随着超高效液相色谱（UPLC）及多维色谱等技术在代谢组学中的不断应用，质谱平台的分辨率、灵敏度和通量显著提高。

代谢组学研究的流程一般包括样品采集、样品前处理、代谢物的分离分析、数据处理（包括数据预处理、数据分析及代谢物鉴定）和代谢物的生物学功能阐释。目前，人类代谢组数据库（human metabolome detabase，HMDB）已收录超过11万种代谢物，但对于生物体内代谢物的总数仍不清楚。代谢物全面的定性、定量分析仍面临较大挑战，在代谢组学方法上需要不断创新。在预处理方法上，要尽可能充分地提取和富集低丰度代谢物。目前，代谢组学样本提取方法尚未有明确的共识。一般可以通过匹配其极性指数和目标代谢物的辛醇/水分配系数范围（log$P$范围）来选择合适的提取溶剂。不同极性的溶剂的混合溶剂可以大大提高提取效率和覆盖率。例如甲基叔丁基醚-甲醇-水，氯仿-甲醇-水，乙腈-异丙醇-水等。此外，利用混合溶剂对样本进行2～3次反复提取也可以提高代谢物提取效率；在检测上，要不断扩大代谢物的检测覆盖度，并提高分析通量；在深入挖掘代谢组学数据的同时还需注重代谢组学与其他组学数据的整合，进而深化对相关代谢途径的解释和认知[26]。

一、基于质谱的代谢组学样本制备方法

生物体液是代谢组学的主要研究对象，包括脑脊液、血液、尿液、唾液、组织和细胞提取液等。代谢组学力求分析生物体系中的所有代谢产物，尽可能地保留和反映总的代谢产物信息。与基因组学和蛋白质组学不同，代谢组学所研究的内源性小分子结构与理化性

质差异巨大、种类繁多、浓度相差悬殊、检测难度大、化合物鉴定和分析困难。为了获得稳定可重复的实验结果，必须对样品的处理方法进行选择，遵循一定的标准化程序。相较于体液，组织分泌激素、酶和递质等化合物可能被代谢、排泄或稀释，由此产生的代谢物差异在相应的组织中更容易被识别。因此，样品的采集与制备是代谢组学研究中重要的一步，生物样本的质量品质及前处理方法将直接影响实验结果的重复性与准确性[27]。

理想的样本制备应符合以下4个条件：①非选择性；②步骤简单迅速；③可重复性；④代谢终止。然而目前的样本制备策略尚未完全符合上述所有条件，尤其是代谢终止，保持样本的初始组成需要代谢终止，即通过对样本进行低温、加酸、加热处理来阻止其代谢进程。但代谢终止过程的时效性、处理方法导致某些代谢物的损失偏差、与MS兼容性等问题，应该综合考虑取舍。因此，样本制备原则是尽可能保持代谢物提取的完整性，所采用的方法应具有非选择性、快速和可重复性[28]。图3-4 代谢组学分析流程示意图。

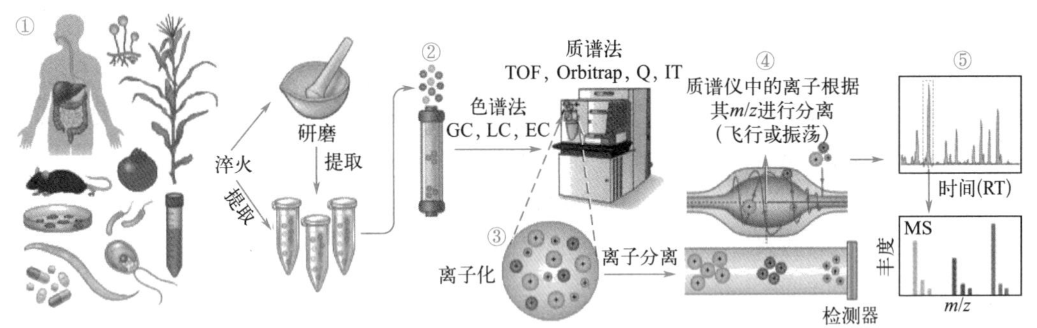

彩图3-4

图3-4 代谢组学分析流程示意图[29]

1. 体液样本的制备

（1）血液

① 血液代谢物样本的一般制备方法　血液中含有大量的内源性小分子代谢物，可以较好地反映机体的整体水平，是临床研究和动物实验常用的样本之一。血液中的代谢动态调节，其组成不断发生变化，许多不稳定的成分可能因为外源性因素的微小改变而被氧化、聚合或降解，所以血液样本的前处理过程会相对复杂。主要体现在两方面：一是，血清和血浆中含有大量的蛋白质成分，在进行分析前需要进行除蛋白质处理；二是，样本中成分多，极性跨度大。在注意减小样本间个体差异的同时需要保证实验的重现性，防止血样代谢物在体外发生明显的动态变化。

血液样本前处理的一般流程：添加一定比例的有机溶剂，涡旋震荡，静置，低温高速离心，上清液过滤直接上机分析或氮气挥干、复溶、过滤上机分析。常用的有机溶剂提取系统有：甲醇、乙腈、甲醇-乙醇、甲醇-乙腈-丙酮、甲醇/乙腈-水-甲酸等；随后，用3倍体积的冰乙腈沉淀血液中的蛋白质。研究表明，低温溶剂（4℃）在代谢物提取和蛋白质沉淀上效果比室温有机溶剂好，因此建议使用冰乙腈沉淀蛋白质和提取有机物。同时,要充分考虑实验目的与自身实验条件，在预试验的基础上，对有机溶剂比例、涡旋时间、静置时间、离心力、复溶体系等因素进行细致优化[27]。血清和血浆储存于−80℃相对稳定，避免反复冻融。

② 影响血液样本代谢物制备的因素[30]

a. 血液样本的收集和处理：样本发生溶血会导致细胞内化合物（如代谢物、酶等）的释放，从而使血液样本的代谢物发生变化，原因包括抽血速度过快、强烈震荡血液收集管、离心速度过高以及不恰当的保存温度等。血液的凝结时间和环境温度变化也会影响代谢，这可能是由于血细胞细胞膜连续释放代谢物或释放的代谢物衰变导致的。因此，收集血液需加抗凝剂，低温（4℃）离心（2000 *g*，20 min），取上清液保存；若无法及时离心，可携冰盒低温转运，过程中应避免剧烈摇晃；如使用血清样本，应收集血液于离心管中，室温放置30～60 min，随后低温离心，取上清液保存。

b. 血清/血浆的选择：血清和血浆是常用的血液衍生样品，二者虽然在组成和性质上是相似的，但是在代谢组学中作为生物样本会产生不同的研究结果。与血浆相比，血清需要凝集30～60 min，在此过程中活化的血小板可能会释放多种化合物（如蛋白质、脂质等），影响血清的代谢组成，因此使用血清时要保证每个样本具有相同的凝血时间。血浆样本的稳定性和重复性好，但抗凝剂会引起基质效应，影响检测结果。常用的抗凝剂有乙二胺四乙酸（EDTA）、枸橼酸钠和肝素等，目前研究证实使用不同抗凝剂会导致代谢数据PCA分析存在的显著差异，并能够引起特定代谢产物含量的变化。综合比较各种抗凝剂的优缺点，在基于质谱平台的代谢组学研究中，肝素钠是首选的抗凝剂。相比于EDTA和枸橼酸盐，肝素钠具有较好的重现性，污染较少，基质效应弱等优势。

（2）尿液

尿液是代谢组学研究中使用极为广泛的生物样本之一，其中含有大量代谢终产物，具有丰富的代谢信息，同时具有非破坏性和可重复采集等特点。尿液的主要成分为水（96%～97%），其他包含尿素、尿酸、肌酐、氨、硫酸盐等，其较宽的pH范围、浓度、离子强度等性质，给代谢组学分析带来一定的挑战。

① 尿液代谢物样本的一般制备方法　尿液前处理方法主要分为两种：一种是将尿液与水按一定的比例（1∶1～1∶4）进行混合，混合后低温高速离心，取上清液过滤检测；另一种是将尿液与一定比例的有机溶剂（甲醇或乙腈）混合振荡后，低温高速离心以除去蛋白质，取上清液过滤检测。人尿液中蛋白质含量较少，通常无须进行除蛋白质处理，啮齿动物存在生理性尿蛋白，建议做除蛋白质处理。上述两种方法得到的上清液样品，高速离心除去微粒等杂质影响。若进行非靶向性分析，尿样处理方法应快速简单，重复性强，处理后的样品应包含各种未知代谢产物，尽可能完整地保留样品。靶向分析需要研究特定的代谢物，更注重提取效率，尿样可进行亲和色谱和固相萃取富集处理。在具体的实验中，结合仪器、流动相、分析柱特征及预实验结果等，对尿液的处理方法进行选择并优化，诸如有机试剂甲醇或乙腈的选择，尿液与水或有机溶剂的比例、离心速度、离心时间等。同时，室温放置时间应不超过2 h，临床尿液样本如无法在2 h内进行处理，应及时将样本放入冰盒中再尽快进行转移处理[30]。尿液样本收集并预处理后，短时间可存储于−20℃，长时间需保存在−80℃或液氮中，尽量避免反复冻融循环，以减少潜在的代谢物的变化[27]。

② 影响尿样代谢物制备的因素

a. 尿液样本的收集和处理：在动物实验中，代谢笼的使用极大地便利了尿液的收集，然而在样本采集过程中仍存在许多细节需要注意，例如食物残渣、粪便等污染尿液；尿液的蒸发以及尿液收集瓶塑化剂污染等问题。采集尿液要对防腐剂、饮水、食物、采集时间等情况给予充分考虑。在实验设计中，要根据实验目的具体要求，对动物采取禁食禁水等措施，同时对尿液采集时间给予充分考虑。禁食禁水等措施可能会导致尿液量、成分以及浓度等的变化。啮齿动物夜间较为活跃，排尿量大且代谢产物信息丰富，白天采集可能尿量少甚至无尿，且不同时间段采集的尿液，其代谢轮廓存在较大差异。采集时间过长（>12 h）会导致尿液长时间暴露，导致蒸发、污染及代谢产物降解，因此建议将采集管置于冰或干冰中以控制温度。

b. 抑菌剂：叠氮化钠（NaN_3，0.05%～0.1%）和硼酸是常用的抑菌剂，加入尿液样本可以防止微生物造成的代谢产物降解。在添加NaN_3的尿液样本中，钠离子或硼酸的引入可能会对质谱结果造成一定影响。由于尿液在低温环境条件下仍存在一定程度的微生物污染及降解，因此在样本存储时间过长时，建议添加一定量的NaN_3。

（3）粪便

粪便作为固体或半固体的生物样本具有采集简便、量大、可重复采集及无侵害性等特点。粪便的主要成分是水，其余大多是蛋白质、维生素、无机物、脂肪、未消化的食物纤维以及从肠道脱落的细胞和细菌。粪便的成分和近期食用的食物有着紧密的联系，同时能够反映宿主和肠道菌群的共同代谢情况。粪便样品中含有丰富的代谢信息，在与消化系统疾病相关的代谢组学研究中有着广泛的应用。粪便的采集主要有两种采集方法：一种是将动物处死后直肠取样；另一种是使用代谢笼收集动物排泄的粪便。样本收集后可直接冻存，或者液氮冻干研磨处理后冻存。考虑到粪便样品自身含有大量微生物菌群，建议样本采集后立即使用液氮淬灭，并冻存于−80℃或液氮中[27]。

粪便样品的前期处理相对简单，主要包括以下的步骤：称取一定质量的粪便与有机溶剂混合（甲醇/乙腈）涡旋振荡，超声提取，高速离心去除杂质沉淀，取上清液过0.22 μm滤膜，上机质谱分析。甲醇是粪便代谢物提取常用的有机体系，将粪便与甲醇按照一定的比例混合，如粪便∶甲醇=1∶6或3 mL/g。建议在振荡或超声提取过程中提高频率或者延长时间，以确保代谢物提取充分。

2. 组织样本的制备

（1）组织样品处理的一般流程

组织样品是固体或者半固体样品，能够反映病变组织、器官或者机体的整体代谢状况，是代谢组学生物样品研究中的重要组成部分。组织样品离体后，要去除结缔组织，并用生理盐水冲洗干净，去除多余血液。残留的结缔组织和血液会导致后期样品成分的改变，因此在样品采集过程中要引起足够的重视。在离体组织中残留酶的活性或氧化还原反应会导致代谢产物的降解或产生新的代谢产物。因此，组织样本采集后需要立即进行生物灭活处理。目前，常用的组织样品快速灭活的方法为−80℃速冻或液氮处理。灭活处理后的样品，分装后液氮或−80℃低温存储[27]。

首先需要组织匀浆，其次是萃取溶剂的选择及去除蛋白质。组织的匀浆处理能够充分释放代谢物并使之与萃取溶剂充分接触。在代谢组学研究中，常用的组织匀浆方法为机械破碎法，主要分为两种：一种是利用研钵或超声进行研磨；另一种则是利用组织匀浆机处理组织样品。在使用研钵对组织进行研磨时，通常加入液氮处理组织样品，使研磨更加充分。然而，研钵及组织匀浆机的使用，易引起样品产热和交叉污染，应引起足够的重视。有些组织需经酶处理，例如，肺和心脏组织最好先用胶原酶处理，然后匀浆，使组织破碎充分。为了避免样品在均匀化过程中发生代谢物的改变或降解，在相关处理过程中建议低温进行并使用冷萃取溶剂。

（2）组织代谢物的提取

研究对象的不同对萃取溶剂与方法的选择起着至关重要的作用。组织代谢物的提取一般分为液液萃取（liquid-liquid extraction，LLE）和固相萃取（solid phase extraction，SPE）[28]。

① LLE法　它是利用溶剂的不同溶解度或分配系数来分离混合代谢物的方法，水溶性和不溶性代谢物须在不同的溶剂中提取，同时应努力减少容器中污染物的含量，相较于组织样本的均质化，LLE对代谢物的影响更大。根据代谢物的极性选择不同的萃取方法，从组织中提取最大数量的极性代谢物或非极性代谢物。例如：肌肉组织中强极性代谢物使用甲醇-水、乙腈-水萃取；非极性代谢物使用氯仿萃取；一般情况下选择既亲水又亲脂的萃取溶剂，可以同时萃取尽可能多的代谢物，如甲醇-氯仿-水和氯仿-甲醇，其中氯仿占比不大于20%可避免相分离，且可作为载体使磷脂溶于甲醇相。

为了增强萃取过程中溶剂的分散效果，通常会联用辅助提取技术，包括微波辅助提取法（microwave assisted extraction，MAE）、超声辅助提取法（ultrasound assisted extraction，UAE）和涡旋辅助萃取法（vortex assisted extraction，VAE）等，改善了人工振摇辅助分散的效果。MAE主要在萃取过程中通过微波提升温度和压力，从而提高萃取速度与效率，同时减少有机溶剂的用量；UAE是通过超声波产生的机械振动、扩散等效应加速相间物质传递，相较于MAE，超声辅助提取过程中基本不会升温，有利于热不稳定性物质的分析。不同超声时间对代谢物萃取效果有不同的影响，有时会因超声时间过长产生热量而导致代谢物信息发生改变，而VAE可以使样本更加快速地分散在萃取剂中，相较于UAE，VAE成本更低、分散作用更均匀并且能量相对温和，不会导致目标物分解。

② SPE法　是从色谱柱发展而来的一种用于萃取、分离、浓缩的样本制备技术，利用不同物质在固液两相中相互作用的差异实现分离，先使动物组织样本吸附到固定相上，然后使用不同洗脱能力的溶液分步洗脱，从而达到分离、纯化与富集的目的。一般来说，SPE常用于LLE之后，目的是去除萃取液中的干扰物质或特异性富集某一类或某几类化合物，以用于靶向代谢组学分析。SPE有多种分离柱，如硅胶柱和氨丙基柱常被用于分离极性脂质，C_8和C_{18}柱用于从水相样本的极性物质中分离脑苷脂、神经苷脂和脂肪酸等化合物。此外，微透析和固相微萃取（SPME）对动物活体取样进行样本制备更符合代谢组学和动物福利理念。样本离体存在氧化、pH变化等激活生物过程的连锁反应，最终会干扰代谢物图谱，而微透析技术是将灌流取样和透析技术结合起来并逐渐完善的一种借助于立体定位仪将微透析探针精准植入到某一特定位点，直接从生物活体组织中提取小分子代谢物从而达到动态微量生化取样的新技术，广泛应用于动物组织代谢组学，具有常规代谢组学方法所不具备的独特优势。

此外，针对含量低、无法检测到的代谢物或与质谱兼容的溶剂替换，样品需要浓缩、萃取和复溶。一般情况下，组织使用甲醇-水或二氯甲烷-甲醇萃取，甲醇-水复溶。但该步骤会使一些溶解性较差和易挥发的代谢物回收率降低，因此在组织样本制备中增加此步骤应仔细评估。有些动物组织样本内具有极性强、挥发性低的代谢物，如氨基酸、脂肪酸、胺类、糖类和核苷酸类等物质，应衍生化后再进行GC-MS分析。总之，在具体的过程中，结合预试验结果，应充分优化样本与萃取溶液比例、萃取方法、处理时间、温度及离心参数等。

3. 细胞样本的制备

细胞样品也是代谢组学重要的研究样本，但对于适用于代谢的细胞收集、淬灭和代谢物提取的方法流程尚缺乏共识。不同的细胞培养和提取方法，将对细胞代谢物组成产生重大影响。胰蛋白酶消化法和刮取法是目前广泛使用的两种方法，主要用于收集贴壁生长的细胞。有研究表明，刮取和反复冻融破坏的配合使用，可以有效提取哺乳动物贴壁细胞的代谢物。需要注意的是，使用胰酶消化时应避免消化过度导致细胞破碎、代谢物流失。不同的细胞需考察不同的胰酶用量和消化时间的影响。最新基于组织/生物体液的细胞代谢组学研究（空间代谢组学），可以利用荧光激活细胞分选（fluorescence-activated cell sorting，FACS）先分离不同类型的细胞，然后细胞代谢物淬灭后裂解提取[27]。其他因素和方法参考血样和组织样本的方法和操作要点（第二章第二节）。细胞样本的采集详见第二章第二节“细胞样本的采集”。

4. 手性代谢物的制备

许多生化过程不仅涉及内源性代谢物，而且涉及外源性异物和微生物代谢物，有些代谢物具有立体特异性，称为手性代谢物，例如D-氨基酸（AA）和D-羟基酸（HA）。D-AA介导参与了微生物-宿主相互作用、*N*-甲基-D-天冬氨酸（NMDA）受体功能障碍和慢性肾脏病；D-HA与肿瘤和糖尿病密切相关。对这些类型的化合物进行分析需要有效的手性分离方法。手性代谢组学也可以用靶向或非靶向的方法进行分析，靶向分析更为常用。例如手性脂质组学中长链多不饱和脂肪酸2-羟基戊二酸（2-HB）类的一组手性代谢物。手性代谢物的准确定量需要使用同位素标记和衍生化的内标物做质控和内标。此外，由于样品的复杂性和对映体的分离，二维液相色谱（2D-LC）特别适用于手性代谢组学，但数据管理繁琐和分析时间长[27]。

5. 新型代谢样本制备方法

传统的代谢组学样品制备样品量大、过程繁琐、耗时较长，会影响样本提取的效率和稳定性，开发新的样品制备方法具有重要的意义。例如，体外液体提取表面分析（*in vitro* liquid extraction surface analysis，ivLESA）用于对贴壁细胞进行直接代谢分析，在提取分离培养基后进行nano ESI-MS分析；LESA-nano-ESI-MS是ivLESA的衍生方法，用于研究细胞的脂质组成。萃取溶剂是氯仿-甲醇-2-丙醇（1∶2∶4）和7.5 mmol/L乙酸铵（以提高电离效率），只需在细胞表面加入1.5 μL该溶液进行萃取。针对解吸电喷雾电离（desorption electrospray ionization，DESI）检测非极性化合物的电离效率较差这一问题，开发了一种基于光激发离子化（DESI/PI）对中性代谢物的二次电离，提高了检测灵敏度和适用范围[27]。

二、代谢组学样品质量控制方法

代谢组学分析的样本数量往往比较大，代谢组学全流程的质量控制对数据的可靠性和重复性具有重要的意义。

1. QC样本的选择与制备

常用的质量控制（quality control，QC）标准品包括内标物、待测样本混合物和专用QC样本等[31]。QC样本检测能够提供数据重复性的评价标准。

（1）混样质控样本的制备

混样质控样本的制备方法：①先混合相同体积的所有待测样本，然后按照与待测样本相同的前处理方法来处理QC样本；②也可以在所有提取好的样本中取等量混合作为QC样本；③或者用标准品混合液作为QC样本。对于一组样本数量较少的样品而言，QC样本是所有样品的混合物，通过所有待测样品的等量混合来制备，能够代表所有的样品。对于样本数量较多的实验，如流行病学或多大型多医学中心联合临床研究，需要检测的样本数量达到上千个、样本制备历时多个月，待测样品中的代表性样品可用来制备不同批次的QC样本，该QC样本等量分装后冷冻保存，避免反复冻融。

（2）标准品混合液

标准品混合液是由商业标准品混合制备，通过检测已知的代谢混合物，快速评估仪器检测结果质量（评估内容包括RT稳定性、峰型、检测器的响应和检测器的灵敏度）。标准品混合液测定的数据可用于快速评判仪器的参数设置是否适合待测样品，并且能够检测样品测定过程中仪器响应是否有较大的变化。

（3）内标物法

内标物法也是代谢组学质控过程中一个重要的方法。在实验中针对一类化合物的检测加入一个或多个内标，内标与待检测化合物的结构相似或者化学性质相近，内标的RSD不能超过30%。内标法的优点是可以通过上机阶段内标物质的信号响应反映代谢前处理/提取阶段的重复性。

内标的选取原则：①与待测化合物性质相似；②样本中不存在该化合物，非内源性物质；③不与样本中的代谢物发生反应；④内标的添加量接近样本中被测组分的量。

常用的内标物包括：同位素内标；同系物，与目标化合物结构类似的物质；色谱保留时间相近的物质。

2. QC样本与待测样本的质控

通常先混合相同体积的所有待检测样本，然后按照与待测样本相同的前处理方法来处理QC样本，之后进样和上机检测。不同的QC样本类型，可以用来判断仪器状态、柱子干净程度、流程稳定性、干扰情况、系统偏差、响应变化等，所以在进样顺序上也大有讲究。针对不同检测目的，进样顺序也不同，样本检测时，通常在最开始运行5～10个QC样本，之后根据样本数量的多少在几个检测样本之间插入一次QC样本[32]。

生物学重复也是对代谢组学随机样本重复性质控：一般建议6～8个生物学重复。其目的一方面是保证数据的可靠性（样本数量过少，会导致后续多元统计分析模型过拟合，统计结果不可信）；另一方面也是作为严格质控流程中的一环，通过上机阶段所有物质的信号响应来反映样本前处理/提取阶段的重复性。一般认为3个重复样本的RSD不超过30%，则认为该数据可靠。

3. QC样本数据的评估与质控

QC样本测定后要对数据进行评估。QC样本在样本检测前用于平衡“色谱-质谱”系统，在样本检测过程中用于评价质谱系统的稳定性[32]。QC样品的分析步骤可分为以下5步。

（1）QC样本的RSD筛选

删除QC组RSD>40%的离子峰。RSD越小，这些值偏离平均值就越少，反之亦然。如果是精准靶向代谢组学分析的样本，还可以先将所有物质的QC按照响应（峰面积）进行作图，更直观地观察到QC在整个项目过程中是否保持稳定，以更好地监控仪器工作稳定性。一般要求QC混样对应物质峰的保留时间不超过0.1 min及峰面积值RSD不超过40%。

（2）QC样本TIC叠加图

将QC样本的总离子流图进行谱图重叠比较，若各色谱峰的响应强度和保留时间基本重叠，说明在整个实验过程中仪器偏差引起的变异较小。

（3）QC样本主成分分析或相关性分析

主成分分析（principal component analysis，PCA）是简单多元数据分析的初步方法，从概念上来讲，PCA应该显示第一个平衡系统QC样品，对之后平衡系统QC样品的追踪现象，即系统平衡后QC样本紧密聚集在一起，表明测定数据稳定可靠，可以进一步分析。此外，QC样本相关性越高（越接近于1）说明整个方法稳定性越好，数据质量越高。

（4）QC代谢物强度分布进行评估

对QC样本的代谢物强度做Box plot，其中Y坐标为质谱强度$\log_{10}$值，为保证箱线图可视化最多对60个样本进行绘制。

（5）QC样本层次聚类

为了更直观地展示QC样本与其他样本之间的关系及QC样本间的稳定性，可对所有代谢物表达量进行层次聚类（hierarchical clustering）。

4. 代谢物质谱数据的质控

优化代谢物质谱数据质量的步骤如下所述。

（1）数据清洗

综合数据预处理和降噪算法以及多种数据过滤策略或考虑丢失和离群点，可以有效地解决噪声问题，有效地提高整体数据质量。

（2）排除混杂因素

LC-MS代谢组学数据暴露于特定的变化源中，这些变化源于MS源中污染物的积累、流动相组成和制备的杂质或可变性、分析柱性能或样品基质复杂性的差异等，因此，需要更有效的批量修正策略。在这种情况下，基于质量控制（QC）重复分析的算法是最推荐的方法，假设质量控制响应与注入顺序无关。另外，需要根据样本的具体情况选择相应策略，例如尿液分析中变异性的主要来源与样品浓度和分析漂移有关。建议的归一化策略包括：a. 通过单个稀释因子对采集前样品进行归一化，以减小浓度范围并使分析条件标准化；b. 基于采集后质量控制的校正信号漂移的策略；c. 通过PQN、MSTUS进行的采集后标准化，或者另一种减少浓度变化影响的算法。

另外，色谱质谱联用仪是一个十分复杂精密的系统，随着时间的推移会受到温度、湿度、震动、电路板老化等客观因素的影响，可能会导致一些系统误差，这是不可避免的。在检测过程中，人的不确定性也会引入一些误差。这就需要我们对数据进行“漂洗”，将噪声去除，做好“数据质控”。

第四节 基于前沿技术的分析样本制备及应用

一、基于单细胞样本制备

细胞是生物体最基本的结构和功能单位。由于细胞与细胞之间具有显著的异质性，因此生物组织和体外细胞群体分析所得结果难以反映单细胞水平上的生命活动规律。为了更深层次地探索微观生命活动的基本规律，获得更为精准和全面的细胞生物学信息，必须从单细胞水平进行准确测量研究。但单细胞分析技术面临着巨大的挑战。细胞一般较小（直径通常为10～30 μm），体积为10^{-13}～10^{-11} L，所测组分含量常在10^{-18}～10^{-15} mol水平，有时甚至低至10^{-21} mol，一些对细胞起关键作用的生物分子的含量更低，使得检测与分析变得非常困难。另一方面，单细胞分析要求细胞在分析后仍保持存活，目前大多数的单细胞分析技术均难以胜任。围绕如何获取纯净、无损细胞实验样本这一取材难题，过去20年，发展了多种新兴的单细胞分离方法，从众多的背景细胞中分离出具有某种特征的纯净细胞作为实验样本，以满足下游多种单细胞分析方法对实验样本的需求[33]。

根据工作原理的不同，当前的单细胞分离方法大致可分为两类：①基于大小、密度、介电性和可变形性等物理特性的分离，例如离心法、膜过滤、介电泳、手动细胞分选等；②基于细胞生物学特性（如特定蛋白质在细胞表面的表达）的分离。这些方法通常涉及标记的亲和方法，如荧光激活细胞分选和免疫磁珠法等。近几年最常用的单细胞分离方法主要是荧光激活细胞分选（fluorescence activated cell sorting，FACS）/流式细胞技术，微流体/微流控芯片，手动细胞拾取/显微操作，激光显微切割等方法[34]。详细内容见第二章第二节中“细胞样本的采集”。

二、基于质谱成像的样本制备

质谱成像（mass spectrometry imaging，MSI）是一种新型的成像技术，它将质谱的离子扫描过程与专业的图像处理软件相结合，对样本表面分子或离子的化学组成、相对丰度及空间分布情况进行全面快速的分析。MSI作为一种新型的分子成像技术，突出特点是可以针对生物体内参与生理和病理过程的分子进行定性或定量的可视化检测[35]。

MSI作为新型的分析技术与传统影像学方法相比具有以下优势：①在保持较高空间分辨率的情况下，可以同时检测组织切片表面的多种生物分子；②具有较高的灵敏度和较宽的质量检测范围，可检测组织中低浓度的生物分子药物和完整的蛋白质；③检测前无须知道被检测成分的信息，且不需要特征性标记；④样本处理过程较简单。MSI能够检测基因、蛋白质以及小分子药物等在生物体内的分布特征及其含量变化信息，提供生物体不同生理及病理过程中分子的变化。因此，MSI在临床医学、分子生物学和药学等领域具有广阔的应用前景。

目前，MSI已经被用于生物学组织中药物及其代谢物的定位。在应用MSI技术的分析过程中，MSI的样本制备极其重要，将直接关系到研究结果的准确性和重复性。样本制备主要包括样本的收集和储存、组织切片、组织预处理、基质选择和基质喷涂等方面[36]。

（1）样本的收集和储存

获得新鲜的组织样本后，为避免组织中杂质的干扰和目标分子的降解或移位，需要将组织中的残留血液仔细清除，并迅速存于低温环境中。对于整体动物样本，通常置于干冰-正己烷浴中，经过快速冷冻的样本，在−70℃以下储存1年内可以保持相对稳定，获得的MSI结果可靠。也可用甲醛或石蜡包埋法储存样本。但石蜡包埋法存储会引起组织内蛋白质的亚甲基交联，阻碍目标蛋白质分子的离子化，因此在分析石蜡包埋组织中的蛋白质时，需先消除亚甲基交联。

（2）组织切片的处理

组织、整体动物和固体制剂通常需要制成切片，切片前应根据样本性质来选择是否需要包埋以维持样本在切片过程中的完整性。对于眼组织等脆弱的组织、整体动物等较大的样本以及不易完整切片的固体制剂常需要做包埋处理，其中组织样本可用纯水或明胶包埋，组织切片时的环境温度、切片厚度及其转移方式是影响实验重复性和分子相对位置的关键因素。样本一般使用冷冻切片机切片，环境温度则因组织而异，通常控制在5～25℃范围内。切片的厚薄也很重要，如：切片过薄，容易在转移过程中撕裂；切片过厚，则不利于清洗除去一些对离子信号有干扰的物质且导电性差。通常状况下，组织切片的厚度在10～12 μm，整体动物和固体制剂的切片厚度一般为20～50 μm。样本主要通过融裱法和胶带法转移至质谱靶，分别在室温下直接将冷冻组织切片黏到靶上，或用导电双面胶将样本固定在质谱靶上。固体制剂切片和整体动物切片通常使用胶带法转移。样本转移至质谱靶后，需立即对载有样本的质谱靶进行干燥处理以保持样本稳定。常用的干燥方法有冷冻干燥、真空干燥、溶剂脱水干燥和氮气吹干。

（3）基质选择及其覆盖方法

在基质辅助激光解吸电离（MALDI）或二次离子质谱（SIMS）离子化方式下，MSI的基质种类和覆盖方法十分重要。合适的基质溶剂应既能将组织切片湿透，充分溶出分析物；同时又能快速干燥，有效避免样品的迁移现象。MSI分析中常使用的基质包括芥子酸（sinapic acid，SA）、*α*-氰基-4-羟基苯丙烯酸（*α*-cyano-4-hydroxycinnamic acid，CHCA）和2,5-二羟基苯丙烯酸（2,5-dihydroxybenzoic acid，DHB）。其中，SA主要用于高分子量蛋白质的检测，CHCA主要用于多肽或小分子量分子的分析，DHB主要用于磷脂和药物的分析。高效的基质可以从样品中最大限度地抽提出分析物，同时限制分析物的扩散，且能够产生比MALDI分辨率更小的结晶。实验中，需针对不同的组织类型选择最优的喷涂条件。基质的厚度和组织的湿度等都是影响MSI结果的重要因素。目前主要的喷涂方式包括单独成斑法和整体喷雾法两种，均可实现手动或自动喷涂。其中，自动喷涂具有较好的重现性。在具体操作中，要依据所需的空间分辨率来合理选择基质喷涂方法。

三、基于高内涵成像的样本制备及应用

随着细胞形态学研究与多学科领域的交叉逐渐深入，单一的形态检测方法已经不能满足相关科研需求。高内涵成像（high content imaging，HCI）结合了自动显微镜技术和图像

分析方法，可以在单次实验中获得大量信息，是一项在实验中利用对多种荧光标记的细胞进行多通道荧光扫描检测后通过计算机将获得的信息显示在屏幕上从而输出一幅完整图像的技术。HCI技术充分整合样品制备技术、自动化设备、数据管理系统、检测试剂、生物信息学等资料的优势，在细胞或分子水平上实现对细胞信号发送、信号传导、信号接收及相关一系列反应的成像、分析及筛选。保持细胞结构和功能完整的条件下，同时监测被筛选药品对细胞生长、分化、迁移、凋亡、代谢途径及信号转导等多个环境的影响，涉及膜受体、胞内成分、细胞器和离子通道等众多靶标。随着高内涵成像系统的应用范围逐步广泛，对实验中所用到的图像质量要求越来越高，在实验过程中获得高质量细胞图像是后续进行图像处理和数据分析的关键。因此可以从样品准备、高内涵成像两个阶段明确实验步骤，规范实验操作从而获得质量更高的图像[37]。

1. 样品准备阶段

在样品准备阶段，主要影响因素有微孔板的材质、细胞接种密度以及荧光染料的选择。常用的微孔板主要有玻璃孔板和塑料孔板两种类型。相较于塑料孔板而言，玻璃孔板的透光性更好，常用于对透光性要求较高的实验；缺点是不利于细胞贴壁，但可通过对板进行包被处理来提高细胞黏附性。对于大多数实验而言，塑料孔板基本可以达到实验要求。

通常高内涵成像更适用于贴壁生长的细胞。若实验中必须要对悬浮细胞进行成像时，可以对板进行包被或者在成像前对细胞进行低速离心。为了在后期实现细胞的良好分离和对象的精确分割，细胞应以较低的密度均匀铺在板底。在实验中要不断优化细胞样品的接种量，根据细胞的增殖速度控制培养时间，以便在成像时细胞铺板密度合适，通常认为细胞汇合率（细胞相互连接成片占据所有底物面积的百分比）在80%左右是比较合适的成像密度。

常用的荧光染料一般可分为三种，包括荧光探针、荧光蛋白和免疫荧光。在选择荧光剂时应该尽量选择荧光度强的荧光染料，保证所选多种荧光染料的发射光谱重叠度尽量小。然而在实际实验中，由于各种荧光染料的发射光谱和激发光谱都相对较宽，一般很难选择到完全互不重叠的荧光染料。因此，在对使用多个荧光染料标记的细胞进行同时成像的实验中要注意是否会发生荧光串色（在目标通道的临近通道中观察到荧光）。在具体实验操作中，可以通过选择合适的滤光模块或对不同荧光通道进行序列成像来避免荧光串色。同时，在实验中也应当合理控制荧光染料的浓度及标记时间，这样可以有效降低样品的荧光强度，减少荧光串色。

2. 高内涵成像

高内涵成像模式主要有宽场成像和共聚焦成像两种。宽场成像不具备光学切片能力，对于厚度较大的三维样品进行成像时，会由于离焦干扰等原因导致对比度明显降低。共聚焦成像信噪比高，能够对样本进行三维成像，且图像清晰度更高。但其成像时间较长，细胞毒性更高，一般不适用于活细胞成像或容易发生淬灭的荧光样品。

按照放大倍数通常可以将高内涵成像系统的物镜分为2×、4×、10×、20×、40×、60×。对于一些比较简单的实验，例如细胞计数、细胞凋亡等，只需要获取细胞数量，对于细胞结构没有要求时，使用低倍物镜不仅可以达到实验目的，且观察到的范围更广，成像速度更快。当一些实验要求对亚细胞结构进行成像时，为了使图像细节更清晰，则需要采用能够提高分辨率的物镜，如高倍物镜、数值孔径高的物镜或者水浸物镜进行图像获取。

四、纳米材料用于样本制备

生物细胞、蛋白质/肽、核酸和代谢物与体内生理病理密切相关，还可以作为早期诊断生物标志物。但由于生物体内代谢环境复杂，其中有大量的高丰度蛋白质和盐类等，对它们进行直接分析具有巨大的挑战，为解决这一问题，利用纳米材料独特的性能，开发了各种样品前处理方法和材料，纳米材料作为生物分析的样品制备技术具有巨大的潜力[38]。

1. 纳米材料在核酸样本制备中的应用

DNA在溶液中是一种具有负电荷的大型多离子，因为其核酸骨架上存在大量的磷酸基团，可以通过静电作用被带正电荷的表面吸附。基于此特性，人们提出了许多有效的方法来分离DNA。氨基在酸性环境中会被质子化，导致富含氨基的表面出现正电荷。因此，氨基表面可以在适当的条件下与核酸骨架上的磷酸基团连接，从而在理论上实现对DNA的捕获。近年来，氨基功能化的纳米材料得到了广泛的利用，例如聚乙烯亚胺（PEI）涂层的磷酸铁、生物素阳离子PEI修饰的聚吡咯（polypyrrole，Ppy）等。除了依靠静电相互作用外，DNA分子印迹聚合物（molecular imprinted polymer，MIP）、羧酸官能化的纳米材料也常用于DNA富集分离。有研究报道利用智能仿生策略，以核苷酸作为功能纳米材料构建的原料，基于碱基的特定的相互作用分离RNA。例如，甲基丙烯酸腺嘌呤作为功能单体，通过甲基丙烯酰氯和腺嘌呤的取代反应获得，与甲基丙烯酸2-羟乙酯共聚，制备出含核酸的低温凝胶，用于有效地选择性分离RNA。此外，氧化石墨烯（graphene oxide，GO）片可以通过H键、π-π堆积和范德华力来分离核酸，或者在二价盐等的协助下通过静电作用来分离核酸等。

2. 纳米材料在蛋白质样本制备中的应用

纳米材料的应用极大地推动了蛋白质组学的发展，包括低丰度普通蛋白质组学、磷酸化蛋白质组学和糖蛋白组学等。低丰度一般蛋白质/肽的样本制备分离主要基于疏水相互作用。纳米材料表面适当的多孔通道和疏水基团协同作用具有很好的富集分离能力，例如，中孔碳材料或碳功能化的中孔硅材料。近来，一种共价有机框架（covalent origanic framework，COF）的新兴纳米材料具有超高的疏水性，也被广泛开发用于疏水肽的分离和分析。基于纳米材料的磷酸化蛋白质组学和糖蛋白组学样品制备参考本章第二节内容，在此不赘述。

3. 纳米材料在代谢样本制备中的应用

氨基酸是人体必需的物质，其代谢紊乱不仅与一些代谢性疾病有关，也与一些恶性肿瘤包括膀胱癌和结直肠癌有关。例如，选择酪氨酸代谢产物之一的4-羟基苯基乙酸（PHPAA）作为分子印记模板，以1-乙烯基咪唑（1-vinyl）作为功能单体，通过沉淀聚合制造了分子印迹聚合物（MIP）。该MIP被用于定量分析人类尿液中的三种酪氨酸代谢物，包括3-(4-羟基苯基)丙酸（PHPA）、对羟基苯乙酸（PHPAA）和4-羟基苯基乳酸（PHPLA）。与尿液中酪氨酸代谢物的常规水平（0～0.6 mmol/L）相比，这种MIP对检测尿液中的酪氨酸代谢物足够敏感。再如，一种基于ZIF-67晶体包封的Pt-Pd合金的方法，通过ZIF-67上的咪唑连接体与苯丙酮尿症标志物上的羧基发生酰化反应，对苯丙酮酸和苯乙酸等苯丙酮尿症代谢物进行电化学检测。

对于外源性代谢物，主要可用于药物、毒物以及环境污染物的分离分析。例如，米氮平作为一种具有四环结构的抗抑郁药，经常被应用于治疗抑郁症、失眠、焦虑、恶心和食欲不振。它通常会被肝脏的细胞色素P450酶系统转化为*N*-去甲基米氮平和8-羟基米氮平。例如，磁性GO-聚苯胺纳米材料，可用于提取人尿液中的米氮平及其代谢物，然后用HPLC测定。可卡因是世界范围内的非法和滥用药物之一。由于免疫分析成本较高，因此开发了系列基于纳米材料的低成本方法，例如：在PEG涂层的Mn-doped ZnS量子点的表面印上可卡因（称为MIP-QD荧光探针）制备一种基于MIP的荧光人工受体。当有可卡因及其代谢物苯甲酰丙氨酸（BZE）和乙丙氨酸甲酯（EME）时，会观察到荧光猝灭，可用于检测尿样中的可卡因及其代谢物且灵敏度高。多环芳烃具有致癌性、诱变性和致畸性，作为芘的代谢产物之一的1-羟基芘是评估多环芳烃的生物标志物之一，可用聚吡咯涂层的Fe_3O_4纳米材料，用于选择性地富集分离1-羟基芘进行体内外代谢定量分析。

4. 纳米材料的其他应用

（1）纳米细胞分离技术

传统的细胞分离技术主要采用离心法，如差速离心、密度梯度离心等，时间长、效果差，而利用纳米技术进行细胞分离，可以快速、高效制备细胞标本，达到早期诊断的目的。例如利用SiO_2纳米颗粒进行密度梯度离心可以将孕妇血液样品中极少量的胎儿细胞分离出来，从而判断胎儿是否有遗传缺陷。其基本原理是在SiO_2纳米颗粒表面包覆能特异结合胎儿细胞的单分子层，将包覆好的SiO_2纳米颗粒均匀分散到含有多种细胞的聚乙烯吡咯烷酮胶体溶液中，利用密度梯度原理分离胎儿细胞。其中，SiO_2纳米性能稳定，比表面积大，一般不与胶体溶液和生物溶液反应，既不会污染细胞，也更易形成密度梯度。这种先进的技术已在多个发达国家获得临床应用。

（2）纳米生物传感器

纳米技术与生物传感器的融合创造了新一代的生物传感器—纳米生物传感器（nano-biosensor），其研究涉及生物技术、纳米技术、信息技术、界面科学等多个重要科学领域，并综合应用光、电等多种先进检测技术，已成为当前国际上的研究前沿。纳米生物传感器因为具有了纳米级别的尺寸，往往具有体积小、分辨率高、响应时间短、所需样品量少等诸多特点，因此大大提高了生物传感器的检测性能。随着适配体（aptamer）的出现，纳米生物传感器又扩展到检测小分子（如离子和农药残留物）、生物大分子（如酶、多肽以及蛋白质），甚至病毒、细菌等。适配体是一类通过体外筛选技术—指数富集配体系统进化（systematic evolution of ligand by exponential enrichment，SELEX），从随机单链寡核苷酸文库中筛选得到的具有高度亲和力和能够高度特异性识别结合目标分子的寡核苷酸序列。可以将适配体直接或通过修饰后连接到纳米材料上，组装成各种适配体纳米生物传感器，可广泛用于检验医学各个领域的快速检测。

（3）纳米生物芯片

生物芯片是运用分子生物学和分析化学等原理进行设计，以硅晶圆、玻璃或高分子为载体，配合微机电自动化或其他精密加工技术所制作的高科技元件。按照固定在载体上的物质，生物芯片可以分为基因芯片、蛋白质芯片以及芯片实验室等；按照其结构和工作机制，又可以分为微阵列芯片和微流控芯片。目前，利用纳米材料的特性制备生物芯片已成为研究热点。纳米生物芯片是融合分子生物学、医学、纳米技术、计算机等多个学科前沿成果的产物。传统的生物芯片有不少局限性，如不能很好地固定核酸、蛋白质等生物探针分子，易改变空间构象，失去生物活性，且难以正确定位。纳米生物材料在生物活性保持方面具有独特的优势，将纳米技术应用到生物芯片后，极大改善了传统生物芯片的局限性并大大提高了检测灵敏度和检测效率。

（李大鹏）

参考文献

[1] 丛玉隆. 实用检验医学[M]. 下册. 北京：人民卫生出版社, 2013.

[2] Fu X D. Non-coding RNA: A new frontier in regulatory biology[J]. Nat Sci Rev, 2014, 1(2): 190-204.

[3] Slack F J, Chinnaiyan A M. The role of non-coding RNAs in oncology[J]. Cell, 2019, 179(5): 1033-1055.

[4] Huang X, Zhou X, Hu Q, et al. Advances in esophageal cancer: A new perspective on pathogenesis associated with long non-coding RNAs[J]. Cancer Lett, 2018, 413: 94-101.

[5] Pös O, BiróO, Szemes T, et al. Circulating cell-free nucleic acids: characteristics and applications[J]. Eur J Hum Genet, 2018, 26(7): 937-945.

[6] 丛玉隆. 实用检验医学[M]. 上册. 北京：人民卫生出版社, 2013.

[7] GB/T 40974—2021 核酸样本质量评价方法.

[8] GB/T 40664—2021. 用于高通量测序的核酸类样本质量控制通用要求.

[9] Ding C, Qin Z, Li Y, et al. Proteomics and precision medicine[J]. Small Methods, 2019, 3(7): 1900075.

[10] Ahmed H, PhD H A. Principles and Reactions of Protein Extraction, Purification, and Characterization[M]. New York: CRC Press, 2017.

[11] Duong V A, Lee H. Bottom-up proteomics: advancements in sample preparation[J]. Int J Mol Sci, 2023, 24(6): 5350.

[12] Gregorich Z R, Chang Y H, Ge Y. Proteomics in heart failure: top-down or bottom-up?[J]. Pflugers Arch Eur J Physiol, 2014, 466(6): 1199-1209.

[13] Wojtkiewicz M, Luecke L B, Kelly M I, et al. Facile preparation of peptides for mass spectrometry analysis in bottom-up proteomics workflows[J]. Curr Protoc, 2021, 1(3): e85.

[14] Boone C, Adamec J. 10-Top-down proteomics[J]. In: Proteomic Profiling and Analytical Chemistry(Second Edition); Ciborowski P, Silberring J, Eds.; Elsevier: Boston, 2016: 175-191.

[15] Li Y, Qin H, Ye M. An overview on enrichment methods for cell surface proteome profiling[J]. J Sep Sci, 2020, 43(1): 292-312.

[16] Masuda T, Ito S, Ohtsuki S. Advances in sample preparation for membrane proteome Quantification[J]. Drug Discov Today Technol, 2021, 39: 23-29.

[17] Dunphy K, Dowling P, Bazou D, et al. Current methods of post-translational modification analysis and their applications in blood cancers[J]. Cancers, 2021, 13(8): 1930.

[18] Aslebagh R, Wormwood K L, Channaveerappa D, et al. Identification of posttranslational modifications(PTMs) of proteins by mass spectrometry[J]. Adv Mass Spectrom Biomed Res, 2019,

1140: 199-224.

[19] Zhang Y, Zhang C, Jiang H, et al. Fishing the PTM proteome with chemical approaches using functional solid phases[J]. Chem Soc Rev, 2015, 44(22): 8260–8287.

[20] Schjoldager K T, Narimatsu Y, Joshi H J, et al. Global view of human protein glycosylation pathways and functions[J]. Nat Rev Mol Cell Biol, 2020, 21(12): 729-749.

[21] Li J, Zhang J, Xu M, et al. Advances in glycopeptide enrichment methods for the analysis of protein glycosylation over the past decade[J]. J Sep Sci, 2022, 45(16): 3169-3186.

[22] 钟卉菲, 黄嫣嫣, 金钰龙, 等. 亲和分离在蛋白质泛素化修饰研究中的应用进展[J]. 色谱, 2021, 39(01): 26-33.

[23] 熊强强, 屠俊, 李郡如, 等. 蛋白质SUMO化修饰的蛋白质组学研究述评[J]. 上海交通大学学报(医学版), 2021, 41(1): 89-94.

[24] 李洋, 单亦初, 梁振, 等. SUMO化蛋白质组的富集策略研究进展[J]. 分析测试学报, 2022, 41(1): 58-62.

[25] O'Rourke M B, Town S E L, Dalla P V, et al. What is normalization? The strategies employed in top-down and bottom-up proteome analysis workflows[J]. Proteomes, 2019, 7(3): 29.

[26] 徐天润, 刘心昱, 许国旺. 基于液相色谱-质谱联用技术的代谢组学分析方法研究进展[J]. 分析测试学报, 2020, 39(1): 10-18.

[27] González-Riano C, Dudzik D, Garcia A, et al. Recent developments along the analytical process for metabolomics workflows[J]. Anal Chem, 2020, 92(1): 203-226.

[28] 要铎, 张月, 郭月英, 等. 基于质谱分析动物组织代谢组学的样本制备策略[J]. 分析试验室, 2022, 41(04): 458-465.

[29] Alseekh S, Aharoni A, Brotman Y, et al. Mass spectrometry-based metabolomics: a guide for annotation, quantification and best reporting practices[J]. Nat Methods, 2021, 18(7): 747-756.

[30] 程瑶, 邵云云, 刘俊瑾, 等. 基于液质联用技术的代谢组学生物样本—血液及尿液的收集和处理[J]. 中国医院药学杂志, 2019, 39(4): 403-406+411.

[31] Broadhurst D, Goodacre R, Reinke S N, et al. Guidelines and considerations for the use of system suitability and quality control samples in mass spectrometry assays applied in untargeted clinical metabolomic studies[J]. Metabolomics, 2018, 14(6): 72.

[32] Want E J, Wilson I D, Gika H, et al. Global metabolic profiling procedures for urine using UPLC-MS[J]. Nat Protoc, 2010, 5(6): 1005-1018.

[33] Li Y, Li H, Xie Y, et al. An integrated strategy for mass spectrometry-based multiomics analysis of single cells[J]. Anal Chem, 2021, 93(42): 14059-14067.

[34] Santra T S, Tseng F-G, *Handbook of Single-Cell Technologies*; Springer Singapore: Singapore, 2022.

[35] Mellinger A L, Muddiman D C. Gamcsik M P. Highlighting functional mass spectrometry imaging methods in bioanalysis[J]. J Proteome Res, 2022.

[36] 吴立军. 质谱技术在临床医学中的应用[M]. 北京: 人民卫生出版社, 2016.

[37] Johnston P A, Trask O J. High content screening. In: *Methods in Molecular Biology*[M]. New York: Humana Press, 2018.

[38] Sun N, Yu H, Wu H, et al. Advanced nanomaterials as sample technique for bio-analysis[J]. TrAC Trends in Anal Chem, 2021, 135: 116168.

Analytical Pharmacology

分 析 药 理 学

C分析方法

第四章
基于质谱的组学分析方法

教学目标

1. 掌握：基于质谱技术的蛋白质组学和代谢组学技术的仪器原理，仪器选择，多组学技术实验原理和数据分析原理。
2. 熟悉：蛋白质组学和代谢组学技术的数据分析流程。
3. 了解：多组学技术的进展。

第一节　基于质谱的组学分析方法概述

一、组学技术

组学技术是一门整合了高通量大数据采集技术的交叉学科。组学技术是大规模研究目标化合物质变和量变的手段。现代组学主要包含基因组学、蛋白质组学、代谢组学等方面，此外还有转录组学、脂质组学、糖组学、暴露组学等更为细分的领域。相比以前针对一个或几个目标物的研究，组学技术的蓬勃发展极大地提高了人类针对药学、基础医学、临床医学、生命科学等学科的科研效率。利用组学技术能够同时对成千上万甚至上十万的目标分子进行检测，并用统计学的方法加以分析。目标分子的信息包含分子的结构变化、含量变化、通路及功能变化等，特别是近年来发展起来的空间组学，甚至可以同时分析上万种目标化合物的空间定位信息。同时，组学技术也是高效研究分析药理学的前沿技术。基于质谱技术的多组学药理分析技术是一门集合仪器分析、化学分析、药理研究及统计分析的多学科交叉技术，完成完整的多组学药理学分析需要联合化学、药学、统计学、精密仪器学、物理学的知识并加以整合分析。

二、组学计划及研究对象

人类基因组计划由美国科学家于1985年提出，并于1990年正式启动。来自美国、英国、法国、德国、日本和中国的科学家共同参与了这一人类发展史上的重大科学探索工程。这一计划的预算高达30亿美元。按照计划设想，将在2005年把人体内约2.5万个基因的密码全部破译，同时绘制出人类基因组的图谱，即揭示组成人体2.5万个基因的30亿个碱基对的组成。截至2003年4月14日，人类基因组计划的测序工作已经完成，比预期计划提前了两年。其中，2000年，参加人类基因组工程项目的美国、英国、法国、德国、日本和中国的6国科学家共同宣布，人类基因组草图的绘制工作已经完成。该成果的发表被认为是人类基因组计划成功的里程碑。最终完成图要求测序所用的克隆能忠实地代表常染色体的基因组结构，序列错误率低于万分之一。95%常染色质区域被测序，每个Gap小于150 kb。

人类基因组计划正式完成仅仅是多组学技术迈出的第一步。测绘出基因组序列后，转录组的研究日趋重要，同时对基因组编码的产物——蛋白质组进行系统深入地研究也逐步开展，其中的重要目标之一是实现基因诊断和基因治疗。人类蛋白质组研究成为继人类基因组计划之后生物科技发展的重要课题。早在1998年，我国科学家就开始了肝脏蛋白质组的研究，并于2002年国际蛋白质组第一次研讨会上倡导并提出了开展人类肝脏蛋白质组计划的建议。2003年12月15日，由贺福初院士牵头的“人类肝脏蛋白质组计划”是国际人类蛋白质组组织启动的两项重大国际合作行动之一，已有16个国家和地区的八十余个实验室报名参加。中国成为“人类肝脏蛋白质组计划”（human liver proteome project，HLPP）的牵头国，国家生物医学分析中心主任贺福初院士被推选为执行主席。这是我国领导的第一项重大国际合作计划，也是第一个人类组织/器官的蛋白质组计划。在药理学研究中，蛋白质组主要研究的是疾病和治疗相关的课题中蛋白质的变化，包括蛋白质鉴定、蛋白质成分分析、蛋白质翻译后修饰鉴定、蛋白质降解、蛋白质组间差异及蛋白质定量变化等。从蛋白质种类、定性和定量分析数据中，揭示药物作用机制、药效变化、药物与机体结合机制、药代动力学变化等。

代谢组学是系统生物学不可或缺的组成部分，是在基因组学和蛋白质组学之后兴起的一门崭新的学科。近年来，代谢组学得到了迅速发展并逐渐渗透到多个与人类健康护理密切相关的领域，如药学、毒理学、环境学、植物学和疾病诊断等。基因组学和蛋白质组学分别从基因和蛋白质层面研究生命活动，然而细胞内许多生命活动都是在代谢物层面上发生的，如细胞信号释放、能量传递、细胞间通信等生物学过程都受代谢物调控。代谢组学的概念源于代谢组，即某一生物或细胞在特定生理时期所有的低分子量代谢产物的集合，而代谢组学正是研究代谢组的一门学科。基因与蛋白质的表达水平紧密相关，而代谢物则更能够反映细胞所处的环境，所以与细胞的营养状态、药物和环境污染物的作用，以及其他外界因素的影响密切相关。因此，有人提出，“基因组学和蛋白质组学告诉你什么可能会发生，而代谢组学则告诉你什么确实发生了”。在药理学研究中，基于质谱技术的代谢组学主要包括药物代谢物的定性定量、药物代谢物示踪、非靶向代谢物的鉴定、靶向代谢物的量变、脂质组学，以及代谢物的空间定位等内容。多组学技术的内涵如图4-1所示。

三、多组学研究的质谱技术

质谱仪器的进步加速了蛋白质组学和代谢组学的发展，极大地推动了精准医疗等人类重大疾病相关的研究与治疗。

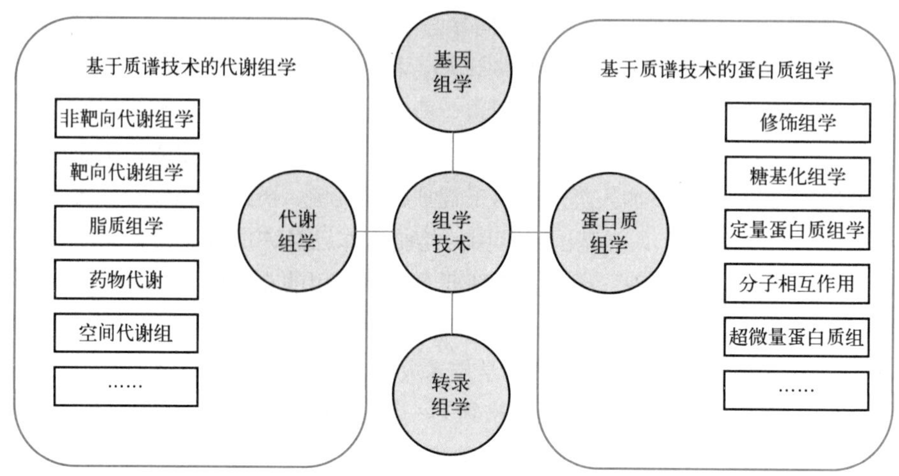

图4-1 **多组学技术**

早在1910年，英国剑桥卡文迪许实验室的汤姆逊研制出第一台现代意义上的质谱仪器。这台质谱仪的诞生，标志着科学研究的一个新领域——质谱学的开创。1943年第一台商用质谱仪出现，从此质谱仪开始广泛应用于生产领域。20世纪50年代是质谱技术飞速发展的一个时期。在质量分析器方面，高分辨双聚焦仪器性能进一步提高，并出现了四极滤质器、脉冲飞行时间分析器等。20世纪60年代末，串联质谱仪的研制以及气相色谱和质谱联用的成功，使得质谱在复杂有机混合物分析方面占有重要地位。20世纪90年代，基质辅助激光解吸电离源、电喷雾电离源和大气压化学电离源等电离技术的出现，开创了质谱技术研究生物大分子的新领域。2002年，由于发明了"用于生物大分子的电喷雾离子化和基质辅助激光解吸离子化质谱分析法"，美国科学家约翰·芬恩（John B. Fenn）与日本科学家田中耕一（Tanaka Koichi）共享该年度诺贝尔化学奖。多年来，质谱仪器的蓬勃发展奠定了质谱仪研发领域人才辈出的局面，新的理论、仪器设计理念和发明层出不穷。经过上百年的发展，质谱仪技术在新时代得到了举世瞩目的发展，并飞速拓展了应用领域。

在基于质谱的众多组学技术中，Orbitrap静电场轨道阱检测技术是目前使用得最为广泛的技术。这一技术是由俄国科学家Makarov在2000年发明的，其质量分析器呈纺锤体状（图4-2），由纺锤形中心内电极和左右两个外纺锤半电极组成。仪器工作时，中心电极逐渐加上直流高压，从而在Orbitrap内形成特殊几何结构的静电场。当离子进入到Orbitrap室内，就会在中心电场的引力作用下围绕中心电极做圆周运动，同时离子受到垂直方向的离心力和水平方向的推力作用，沿中心内电极做水平和垂直方向的振荡运动。外电极不仅能够限制离子的运行轨道范围，而且可以检测由离子振荡产生的感应电势。来自Orbitrap的每个外电极的信号被微分放大器放大后，通过快速傅里叶转换变为频谱，最后频谱再进一步转换为质谱。Orbitrap是继磁质谱质量分析器、飞行时间质量分析器（TOF）、傅里叶转换-离子回旋共振质量分析器（FT-ICR）这些高分辨质谱技术之后，发明原理完全创新的高分辨质谱技术，克服了既往高分辨质谱技术的诸多不足。Orbitrap静电场轨道阱是具有划时代意义的高分辨质谱技术。

2011年，Thermo Fisher Scientific 发布了世界第一台四极杆-静电场轨道阱杂交质谱Q Exactive。Q Exactive 是基于Orbitrap 技术的液质联用质谱仪，拥有超高分辨率、超高质量精度、超高灵敏度，以及媲美高端三重四极杆的定量能力。这台仪器以及随后几乎每年都推出的更新型号仪器，迅速占领了大部分高端质谱仪市场。同时把基于质谱技术的多组学技术推入了加速时代。到如今，质谱技术仍旧飞速发展，有着日新月异的改变。蛋白质组目前已经能够通过一次进样鉴定上万种蛋白质并同时进行定量。代谢组已经能够在一次进样中鉴定五千个代谢物，并进行统计和通路分析。超微量组学检测技术能够高通量检测单细胞内的多种成分，甚至可以结合空间组学方法定位和定量高通量数据。可以说，科学仪器进步极大地推动了基于质谱技术的多组学研究，大大加速了人类对于自身和环境的认识，相应地，也将分析药理学多组学技术推入了新时代。

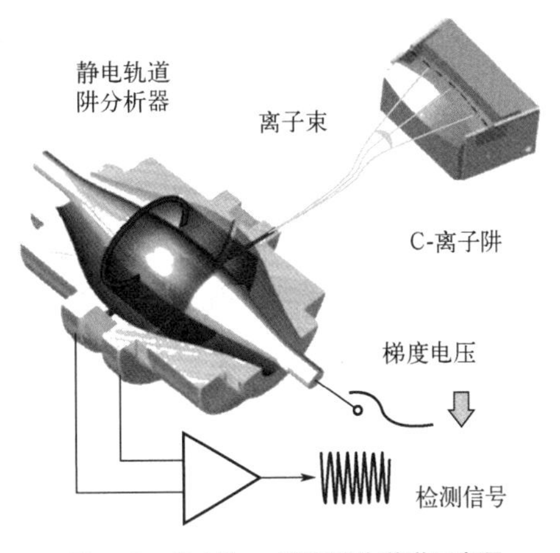

图4-2　Orbitrap静电场轨道阱示意图

彩图4-2

第二节　质谱分析方法用于多组学分析的基本原理

一、质谱法检测物质质量变化

质谱仪是检测物质质量变化的仪器技术，是分离和检测不同同位素的仪器。根据带电粒子在电磁场中能够偏转的原理，按物质原子、分子或分子碎片的质量差异进行分离和检测物质组成。质谱仪按应用范围分为同位素质谱仪、无机质谱仪和有机质谱仪；按分辨能力分为高分辨质谱仪、中分辨质谱仪和低分辨质谱仪。

质谱仪通常由四部分组成：真空系统，离子源，质量分析器和检测器（图4-3）。

真空系统是质谱仪正常工作的基础。通常质谱仪质量分析器的真空度可以达到10^{-7}以下。良好的真空度保证了带电离子在离子通道中传递过程的最少损失，以及灵敏的分离度。

质谱离子源有很多种，一台质谱仪通常可以配置多种离子源。按照离子源的种类，常见的离子源可以分为电子轰击（EI）、化学电离（CI）、电喷雾电离（ESI）、基质辅助激光解吸电离（MALDI）、大气压电化学电离（APCI）、解吸电喷雾电离（DESI）等。现代组学技术常常用到的是电喷雾离子源和离子成像源。

质量分析器可以分为四极杆质量分析器、时间飞行质量分析器、线性离子阱质量分析器、静电轨道阱质量分析器、傅里叶转换磁场质量分析器等。现代组学技术常用的是时间飞行质量分析器和静电轨道阱质量分析器。通常，组学质谱仪中同时含有两种或三种质量分析器。

质谱仪的检测器通常为光电二极管检测器，用以放大和接收信号。

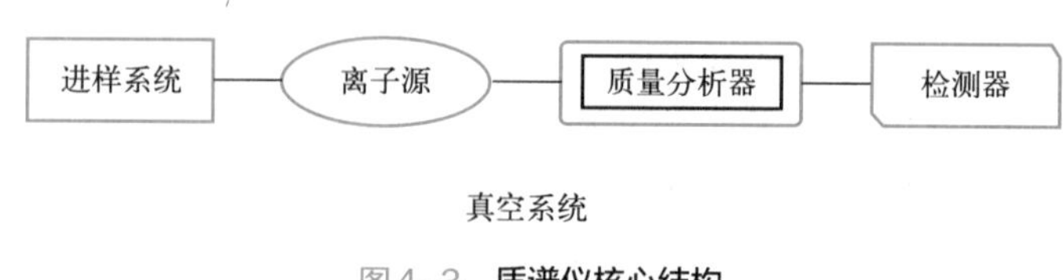

图4-3 **质谱仪核心结构**

组学质谱仪系统通常使用各类色谱仪作为前端的分离手段，并和质谱联用。色谱仪作为重要的分离手段，在组学技术中至关重要。对于进样一针检测成千上万乃至上十万的复杂样本，高效率的分离手段是采集高质量数据的必备前提条件。质谱前端的分离设备通常为超高效液相色谱仪、气相色谱仪等。

二、ESI液质联用仪的原理

在组学质谱仪中，电喷雾电离（ESI）型质谱仪应用最为广泛。电喷雾是一种软电离方法，通常有两种机制可解释其原理（如图4-4）：①离子蒸发机制。在喷针针头和施加电压的电极之间形成强电场，该电场中的液体将带上电荷并在电场的作用下向带相反电荷的电极运动，形成带电雾滴（液滴）。由于雾滴较分散，比表面积增大，在电场中能够迅速蒸发，使带电雾滴表面单位面积的场强高达108 V/cm^2，从而产生液滴的"爆裂"。随着此过程不断重复，最终将产生分子离子。②带电残基（分子）机制。首先，在强电场中溶液形成带电雾滴，带电雾滴在电场力作用下运动并迅速去溶剂，溶液中分子所带的电荷在去溶剂时被保留在分子上，最终形成离子化的分子。一般而言，电喷雾方法适用于使溶液中的分子带电而离子化。离子蒸发机制是电喷雾过程中的主要机制，但对于质量数较大的分子化合物，带电残基机制也将起到相当重要的作用。

彩图4-4

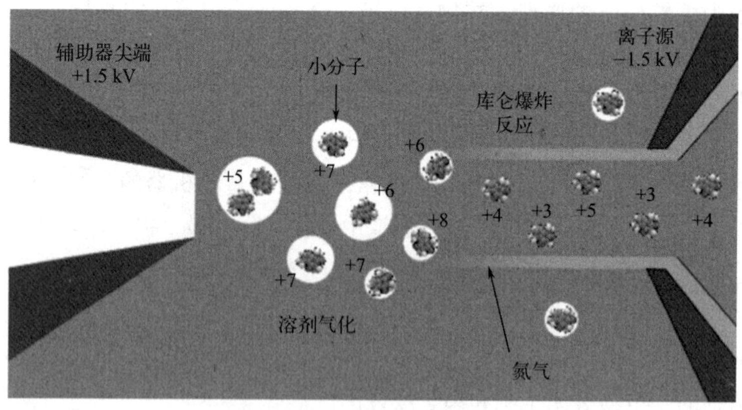

图4-4 **电喷雾离子源原理**

电喷雾产生的生物分子离子先经过一个加速电场，获得动能，再进入一个高真空无电场飞行管道，离子在此无电场飞行管道内以在加速电场获得的速度飞行。质量较轻的离子飞行速度快，较早到达检测器，而较重的离子飞行速度慢，较晚到达检测器。离子的飞行时间与其质荷比的平方根（$\sqrt{m/z}$）成正比，通过检测飞行时间来测定离子的质荷比。其原理如下：

由 $E = zV = \dfrac{mv^2}{2}$ 和 $t = \dfrac{L}{v}$ 推出

$$t = k \times \sqrt{\frac{m}{z}}$$

式中，E 为离子在加速电场获得的动能；V 为加速电场电压；z 为离子所带电荷；m 为离子质量；v 为离子飞行速度；L 为飞行管道长度；t 为离子飞行时间；k 为常数。

电喷雾离子源后连接串联质谱可检测离子结构碎片的质荷比，从而提供离子的结构信息，应用于多肽、核酸的测序及蛋白质的鉴定和翻译后修饰分析。串联质谱仪主要由离子源、多级质量分析器及碰撞室组成。其中常用的多级质量分析器有三重四极杆分析器（triple-quadrupole analyzer）、离子阱分析器（ion trap analyzer）和四极杆-飞行时间质量分析器（quadrupole-time of flight analyzer）。检测器也有不同类型，通常用飞行时间（time of flight，TOF）检测器作为质量分析器，所构成的仪器称为电喷雾飞行时间质谱（electrospray ionization-time of flight-mass spectrometry，ESI-TOF-MS）。理论上，飞行时间质谱的质量上限是无限的，这决定了它特别适合于生物分子的分子量测定。

三、生物分子的检测

基于质谱技术的组学技术通常分为蛋白质组学和代谢组学。代谢组学是针对分子量小于1000的代谢类化合物进行高通量检测，目标样本是经过萃取、富集等前处理的代谢物样本。而蛋白质组学针对的是蛋白质样本，这类样本常常需要经过富集和酶解等前处理。蛋白质的序列测定可以分为两种方法：一种方法叫肽质量指纹谱（peptide mass fingerprinting，PMF），即用特异性的酶解或化学水解的方法将蛋白质切成小的片段，然后用质谱检测，得到肽片段质量图谱。由于每种蛋白质的氨基酸序列（一级结构）都不同，蛋白质被酶水解后，产生的肽片段序列也各不相同，其肽混合物质量数亦具特征性，所以将肽片段质量图谱称为指纹谱，可用于蛋白质的鉴定，即将所得到的肽谱数据输入数据库，搜索具有相似肽质量指纹谱的蛋白质，从而获取待测蛋白质的序列。第二种方法是串联质谱法（tandem MS/MS），即用特异性的酶解或化学水解的方法将蛋白质切成小的片段，将得到的肽片段在多级质量分析器中过滤，从肽质量指纹谱中挑选需进一步进行结构分析的母离子进入碰撞室，肽段母离子在碰撞室经高流速惰性气体碰撞解离，沿肽链在酰胺键处断裂并形成子离子。肽键断裂时，会产生a、b、c和x、y、z型系列离子。a、b、c型离子保留肽链N端，电荷留在离子C端；而x、y、z型离子保留肽链C端，电荷留在离子N端。其中b型和y型离子在质谱图中较多见，丰度较高。此外，还会出现b-NH_3和y-H_2O等离子形式。y、b系列相邻离子的质量差，即为氨基酸残基质量，根据完整或互补的y、b系列离子可推算出氨基酸的序列。质谱方法不能分辨亮氨酸（Leu，L）和异亮氨酸（Ile，I），二者为同分异构体，残基分子量均为113.08406（momoisotopic）。谷氨酰胺（Gln，Q）与赖氨酸（Lys，K）的残基分子量十分接近，分别为128.05858（momoisotopic）与128.09496（momoisotopic），只有质谱仪的质量分辨率和准确度十分高时才能正确分析。

1. 蛋白质组数据库UniProt的建立

因为大量基因组的完成，蛋白质组的数据库也日趋完善。常用的蛋白质库如UniProt（图4-5、图4-6），目前已经含有568002个经验证的（reviewed）蛋白质序列，226771948个未经验证的（unreviewed）的蛋白质氨基酸序列。其中最常见的如人类蛋白质数据库包含204961段序列，小鼠蛋白质库包含86436个氨基酸序列，斑马鱼蛋白质库包含101302个蛋白质序列等。

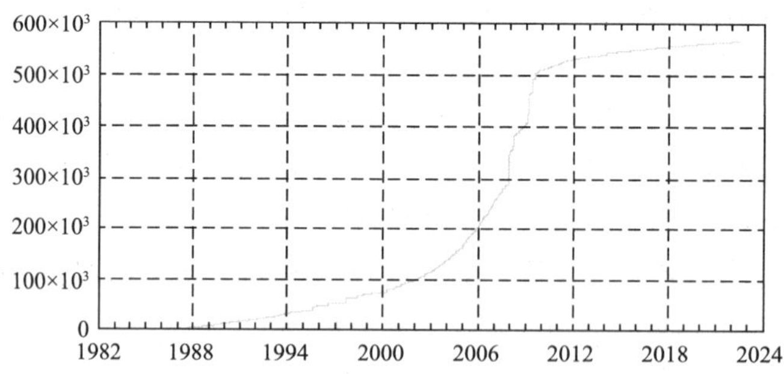

图4-5 UniProt蛋白质序列库数目增长表（2022年）

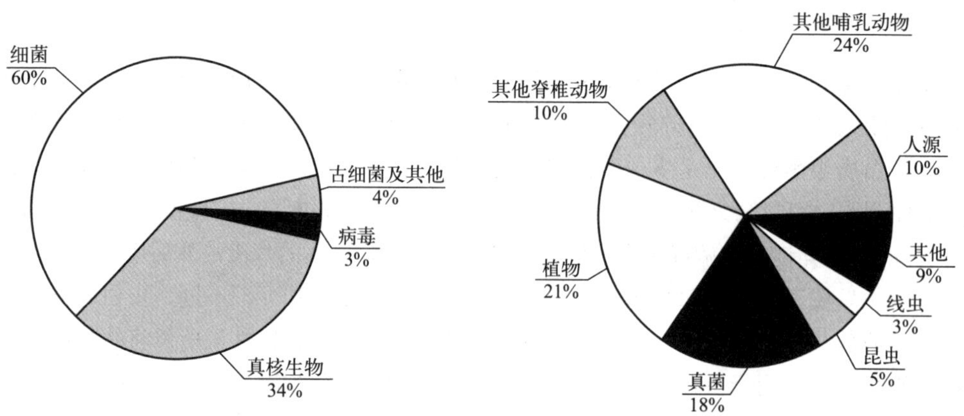

图4-6 蛋白质序列库分布图（2022年）

完善的蛋白质库的建立，使得蛋白质组的成熟发展早于代谢组，且建立起了一套成熟的标准流程。目前常用的蛋白质组学技术流程是基于从下至上（bottom up）的蛋白质组学技术（图4-7），即蛋白质混合样品在经过一系列提纯萃取后，被胰酶或其他蛋白酶消化成为肽段混合物。这些肽段化合物经过超高效液相色谱的分离后，经由纳升离子源气化成为离子。离子经过四极杆质量选择器后，先后采集一级质谱图及二级质谱图。通常一针蛋白质组样品，因为流速低至0.2～0.3 μL/min，采集时间从半小时到四小时不等，采集到的数据包含上十万张质谱图。

由于胰酶的特异性酶解方式，通常在氨基酸K和R的C端酶切。因此每个蛋白质库的一级肽段库可以用软件预测。以一段BSA蛋白质序列为例子，氨基酸序列为：

```
        10         20         30         40         50         60         70         80
MKWVTFISLL LLFSSAYSRG VFRRDTHKSE IAHRFKDLGE EHFKGLVLIA FSQYLQQCPF DEHVKLVNEL TEFAKTCVAD

        90        100        110        120        130        140        150        160
ESHAGCEKSL HTLFGDELCK VASLRETYGD MADCCEKQEP ERNECFLSHK DDSPDLPKLK PDPNTLCDEF KADEKKFWGK

       170        180        190        200        210        220        230        240
YLYEIARRHP YFYAPELLYY ANKYNGVFQE CCQAEDKGAC LLPKIETMRE KVLASSARQR LRCASIQKFG ERALKAWSVA
```

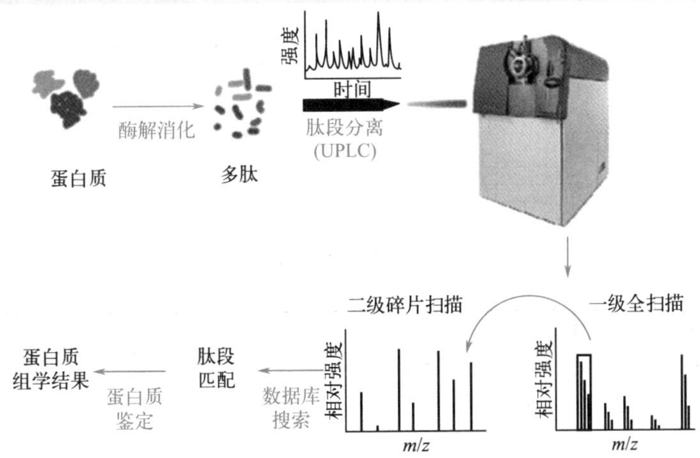

图4-7 bottom up蛋白质组学实验流程

经过Trypsin酶解后，假如设置肽段分子质量范围为350～4000 Da，氨基酸最少为5个，不完全酶解位点（missed cleavage）为0，不含有氨基酸修饰，则可以得到如下的理论肽段序列库，这就是蛋白质组学中一级质谱匹配的基础：

数量 (Number)	m/z (mi)	m/z (av)	修饰 (Modification)	开始 (Start)	结束 (End)	不完全酶解位点 (Missed Cleavage)	序列 (Sequence)
1	533.2718	533.6082		236	240	0	(K)AWSVA(-)
1	545.3406	545.6632		101	105	0	(K)VASLR(E)
1	641.2889	641.6621	1Gln->pyro-Glu	118	122	0	(K)QEPER(N)
1	649.3338	649.7916		205	209	0	(K)IETMR(E)
1	649.3338	649.7916		223	228	0	(R)CASIQK(F)
1	658.3155	658.6928		118	122	0	(K)QEPER(N)
1	701.4015	701.9116		198	204	0	(K)GACLLPK(I)
1	703.4097	703.8212		212	218	0	(K)VLASSAR(Q)
1	712.3737	712.7881		29	34	0	(K)SEIAHR(F)
1	886.4153	886.9394		131	138	0	(K)DDSPDLPK(L)
1	927.4934	928.0823		161	167	0	(K)YLYEIAR(R)
1	974.4578	975.0521		37	44	0	(K)DLGEEHFK(G)
1	977.4509	978.1213		123	130	0	(R)NECFLSHK(D)
1	1163.6307	1164.3521		66	75	0	(K)LVNELTEFAK(T)
1	1349.5460	1350.4775		76	88	0	(K)TCVADESHAGCEK(S)
1	1362.6722	1363.5849		89	100	0	(K)SLHTLFGDELCK(V)
1	1364.4803	1365.5083		106	117	0	(R)ETYGDMADCCEK(Q)
1	1519.7461	1520.7552		139	151	0	(K)LKPDPNTLCDEFK(A)
1	1633.6621	1634.7944		184	197	0	(K)YNGVFQECCQAEDK(G)
1	1888.9268	1890.1618		169	183	0	(R)HPYFYAPELLYYANK(Y)
1	2003.1001	2004.3945		3	19	0	(K)WVTFISLLLLFSSAYSR(G)
1	2435.2428	2436.8529		45	65	0	(K)GLVLIAFSQYLQQCPFDEHVK(L)

蛋白质组中常见的高能碰撞解离（HCD）碎裂方式，是在氨基酸序列的酰胺键位置发生断裂。故而每个肽段产生的离子碎片是可以使用软件预测的。通常把从肽段N端开始计算的离子叫作b离子，从肽段C端开始计算的离子叫y离子，每个蛋白质酶解后肽段的二级离子碎片图可以用软件预测。以一段肽段SIPLDEGEDEAQR为例子，这条肽段可以在HCD碎裂模式下，断裂肽段的酰胺键，产生如下的b/y离子（图4-8，图4-9）：

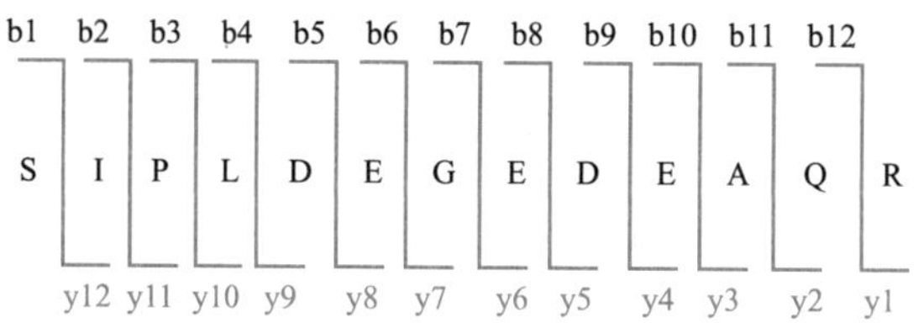

图4-8 多肽的b/y离子示意图

#1	b^+	b^{2+}	Seq.	y^+	y^{2+}	#2
1	88.03930	44.52329	S			13
2	201.12337	101.06532	I	1371.63866	686.32297	12
3	298.17613	149.59170	P	1258.55460	629.78094	11
4	411.26020	206.13374	L	1161.50184	581.25456	10
5	526.28714	263.64721	D	1048.41777	524.71252	9
6	655.32973	328.16850	E	933.39083	467.19905	8
7	712.35120	356.67924	G	804.34824	402.67776	7
8	841.39379	421.20053	E	747.32677	374.16702	6
9	956.42073	478.71400	D	618.28418	309.64573	5
10	1085.46333	543.23530	E	503.25724	252.13226	4
11	1156.50044	578.75386	A	374.21464	187.61096	3
12	1284.55902	642.78315	Q	303.17753	152.09240	2
13			R	175.11895	88.06311	1

图4-9 肽段的b/y离子质荷比列表

通过把采集得到的二级图谱数据与理论b/y离子图谱比较，可以得到如下的匹配图谱（图4-10）：

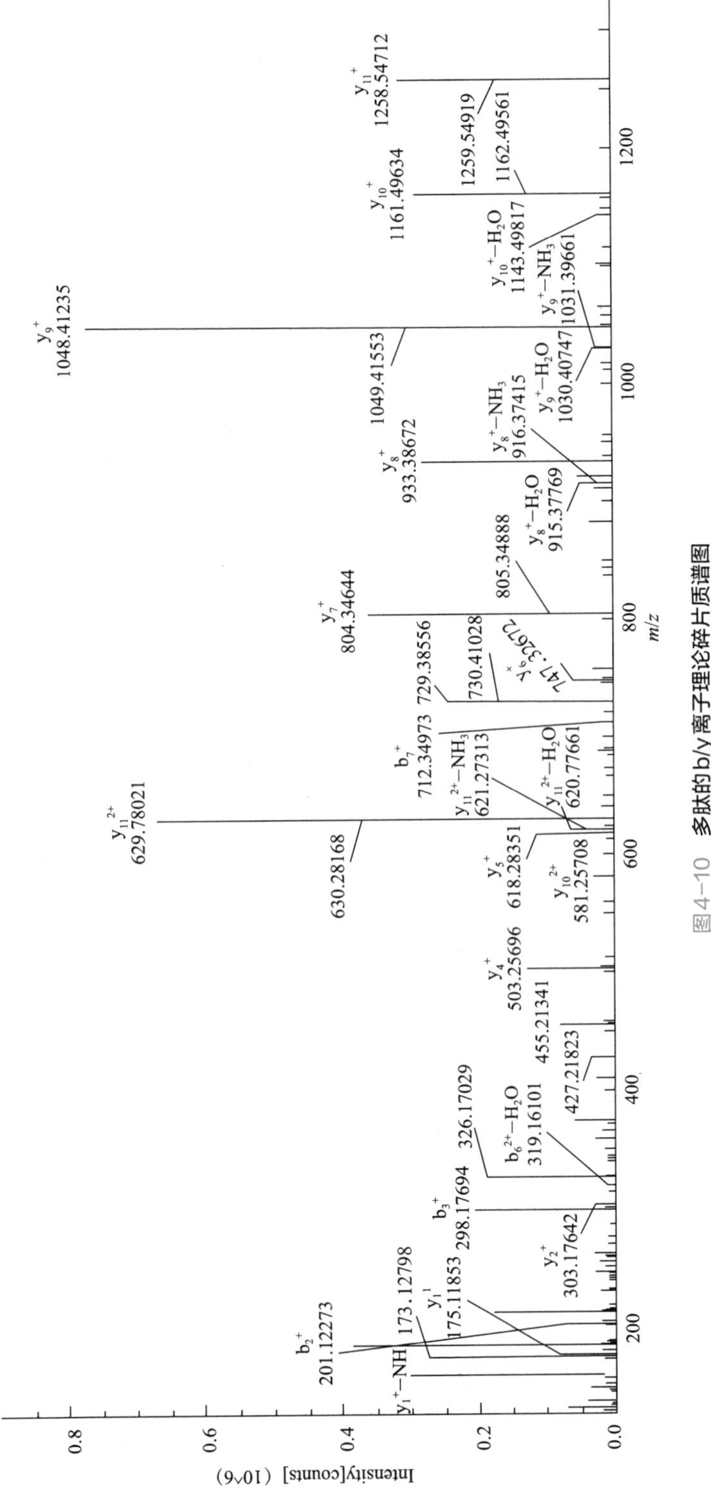

图4-10 多肽的b/y离子理论碎片质谱图

把实际得到的一级肽段图谱和二级碎片图谱与理论一级、二级图谱加以匹配，我们就可以从碎片数据反推蛋白质的氨基酸序列，从而鉴定样品中蛋白质的种类（图4-11）。

Protein FDI	Master	Accession	Description	Exp. q-valu	Sum PEP Score	Coverage [%]	# Peptides	# PSMs	# Unique Peptides	# AAs	MW [kDa]	calc. pI	Score Seq	# Peptides	# Protein Groups
High	✓	Q14204	Cytoplasmic dynein 1 heavy chain 1 OS=Homo sapiens OX	0.000	421.554	27%	103	105	103	4646	532.1	6.40	272.06	103	1
High	✓	A0A024R1N1	Myosin, heavy polypeptide 9, non-muscle, isoform CRA_a C	0.000	373.285	38%	75	86	69	1960	226.4	5.60	268.52	75	1
High	✓	P21333	Filamin-A OS=Homo sapiens OX=9606 GN=FLNA PE=1 SV	0.000	352.933	35%	65	70	62	2647	280.6	6.06	220.82	65	1
High	✓	A0A024R3X4	60 kDa chaperonin (Fragment) OS=Homo sapiens OX=960	0.000	350.121	73%	45	109	27	573	61.0	5.87	326.96	45	1
High	✓	P49327	Fatty acid synthase OS=Homo sapiens OX=9606 GN=FASI	0.000	341.090	38%	65	77	65	2511	273.3	6.44	242.96	65	1
High	✓	Q9Y490	Talin-1 OS=Homo sapiens OX=9606 GN=TLN1 PE=1 SV=3	0.000	320.710	39%	63	73	63	2541	269.6	6.07	218.90	63	1
High	✓	A0A384P5S9	Epididymis secretory sperm binding protein OS=Homo sapi	0.000	317.879	37%	70	75	70	2452	282.1	5.34	207.03	70	1
High	✓	P78527	DNA-dependent protein kinase catalytic subunit OS=Homo	0.000	315.249	23%	89	93	89	4128	468.8	7.12	221.55	89	1
High	✓	P07814	Bifunctional glutamate/proline--tRNA ligase OS=Homo sapi	0.000	292.905	39%	53	59	53	1512	170.5	7.33	185.82	53	1
High	✓	A0A024R3T8	Poly [ADP-ribose] polymerase OS=Homo sapiens OX=960	0.000	286.898	49%	48	65	48	1014	113.0	8.88	207.07	48	1
High	✓	P13639	Elongation factor 2 OS=Homo sapiens OX=9606 GN=EEF2	0.000	283.693	57%	50	86	49	858	95.3	6.83	228.39	50	1
High	✓	P06733	Alpha-enolase OS=Homo sapiens OX=9606 GN=ENO1 PE	0.000	280.253	81%	37	81	31	434	47.1	7.39	208.46	37	1
High	✓	P35580	Myosin-10 OS=Homo sapiens OX=9606 GN=MYH10 PE=1	0.000	279.348	31%	58	62	52	1976	228.9	5.54	197.65	58	1
High	✓	P12270	Nucleoprotein TPR OS=Homo sapiens OX=9606 GN=TPR	0.000	277.550	30%	58	63	58	2363	267.1	5.02	187.03	58	1
High	✓	D6W5C0	Spectrin beta chain OS=Homo sapiens OX=9606 GN=SPTI	0.000	272.134	30%	53	57	52	2278	264.3	5.58	167.67	53	1
High	✓	V9HW22	Epididymis luminal protein 33 OS=Homo sapiens OX=9606	0.000	268.445	68%	36	68	1	646	70.9	5.52	218.12	36	1
High	✓	E1NZA1	Peroxisome proliferator activated receptor interacting compl	0.000	263.261	26%	55	57	55	2671	292.6	7.43	158.01	55	1
High	✓	E5KNY5	Leucine-rich PPR-motif containing OS=Homo sapiens OX=	0.000	261.532	41%	51	55	51	1394	157.8	6.13	174.79	51	1
High	✓	K9JA46	Epididymis luminal secretory protein 52 OS=Homo sapiens	0.000	255.771	50%	45	69	31	732	84.6	5.02	210.32	45	1
High	✓	P11586	C-1-tetrahydrofolate synthase, cytoplasmic OS=Homo sapie	0.000	248.942	51%	41	48	41	935	101.5	7.30	172.43	41	1
High	✓	P04406	Glyceraldehyde-3-phosphate dehydrogenase OS=Homo sa	0.000	248.543	73%	23	57	13	335	36.0	8.46	199.87	23	1
High	✓	V9HWE1	Vimentin OS=Homo sapiens OX=9606 GN=HEL113 PE=2	0.000	245.175	74%	40	62	35	466	53.6	5.12	209.57	40	1
High	✓	V9HW96	CCT-beta OS=Homo sapiens OX=9606 GN=HEL-S-100n P	0.000	242.957	72%	34	46	34	535	57.5	6.46	161.21	34	1
High	✓	A0A024R321	Filamin B, beta (Actin binding protein 278), isoform CRA_a	0.000	242.347	27%	54	59	50	2622	280.3	5.94	168.97	54	1
High	✓	P0DMV9	Heat shock 70 kDa protein 1B OS=Homo sapiens OX=9606	0.000	239.351	59%	39	63	7	641	70.0	5.66	187.40	39	1
High	✓	V9HWB8	Pyruvate kinase OS=Homo sapiens OX=9606 GN=HEL-S-3	0.000	237.685	69%	32	41	2	531	57.9	7.84	182.70	32	1
High	✓	O75643	U5 small nuclear ribonucleoprotein 200 kDa helicase OS=H	0.000	232.424	30%	52	55	52	2136	244.4	6.06	157.16	52	1
High	✓	A0A087X0X3	Heterogeneous nuclear ribonucleoprotein M OS=Homo sap	0.000	232.392	62%	35	70	17	730	77.5	8.78	182.10	35	1
High	✓	Q08211	ATP-dependent RNA helicase A OS=Homo sapiens OX=96	0.000	230.719	43%	43	48	43	1270	140.9	6.84	150.09	43	1
High	✓	V9HW31	ATP synthase subunit beta OS=Homo sapiens OX=9606 GI	0.000	230.353	68%	25	41	25	529	56.5	5.40	145.74	25	1

图4-11　**蛋白质库匹配结果截图**

蛋白质组学技术不仅仅可以检测样品中的蛋白质种类，还可以检测蛋白质上发生的变化，例如磷酸化修饰、泛素化修饰、二硫键的形成及N/C端序列降解等。同时，蛋白质组学技术还可以对蛋白质样品进行定量分析。常见的基于质谱技术的蛋白质组学定量方法包括Lablefree定量法、PRM定量法、同位素标记定量法等。

Lablefree定量法的应用非常广泛。因为这种定量方法不依赖于蛋白质标记，使用蛋白质中某些特异性肽段进行一级质谱峰面积定量，是常见的定量方法之一（图4-12）。它的缺点是这种定量方法依赖于分析方法的建立，包含归一化分析法的建立。

PRM定量方法是基于Lablefree定量法基础上，更有针对性地对大规模样本定量的组学方法。在目标蛋白质中选择信号及分离度最好的肽段，进行样本间的组间比较分析，可以避免样本间同一蛋白质检测肽段序列不同的影响。在大队列样本分析中，PRM法是相对稳定且快速的采集方法。

同位素标记法是基于同位素标记的二级质谱定量法。常见的同位素标记有TMT，SILAC，iTRAQ等。它使用标记试剂，将同位素化合物标记在蛋白质或者肽段的特定位置，混合不同批次样本后，将酶解的肽段同时用质谱采集。根据不同的同位素标记区分不同批次的样本，根据同位素丰度的变化定量不同蛋白质。同位素标记法因为去除了部分批次效应，并且使用二级质谱定量，有着更加稳定准确的优势。但是同位素标记效率和实验完成度同样引入了新的干扰元素，影响定量的准确性。TMT同位素标记定量二级图谱如（图4-13）所示。

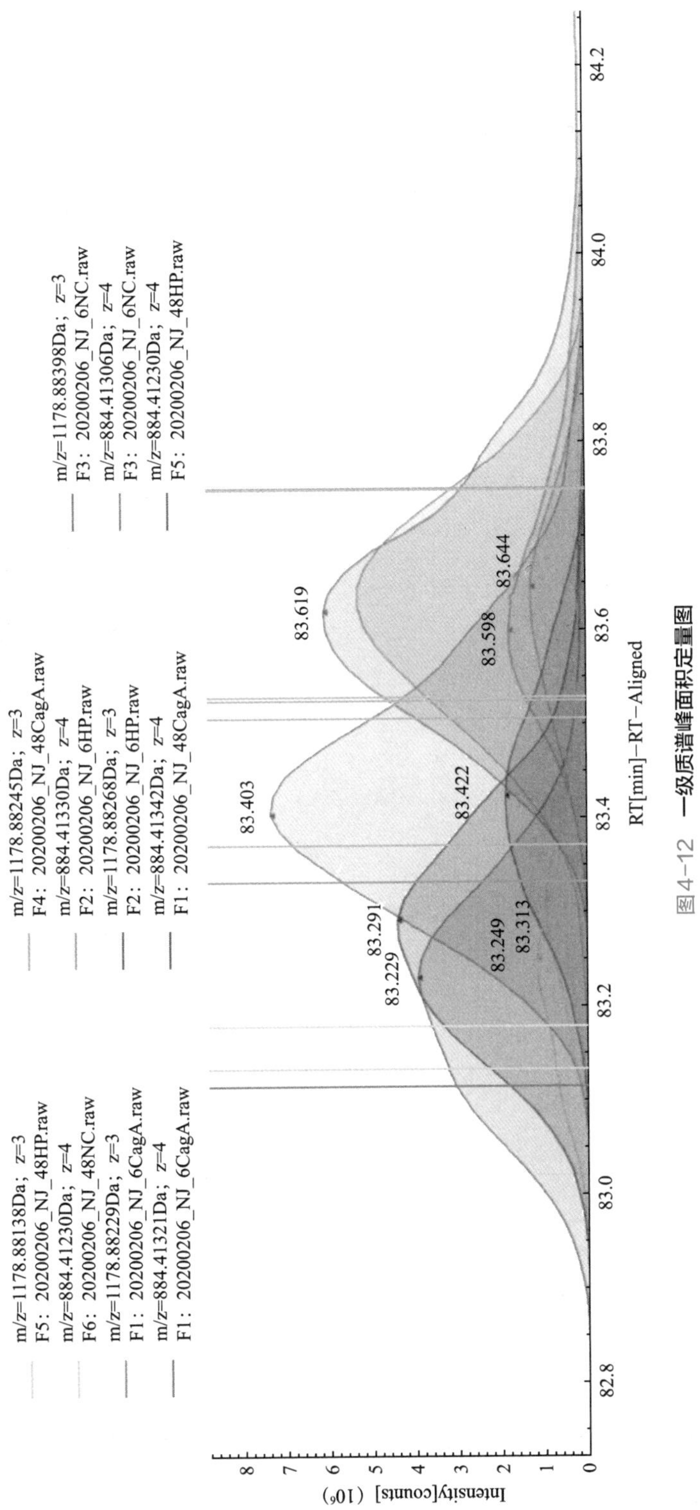

图4-12 一级质谱峰面积定量图

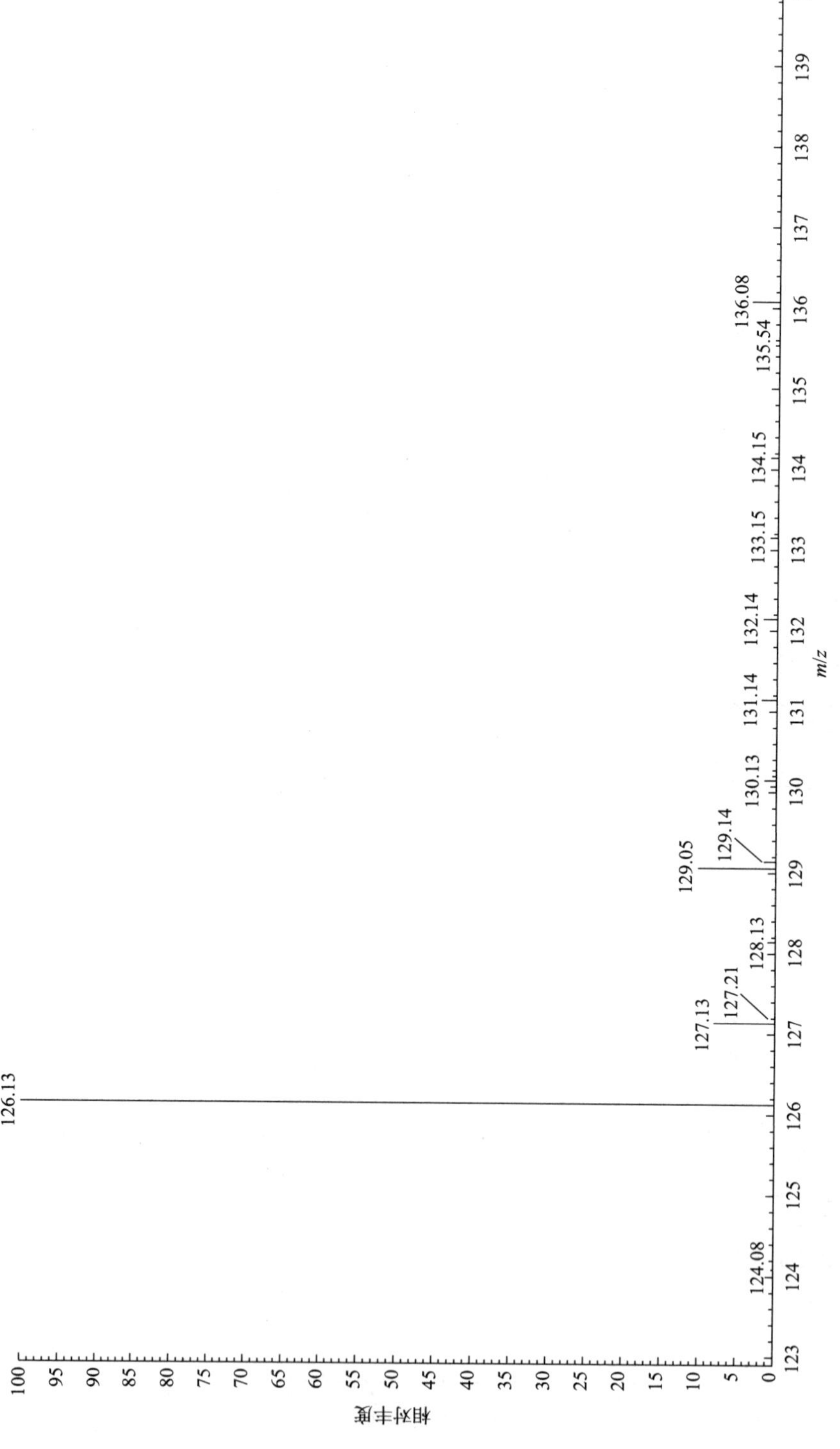

图4-13 TMT同位素标记二级碎片定量图

由于不同蛋白质和多肽在质谱仪中离子化能力不同，所以从质谱图中不能得到它们量的信息。但是对于具有相同离子化能力的蛋白质或多肽，可以通过比较质谱峰的强弱得到其相对量的数值。在蛋白质组学的研究中利用此原理，用一种质量标签来标记一种状态下的蛋白质，然后与另一种状态下没有标记的蛋白质混合，进行质谱分析，通过比较某个蛋白质没有标记的峰和标记后峰的强弱，就可以知道这种蛋白质在这种状态下表达量的变化。用电喷雾质谱来研究蛋白质与蛋白质、蛋白质与DNA（或RNA）、蛋白质与底物、蛋白质与金属等相互作用时，测定其结合常数（或解离常数），就是根据这些复合物在不同的浓度下，其质谱峰的强弱不同实现的，即通过比较质谱峰的强弱，得到其相对量的数值，然后计算出其结合常数（或解离常数）。

2. 代谢组数据库的发展及应用

代谢组学是对某一生物或细胞在特定生理时期内所有低分子量代谢产物的集合同时进行定性和定量分析的一门新兴学科。它是系统生物学的一个重要分支，以组群指标分析作为研究基础，以高通量检测和数据处理作为重要手段，以信息建模与系统整合作为关键目标。

代谢组学的研究方法与蛋白质组学的方法类似，通常包括两种：一种为代谢物指纹分析（metabolomic fingerprinting），即采用液相色谱-质谱联用法（LC-MS），比较不同样本中各自的代谢产物从而确定其中所有的代谢产物。从本质上来讲，代谢物指纹分析是通过比较不同样本中代谢产物的质谱峰，最终解析不同化合物的结构并建立起一套完备的识别这些不同化合物特征的分析方法。另一种方法是代谢轮廓分析（metabolomic profiling），即研究人员假定了一条特定的代谢途径，并针对此途径进行更深入的研究。

准确鉴定代谢物质谱图谱，是代谢组学的试验前提。不同于蛋白质组可预测的一级及二级理论谱图，代谢物由于化学和物理性质千差万别，同分异构体众多，使得鉴定代谢物图谱较为困难。为了提高代谢物鉴定的准确率，代谢组学分析中可根据代谢物保留时间（retention time）、代谢物二级碎片图谱、离子淌度值等进行逐一匹配。

代谢物匹配保留时间是鉴定代谢物并归类的重要手段。同一个代谢物常常带有不同的加合物，为了减少分析难度，增加定量定性准确性，需要把带有不同加合物的代谢物归为一类。根据同一代谢物在相同分离条件下保留时间相同的原则，把同一时间出峰且具有相同质量的代谢物归为一种，极大地减少了数据的假阳性率。

保留时间并不能够完全区分不同种类的代谢物。因为有限的分离手段仍旧会使得不同代谢物在相同的时间流出色谱。二级碎片质谱图，能够更好地辅助鉴定化合物结构。通过已知建立的代谢物二级质谱库，和实验采集得到的数据相匹配，能够更大地提高代谢物鉴定的准确率。

以化合物地西泮（diazepam）为例，地西泮分子量为284.0716，在ESI质谱图中，显示$[M+H]^+$的准分子离子峰，如图4-14所示。

提高质谱仪的碎裂能，地西泮分子会被碎裂成离子碎片，根据不同的碎片，可以拼出地西泮的离子结构（如图4-15）。

将采集到的代谢物二级图谱和理论图谱比较，可以根据碎片图谱的匹配程度，鉴定化合物的成分和可信度，如图4-16。

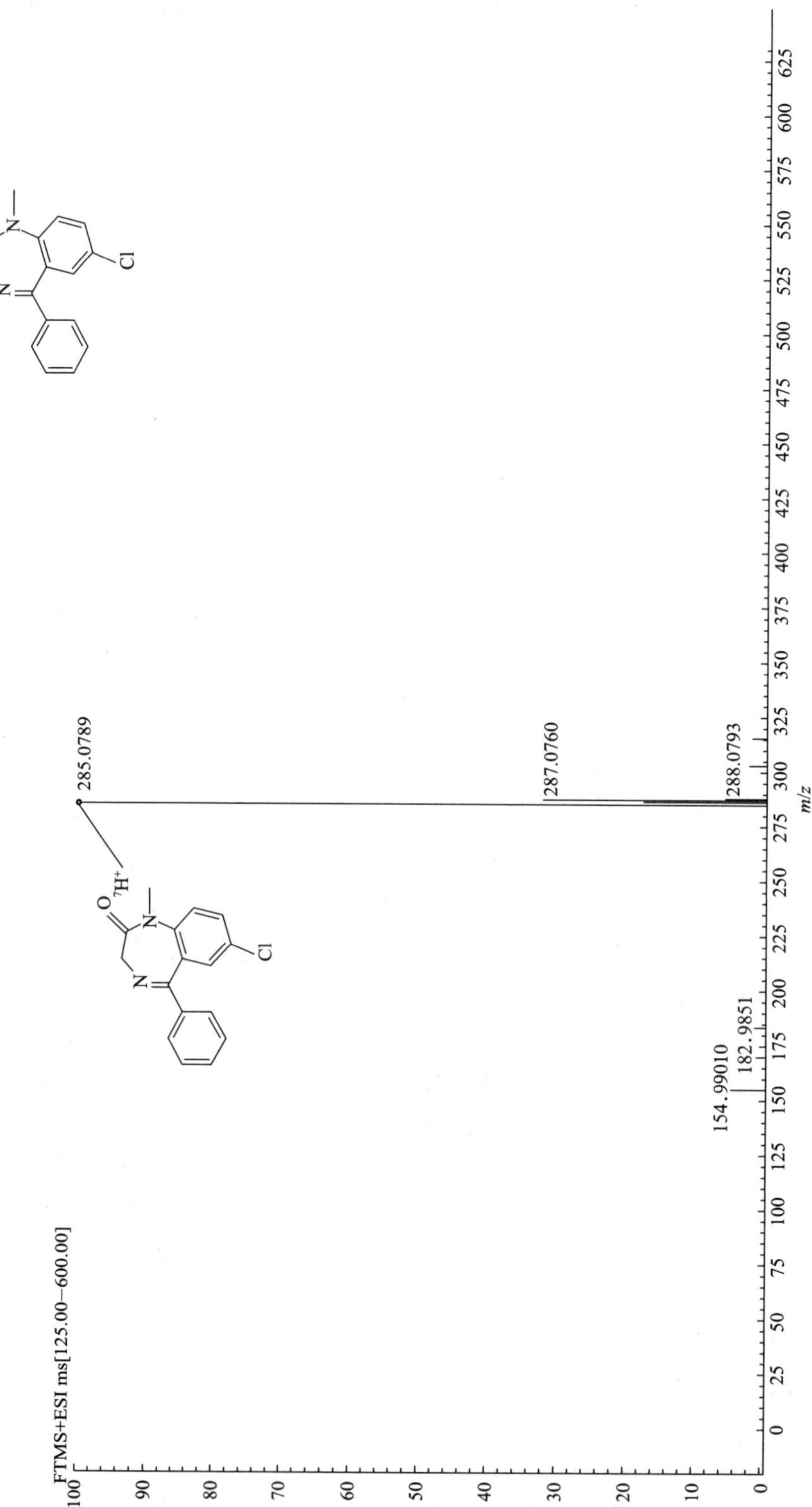

图4-14 地西泮（diazepam）的一级质谱峰图

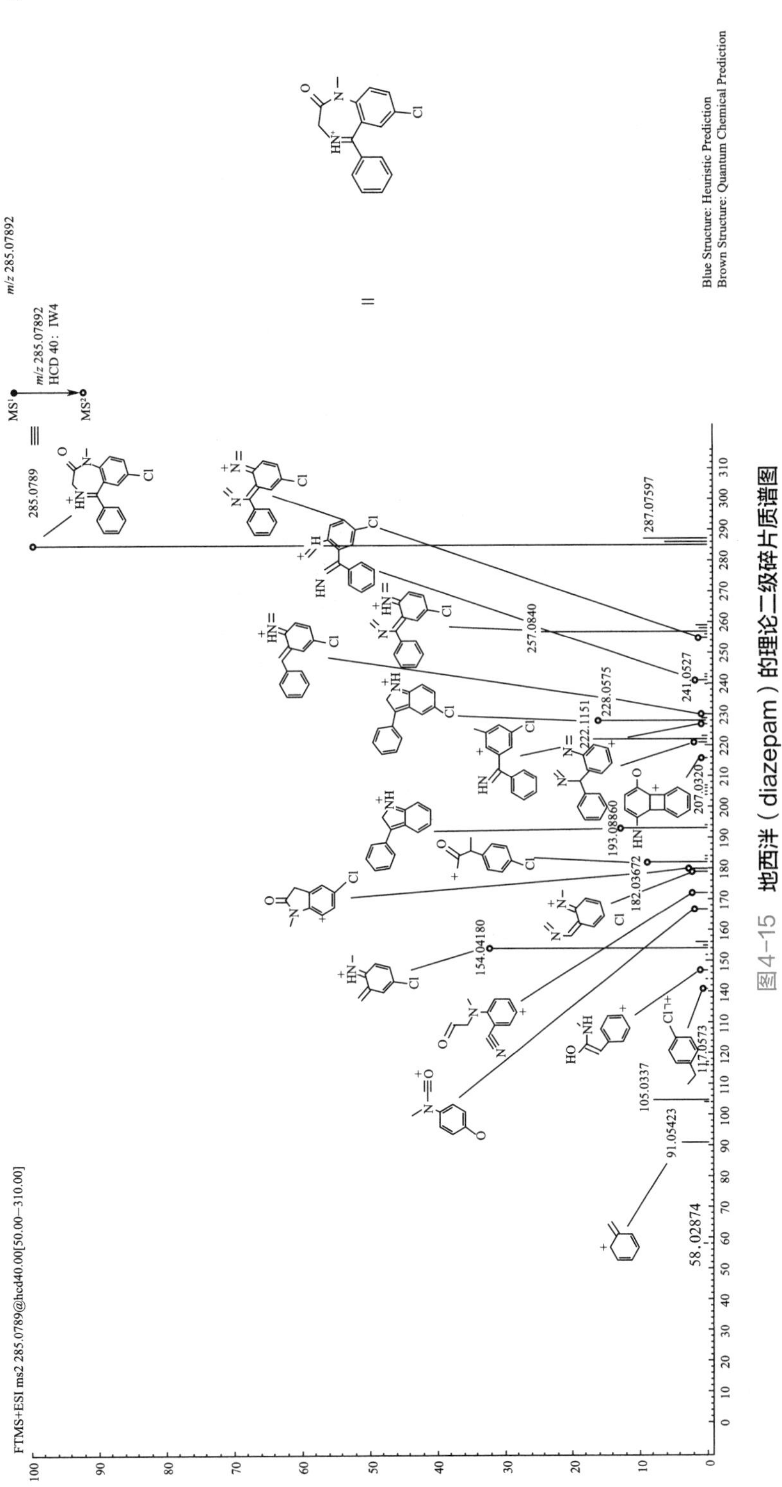

图4-15 地西泮（diazepam）的理论二级碎片质谱图

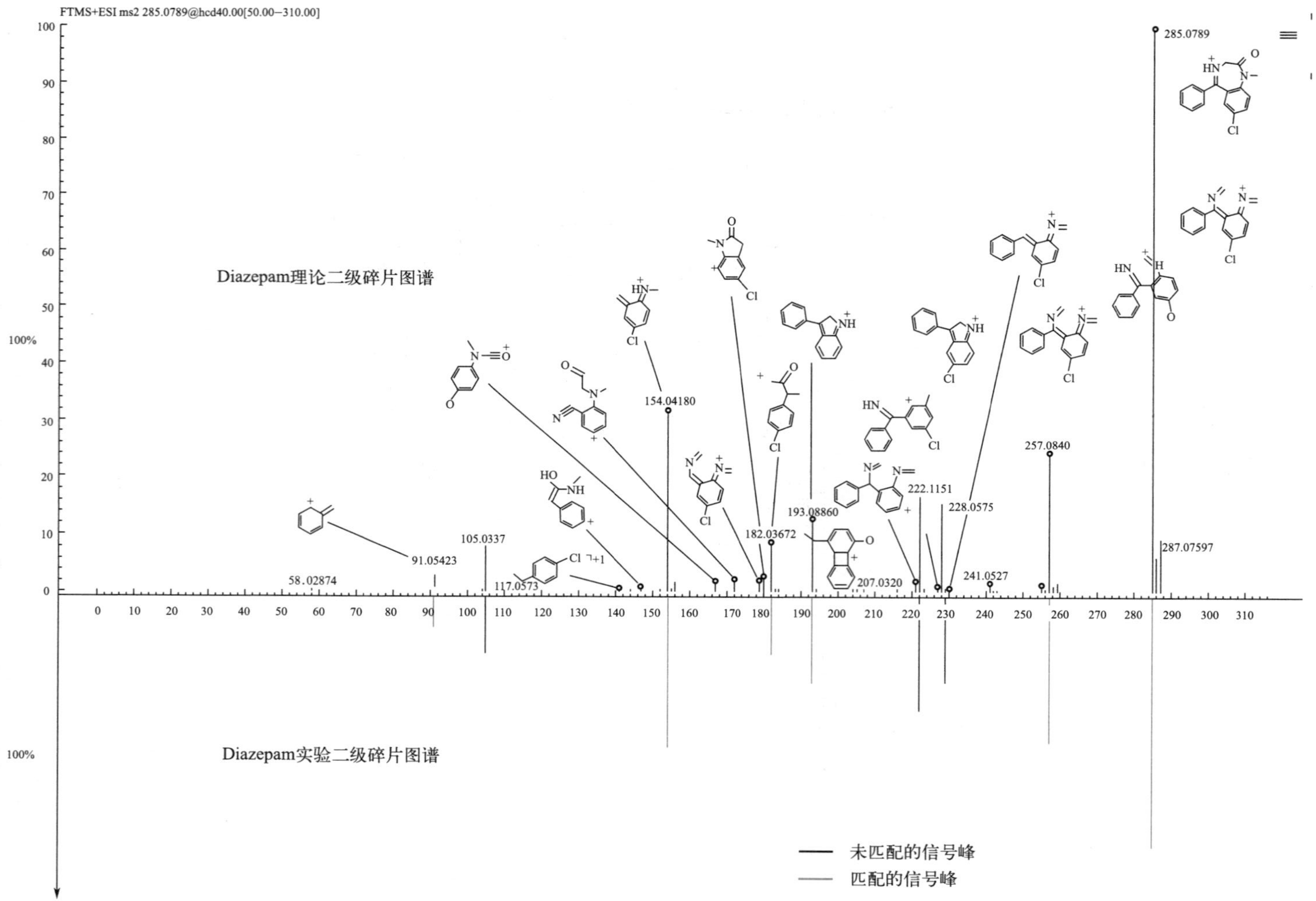

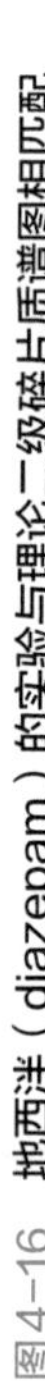

图4-16 地西泮（diazepam）的实验与理论二级碎片质谱图相匹配

由于代谢物的结构多样性，二级图谱并不能保证100%和理论数据库相匹配，这就造成了仍旧有同分异构体不能够通过RT匹配的二级图谱匹配得到分离鉴定。随着离子淌度概念的建立，分子量相同但分子结构不同的代谢物具有不同的形状，经过离子淌度池时，会因物理性质的不同得到进一步分离，这个离子淌度值就成为了代谢物的第三个身份标志。CCS数据库正在加速建立，最多的CCS数据库已经达到上千万。

对于代谢产物来说，质谱不能完全检测出所有的代谢产物，并不仅仅是因为质谱的灵敏度不够，而且是由于质谱只能检测离子化的物质，但有些代谢产物的离子化能力不足。除了选择液相色谱仪和气相色谱仪，采用核磁共振（NMR）的方法，也可以弥补色谱质谱仪联用的不足。使用质谱与核磁共振结合的方法，可以建立机体中的完整代谢途径图谱，但是由于核磁共振检测的灵敏度没有质谱仪高，所以通常用核磁共振检测高丰度的、同时质谱信号相应低的代谢产物。

随着代谢组学技术的不断进步，代谢组学分析技术的不断提升，样本数量的增多和类型的多样化以及多种检测平台的联合应用，近年来代谢组学可检测的代谢物数量和复杂性急剧增加。因此，代谢组学数据库亟待开发管理大量代谢组研究数据，对代谢组数据的整理和应用将为代谢组学研究奠定坚实基础。现有代谢组学数据库可以大致分为两个类别：①存储原始检测数据的原始数据库；②存储代谢物及代谢通路相关信息的代谢物库。代谢物库是最早产生且发展相对成熟的库之一，主要存储各种代谢物的基本信息，包括代谢产物的简介、化学式、分子量、化学分类、化学性质、所在的代谢通路和质谱图等。用户可以将待鉴定物质的信息与库中代谢物的信息进行比对，从而进行定性及代谢通路搜索。其中代表该类库的有Human Metabolome Database（HMDB）（图4-17）、Kyoto Encyclopedia of Genes and Genomes（KEGG）、Metabolite Link（Metlin）、The Golm Metabolome Database（GMD）和The Small Molecule Pathway Database（SMPDB）等，这些数据库发展相对成熟且应用广泛。综上，开发与搭建代谢组学数据库对于归纳总结大数量代谢数据、提高数据使用率、深层次代谢物交叉分析以及揭示代谢相关生物学机制都具有重要意义。

随着精准医学和生物信息学的发展，自2010年以来，一些国际组织积极推动和倡导建立原始数据库。大型数据库的建立、完善、标准化和推广具有巨大的挑战性，需要全球科研界的共同努力和技术的不断发展。原始数据库的出现和标准化建设将极大提高数据利用率和数据挖掘深度，为更多科研工作者提供交流合作的机会，大大推动代谢组学技术的进步，并为各种组学的整合分析以及组学与其他学科的交叉研究奠定数据基础。人类基因组计划和人类蛋白质组分别于2000年与2003年启动，成功的基因组、蛋白质组等数据库的建设先例极大促进了代谢组学数据库的发展，并为其提供了重要的参考。因此，代谢组学数据库的建设是组学研究发展的必然趋势。自2010年开始，欧洲和美国的多个机构逐步建立了一系列原始数据库，并组建了专业团队致力于维护和推广应用。目前，具有代表性的四大代谢组数据库包括美国国立卫生研究院的Metabolomics Workbench、欧洲生物信息研究所的Metabolights、Metabolic Phenotype Database和Metabolomic Repository Bordeaux。其中，前两种应用广泛，可接受多种类型仪器平台和不同物种的代谢组数据；Metabolomics Workbench允许对公开可用数据进行探索性的统计分析；Metabolights则侧重于数据管理，并具有更严格的数据递交标准。

Description	Count
Total Number of Metabolites	253245
Total Number of Detected and Quantified Metabolites	3444
Total Number of Detected but Not Quantified Metabolites	20924
Total Number of Expected Metabolites	98257
Total Number of Predicted Metabolites	130679
Total Number of Endogenous Metabolites	222860
Total Number of Food Metabolites	32368
Total Number of Microbial Metabolites	172
Total Number of Drug Metabolites	909
Total Number of Plant Metabolites	146
Total Number of Toxin/Pollutant Metabolites	157
Total Number of Cosmetic Metabolites	17
Total Number of Metabolites Having Associated Proteins (Enzymes and Transporters)	71168
Total Number of Metabolite in the Human Metabolome Library (HML)	1020
Total Number of Metabolites with Synthesis Records	1608
Total Number of Oxidized Lipids	40248
Total Number of Cardiolipins	52783
Total Number of Blood Exposome Compounds	17466
Total Number of Acylcarnitines and AcylCoAs	2189
Total Number of Acylamides	188
Total Derivatized Compounds (TMS and TBDMS)	2127525

图4-17 **HMDB代谢物库统计表（2022年）**

目前，原始代谢组数据库的公认建设标准包括MSI和COSMOS。大多数公开数据库符合以上两个标准，一些组织公布的自定义标准也与其保持高度一致。基于MSI和COSMOS标准，数据库必须提供授权资源提供者提交的规定格式（例如ISA-Tab）的原始数据，并提供提交者基本信息、实验设计、研究对象及处理、样本搜集和存储条件、样本前处理、仪器平台和分析条件、样本的临床信息和代谢物信息等详细信息。其中，代谢物信息包括对代谢物的基本描述、外部数据库识别代码、化学式、简化分子线性输入规范、应用化学协会识别代码、峰强度/浓度以及用于识别代谢物的相关信息（如*m/z*、保留指数、碎片信息等）。此外，如果资源提供者使用所提交的资源发表了文章，需提供文章全文。符合以上所有要求的代谢组数据资源才能被加入到数据库中。

当前，各大代谢物库的应用已经相对广泛和成熟，代谢组数据库已成为代谢组学研究的重要推动之一，为代谢组学研究的发展做出了重要贡献。尽管原始数据库的建立是代谢组学研究的重要方向之一，但作为新兴的研究方向，代谢组学数据库仍亟待建设，尚未被广泛应用在代谢组研究中。值得庆幸的是，已有大量研究团队对多种不同代谢组学数据库的多项数据类型进行整合分析和深度挖掘，这将进一步提高代谢组数据资源的利用率，并推动代谢组学研究进展。

3. 生信统计图提供了多组学大数据分析方法

基于质谱技术的组学数据，通常在一针一个小时的采集中可以得到包含十万张图谱的数据，对这些数据进行深度挖掘，探索出可能的科学发现，则需要大数据统计分析工具。统计分析使得大数据可视化，常见的包含柱形图、散点图、PCA图、火山图、热图和代谢通路图等。以常见的几种统计图为例，详述如下。

PCA图表现了不同组数据间的组间差异，如图4-18。

火山图直观地表示出大数据中上调和下调的化合物数量、含量、成分及调节程度（如图4-19）。

热图能绘制出组间差异、相似性及差异的位置（如图4-20）。

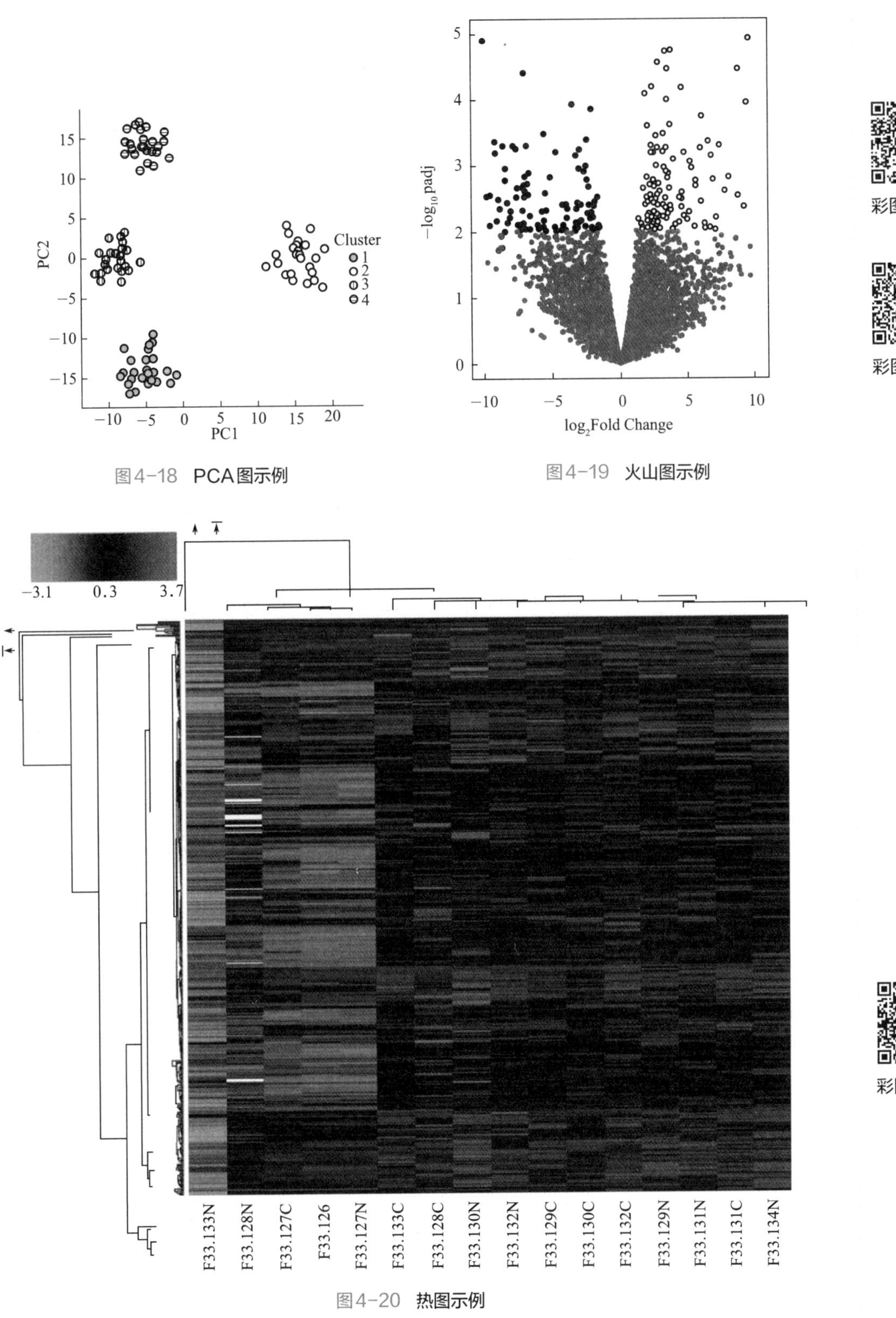

图4-18 PCA图示例

图4-19 火山图示例

图4-20 热图示例

信号通路图绘制出目标化合物在通路中的位置、标记目标化合物的生物功能（如图4-21）。

彩图4-21

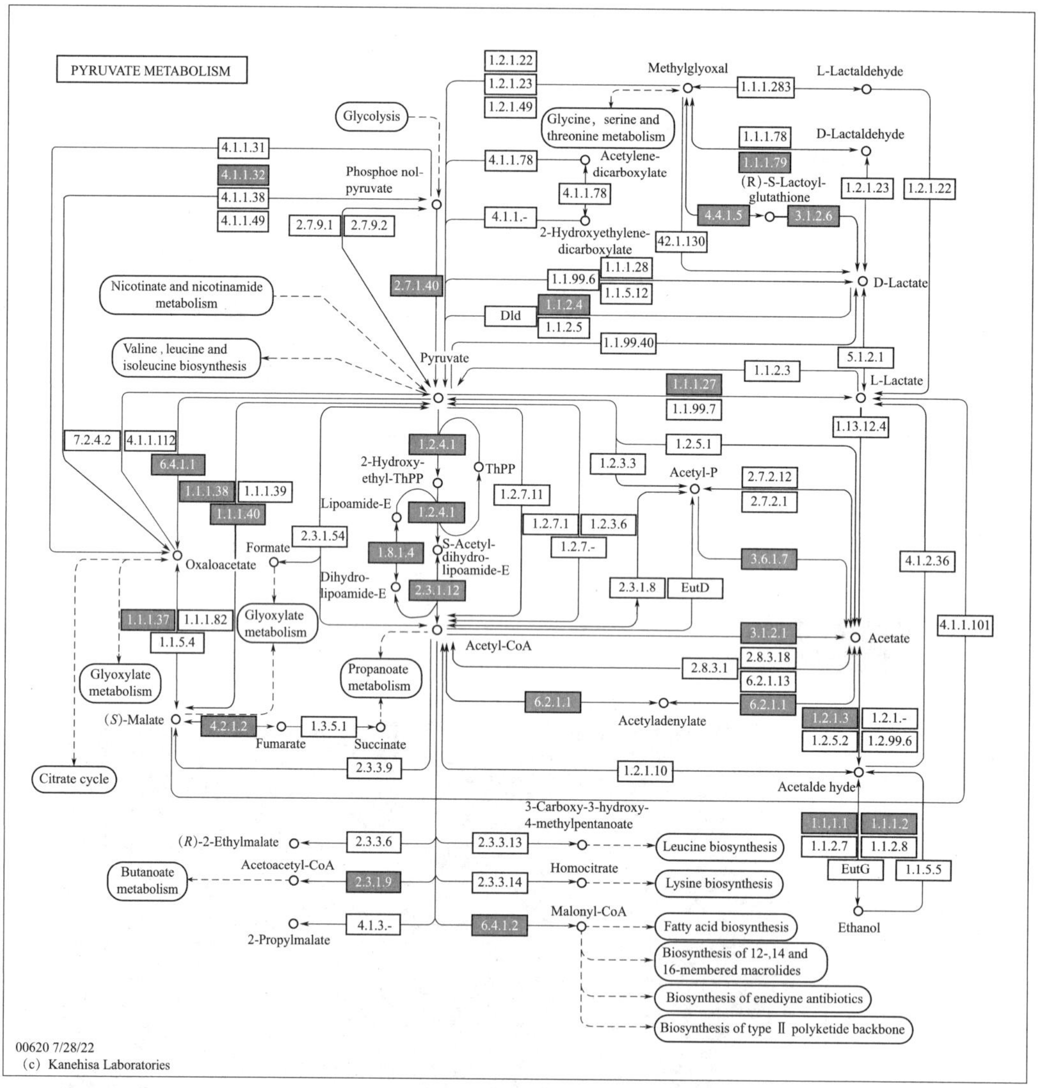

图4-21　**代谢通路图示例（丙酮酸代谢通路图）**

第三节　质谱分析方法在组学研究中的进展

一、单细胞蛋白质组学的发展

已知人类基因组编码约20000种蛋白质，其中哺乳动物细胞每种蛋白质拷贝数中值为18000±60至50000[1, 2]，每种蛋白质至少有1000个拷贝，而mRNA拷贝数均值在17[2]，即蛋白质拷贝数约为mRNA拷贝数1000倍[3]。因此，细胞中蛋白质丰度相比于转录组更高，在群体细胞水平可以借助质谱等技术准确定量细胞内全蛋白质组。

1. 基于抗体的单细胞蛋白质组学技术

现有技术无法做到对细胞内蛋白质进行扩增，缺少类似核酸水平的高通量测序技术，且单个细胞的蛋白质消化后肽段丰度难以达到质谱技术上样的最低要求，因而目前主流蛋白质组学技术尤其是单细胞蛋白质组学技术高度依赖抗体对蛋白质进行定量。然而，抗体依赖的蛋白质相对定量策略受限于有限的抗体数目（只能针对已知的几十至上百种蛋白质类型设计相应抗体）、不稳定的抗体脱靶效应带来的高背景噪声以及受限的组织细胞类型[4]。主流技术仅能基于细胞表面蛋白进行抗体结合[5, 6]，仅少数技术可以对细胞膜内甚至核内转录因子进行定量检测[7,8]。并且，细胞瞬时状态依赖于大量蛋白质的表达、功能行使与蛋白质之间的相互作用，仅依赖数十种蛋白质的定量为研究蛋白质翻译后修饰与调控、蛋白质相互作用、受体-配体结合等问题带来限制。因此，基于抗体的单细胞蛋白质组学技术难以真正实现单细胞蛋白质组高通量、无偏采集细胞内蛋白质的需求。

2. 基于质谱的高通量单细胞蛋白质组学技术

针对以上难点，基于质谱采集肽段信号的高通量单细胞蛋白质组学技术应运而生（图4-22）。基于质谱仪开发的系列单细胞蛋白质组学技术，克服了基于抗体的蛋白质组学技术无法实现的高通量无偏捕获全细胞蛋白质图谱的技术缺点。高通量色谱对不同分子量蛋白质的有效分离，保证了质谱在有限时间内实现数千细胞、平均每个细胞中数千种蛋白质及其相应含量的数据采集。此类单细胞蛋白质组学技术主要包括在纳升至微升溶液体系内完成细胞裂解释放蛋白质、胰蛋白酶酶解蛋白质为肽段、色谱分离肽段与质谱采集三个步骤，主要通过尽可能缩小样本制备的溶液体积、增大肽段分离效率、改进二级质谱扫描模式以优化数据采集的灵敏度[2]。高通量采样策略采用的技术不尽相同，代表性工作包括由美国西北太平洋国家实验室Kelly R T与祝莹团队开发的基于玻璃板操作的单个细胞制样混合进样的nanoPOTS和nanoPOTS（N2）系列技术[10,11]，以及北京大学黄超兰教授团队开发的基于单个细胞Oil-Air-Droplet芯片的纳升级蛋白质质谱分析技术[12]。上述两类技术基于微流控芯片完成纳升体系液滴包裹单个细胞的样本制备，使用高分离效率、低肽段损耗的色谱分离柱依次对同一批次数十个细胞进行样本采集并捕获几百至一千种蛋白质谱信号（OAD：1～10个细胞，35～108种蛋白质。nanoPOTS：1～10个细胞，211～1517种蛋白质。nanoPOTS（N2）：10～100个细胞，1500～3000种蛋白质）。

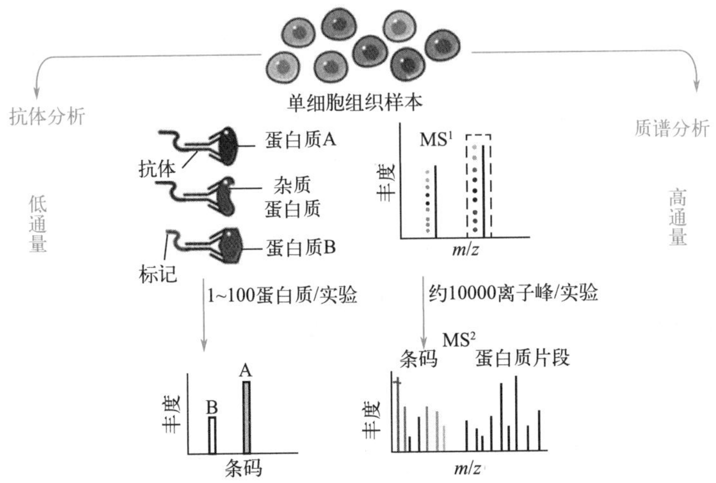

图4-22 基于抗体与基于质谱的单细胞蛋白质组学技术路线对比[9]

此外，美国东北大学Nikolai Slavov教授团队开发和改进了SCoPE-MS与SCoPE2系列技术[3, 14]（图4-23），该技术基于96/384孔板进行1～10 μL单细胞样本制备，并通过使用一组质荷比（MS^1）相同、二级质谱（MS^2）碎片离子峰唯一识别的串联质谱标签（TMT）共价标记10～16种单细胞肽段以提高质谱采样通量。SCoPE技术借助微量混合细胞样本（Carrier，25～500细胞）提高蛋白质文库深度，并在不同批次间采用同一来源的5～10种等比混合细胞样本（reference）进行单细胞相对定量比较。

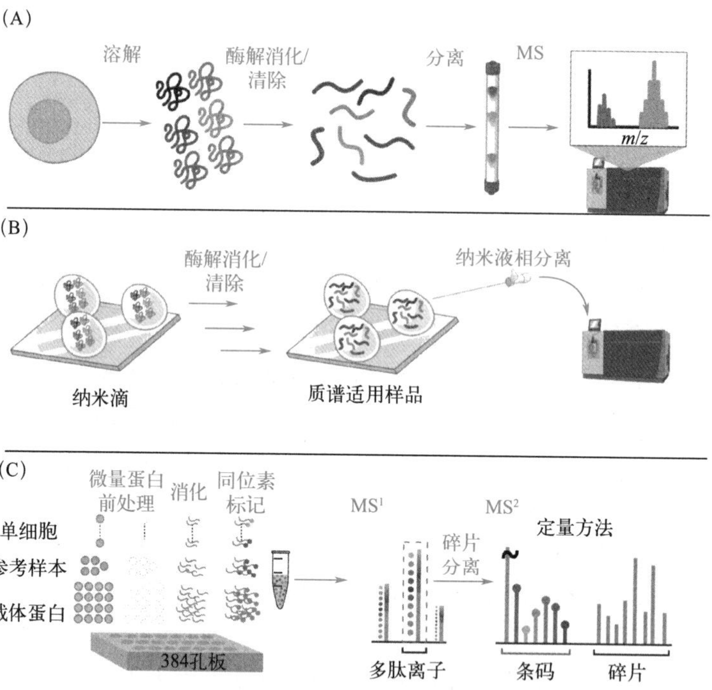

彩图4-23

图4-23 基于质谱的单细胞蛋白质组技术策略

（A）基于质谱采集单细胞蛋白质样本的处理流程；（B）nanoPOTS技术路线，在芯片上单独完成单个细胞样本制备；（C）SCoPE2技术流程［在纯水中使用冷冻-加热循环使细胞膜裂解以有效提取蛋白质，使用TMT标记不同细胞来源的肽段。不同的TMT具有相同的分子量，因此被不同的TMT标记的相同肽段在MS^1扫描中将具有相同的m/z信号峰。在MS^2扫描中，由于TMT发生裂解将释放出具有不同分子量的报告离子（reporter ions），通过统计不同报告离子的数量可以反映出相同肽段在不同细胞中的表达丰度］[13]

SCoPE2技术可以克服领域内相关技术只能进行低通量单细胞（～10^2）中实现少量蛋白质种类（SCoPE2约10^3，nanoPOTS为10^2～10^3，CyTOF为10^2）的瓶颈[3, 15, 16]，与流式分选技术结合，在有限时间内（约200细胞/天）获得数千细胞的单细胞蛋白质图谱，为研究单细胞蛋白质组提供了具有前景的技术。目前，商业化的单细胞样本分离与蛋白质组样本制备平台cellenONE 能够从细胞悬浮液中实现高通量、自动分配单个细胞并完成纳升体系内样本制备。

随着单细胞多组学研究方法的更新和研究范围的扩展，血液系统作为易获取的生物材料之一，已有大量研究基于血液系统（包括骨髓和外周血细胞）开展单细胞转录组、染色质开放性以及三维基因组等多组学图谱研究。单细胞技术非常适合研究血液系统发育与分化的分子特征及细胞谱系分化途径。绘制人体生理、病理状态下不同组织细胞的单细胞图谱，将进一步加深对具有强大再生能力的血液系统细胞命运决定、疾病状态下异常的血液细胞发育分化模式的认识。血液组学图谱的完善有望为现代医学无法早期诊断及治愈的疾病提供个性化的新分子诊疗靶标及治疗策略。

自人类基因组计划于2000年启动后，由人类蛋白质组组织（Human Proteome Organization，HUPO）发起的人类蛋白质组计划（Human Proteome Project）和瑞士启动的人类蛋白质图谱（Human Protein Atlas，HPA）计划，利用基于抗体的成像、基于质谱的蛋白质组学、转录组学等组学技术，绘制了细胞、组织和器官中的所有人类蛋白质图谱，其中两个重要部分为单细胞数据类型和血液细胞数据类型。国内，2014年贺福初院士领导启动"中国人类蛋白质组计划"（Chinese Human Proteome Project，CNHPP），并率先提出人类蛋白质组计划的科学目标与技术路线，倡导了人类第一个关于组织、器官的蛋白质组计划。这些项目和研究计划融合多学科技术，将极大地促进后基因组学时代从基因组的转录水平研究向蛋白质水平乃至单细胞蛋白质水平的研究转变，借助蛋白质组数据更准确直接地阐明基因组结构与生物学功能、疾病的关系。然而，不同于转录组学数据具有成熟评价体系和相应分析流程，单细胞蛋白质组学数据类型的产生亟需建立数据质量评估的金标准与评价体系，并开发和完善相应生物信息学分析流程、算法与工具，统一蛋白质数据分析的标准，从而将蛋白质组图谱与现有基因组和转录组等多组学数据类型进行整合分析。

二、空间代谢组学的发展

质谱成像技术是灵敏度非常高的分子成像技术，可对样品表面化合物组成、空间分布情况及相对丰度进行快速分析。目前基于质谱的成像技术主要有大气压解吸电喷雾电离（DESI）成像，基质辅助激光解吸电离（MALDI）成像，二次离子（secondary ion）成像等。各种不同类型的质谱成像技术基于不同类型的离子化方式及不同样品前处理方式，分别有着不同的样品适用范围及成像分辨率的差别。在质谱数据的采集上，不同的离子源可以与各类高分辨检测器串联。图4-24仅以普遍使用的DESI成像为例子，简述质谱成像的原理。

1. 解吸电喷雾电离质谱成像

解吸电喷雾电离（desorption electrospray ionization，DESI）是一种质谱成像技术，可以对样品表面化合物组成、空间分布情况及相对丰度进行快速分析。DESI（图4-24）是大气压环境下的质谱成像技术，无需标记、无需基质辅助、无需样品前处理，完美兼容药理、病理学工作流程，DESI 成像完成后还可以继续进行免疫组化或H&E染色的研究，在组织病理学、药物代谢、天然产物化学及司法鉴定等领域均有广泛应用。DESI的原理是将喷雾溶剂连接于毛细管上，施加一定的高电压，在氮气的辅助下形成带电喷雾液滴，轰击样品表面，带电溶剂与待分析物同时发生解吸和电离（电荷转移），去溶剂化后，沿着传输毛细管进入质谱。

DESI常用于药物代谢研究[17, 18]。常规药物代谢研究首先要进行组织匀浆提取，对于异质性较大的组织来说，无法看到药物在组织中的原位分布，而DESI质谱成像系统可以轻松完成这一过程，图4-25为两类不同的药物在肾脏中的分布情况。

溶剂
氮气
HV
4.5kV
DESI喷雾器
大气压接口
传输毛细管
解吸离子
样品表面
质谱分析

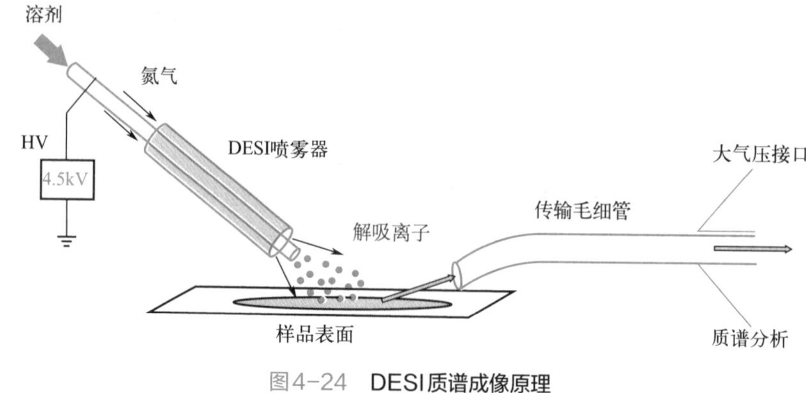

图4-24 DESI质谱成像原理

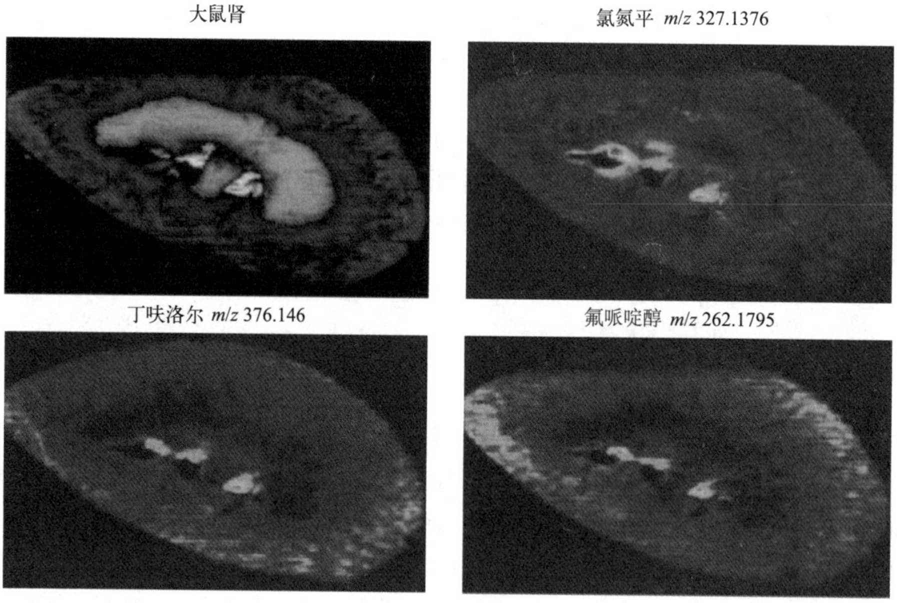

大鼠肾
氯氮平 m/z 327.1376
丁呋洛尔 m/z 376.146
氟哌啶醇 m/z 262.1795

彩图4-25

图4-25 DESI成像示例

2. 基质辅助激光解吸电离质谱成像

MALDI成像是较早发展起来的质谱成像技术，主要利用激光扫描样本，在基质的作用下完成样品表面的化合物的解吸离子化。MALDI具有较高的空间分辨率，但通常需要在真空状态下操作，且需要使用不同类型的基质以实现不同类型化合物的检测。DESI是更类似ESI源的原位电离源，对大部分化合物均有较好的离子化效率。与MALDI等传统质谱成像不同，DESI是大气压环境下的质谱成像技术，而且无需标记、无需基质辅助、样本前处理简单，因此可更加方便地应用于各种复杂样品表面化学成分的原位成像分析。

另一方面，DESI成像不需要基质辅助，无基质成分干扰，因此可以对分子量较小的化合物进行成像。而MALDI由于采集得到的化合物质谱峰常常是单电荷峰，不需要去卷积处理分子量转换，采集较为复杂的大分子图谱时，信号清晰易于解析，非常适合大分子的成像采集[19, 20]。图4-26（a）为鼠脑MALDI成像图，分子量较大的离子成像效果好。图4-26

（b）为鼠脑DESI成像图，分子量较大及较小的离子成像效果均较好。

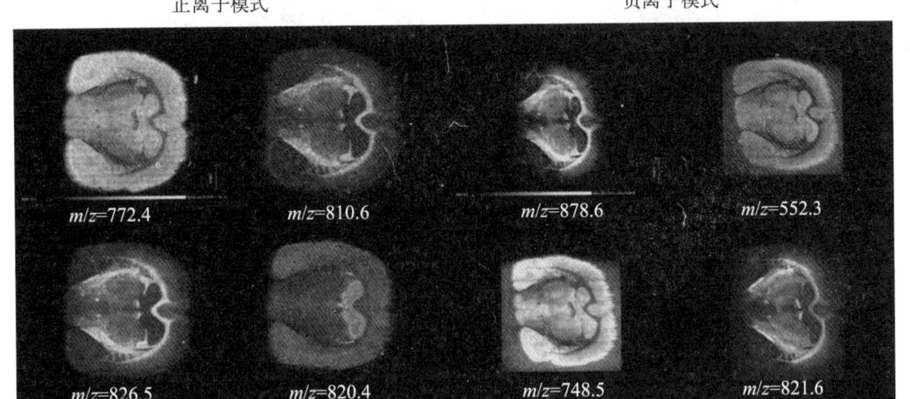

(a) MALDI成像示例

彩图4-26a

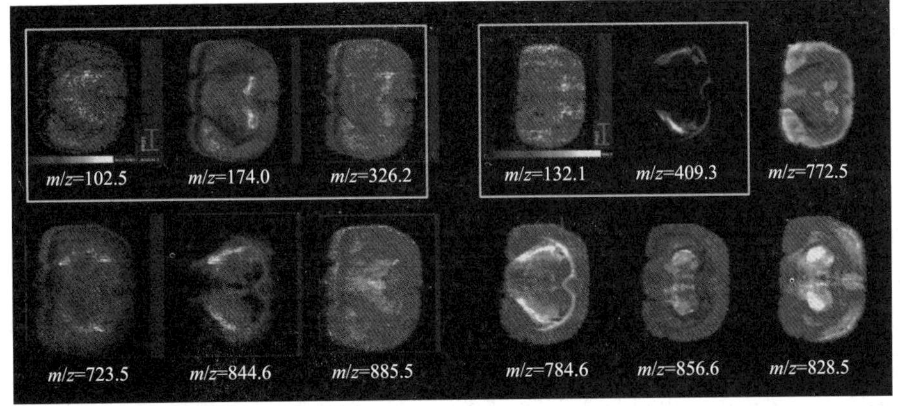

(b) DESI成像示例

彩图4-26b

图4-26 MALDI（a）和DESI（b）成像模式

3. 离子淌度质谱

除了依靠不同类型的离子源提高成像质谱的分辨率及灵敏度，离子淌度技术也同样极大地提高了相似物理化学性质的代谢物分离度。质谱成像系统的离子源为原位电离装置，无色谱分离功能，一旦出现同分异构体，普通质谱难以分辨。离子淌度质谱可根据化合物的质荷比、大小、所带电荷的不同对离子进行分离。而且这些离子在通过离子淌度池时可获得表征其结构的CCS值，由于分子结构和构象不同，它们的CCS值也不同，从而根据CCS区分同分异构体。

如图4-27所示[21]，对于m/z相差小于4 ppm的异构体，质谱分辨率需达到870000才能得到较好地分离。由于这些异构体离子对具有不同CCS值，即形状结构具有差异，因此通过离子淌度质谱即可对这些异构体进行有效分离，进而展示出不同的空间分布状态。

彩图4-27

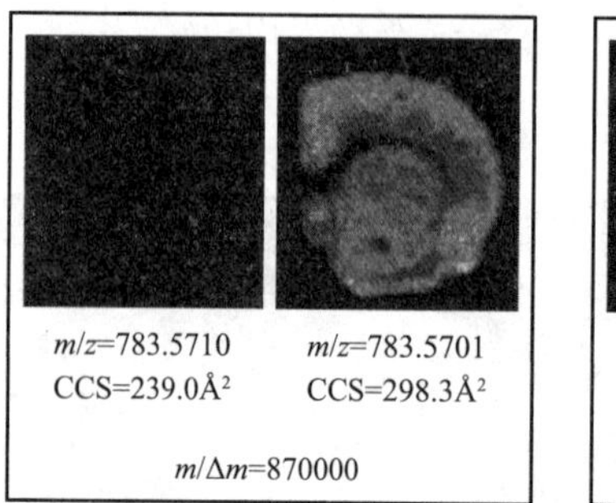

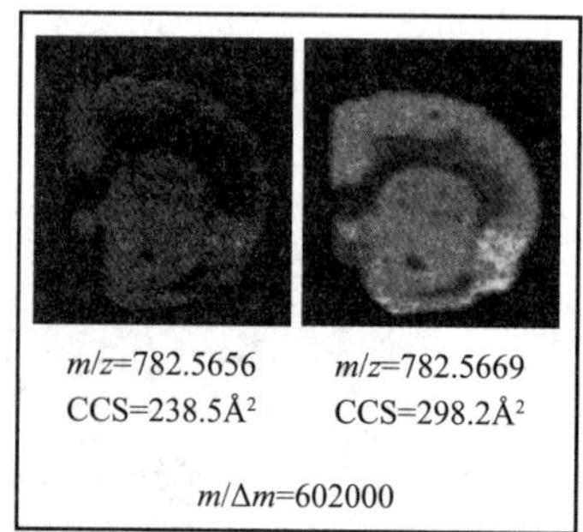

图4-27 **离子淌度结合成像示例**

4. 二次离子质谱

同时，除了DESI、MALDI质谱成像，二次离子成像质谱作为目前空间分辨率最高的质谱成像技术，以其免标记、高灵敏、多组分检测优势和亚微米级高空间分辨成像优势为诸多生命科学问题的研究提供了全新的分析手段，在基础细胞生物学、组织生理病理学、生物医药与临床医学等领域的研究中得到了广泛应用。

（师晓萌）

参考文献

[1] Nagaraj N, Wisniewski J R, Geiger T, et al. Deep proteome and transcriptome mapping of a human cancer cell line[J]. Mol Syst Biol, 2011, 7(1): 548.

[2] Specht H, Slavov N. Transformative opportunities for single-cell proteomics[J]. J Proteome Res, 2018, 17(8): 2565-2571.

[3] Specht H, Emmott E, Petelski A A, et al. Single-cell proteomic and transcriptomic analysis of macrophage heterogeneity using SCoPE2[J]. Genome Biol, 2021, 22(1): 50.

[4] Slavov N. Unpicking the proteome in single cells[J]. Science, 2020, 367(6477): 512-513.

[5] Stoeckius M, Hafemeister C, Stephenson W, et al. Simultaneous epitope and transcriptome measurement in single cells[J]. Nat Methods, 2017, 14(9): 865-868.

[6] Triana S, Vonficht D, Jopp-Saile L, et al. Single-cell proteo-genomic reference maps of the hematopoietic system enable the purification and massive profiling of precisely defined cell states[J]. Nat Immunol, 2021, 22(12): 1577-1589.

[7] Chung H, Parkhurst C N, Magee E M, et al. Joint single-cell measurements of nuclear proteins and RNA *in vivo*[J]. Nat Methods, 2021, 18(10): 1204-1212.

[8] Chen A F, Parks B, Kathiria A S, et al. NEAT-seq: simultaneous profiling of intra-nuclear proteins, chromatin accessibility and gene expression in single cells[J]. Nat Methods, 2022, 19(5): 547-553.

[9] Ma A, McDermaid A, Xu J, et al. Integrative methods and practical challenges for single-cell multi-omics[J]. Trends Biotechnol, 2020, 38(9): 1007-1022.

[10] Zhu C, Zhang Y, Li Y E, et al. Joint profiling of histone modifications and transcriptome in single cells from mouse brain[J]. Nat Methods, 2021, 18(3): 283-292.

[11] Woo J, Williams S M, Markillie L M, et al. High-throughput and high-efficiency sample preparation for single-cell proteomics using a nested nanowell chip[J]. Nat Commun, 2021, 12(1): 6246.

[12] Li Z Y, Huang M, Wang X K, et al. Nanoliter-scale oil-air-droplet chip-based single cell proteomic analysis[J]. Anal Chem, 2018, 90(8): 5430-5438.

[13] Vistain L F, Tay S. Single-cell proteomics[J]. Trends Biochem Sci, 2021, 46(8): 661-672.

[14] Budnik B, Levy E, Harmange G, et al. SCoPE-MS: mass spectrometry of single mammalian cells quantifies proteome heterogeneity during cell differentiation[J]. Genome Biol, 2018, 19(1): 161.

[15] Zhu Y, Piehowski P D, Zhao R, et al. Nanodroplet processing platform for deep and quantitative proteome profiling of 10-100 mammalian cells[J]. Nat Commun, 2018, 9(1): 882.

[16] Spitzer M H, Nolan G P. Mass cytometry: single cells, many features[J]. Cell, 2016, 165(4): 780-791.

[17] Tillner T, Wu V, Jones E A, et al. Faster, more reproducible DESI-MS for biologial tissue imaging[J]. J Am Soc Mass Spectrom, 2017, 28(10): 2090-2098.

[18] Tata A, Woolman M, Ventura M, et al. Rapid detection of necrosis in breast cancer with desorption electrospray ionization mass spectrometry[J]. Sci Rep, 2016, 6: 35374.

[19] Miroslav L, Michal H. High-throughput and comprehensive lipidomic analysis using ultrahigh-performance supercritical fluid chromatography-mass spectrometry[J]. Anal Chemi, 2015, 87(14): 7187-7195.

[20] Ashraf K M, Isaac G, Rainville P, et al. Study of UltraHigh Performance Supercritical Fluid Chromatography to measure free fatty acids with out fatty acid ester preparation[J]. J Chromatography B, 2015, 997: 45-55.

[21] Cao Z J, Gao G. Multi-omics single-cell data integration and regulatory inference with graph-linked embedding[J]. Nat Biotechnol, 2022, 40(10): 1458-1466.

第五章
常用PCR分析方法

教学目标

1. 掌握：常规聚合酶链式反应的基本原理。
2. 熟悉：聚合酶链式反应的分类、应用和优缺点。
3. 了解：聚合酶链式反应相关拓展和最新研究进展。

第一节　概述

聚合酶链式反应（polymerase chain reaction，PCR）是20世纪80年代中期发展起来的核酸体外扩增技术。PCR以特定的靶DNA片段为模板，以基因片段特异性的引物为延伸起点，在热稳定的DNA聚合酶作用下，通过不断循环高温变性、低温退火、中温延伸的步骤，完成体外目的DNA片段的特异性扩增。PCR技术具有简便易行、特异性好、产率高、重复性好等优点；自建立以来就得到了人们的广泛关注，已有一系列PCR方法被设计出来，并被广泛应用于遗传学、微生物学乃至整个生命科学的研究之中，大大推动了分子生物学及其生物技术产业的发展。本章将从PCR的基本原理出发，介绍PCR的分类及研究进展，并着重阐述其在药理学和毒理学中的应用和发展。

第二节　聚合酶链式反应（PCR）

一、PCR的基本原理

PCR是在体外对细胞内DNA天然复制过程的模仿，且具有特异性与快速性。在PCR过程中，以待扩增的DNA分子为模板，一对分别与模板序列两端区域互补的寡核苷酸片段为引物，在DNA聚合酶的作用下，以半保留复制的机制沿着模板链延伸直至完成新的DNA片段。PCR反应体系在高温-低温-中温的热循环过程中实现了DNA的不断复制。由于每次合成的DNA片段与目标DNA片段完全一样，因此新合成的DNA片段可以作为下一次热循环的DNA模板链，可以实现对特定DNA片段的指数扩增，如图5-1。

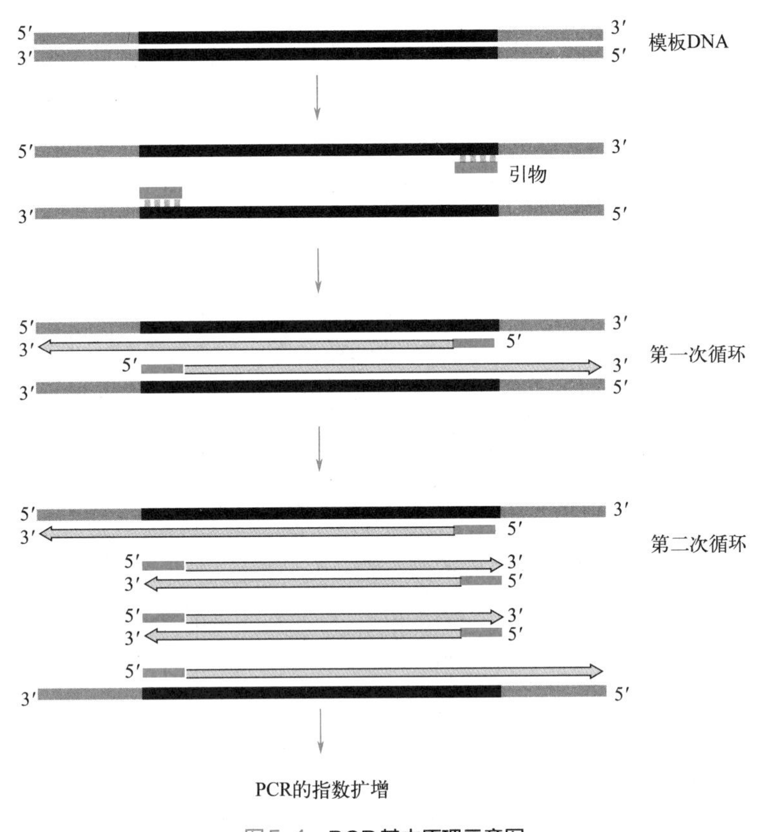

图5-1　PCR基本原理示意图

彩图5-1

二、PCR的反应体系

PCR的反应体系中主要有以下几种物质：待扩增的模板DNA、一对待扩增基因特异性寡核苷酸引物、热稳定的DNA聚合酶、反应底物脱氧核糖核苷三磷酸（dNTP）、金属阳离子以及缓冲液等。

1. 待扩增的模板DNA

待扩增的模板DNA是待扩增的核酸序列。基因组DNA、质粒DNA、噬菌体DNA、cDNA等几乎所有形式的DNA都能作为PCR反应的模板。模板核酸的量、纯度与完整度都会对PCR反应的扩增效果有一定的影响。在一定的DNA浓度下，DNA的完整度越高，核酸纯度越高，扩增的效果越好。

2. 特异性寡核苷酸引物

引物是与靶DNA的3′端和5′端特异性结合的寡核苷酸片段，通常是分别取自靶DNA序列两条链的3′端且长度在16～25 nt的单链核苷酸片段。设计引物时应该注意：①碱基组成中（G+C）的含量应该在40%～60%，4种碱基应分配均匀。②长度一般为16～25 nt，上下游引物长度差别不应大于3 bp。③两个引物的T_m值相差不能大于5℃，扩增产物与引物的T_m值相差不能大于10℃。④上下游引物不应存在互补性。⑤尽可能使每个引物的3′末端碱基为C或G。

3. 热稳定的DNA聚合酶

热稳定DNA聚合酶是PCR技术实现自动化的关键。目前主要有两种热稳定的DNA聚合酶：一种是从耐热细菌中提取的天然酶，另一种是利用大肠埃希菌合成的基因工程酶。目前PCR反应中应用最多的是Taq DNA聚合酶，它具有高热稳定性、高催化活性、反应的保真性和逆转录活性。目前我国的PCR技术和应用发展十分迅速，已有多家公司可以生产热稳定的DNA聚合酶。

4. 反应底物脱氧核糖核苷三磷酸

脱氧核糖核苷三磷酸（dNTP）包含dATP（脱氧腺嘌呤核糖核苷三磷酸）、dGTP（脱氧鸟嘌呤核糖核苷三磷酸）、dCTP（脱氧胞嘧啶核糖核苷三磷酸）和dTTP（脱氧胸腺嘧啶核糖核苷三磷酸），是PCR反应的原料。常规PCR反应液中，每一种dNTP的浓度一般在100～250 μmol/L之间。四种反应底物的浓度应保持相同，任何一种浓度不同于其他时都会增加碱基错配概率。

5. 金属阳离子

DNA聚合酶的激活需要金属阳离子的存在，多用Mg^{2+}作为激活剂。在PCR反应体系中，游离Mg^{2+}浓度对于PCR反应的扩增特异性、PCR的产量都有显著的影响。标准PCR反应中，Mg^{2+}的适宜浓度应为1.5～2.0 mmol/L。

6. 缓冲体系

DNA的合成需要相对稳定的液体环境，包括一定范围内稳定的pH值、特定金属离子浓度等。常用的PCR缓冲液为Tris-HCl缓冲液，浓度为10～50 mmol/L。

三、PCR的主要应用

在PCR问世以前，想要获得一个靶基因需要建立基因组文库，需要通过DNA印迹法（Southern blotting）筛选含有靶基因的克隆，耗费了大量时间与财力。PCR方法建立以后，可以在短时间内以指数倍数大量扩增已知序列的靶基因，甚至可以扩增新基因。目前PCR已经被广泛应用于生命科学的各个领域。

PCR对于分子生物学的基础研究具有重要的作用，是生物实验室中最常规的方法之一，其操作流程见图5-2。科研人员在研究某一个基因的功能或者生产基因工程药物时，都是先利用PCR方法获得目的基因，再将其转至合适的载体之中。转基因研究中，PCR也被用来鉴定外源基因的插入位点。PCR还可以用来克隆基因，在不使用限制性内切酶和连接酶的情况下，克隆PCR可以将两个以上的DNA片段相连。另外，PCR技术在构建cDNA文库、测序以及基因突变的检测中都具有极大的应用价值。

此外，PCR在临床中也具有极大的应用空间。人类遗传性疾病是因为某一基因的碱基序列发生了突变，通过PCR结合限制性片段长度多态性分析（PCR-RELP），就可以在基因水平对遗传性疾病进行分析。PCR通过对不同肿瘤的生物标志物的鉴定可以应用于临床中的早期诊断、预后判断以及疗效评估。PCR还可以用来检测病原体，目前已知有特异性标记的病原体，如各种细菌、病毒、支原体、寄生虫等，都可以用PCR进行鉴定，在肆虐全球的新冠病毒的检测中应用最广泛的检测方法即为PCR扩增法。

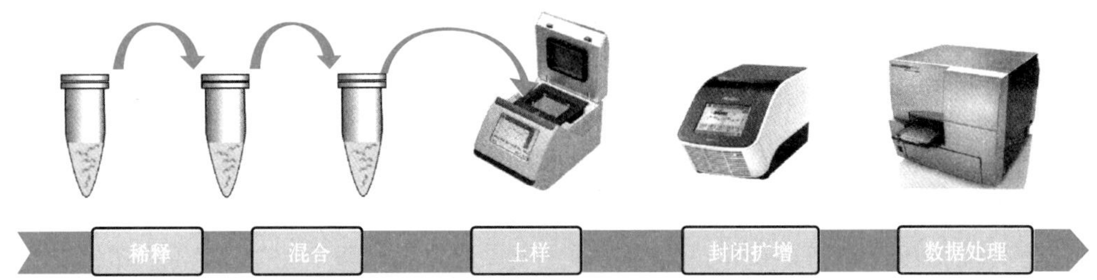

图5-2 PCR操作流程示意图

第三节 实时荧光定量PCR

PCR技术由于其具有简便易行、灵敏度高等特点，被广泛应用于临床和基础研究。但随着PCR的广泛应用，研究者们不再满足于特异DNA序列的定性研究，希望能对其进行准确的核酸定量研究，在此背景下，实时荧光定量PCR（real-time fluorescence quantitative polymerase chain reaction）技术应运而生。实时荧光定量PCR通过在PCR指数扩增期间，连续监测荧光信号变化以实现即时分析目的基因的拷贝数目，通过与加入已知量的标准品进行比较，可以实现实时定量分析的目的。实时荧光定量PCR具有特异性强、灵敏度高、重复性好、定量准确、速度快、无污染等优点，广泛应用于分子生物学研究的各个方面。

一、实时荧光定量PCR的基本原理

实时荧光定量PCR技术由美国Applied Biosystems公司首先推出。实时荧光定量PCR需要在PCR反应中加入能够反映PCR进程的荧光染料或者荧光探针，通过连续检测荧光信号出现的先后顺序以及信号强弱的变化，实时监测整个PCR的进程，再结合相应计算机软件对获得的荧光信号进行分析，从而计算出待测样品的初始浓度。

随着PCR反应的进行，监测到的荧光信号变化可以绘制成一条曲线，扩增曲线由基线期、指数增长期、线性增长期和平台期构成。为了定量方便，引入三个重要的概念：荧光基线、荧光阈值和循环阈值。荧光基线是指PCR循环开始时，虽然有荧光信号积累，但是并不能被仪器检测出来，一般从三个循环开始起，到循环阈值前的第三个循环为止。荧光阈值（threshold）是在荧光扩增曲线指数增长期设定的一个荧光强度标准。为了便于对检测的样本进行分析比较，首先需要设定一个荧光信号的阈值，该阈值可以设定在指数扩增阶段的任意位置上。一般荧光阈值设置为3～15个循环的荧光信号的标准偏差的10倍，但是实际应用需考虑多方面因素。循环阈值（cycle threshold value，C_t）是PCR扩增过程中扩增产物的荧光信号达到设定的荧光阈值时所经过的扩增循环的次数。C_t值取决于荧光阈值，荧光阈值取决于基线，而基线取决于PCR试验的质量。C_t值具有良好的重现性，PCR循环在到达C_t值所在的循环数时，刚刚进入真正的指数扩增期（对数期），此时微小误差尚未放大，因此C_t值的重现性极好，即同一模板不同时间扩增或同一时间不同管内扩增得到的C_t值是恒定的。

荧光定量PCR的定量分析是根据标准曲线和每个标本的C_t值进行的。在获得各个标本的PCR扩增曲线后，计算机软件可以自动确定C_t值，通过绝对定量或相对定量的方法从而计算出目的基因的起始浓度。

二、实时荧光定量PCR的应用

实时荧光定量PCR通过在传统PCR基础上加入荧光探针，达到了实时定量的效果。实时荧光定量PCR系统灵活，可以根据需要采用不同的探针系统，如杂交探针（hybridization probe）、水解探针（hydrolysis probe）、分子信标（molecular beacon）和蝎形引物（scorpion primer），因而在探针的设计上更加灵活。相较于以往的终点法PCR，实时荧光定量PCR具有操作简便、快速高效、灵敏特异等多种优势，已广泛应用在mRNA表达研究、DNA检测、单核苷酸多态性测定、细胞因子的表达分析和肿瘤耐药基因表达研究等药理毒理学的多个领域。

随着现代生活方式与自然环境的改变，肿瘤已经成为威胁人类健康的头号杀手。大量研究表明，肿瘤的发生、发展与肿瘤相关基因表达异常密切相关，包括原癌基因（*c-Myc*、*EGFR*、*Ras*、*BCR-ABL*、*ER*、*survivin*、*cyclin D1*、*BCL-2*、*VEGF*、*β-catenin*等）的激活[1-6]以及抑癌基因（*p53*、*p21*、*pRB*、*BRCA1*、*FHLs*、*Bax*、*p27*、*ERb*等）的失活[7-9]，从而造成细胞生长、凋亡、DNA修复等信号通路调节的失衡，最终导致肿瘤的发生。对肿瘤相关基因的表达与调控监测在肿瘤早期诊断、药物效果评价、药物作用机制、信号通路研究等多个方面都具有重要作用。实时荧光定量PCR可以从mRNA水平检测基因的表达，通过在PCR反应体系加入荧光染料或荧光探针，利用荧光信号累积实时监测每个PCR循环中产物的扩增量，将核酸扩增与监测技术融为一体，具有极高的应用价值。

罗哌卡因（ropivacaine）是一种局部麻醉（local anesthetics，LA）药，通过阻断电压门控钠通道（voltage-gated sodium channel，VGSC）作用于所有细胞，还可诱导细胞凋亡、DNA去甲基化、体外阻断转移性癌细胞的侵袭等对癌细胞产生直接抑制作用。ITGB1是一种整合素，主要在正常细胞和肿瘤相关细胞中表达，可调节血管生成、肿瘤进展和转移、细胞凋亡等。Wang等[10]研究了罗哌卡因对结肠癌细胞增殖、迁移和凋亡的影响。通过用荧光定量PCR方法对ITGB1基因的表达水平进行监测。结果表明，在罗哌卡因作用下，HCT116和SW620细胞中ITGB1的表达明显降低，罗哌卡因可抑制结直肠癌细胞的增殖、迁移和侵袭，并首次证实了罗哌卡因通过ITGB1调节结肠癌细胞的生物学功能。

传统治疗恶性肿瘤的药物有环磷酰胺、长春新碱等，后来蒽环类抗生素逐渐成为治疗的标准药物。例如乳腺癌非常容易复发，并能对上述细胞毒药物产生抗性导致化疗方法不能治愈此病。因此对天然或者获得性药物抗性的研究对乳腺癌体内多药耐药的机制阐释具有重要意义。Burger H等[11]采用实时荧光定量PCR技术，对59位原发性肿瘤患者的组织标本中*BCRP*、*LR*、*MRP1*、*MRP2*与*MDR1*基因的mRNA表达水平进行检测，并分析其与化疗反应类型、无进展生存期以及复发总生存期的相关性。结果表明，MDR1是乳腺癌复发患者接受化疗后预后较差的重要评价指标，此外，BCRP、LRP与MRP1在乳腺癌的临床评价中具有不同的预测价值。

第四节　巢式PCR

巢式PCR（nested polymerase chain reaction），也称为嵌合PCR，是传统PCR的一种改良模式，由两对引物进行两次PCR扩增。外侧引物（外引物）的互补序列在模板的外侧，内侧引物（内引物）的互补序列在同一模板的外引物的内侧。先用一对外引物扩增含有目的靶序列的较大DNA片段，另一对内引物即可以第一次PCR扩增产物为模板进行第二次PCR扩增，从而获取目的靶序列。

巢式PCR所需的条件与常规PCR相同，但是同常规PCR方法相比，巢式PCR进一步提高了反应的特异性和灵敏性。对于常规PCR难以实现扩增的样品，可以尝试使用巢式PCR进行扩增，对于极其微量的靶序列的扩增具有很广泛的应用。

一、巢式PCR的基本原理

巢式PCR由两轮PCR扩增组成，分别利用外引物和内引物两套引物进行扩增。首先用外引物对含有目的基因的靶DNA进行第一步扩增，从第一次反应产物中取出少量作为反应模板。接着，用与第一次反应产物的序列互补的内引物进行第二次扩增，第二次PCR扩增的产物即为目的基因，如图5-3所示。

使用巢式引物进行连续多轮扩增可以提高特异性和灵敏度，第一轮是15～30个循环的标准扩增，将一小部分起始扩增产物稀释100～1000倍加入到第二轮扩增中，进行15～30个循环。也可以通过凝胶纯化将起始扩增产物进行大小选择。由于能与两套引物都互补的靶序列很少，因此，使用两套引物可以降低扩增多个靶位点的可能性。

二、巢式PCR的分类

随着科学家们对巢式PCR技术的不断研究，更多类型的巢式PCR被设计出来，包括半巢式PCR、反转录巢式PCR、共有序列巢式PCR等。

1. 半巢式PCR

半巢式PCR与巢式PCR的原理相同，只是在第二轮PCR反应中，使用的引物有一条为第一轮PCR的引物，这种利用三条引物进行两次PCR扩增的方法被称为半巢式PCR（semi-nested PCR），半巢式PCR与巢式PCR的反应条件与应用场景基本相同。

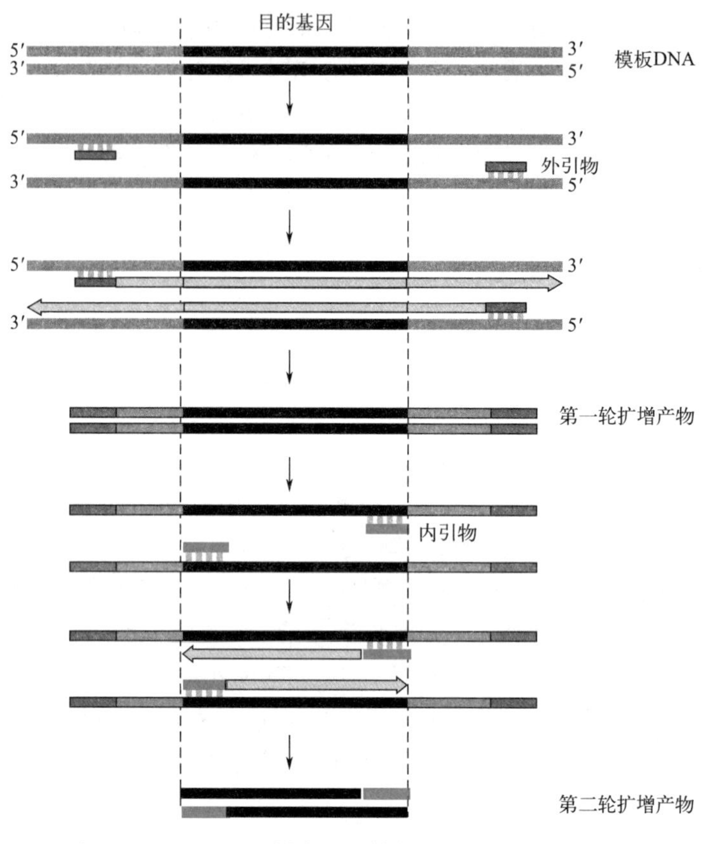

彩图5-3

图5-3 **巢式PCR基本原理示意图**

2. 反转录巢式PCR

反转录巢式PCR（RT-nested-PCR）是在反转录PCR的基础上发展起来的，即在反转录获得cDNA的基础上，对目的基因进行巢式PCR扩增。它和简单的反转录PCR一样可用来检测某种RNA是否被表达，或者比较其相对表达水平，但特异性更高，可靠性更强。通常用于拷贝数较低的RNA扩增，例如扩增丙型肝炎病毒（hepatitis C virus，HCV）感染者体内的HCV基因。

3. 共有序列巢式PCR

共有序列巢式PCR（consensus nested PCR）又称为共有引物巢式PCR（consensus primer nested PCR），根据同一种属内较为保守的序列，设计简并引物，通常第一轮PCR引物的简并碱基较多，第二轮PCR引物的简并碱基少一些，扩增长度为200～300 bp。引物通常设计在能够区分微生物的不同亚型的区域内。对于某一种生物，例如病毒，种属内型别很多，但检测样本中的病毒型别又不确定，此时可使用共有序列巢式PCR扩增获得目的序列，进而通过测序获得微生物的信息。

三、巢式PCR的应用

巢式PCR技术主要是用来提高扩增的灵敏度和特异性，用“外侧”“内侧”两对引物扩增，其结果较一对引物扩增的结果敏感100倍，特别适合于微量靶序列的扩增。病毒、钩端螺旋体等病原微生物的检测常选用巢式PCR技术。此外，线粒体测序片段的制备，也可以应用巢式PCR技术。对于样本中极其微量的靶序列，如果一次常规PCR结果不能令人满意，就可以应用巢式PCR技术有效提高扩增效率进而得到满意的结果。

巢式PCR技术还可以与其他技术联用，如孙树梅等[12]将巢式PCR与焦磷酸测序法联用，用于乙型肝炎病毒（HBV）耐药基因的检测。选取rtM204I（ATT）突变型和rtM204（ATG）未突变型质粒，按照不同比例混合后，采用巢式PCR联合焦磷酸测序法对突变位点进行检测，并与常规PCR焦磷酸测序法和巢式PCR Sanger测序法进行比较。结果显示，巢式PCR联合焦磷酸测序的方法监测乙肝病毒变异同巢式PCR联合Sanger测序法相比，有更好的灵敏性，尤其是在低病毒拷贝数时，差异明显。Luo等[13]将巢式PCR技术与等位基因特异性PCR（allele specific PCR，AS-PCR）联合，组成巢式等位基因特异性引物聚合酶链反应研究幽门螺杆菌（*H. pylori*）23SrRNA基因2142、2143和2144位的克拉霉素耐药性。研究者们收集了99例快速尿素酶试验（rapid urease festing，RUT）阳性患者的胃组织和唾液样本。使用与参考菌株和临床菌株相对应的外部引物和内部等位基因特异性引物进行巢式-AS-PCR方法，对30个胃组织和唾液样本进行了测试，以确定巢式-AS-PCR和AS-PCR方法的敏感性。然后，采用巢式-AS-PCR、细菌培养和纸片扩散等不同方法对99份临床样本进行克拉霉素耐药性检测。研究结果显示，在30份胃组织和唾液样本中，巢式-AS-PCR的幽门螺杆菌检出率分别为90%和83.33%，而AS-PCR的检出率仅为63%和56.67%。特别是在唾液样本中，巢式-AS-PCR在幽门螺杆菌检测和耐药突变率检测方面表现出显著高于AS-PCR的灵敏度。以上研究结果也多方面论证了巢式PCR对检测灵敏度和特异性的提升。

第五节　数字PCR

数字PCR（digital polymerase chain reaction，dPCR）于1999年被正式提出。与传统技术不同，数字PCR将定量PCR反应体系扩散成大量的微反应单元，对众多微反应单元内的靶序列进行“单分子模板PCR扩增”和光学检测。数字PCR无需标准曲线和参照，对影响PCR效率的抑制物不敏感，极大地提高了检测的灵敏度、精密度、准确度和重复性，实现了绝对定量。

数字PCR具有比传统荧光定量PCR更加出色的灵敏度、特异性和精确性，它在极微量核酸样本检测、复杂背景下稀有突变检测、表达量微小差异鉴定和拷贝数变异检测等方面表现出的优势已被普遍认可，其在miRNA研究、基因表达研究、基因组拷贝数鉴定和癌症标志物稀有突变检测、转基因成分鉴定、单细胞基因表达等多个方面具有广阔的应用前景，已经受到了越来越多的关注。

一、数字PCR的基本原理

通常将数字PCR比喻为“大规模平行荧光PCR扩增”，即将待测样品分散成无数个独立反应单元的定量PCR反应。数字PCR是核酸分布在大量独立反应单元（反应腔）中进行独立扩增，对含有目标序列的反应单元数目（阳性）和不含有目标序列的反应单元数目（阴性）进行统计学分析，最终实现对目标分子的绝对定量检测。数字PCR原理如图5-4所示。

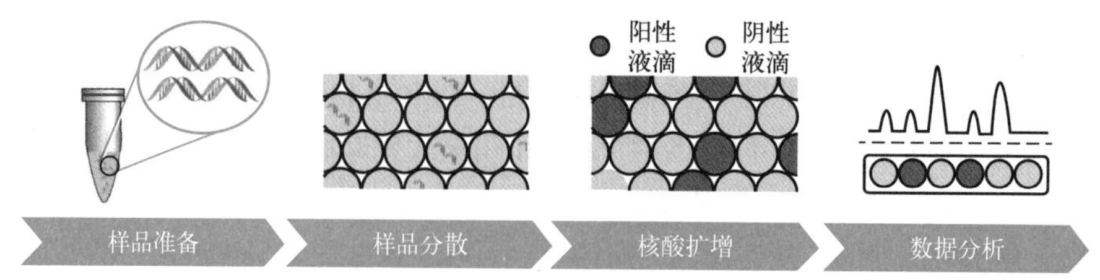

图5-4 **数字PCR基本原理示意图**

由图5-4可以看出，相对于实时定量PCR，数字PCR从流程上多了样品分散的过程，而这正是数字PCR的关键，即通过样品分散后独立扩增，将弱信号从背景信号中分离出来。现有具有应用价值的数字PCR主要包括芯片式数字PCR（chamber based digital PCR，cdPCR）和微液滴式数字PCR（droplet digital PCR，ddPCR）。这两种数字PCR技术均在完成数十次聚合酶链式反应热循环核酸扩增后采用终点检测手段，并结合泊松分布获得原始样本统计学结果。最新的数字PCR技术具有以下优势：①反应单元体积可微量至5 pL；②反应单元自动化划分；③反应单元数量可达到数百万个。

二、数字PCR的应用

数字PCR的本质为大规模平行单分子量级荧光PCR扩增，可以实现单分子层面上的绝对定量，彻底摆脱对标准曲线的依赖而直接给出靶序列的拷贝数，提高了实验结果在批间和批内的稳定性，甚至能用来对标准品进行定标。数字PCR结果的高重复性和高精度可以实现微小差异的基因表达分析，具有极优异的检测灵敏度，在药理学和毒理学中具有广泛的应用。

通过基因表达分析不仅可以判断生物体生理病理的变化，而且对基因表达调控的研究对于药物吸收作用机制等药理学领域也具有重大意义。数字PCR提供了比实时荧光定量PCR更精确的基因差异表达研究手段，特别适合靶基因表达差异微小或表达水平低的情况，以及等位基因表达不平衡等。数字PCR几乎不受PCR扩增效率差异的影响，消除了样品本身及核酸提取过程中引入的PCR抑制物对基因表达分析的干扰，使结果更加可信。这使得研究者不仅可以直接对不同基因的表达水平进行比较分析，还可以更加深入地洞察基因的生理功能和相互联系，对药理学的发展推动具有极大潜力。伊马替尼（imatinib）可以有效延长很多慢性髓细胞性白血病（chronic myelogenous leukemia，CML）患者的生存期，其疗效与*BCR-ABL1*融合基因转录产物的表达量有关。来自芝加哥的Jennings L J等[14]采用一步法ddPCR对CML患者的*BCR-ABL1*融合基因转录产物进行测定，结果显示，检测结果的检出限（limit of detection，LOD）可以达到0.001%，对痕量样本具有极高的检测优势。

氟尿嘧啶（fluorouracil，5-FU）作为一种抗癌药物，是一类胸苷酸合成酶抑制药，可以影响DNA的合成。5-FU可以在体内转化为5-氟尿嘧啶核苷，对其他各期细胞也有作用。南非开普敦大学Singh等[15]对5-FU应用于结核分枝杆菌（*mycobacterium tuberculosis*，MTB）的作用机制进行了一定探索。结果表明，5-FU抗性的产生和*upp*或者*pyrR*突变有关。为了探讨5-FU抗性对*pyrR*及嘧啶生成物合成酶PyrB、PyrC、CarA、CarB和PyrE编码基因表达水平的影响，研究人员使用了数字PCR对这些转录因子进行了定量分析。在MTB中发现5-FU介导的代谢变化与5-FU掺入到RNA和DNA中的变化是一致的，检测结果与测序结果一致。

此外，数字PCR的特别优势使其在毒理学应用中也具有极大发展潜力。Oxnard等[16]采用数字PCR的方法对晚期肺癌、黑色素细胞瘤患者的血浆游离肿瘤DNA进行EGFR、KRAS和BRAF检测。此方法可以对肺癌患者在接受厄洛替尼（erlotinib）治疗后对疗效进行评估。并对可能的耐药突变基因进行检测。对9例接受厄洛替尼一线治疗的患者进行血浆游离肿瘤DNA监测后发现，其中6例患者的血浆中都能检测到耐药的T790M突变，且随治疗周期延长浓度增加。结果显示通过数字PCR发现的T790M突变比影像学确认的肿瘤恶化可以提早16周。此外，数字PCR的高灵敏绝对定量为检测DNA甲基化水平提供了一种新的检测方法，为药物毒理的甲基化水平检测提供了独特的分析优势[17-19]。

第六节　其他PCR相关技术进展

自PCR技术建立以来，PCR方法一直被广泛关注。其在不断改进的同时，PCR与其他方法联用的效果也被不断开发，已有近百种PCR的衍生方法被报道。由于PCR极强的实用性与广阔的发展空间，PCR方法还会被不断完善，进一步在生命科学研究中发挥更大的作用。本节将未包含在前面几节的PCR技术在此介绍，分别是反向PCR、桥式PCR、原位PCR和PCR芯片。

一、反向PCR

PCR只能扩增两端序列已知的基因片段，但如果感兴趣的DNA序列未知，那么普通的PCR技术就无能为力了。而反向PCR（inverse PCR）技术恰好可以填补这一技术空缺，如果未知片段附近的序列已知，反向PCR技术就可以达成扩增靶标序列的目的。也就是说，反向PCR可扩增一段已知序列的两端未知序列。

反向PCR操作需在已知序列的核心区边侧设计一对反向引物，由于它们的3′端方向相反，因此无法以两引物间的序列为模板形成PCR扩增；但当以适当的限制性核酸内切酶裂解含核心区的DNA，并用DNA连接酶将含有已知核心区的DNA片段的末端连接成环状分子，则可以产生适合于上述两条反向引物PCR扩增的模板DNA，即从两引物分别向位置序列区域延伸到限制性核酸内切酶切割位点的未知序列。

反向PCR的应用已经证明该方法可以避免不方便的克隆和亚克隆步骤，获得已知DNA区段边侧区域未知序列的DNA片段[20,21]。凌飞等[22]用反向PCR技术成功克隆了猪的

*H-FABP*基因5′端侧翼序列。反向PCR可以同时用于扩增病毒外侧DNA边侧的细胞DNA，用于整合位点的研究[23]。

二、桥式PCR

桥式PCR（bridge PCR）是一种固相核酸扩增技术，采用单元制备方式进行扩增，可以在短时间内实现大量扩增，常被用于测序平台。二代测序中比较常见的有罗氏454测序、illumina测序等方式。illumina测序技术是目前最为主导的测序技术，它能够保证在几十个小时内产生几百吉（G）甚至上太（T）的测序数据，且高效快速的同时仍能保持其测序的准确性。它采用的原理就是桥式PCR技术。

在进行桥式扩增之前，需要完成基因组的片段化，并在片段化后的双链DNA分子两端连接上测序端头。首先使用碱溶液将双链DNA分子变性为单链并加载到进行桥式扩增和聚合测序反应的固体支撑物流动槽中。在流动槽泳道的上下表面，通过共价连接的方式，连接了两种寡核苷酸P5/P7（也称为“草坪接头”）的5′端，这两种寡核苷酸可以分别与双链DNA分子3′端的测序接头进行互补杂交，杂交后在DNA聚合酶的作用下快速延伸合成互补双链，随后双链变性，生成的互补链将结合在流动槽泳道表面，并“弯腰”与它附近的“草坪接头”再次互补杂交，以“草坪接头”为引物，以“互补链”为模板，在DNA聚合酶的作用下再次快速延伸，形成互补双链桥状结构，双链桥式变性结构展开，即完成了一次桥式扩增。

后续，两条3′端游离的DNA分子可再次“弯腰”与其附近“草坪接头”杂交互补，重复这个过程则可快速将单个DNA分子复制成数千个拷贝。原始DNA分子通过桥式扩增产生的分子拷贝将快速在流动槽表面某个位置聚集为一簇，即为测序簇（cluster）。桥式扩增后流动槽表面将形成几百万到数亿的测序簇作为后续测序过程中碱基信号采集的基本单元。

三、原位PCR

原位杂交（in situ hybridization，ISH）是一种常用的分子生物学方法，可以定位检测原位基因，具有良好的组织原位分析能力，但是敏感性较低，在晚期病毒感染或者点突变的检测中存在很大的困难。1990年，Haase等建立了一种将PCR和原位杂交结合起来的新方法—原位多聚酶链式反应技术（in situ PCR，IS-PCR），简称原位PCR。原位PCR可应用于多种类型的材料研究（组织切片、离心细胞、悬浮细胞等）。

原位PCR通过PCR技术以DNA为起始物，对靶序列在染色体上或组织细胞内进行原位扩增，使其拷贝数增加，然后通过原位杂交方法检测，从而对靶核酸进行定性、定量、定位分析。随着PCR技术发展，出现了以mRNA为起始物，通过反转录合成靶序列的cDNA，然后以cDNA为模板进行PCR扩增，以检测细胞内mRNA靶序列的原位反转录PCR。

原位PCR的大致流程主要包括：

① 染色体、细胞及组织切片样品的制备。此阶段中固定很重要，因为并非所有固定剂都适用于PCR或原位PCR。

② PCR前处理。PCR前处理包括石蜡切片、去石蜡、染色体变形和细胞穿透，此步既有利于PCR反应试剂达到靶目标，又可防止扩增后产物漏出。蛋白酶和胰酶是常用的消化膜试剂，不同材料处理的时间和所用酶的浓度有所不同。

③ PCR扩增。一般采用热启动PCR，病毒RNA的扩增需要反转录PCR。

④ 原位杂交及检测。

原位PCR结合了分子杂交技术精密定位的特点与PCR技术的高效扩增、高敏感的特点，通常用于鉴定使用常规原位杂交难以检测的DNA或RNA序列。这些序列包括 mRNA、人类单拷贝基因、染色体易位和重排的细胞基因。原位引物（primed in situ labeling，PRINS）标记技术是另一个例子，它包括原位PCR反应，用于标记特定DNA序列的细胞内定位，特别是在染色体中的定位[24]，PRINS以靶DNA或mRNA序列为模板，将含有寡核苷酸引物、生物素或地高辛等非同位素标记的脱氧核苷酸以及适量的DNA聚合酶或RNA逆转录酶加到玻片上，在退火温度下已变性的DNA或mRNA与引物特异性结合并延伸。由于PRINS 技术使用未标记的引物，因此可以添加高浓度的引物，从而使该技术非常高效。由于该技术与传统PCR有许多相似之处，人们通常认为原位PCR应该与传统PCR一样具有可重复性和直接性。但是，在实际执行中，发现它是有问题的。人体组织高度复杂，通常含有不同的生物分子和抑制剂，可能会抑制各种DNA聚合酶的活性。因此，扩增效率往往较低，不同组织切片之间的重现性较差。由于PCR扩增中的重复加热循环，组织形态的改变是不可避免的。因此，原位PCR被认为是一种繁琐的原位杂交技术，而与传统的原位杂交相比，即使经过优化，其检测灵敏度的提高也相当有限[25]。

四、PCR芯片

PCR芯片是在硅片或玻璃片等基片材料上加工生成一系列的微管道、微反应室等空间结构，并整合微阀、微加热、微感应器等控制结构，利用芯片集成度高和比表面积大的特性，实现芯片上的快速PCR扩增。芯片PCR具有反应体积小、加热速度快、热循环时间短、高通量等优点。

基于芯片的PCR技术主要有两种模式：一种是试剂在温度循环变化的管道区间中连续流动实现PCR扩增，这种芯片被称为连续流动式PCR（continuous-flow PCR chip）；另一种是试剂不动，芯片微反应池的温度迅速循环变化实现PCR扩增，这种芯片被称为微腔式PCR芯片（micro chamber PCR chip）。前一种芯片的反应速度比后一种快，而后一种芯片更容易实现集成化。

连续流动式PCR芯片使试剂在微管道中沿三个固定的温度区连续流动，每流过三个温度区就完成一次温度循环，即完成了一次扩增。连续流过不同温度区的循环次数决定了PCR产物的放大倍数。连续流动式PCR芯片的反应速度明显比微腔式PCR芯片的反应速度快，一般为几分钟到20 min，一个20个循环的PCR最快可在1.5 min内完成。连续流动式PCR芯片的缺点是集成度难以提高，由于试剂在三个加热区停留时间必须足够长，所以在流速固定的情况下，要求液体流动的长度足够长。目前对PCR芯片的研究集中于提高PCR芯片的效率，主要包括提高加热和冷却速度、提高温度稳定性、减小尺寸、装置集成化等几种[26-28]。

PCR芯片具有体积小却可以检测大量基因的特点，采用不同于其他基因芯片以分子杂交或大分子间相互作用为基础的反应方式，它以PCR为基础，克服了杂交技术和大分子相互作用所存在的内在缺陷，大大增强了分析的敏感性和稳定性。PCR芯片适用于多种研究目的，包括人类、动物和植物等各种生物的多种基因的基因重排、基因突变和基因缺失的鉴定等，在临床肿瘤和白血病的诊断、人类基因组分析、基因多态性和疾病易感鉴定、遗传性疾病的基因诊断等多方面都具有广泛的应用前景。

（蔡　圣）

参考文献

[1] Hazlehurst L A, Bewry N N, Nair R R, et al. Signaling networks associated with BCR-ABL-dependent transformation[J]. Cancer Control, 2009, 16(2): 100-107.

[2] Hua J Y, He Y Z, Xu Y, et al. Emodin prevents intima thickness via Wnt4/Dvl-1/β-catenin signaling pathway mediated by miR-126 in balloon-injured carotid artery rats[J]. Exp Mol Med, 2015, 47(6): 1-9.

[3] Hyuk M, Ro S W. Ras mitogen-activated protein kinase signaling and kinase suppressor of ras as therapeutic targets for hepatocellular carcinoma[J]. Liver Cancer, 2021, 21(1): 1-11.

[4] Sanchez G I, Martin Z D. Regulation of Bcl-2 gene expression by BCR-ABL is mediated by Ras[J]. J Mol Biol, 1997, 267(2): 225-228.

[5] Wu B Q, Cao Y, Bi Z G. Suppression of adriamycin resistance in osteosarcoma by blocking Wnt/beta-catenin signal pathway[J]. Eur Rev Med Pharmacol Sci, 2017, 21(14): 3185-3192.

[6] Xiong S B, Tang C Y, Xu G J. The structure-function relationship and the signal transduction pathway of Ras protein[J]. Prog Biochem Biophys, 1995, 22(6): 482-486.

[7] Altiok S, Batt D, Altiok N, et al. Heregulin induces phosphorylation of BRCA1 through phosphatidylinositol 3-kinase/AKT in breast cancer cells[J]. J Biol Chem, 1999, 274(45): 32274-32278.

[8] Kim H, Chen J. New players in the BRCA1-mediated DNA damage responsive pathway[J]. Mol Cells, 2008, 25(4): 457-461.

[9] Werner H, Bruchim I. IGF-1 and BRCA1 signalling pathways in familial cancer[J]. Lancet Oncol, 2012, 13(12): E537-E544.

[10] Wang X, Li T Z. Ropivacaine inhibits the proliferation and migration of colorectal cancer cells through ITGB1[J]. Bioengineered, 2021, 12(1): 44-53.

[11] Burger H, Foekens J A, Look M P, et al. RNA expression of breast cancer resistance protein, lung resistance-related protein, multidrug resistance-associated proteins 1 and 2, and multidrug resistance gene 1 in breast cancer: Correlation with chemotherapeutic response[J]. Clin Cancer Res, 2003, 9(2): 827-836.

[12] 孙树梅, 周浩, 周彬. 焦磷酸测序与PCR产物直接测序在乙型肝炎病毒耐药基因检测中的敏感性比较[J]. 中华医院感染学杂志, 2012, 22(14): 2991-2993.

[13] Luo X F, Jiao J H, Zhang W Y, et al. Establishment of a nested-ASP-PCR method to determine the clarithromycin resistance of *Helicobacter pylori*[J]. World J Gastroenterol, 2016, 22(25): 5822-5830.

[14] Jennings L J, George D, Czech J, et al. Detection and quantification of BCR-ABL1 fusion transcripts by droplet digital PCR[J]. J Mol Diagn, 2014, 16(2): 174-179.

[15] Singh V, Brecik M, Mukherjee R, et al. The complex mechanism of antimycobacterial action of 5-fluorouracil[J]. Chem Biol, 2015, 22(1): 63-75.

[16] Oxnard G R, Paweletz C P, Kuang Y, et al. Noninvasive detection of response and resistance in EGFR-mutant lung cancer using quantitative next-generation genotyping of cell-free plasma DNA[J]. Clin Cancer Res, 2014, 20(6): 1698-1705.

[17] Nell R J, van Steenderen D, Menger N V, et al. Quantification of DNA methylation independent of sodium bisulfite conversion using methylation-sensitive restriction enzymes and digital PCR[J]. Hum Mutat, 2020, 41(12): 2205-2216.

[18] Van Wesenbeeck L, Janssens L, Meeuws H, et al. Droplet digital PCR is an accurate method to assess methylation status on FFPE samples[J]. Epigenetics, 2018, 13(3): 207-213.

[19] Wu Z, Bai Y, Cheng Z, et al. Absolute quantification of DNA methylation using microfluidic chip-based digital PCR[J]. Biosens Bioelectron, 2017, 96: 339-344.

[20] 问明瑶, 谢华平. 反向PCR: 缺失断点定位好方法[J]. 重庆医学, 2013, 42(23): 2760-2761, 2764.

[21] 洪宇植, 肖亚中, 房伟, 等. 长距离反向PCR技术高效扩增已知DNA片段的侧翼序列[J]. 激光生物学报, 2006, 15(1): 46-49.

[22] 凌飞, 李加琪, 梅盈洁, 等. 反向PCR技术克隆猪HFABP基因5侧翼序列[J]. 广东农业科学, 2007, 12(6): 75-76.

[23] 田亚坤, 李侗曾, 焦艳梅, 等. ALu-反向PCR检测HIV-1整合位点方法的建立[J]. 北京医学, 2010, 32(12): 965-968.

[24] Leung H Y, Yeung M H Y, Leung W T, et al. The current and future applications of in situ hybridization technologies in anatomical pathology[J]. Expert Rev Mol Diagn, 2022, 22(1): 5-18.

[25] Qian X, Jin L, Lloyd R V. In situ hybridization: basic approaches and recent development[J]. J Histotechnol, 2004, 27(1): 53-67.

[26] Ficai D, Gheorghe M, Dolete G, et al. Microelectromechanical systems based on magnetic polymer films[J]. Micromachines, 2022, 13(3): 351.

[27] Mazaheri H, Khodabandehloo A. FSI and non-FSI studies on a functionally graded temperature-responsive hydrogel bilayer in a micro-channel[J]. Smart Mater Struct. 2022, 31(1): 015007.

[28] Zhang B, Liu Y, Song Q, et al. A new dynamic deep learning noise elimination method for chip-based real-time PCR[J]. Anal Bioanal Chem, 2022, 414(11): 3349-3358.

第六章
常用流式细胞术

教学目标

1. 掌握：流式细胞术的原理。
2. 熟悉：流式细胞术在药理学、毒理学研究中的应用和优缺点。
3. 了解：流式细胞术的研究进展。

第一节　概述

流式细胞术是一种对悬液中细胞、微生物或细胞器等进行单个快速识别、分析和分离的技术，用以分析细胞大小、细胞周期、DNA含量、细胞表面分子以及进行细胞分选等研究。1965年，Mack Fulwyler与其合作者构思、设计、制造并成功测试了一款细胞分选仪，标志着流式细胞仪的诞生[1]。流式细胞术至今已经在生命科学领域应用了60年，它综合了流体力学知识、激光技术、生物学技术、计算机技术等，其对单个流动细胞的快速分析和分选功能发挥着不可或缺的作用。本章将从流式细胞术的基本原理出发，着重阐述其在药理学和毒理学研究中的应用，并简单介绍其研究进展和发展方向。

第二节　流式细胞术的基本原理

流式细胞术的三大要素为流式细胞仪、样品细胞和荧光染料或荧光素偶联抗体[2]，其中最关键的部件是流式细胞仪。流式细胞仪是一种灵敏而强大的工具，它能够利用光散射和荧光同时检测悬浮在液体中细胞的物理和化学性质，从而进行细胞的定性定量分析。下面将从仪器构造和工作原理两部分进行介绍。

一、仪器构造

流式细胞仪的基本构造分为液流系统、光学系统、电子系统和分选系统四个部分。

1. 液流系统

液流系统主要由流动室和液流驱动系统组成。流式细胞术最大的特点是细胞在分析过程中是单个独立流动的，这项技术的实现依赖于1953年Crosland-Tayler设计的鞘流系统。鞘液是在细胞流动分析过程中包裹在细胞样品外的液体。在流动室内，流动的鞘液与流动的细胞在喷嘴处汇合，细胞被包裹在鞘液的中心，依次加速通过激光束。鞘液的基本特征是等渗，以保证处于鞘液中的细胞不会死亡[2]，且鞘液需要选择无荧光本底的液体，以免干扰检测。

2. 光学系统

光学系统主要由激发光源、滤光片及二色分光镜等组成。激发光源包括弧光灯和激光器，目前流式细胞仪大多采用激光器作为激发光源，激光器根据工作介质的不同分为固体激光器、液体激光器、气体激光器、半导体激光器等。激发光源需要与荧光染料相匹配，其中488 nm是最重要、应用范围最广的激发波长，它可同时激发四种及以上的荧光染料，且散射光大多采用这一波长进行检测。

由于光电转换器只能记录光信号，并根据强度的不同按比例输出电脉冲信号，因此需要通过滤光片及二色分光镜限制检测器只接收特定波长的光。如图6-1所示，滤光片主要分为长通滤光片（只允许长于特定波长的光通过）、短通滤光片（只允许短于特定波长的光通过）及带通滤光片（只允许在一定波长范围内的光通过）；二色分光镜则分为短通二色分光镜和长通二色分光镜。通过两者的组合，可以将细胞发出的混合荧光逐一区分，从而判定出细胞的荧光颜色。

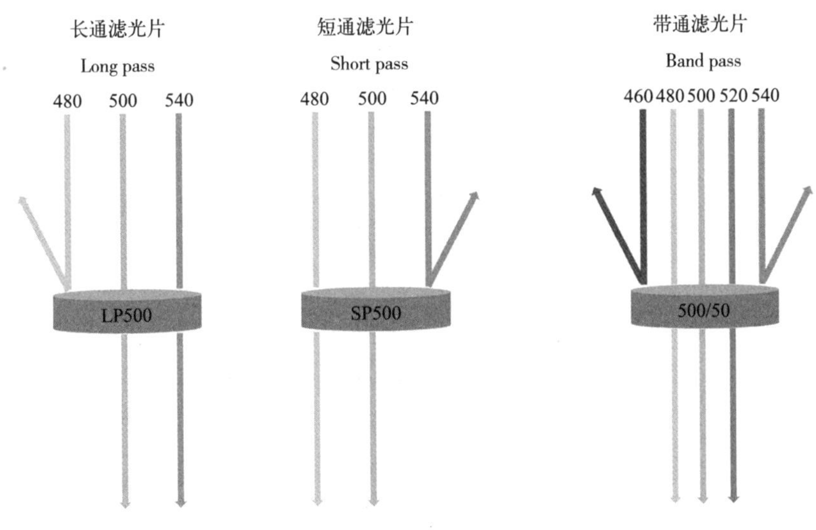

图6-1 滤光片原理示意图

3. 电子系统

电子系统包括光电转换器和数据处理系统。光电转换器有两类：光电二极管和光电倍增管，两者的光谱响应特性不同。一般而言，前向散射光（forward scatter，FSC）因光线较强，有足够的增益且噪声低，宜采用光电二极管；侧向散射光（side scatter，SSC）和荧光相对较弱，宜采用灵敏度高、增益范围大的光电倍增管。光信号转换成为电信号后，放大的电信号可以通过计算机进行数据处理。

4. 分选系统

部分流式细胞仪还具备分选系统，分为捕获式分选和电荷式分选[4]，其中大多数仪器都采用电荷式分选模式。如图6-2所示为电荷式流式细胞分选仪，其过程如下：从喷嘴射出的液柱被分割成一系列的液滴后，根据设定参数判断待测细胞所在的液滴是否被分选，系统对选定的细胞液滴充以电荷，带电液滴携带细胞通过静电场发生偏转后被采集，其余液滴流入废液槽中，从而实现分选[5]。利用流式分选仪纯化目标细胞后，可以用于进一步的无菌培养、动物接种、移植、单细胞PCR和功能性实验等。

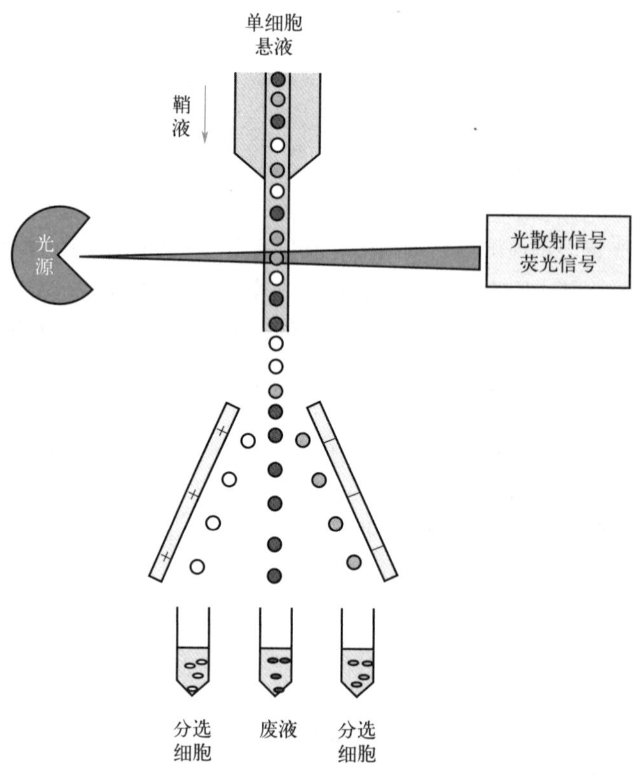

彩图6-2

图6-2 **电荷式流式细胞分选仪工作原理图**

二、工作原理

组织或细胞经过机械分离、化学试剂或酶消化处理成单细胞悬液，随后对细胞表面抗原、细胞因子、DNA或RNA等进行荧光染色标记，从而得到适合流式细胞仪分析的样品[5]。将样品置于流式细胞仪的分析管内，形成很细的液流，并与高速流动的鞘液进行汇流，细胞通过液流系统到达激光分析点，在激发光源的照射下，可以得到光散射信号和荧光信号。

其中非常重要的两种光散射信号分别是FSC和SSC。如图6-3所示，FSC沿与激光束相同的轴收集散射光，其与细胞表面积或大小成正比；SSC能对大部分折射和反射光进行测量，以大约90°角收集激光束，与细胞粒度或内部复杂性成正比[6]。而荧光信号包括自发荧光和特征荧光，前者是细胞自身在激光照射下发出的微弱荧光信号，后者为细胞上标记的特异荧光素受激光照射后所发射的荧光信号[3]。荧光强度与细胞的某一特性有关，这些荧光信号通过滤光片、反射镜等进行分离，由不同通道接收并分别导向不同的光电转换器，定量转换成电脉冲信号后，电脉冲经过电子信号系统进行降噪、放大、脉冲分析、数字化测量等处理后，通过计算机进行数据的分析处理与储存，从而对细胞进行检测分析，获得定性或定量结果。

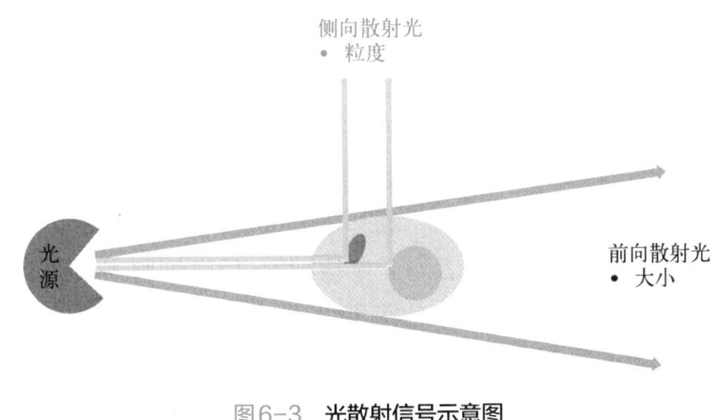

图6-3 光散射信号示意图

彩图6-3

第三节 流式细胞术的基本应用

流式细胞术从诞生至今已经将近60年，其快速、灵敏、高通量、多参数等特点，在涉及细胞层面的研究中具有无可比拟的优势，因而在生命科学领域有着广泛的应用。这些应用都是由其基本应用如对细胞表面标志物的检测、细胞增殖及凋亡检测、细胞因子检测等发展而来，它们为流式细胞术在药理学及毒理学的研究提供了基础功能。下面将对流式细胞术的基本应用做介绍。

一、细胞表面标志物的检测

细胞表面标志物的检测是流式细胞术最成熟和最重要的应用，其方法简单准确，可测标志物种类丰富。其中最常见的是对血液中白细胞的表面分化抗原进行检测，以表征免疫系统细胞的特征和功能[7]。结合FSC和SSC提供的信息，可以区分不同细胞种类。分化簇或分化群（cluster of differentiation，CD）是在白细胞和其他与免疫系统相关的细胞上表达的细胞表面分子。在单克隆技术的早期，大量的人类细胞表面分子被识别和报道，为避免混淆，科学界普遍采用CD命名法进行编号。使用抗CD抗体可以识别细胞表面分子进而判断细胞类型，不同的细胞有其特异性细胞表面分子，如B淋巴细胞表面分子为CD19，T淋巴细胞表面分子为CD3，天然杀伤（natural killer，NK）细胞表面分子为CD56等，且细胞还可以根据表面抗原的不同进行进一步的分型，如T细胞根据CD4^{+}或CD8^{+}可分为辅助性T细胞和细胞毒性T细胞。

细胞表面标志物的检测依赖于抗原的荧光染色，染色方法可分为直接染色法和间接染色法两种。直接染色法为细胞直接与已连接荧光素的抗体结合，而后进行流式细胞术的检测。该方法由于抗体与荧光素直接偶联，所需费用较高，且信号只进行了一级放大，灵敏度较差。间接染色法为先与细胞表面标志物的特异性抗体（一抗）结合，再与带有荧光标记的通用性抗体（二抗）结合进一步放大荧光信号后进行流式分析，该方法具有通用性且利于观察和检测。

筛选疾病细胞表面的特异性表面标志物，有助于疾病的筛查和治疗。急性髓系白血病（又称为急性髓细胞性白血病）是一种血细胞恶性肿瘤，其主要特征为快速增殖的异常白血病细胞累积，从而影响正常血细胞的生成。该疾病细胞表面存在有特定种类的CD分子表达，利用多参数流式细胞术可检测急性髓细胞性白血病细胞表面CD分子的表达水平，从而揭示该疾病中CD分子的表达规律，筛选出诊断急性髓细胞性白血病的CD分子组合，为靶向治疗提供目的CD分子策略。另外，系统性硬化症相关间质性肺病是系统性硬化症患者死亡的主要原因。Trombetta等[8]评估了循环单核细胞/巨噬细胞表型是否可用作系统性硬化症肺部受累的生物标志物，对患者属于单核细胞/巨噬细胞谱系的循环细胞进行流式细胞术表征，并评估了与肺受累参数值的可能关系。Han等[9]探究了FLT3-ITD$^+$急性髓系白血病患者样本与正常骨髓样本的白血病干细胞表面标志物CD34、CD38、CD123、CD99、CD45，解决了传统流式细胞仪参数数量限制以及荧光染料产生的光谱重叠问题。Jiang等[10]利用质谱流式细胞术检测了β-catenin抑制剂对FLT$^+$急性髓系白血病患者骨髓样本的表面标志物影响，发现β-catenin抑制剂导致CD45表达显著降低。Herbrich等[11]利用质谱流式细胞术检测了CD200在急性髓系白血病中的作用，结果发现CD200是急性髓系白血病中关键的免疫抑制分子。以上研究示例说明流式细胞术对细胞表面标志物检测在疾病的筛查和治疗中发挥了重要作用。

二、细胞凋亡检测

1972年，Kerr等第一次提出细胞凋亡的概念。细胞凋亡又称为细胞程序性死亡，是指细胞受基因调控的一种自然死亡形式。细胞凋亡贯穿机体的整个生命过程，与多种生理活动和疾病发生密切相关。随着流式细胞仪及荧光染料的发展，细胞DNA或凋亡相关抗原与荧光染料相结合后，可以利用流式细胞仪特异、快速地对细胞凋亡进行检测。流式细胞术检测凋亡的常用方法主要包括：①DNA染色法，因为部分细胞凋亡与细胞周期关系密切，染色标记DNA后即可获得不同分期细胞的比例，从而获知细胞凋亡的程度；②膜联蛋白V（Annexin V）染色法，磷脂酰丝氨酸会在细胞凋亡早期从细胞膜的细胞质一侧翻转至细胞膜的外侧，利用Annexin V作为荧光探针可以对细胞凋亡进行检测；③线粒体膜电位检测，细胞凋亡时线粒体膜电位会发生改变，凋亡早期细胞会出现线粒体膜通透性增大以及膜电位降低，而膜电位的降低程度与细胞聚集荧光染料的强度有关，因此对线粒体基质进行染色后，可以利用流式细胞术检测膜电位变化从而进行细胞凋亡分析；此外，还可以通过胱天蛋白酶、末端标记法等结合流式细胞术进行细胞凋亡检测[12]。目前，流式细胞术已成为研究细胞凋亡的重要手段之一。

何鹏杰等[13]利用流式细胞仪检测了NADPH氧化酶*p22phox*和*NOX5*基因表达对缺氧条件下成骨细胞凋亡的影响，发现缺氧处理后成骨细胞的凋亡率升高，与单纯缺氧组相比，抑制*p22phox*或*NOX5*基因表达会引起凋亡率下降。尹芬芬等[14]利用流式细胞仪检测了伤寒沙门菌对巨噬细胞凋亡的影响，发现THP-1细胞感染伤寒沙门菌后，细胞凋亡率明显增加；此外，加入肿瘤坏死因子相关凋亡诱导配体的抗体后，THP-1的凋亡率与对照组相比明显下降。Lu等[15]利用FACSCanto Ⅱ型流式细胞仪探究了环孢素A治疗急性溃疡性结肠炎的机制，发现与对环孢素A无反应患者相比，对环孢素A有反应的患者中性粒细胞凋亡率显著降低。Li等[16]研究了corin（一种在心肌细胞中高表达的跨膜丝氨酸蛋白酶）对H_2O_2诱导的心肌细胞凋亡的保护作用，并利用FACScan流式细胞仪检测了H9c2和HL-1细胞的凋亡率，发现H_2O_2会增加细胞凋亡，而corin的过度表达可以减少细胞凋亡从而减轻H_2O_2诱导的心肌细胞损伤。Saleh等[17]研究了有机磷化合物对小鼠EL4 T细胞凋亡的影响，使用Annexin V对小鼠EL4 T细胞进行染色，利用FACS Vantage流式细胞仪检测了10000个EL4 T细胞，结果发现低剂量的有机磷化合物对EL4 T细胞的诱导作用。王凯等[18]通过Annexin V染色，利用Aurora 3L-5L流式细胞仪检测了β-谷甾醇作用于HepG2和Hep3B的细胞凋亡情况，结果发现β-谷甾醇处理组的细胞凋亡率显著高于对照组。

三、细胞增殖检测

细胞增殖在生理、病理过程中都发挥着重要作用，细胞增殖是细胞生长和分化过程中的重要环节。近年来随着流式细胞术的不断发展，流式细胞术在细胞增殖检测方面的研究也日趋广泛。常用的细胞增殖检测方法包括3-(4,5-二甲基噻唑-2)-2,5-二苯基四氮唑溴盐（MTT）比色法、细胞计数试剂盒-8（cell counting kit-8，CCK-8）法等，而流式细胞术也因为具有多参数检测的特点而受到研究者的青睐。采用流式细胞仪对细胞增殖的分析检测方法通常有检测DNA含量和示踪染料标记法两种。

① 检测DNA含量　利用与DNA结合的荧光染料对DNA染色。不同分期的细胞DNA含量不同，通过流式细胞仪检测荧光强度可以分析不同分期细胞的比例，S期与G_2/M期的细胞比例越高，细胞增殖越活跃。

② 示踪染料标记法　示踪染料标记法主要包括5-溴脱氧尿嘧啶核苷（5-bromo-2-deoxyuridine，BrdU）和5-乙炔基-2′-脱氧尿嘧啶核苷（5-ethynyl-2′-deoxyuridine，EdU）掺入法、羧基荧光素琥珀酰亚胺酯（carboxy fluorescein succinimidyl ester，CFSE）标记法等。BrdU和EdU掺入法都是通过标记正在复制的DNA分子进行荧光染色，进而利用流式细胞术分析处在不同分期细胞的数量，进而检测细胞增殖。而CFSE标记法是CFSE前体在进入细胞后可以产生具有荧光的CFSE，随着增殖代数的增加荧光减弱，因此通过流式细胞术可以检测细胞增殖情况[19]。

CFSE染色法与流式细胞术结合能够在单细胞水平上进行细胞增殖的动态分析。张云惠等[20]利用Novo Express流式细胞仪结合CFSE标记法检测不同浓度水仙环素对*anti*-CD3和*anti*-CD28活化后的T细胞增殖情况，利用未活化未加药的T细胞作为阴性对照，活化未加药的T细胞为阳性对照，并利用流式细胞仪分析了细胞周期，发现水仙环素抑制了活化后T细胞的增殖，并阻碍细胞周期的进展。包晶晶等[21]利用FACSCalibur流式细胞仪结合CFSE标记法检测了环磷酰胺造成小鼠免疫抑制模型的淋巴细胞增殖情况，并通过数学模型拟合法分析了数据，发现环磷酰胺对淋巴细胞增殖的抑制是通过增加增殖时每代细胞的死亡率来实现的。然而CFSE标记法存在不能确定当前检测细胞周期阶段的局限性，Simonetti等[22]介绍了一种结合Ki67和DNA染色、主要组织相容性复合体-多肽-多聚体染色的方法，利用流式细胞仪可以帮助科研人员区分出G_0、G_1、S-G_2/M期的CD8 T细胞的增殖情况。Behbehani等[23]检测了10名急性髓系白血病患者口服羟基脲后的细胞增殖情况，利用碘去氧尿啶（iodo-deoxyuridine，IdU）对细胞进行染色，因为IdU可以标记正在合成DNA的增殖期细胞，并利用质谱流式细胞仪检测了S期细胞的百分数，发现给药组被IdU染色的细胞数较对照组减少。研究人员需要根据不同实验的具体情况选择合适的染色方法。

四、细胞因子检测

细胞因子是指由免疫细胞（如T淋巴细胞、B淋巴细胞、NK细胞、单核/巨噬细胞等）和某些非免疫细胞（如内皮细胞、表皮细胞、成纤维细胞、骨髓及胸腺基质细胞等）经刺激而合成、分泌的一类生物活性物质[6]。根据功能，细胞因子可以分为6大类：白细胞介素（interleukin，IL）、干扰素（interferon，IFN）、肿瘤坏死因子（tumor necrosis factor，TNF）、集落刺激因子（colony stimulating factor，CSF）、趋化因子（chemokine）和生长因子（growth factor，GF）[2]。细胞因子的免疫学检测方法常采用酶联免疫吸附试验（enzyme linked immunosorbent assay，ELISA）。流式细胞术可以在单个细胞水平同时检测多种不同的细胞因子，可以进行多参数相关分析[4]，在细胞因子检测中具有重要作用。

常用的流式细胞术检测细胞因子的分析方法有两种，分别是：

① 胞内染色法　用于检测细胞内新合成的细胞因子，利用荧光素偶联的抗细胞因子抗体与细胞因子进行结合，使其带上荧光标记从而产生荧光信号。但由于细胞因子在细胞内部合成，荧光素偶联抗体无法进入胞内，因此染色前需要对细胞进行固定及穿孔操作。该方法可以明确细胞因子的真正细胞来源且不需要纯化，但只能进行定性检测且只能说明细胞具有合成细胞因子的能力，无法肯定细胞是否有分泌能力[2]。

② 流式微球阵列（cytometric bead array，CBA）法　可以直接检测分泌到细胞外的处于游离状态的细胞因子，可以定量检测目标蛋白质，CBA是一系列具有相同荧光素、不同荧光强度但大小相同的微球组合，相同荧光强度的微球上具有检测同种蛋白质的特异性抗体，每种微球捕获特定的蛋白质，再加入检测抗体，即可对多种蛋白质进行检测。其优点是所需样品量少且可以同时测定多种细胞因子，适用于稀有样本的检测，但在定量检测上仍不如ELISA法准确而简便[2]。

Kiefer等[24]为避免单核细胞在分离和纯化过程中发生变化，提出了一种基于流式细胞术的无偏倚功能分析。他们使用少量的全血样本评估人类和大鼠循环血液单核细胞的亚特异性激活和细胞因子表达。该方法使单核细胞亚群处于静息状态或将其固定在当前状态，并允许在没有预先细胞分离的情况下进行无偏倚的功能终点分析。Rezk等[25]研究了细胞因子分泌试验（cytokine secretion assay，CSA）与多参数流式细胞术相结合同时进行多个低频细胞因子分泌细胞的分离。传统上认为人类B细胞比T细胞更难检测，该方法可以分离高纯度的以低频或高频细胞因子为特征的B细胞，说明同时检测和分离多达三个存活且高度纯化的B细胞亚群是可行的。

五、细胞分选

在第二节介绍流式细胞仪的仪器构造中提到了流式细胞分选仪具备的分选系统，其用于从复杂样本中快速分选纯化出一种或几种目标细胞亚群，分选出的细胞可以用于进一步的培养和实验[3]。该功能对于筛选特定细胞、回收极低比例的细胞、纯化稳定的细胞系、单细胞分选、染色体分离、分选干细胞和X/Y精子等具有重大的理论意义和实用价值。使用流式细胞分选仪进行细胞分选的方法称为荧光激活细胞分选（fluorescence-activated cell sorting，FACS）技术，与磁珠分选技术相比，FACS技术是目前获得目的细胞纯度最高（能达到99%）的一种技术，且速度快、能实现多路分选[3]。

香港科技大学的研究人员[26]报道了通过FACS从成年小鼠的四肢肌肉中分离肌肉干细胞的方法，用于获得纯净的静止或激活的肌肉干细胞群（$VCAM^+/CD31^-/CD45^-/Sca1^-$），该方法还可从肌肉组织中分离内皮细胞、造血细胞和间充质干细胞。Bertolo等[27]测试了基于FACS自发荧光谱的间充质基质细胞分选是否适用于一种快速且非侵入性的衰老细胞消除方法。分选三天后，通过复制性衰老标记（细胞体积、SA-β-Gal测定和基因/蛋白质表达）和间充质基质细胞分化测定筛选细胞，对提高基于MSC疗法的结果具有实际的临床意义。Alkmin等[28]为了利用流式细胞术提高猪精子分选的效率，使用高速流式细胞仪同时分离X和Y染色体的精子，有助于猪性别分选在猪人工授精计划中的商业应用。流式细胞分选仪在生命科学领域上有巨大的应用潜力，研究人员可根据需要选择不同的荧光抗体从而实现不同细胞的分选纯化。

第四节　流式细胞术在药理学研究中的应用

一、肿瘤药理学

肿瘤药理学是以研究药物对肿瘤作用及其机制为中心内容的药理学。如今，癌症已成为21世纪人类的主要死亡原因之一，也是阻碍预期寿命增长的重要障碍。为攻克癌症这一健康杀手，研究人员在肿瘤药理学方面做出了许多探索，流式细胞术在细胞周期与肿瘤关系的研究和多药耐药蛋白的研究中具有广泛的应用。

1. 细胞周期与肿瘤关系的研究

肿瘤是指在某些致瘤因素的作用下，机体某一部分组织细胞异常增生而形成的新生物，常表现为肿块，是一组以失控生长和异常细胞播散为特征的疾病[29]。肿瘤的发生已知与癌基因的激活和抑癌基因的失活有关，而现已知癌基因和抑癌基因作用均归结于对细胞周期的调控，细胞周期紊乱是肿瘤发生的主要机制。在细胞周期的各个阶段，DNA含量会发生变化，而DNA含量检测是流式细胞仪最早且最广泛的应用，因此，通过流式细胞术分析肿瘤细胞的细胞周期以观察药物对其效果是一种常用的实验方法。

Binhudayb等[30]评估了尿囊素是否可以调节肿瘤干细胞和相关肿瘤微环境，采用体内4-硝基喹啉-1-氧化物诱发的舌鳞状细胞癌模型进行验证，通过流式细胞术等评价尿囊素的细胞毒性作用。在细胞周期阻滞方面，在5-氟尿嘧啶中加入尿囊素没有统计学意义的差异，揭示了尿囊素作为细胞毒性药物单独使用或与其他化疗药物联合使用的可能性。在胰腺导管腺癌（pancreatic ductal adenocarcinoma，PDAC）中，蛋白质精氨酸甲基转移酶5（protein arginine methyltransferase 5，PRMT5）表达升高，有文献报道[31]体外抑制PRMT5对PDAC的影响，PRMT5对细胞周期和DNA损伤修复的抑制，以及PRMT5抑制和DNA损伤诱导电离辐射之间潜在的协同作用。基于流式细胞术的细胞周期分析显示，PRMT5的抑制剂EPZ015938处理的PDAC细胞在G_2/M期数量增加，提示PRMT5抑制引起G_2/M期阻滞。

2. 多药耐药蛋白的研究

多药耐药性是癌症化学治疗的主要临床障碍之一。在癌细胞中，多药耐药性的主要原因是细胞膜上的药物转运蛋白增加了抗癌药物的外排。现研究比较充分的药物转运蛋白有P-糖蛋白、多药耐药相关蛋白1、乳腺癌耐药蛋白等，它们都属于ATP结合盒（ATP-binding cassette，ABC）超家族。正常细胞和癌细胞系上的转运蛋白经过荧光标记或与荧光底物相互作用后，可以通过流式细胞术进行定性和定量研究[32]。

Strouse等[33]应用高通量流式细胞分析系统评估了102种荧光化合物的底物特性，以及它们与转运蛋白的已知抑制剂的相互作用，为识别和表征多药耐药蛋白的荧光底物提供了一种有效的工具。Kokubo等[34]在鉴定新的ABC亚家族G成员2（ABC subfamily G member 2，ABCG2）抑制剂时，为评估候选化合物抑制ABCG2介导的转运能力，通过流式细胞术测定，确定了16种化合物为潜在的抑制剂，并最终发现了具有临床应用潜力的新型强效ABCG2抑制剂。陈阳等[35]使用流式细胞仪建立了高通量药物筛选技术，以罗丹明123作为荧光指示剂，利用耐药HR-20活细胞筛选逆转耐药性的药物。这些研究都表明流式细胞术在多药耐药蛋白的研究中发挥着重要作用。

二、心血管药理学

心血管药理学是以研究药物对心脏和血管系统作用为中心内容的药理学，包括对治疗高血压、心肌缺血、心力衰竭等疾病的研究。心血管疾病的发生发展涉及细胞分子水平的相关机制，如细胞凋亡、细胞因子、离子通道、受体等[36]，流式细胞术在这些方面有着广泛的应用优势，可以作为心血管药理学研究的重要工具。下面以高血压和心力衰竭为例对流式细胞术在心血管药理学方面的应用作详细介绍。

1. 高血压

高血压是以体循环动脉血压持续升高为主要特点的疾病，是遗传易感性与环境多种因素长期相互作用的结果。其发病机制复杂，尚未完全清楚，目前认为涉及交感神经功能亢进、（肾性）钠水潴留、肾素-血管紧张素-醛固酮系统激活、胰岛素抵抗等[37]。高血压是缺血性心脏病及其他心血管疾病的重要危险因素之一。其病程漫长，不易被发现，发病患者数量多，且并发症严重，给全球医疗保健带来沉重的负担，因此受到了各国科学家的重视。

Bartolomaeus等[38]在研究短链脂肪酸丙酸酯对高血压心血管损伤小鼠模型中的作用时，

由于动脉高血压及其器官后遗症表现出T细胞介导的炎症性疾病的特征，他们使用流式细胞术检测脾脏中效应记忆T细胞的频率及心脏免疫细胞的浸润情况，以此作为量化炎症效应的指标。Krishnan等[39]研究了NLRP3炎性小体的抑制剂MCC950对已确诊高血压小鼠的血压、肾脏炎症、纤维化和功能障碍等的作用，通过流式细胞仪检测总白细胞及各种T细胞的积累量，评估高血压及肾脏炎症的情况。IL-6是一种多功能促炎细胞因子，在肺动脉高压患者的血清中升高，因此可预测特发性肺动脉高压患者的生存率，Hashimoto-Kataoka等[40]通过流式细胞术测量辅助T细胞和巨噬细胞的积累，发现IL-21促进肺动脉高压与IL-6信号下游的M2巨噬细胞极化相关。

2. 心力衰竭

慢性心力衰竭是由于心脏器质性或功能性疾病损害心室充盈和射血能力而引起的一组临床综合征，该疾病会引起心脏的代偿从而引起心脏重构，包括心肌细胞肥大和心肌细胞表型的改变等[36]。随着现代心血管系统疾病发病率的增高及人口趋于老龄化，慢性心力衰竭的发病率逐渐增高，具有很高的致残率和致死率[41]。

炎症是心脏病的主要驱动因素，巨噬细胞和T淋巴细胞在心力衰竭的进展中起着重要作用。Martini等[42]使用单细胞RNA测序来绘制标准小鼠非缺血性压力过载心力衰竭模型中的心脏免疫成分图，并在小鼠和人类中使用多参数流式细胞术的分析分选功能进行结果的整合，发现大多数主要的免疫细胞亚群都存在于健康和患病的心脏中。在诱导压力过载后，免疫激活会在整个免疫细胞类型范围内发生。此外，心力衰竭会增加活性氧簇的产生和线粒体功能障碍，并降低心肌收缩力。来自高雄医学大学的研究人员[43]为研究他汀类药物在心力衰竭线粒体保护中的有益作用，在大鼠接受血管紧张素Ⅱ或合用辛伐他汀后，使用流式细胞术测量线粒体和细胞内活性氧，发现辛伐他汀显著降低了活性氧的产生并减弱了线粒体膜电位的破坏，表明辛伐他汀介导的线粒体保护作用是通过调节抗氧化状态、促进能量供应来抑制线粒体损伤和心肌细胞凋亡，从而在预防心力衰竭中发挥治疗作用。

三、神经药理学

神经药理学是研究药物和内源性活性物质对神经系统作用及其应用的科学，它以神经系统的结构学、功能学、生化学及病理生理学为基础，以防治神经精神疾病为目标，研究作用于神经系统的药物及其机制，以达到高效、安全、合理用药和创制新药的目的[44]。神经药理学的研究包括神经受体、神经离子通道、神经元凋亡等，流式细胞术在神经药理学的研究中也有一定的应用空间。

中枢神经系统退行性疾病是一类以特定脑区神经元退化和不可逆性丢失为特征的病变，包括帕金森病、阿尔茨海默病、亨廷顿病和肌萎缩性侧索硬化症。现今人类对神经退行性疾病的发病机制研究还不够深入，在一些与免疫细胞相关的病理机制的研究上，流式细胞术可以发挥其应用优势。α-突触核蛋白是帕金森病的关键病理成分，且来自帕金森病患者的外周循环CD4和CD8 T细胞已被证明可产生Th1/Th2细胞因子以响应α-突触核蛋白，这表明帕金森病中可能存在慢性记忆T细胞反应。Williams等[45]研究人员使用了α-突触核蛋白过表达小鼠模型、T细胞缺陷小鼠模型，使用免疫组织化学和流式细胞术的组合，发现与α-突触核蛋白病理学相关的T细胞反应可能会损害帕金森病患者中枢神经系统的关键区域，而针对这些T细胞反应可能是疾病修饰治疗的途径。在一项关于两种小胶质细胞的TAM受体酪氨酸激酶Axl和Mer与阿尔茨海默病关系的研究中，为全面了解TAM信号如何影响斑块相关与非斑块相关小胶质细胞中的基因表达，Huang等[46]使用流式细胞术和荧光激活细胞分选从斑块负荷皮质中分选出$CD45^+$细胞进行研究，发现TAM系统是小胶质细胞识别和吞噬淀粉样斑块的重要介质。

神经元凋亡增多也可能是引发神经退行性疾病的原因之一，当神经元凋亡超出生理范围时，神经元大量丢失，必然影响脑功能而引起疾病和死亡。如前所述，检测细胞凋亡是流式细胞术的基本应用，其在神经元凋亡的检测上有着无可比拟的优势。Li等[47]为验证DNA损伤诱导转录物4参与甲基苯丙胺诱导的多巴胺能神经元自噬和细胞凋亡，使用流式细胞术测定大鼠儿茶酚胺能PC12细胞和人多巴胺能SH-SY5Y细胞，以及大鼠纹状体中DNA损伤诱导转录物4表达后的细胞凋亡和凋亡标志物的表达。脑出血后神经元凋亡在神经功能恶化中起重要作用。临床前研究表明银杏提取物EGb761对其他一些伴有细胞凋亡的神经系统疾病具有神经保护作用。来自华中科技大学的研究人员[48]在研究EGb761对实验性脑出血中神经元凋亡的保护时，使用Annexin V-FITC细胞凋亡检测试剂盒通过流式细胞术检测凋亡神经元。

四、临床药理学

临床药理学是研究药物对人体作用规律以及人体与药物间相互作用过程的学科，是一门联系实验药理学和药物治疗学的桥梁学科，其内容包括新药临床评价、治疗药物监测、药物相互作用、药物基因组学研究等。流式细胞术在药物研发中的新药临床试验及临床指导用药阶段都发挥着重要的作用，下面以新药研发中的受体占有率检测和临床治疗用药中的体外药敏试验为例进行介绍。

1. 受体占有率检测

在生物治疗剂的开发中，受体占有率（receptor occupancy，RO）数据可以直观体现药物与体内靶标作用水平的关系，已经成为一些抗体类药物药代动力学-药效学研究中不可或缺的组成部分[49]。RO分析有助于确定生物治疗剂的最小生物效应水平，确定最佳给药方案。RO分析最常用于评估针对免疫系统和靶向肿瘤的治疗，流式细胞术是一种非常适合执行该类测量的技术[50]。

RG7769是罗氏开发的一种靶向程序性细胞死亡蛋白1（programmed cell death protein 1，PD-1）的化合物。在其Ⅰ期临床试验中，受试者先使用了抗PD-1治疗性抗体，随后研究人员[51]第一次在临床环境中通过流式细胞术监测药物对随后施用的竞争性生物治疗药物的影响，并将RO作为替代药效的生物标志。在另一项关于靶向趋化因子受体5（C-C motif chemokine receptor 5，CCR5）的药物试验中，研究人员[52]报道了使用抗CCR5抗体Leronlimab计算RO的两种流式细胞术方法，且两种方法都得到了可靠的RO值，可用于纵向监测恒河猴和人类的抗CCR5治疗性抗体阻断效果，有助于未来详细研究抑制CCR5在多种病理生理过程中的免疫学影响。

2. 体外药敏试验

化学治疗药物的耐药问题已成为临床应用的重要限制，耐药病原菌的出现、患者基因多态性的差异等，都使得化学治疗药物无法有效发挥药效。药敏试验是关于病原菌对某种药物是否敏感或耐药的检测项目，对临床治疗用药具有重要的指导作用。但传统体外药敏试验存在许多问题和限制，常常忽略了病原菌个体的异质性，且操作繁琐、耗时较长，容易耽误治疗，流式细胞术的应用大大改进了这些缺点。下面以细菌和肿瘤的药敏试验为例介绍流式细胞术在药敏试验中的应用。

（1）细菌药敏试验

传统的抗菌药物敏感试验的方法包括扩散法、稀释法和E-试验等，但这些传统方法存在许多局限，如细菌群体组成的异质性对药敏试验的影响未能得到表达、试验的指标过于简单［如仅有最低抑菌浓度（minimum inhibitory concentration，MIC）］、操作繁琐和耗时长等。早在1982年Steen等[53]就已经开始研究流式细胞术在药敏试验中的适用性。流式细胞术进行细菌药敏试验的原理是通过使用不同的荧光染料染色，根据所检测到的荧光强度的变化来判断细菌经抗生素处理后的存活状态，进而推断药物敏感性[54]。常用的流式细胞荧光法抗生素敏感试验中荧光染料分为膜渗透性、膜非渗透性和膜电位敏感性3种[55]。

我国科学家在使用流式细胞术进行细菌药敏试验的研究上做了相当多的探索。赵旭鸿等[56]选用碘化丙啶（propidium iodide，PI）作为荧光染料，用流式细胞术检测大肠埃希菌标准菌株和鲍曼不动杆菌临床菌株对舒氨西林、左氧氟沙星、美罗培南、头孢噻肟钠的敏感性。根据细菌培养物在不同浓度药物作用后所检测到的荧光强度来判断细菌存活率，从而推断MIC值，并与传统的微量稀释法和VITEK仪检测结果进行比较。付亮等[57]应用流式细胞术进行药敏试验，分别检测每株细菌头孢他啶、头孢他啶/克拉维酸作用的PI荧光阳性百分率，依据统计学方法建立流式细胞术检测产超广谱β-内酰胺酶细菌阴阳性的判断标准。

（2）肿瘤药敏试验

常用的化疗药物药敏试验有人体肿瘤克隆形成法、放射性标记核酸前体掺入法、鉴别染色法、四氮唑比色法等[58]。其中四氮唑比色法是使用最广泛的方法，其可评率高、简易快速、观察终点客观，几乎可以应用于所有类型肿瘤药敏试验[59]。但该方法易受酶活性、pH值、细胞离子浓度、细胞周期改变等的影响。由于临床上用于肿瘤治疗的大多数抗癌药物都可在不同类型的肿瘤治疗中诱导肿瘤细胞凋亡，诱导细胞凋亡可能是决定化疗效果的重要因素，而流式细胞术检测凋亡快速、准确，其在临床肿瘤药敏试验的应用成为必然趋势。

姚静等[60]应用流式细胞凋亡检测技术的Sub-G1法和Annexin V法，检测临床胃肠肿瘤细胞在抗肿瘤药物作用下不同时间点肿瘤细胞的凋亡率，并与四氮唑比色法进行比较分析，结果发现流式细胞术可以检测到早期凋亡，且检测到药物最大杀伤率的有效时间点明显早于四氮唑比色法。江永青等[61]用流式细胞术对肺癌患者纤维支气管镜检查标本进行药物敏感试验，该研究以纤支镜标本为试验对象，不同于一般来源于手术切除物的药敏标本，如此可增加试验者范围，减少患者取材的痛苦，又可充分发挥流式细胞术所需标本量少的优势。

第五节 流式细胞术在毒理学中的应用

一、免疫毒理学

免疫毒理学是研究外源性化学、生物制剂等引起的免疫系统功能障碍的毒理学分支学科。免疫应答是抗原物质进入机体内后刺激机体免疫系统清除抗原的过程，分为先天性免疫与适应性免疫。免疫系统由具有免疫功能的器官、组织、细胞及细胞因子组成。近年来随着流式细胞术的发展，流式细胞术在免疫毒理学方面的应用也越来越广泛，主要应用于淋巴细胞亚群检测、细胞吞噬功能分析、细胞因子检测等方面。

1. 淋巴细胞亚群检测

淋巴细胞亚群作为机体免疫应答的主要细胞群，主要由T细胞、B细胞、NK细胞组成，共同维持机体的免疫功能状态，因此淋巴细胞亚群的变化也被用于评估机体的免疫功能状态。通常情况下，$CD4^+$ T细胞与$CD8^+$ T细胞的数量、$CD4^+$ T细胞与$CD8^+$ T细胞的比例、NK细胞数量变化都反映了机体的免疫功能状态变化[62]。

袁本超等[63]对108例乳腺癌患者给予脾多肽联合化疗，并利用流式细胞术检测了淋巴细胞亚群，发现联合治疗后$CD3^+$T细胞、$CD4^+$T细胞、$CD8^+$T细胞、NK细胞、$CD4^+$ T/CD 8^+ T均高于对照组，这表明联合治疗后患者的免疫功能提高。Inoue等[64]通过流式细胞术检测了5-氟尿嘧啶对胎鼠及新生小鼠的淋巴细胞亚群的影响，发现胎鼠胸腺$CD4^+$ T细胞、CD 8^+ T细胞减少，在出生后可能会逐渐恢复。流式细胞术可以被用于识别这些细胞进行表面特征分析，且具有快速、准确的特点。武汉大学[65]有研究利用流式细胞术对60例COVID-19患者的治疗前后外周血淋巴细胞亚群水平进行了分析，结果表明COVID-19患者总淋巴细胞、$CD4^+$ T细胞、$CD8^+$ T细胞、B细胞、NK细胞均减少，提示出现了免疫功能低下，治疗后有67 %患者的$CD8^+$T细胞和B细胞升高。另外，有研究[66]利用流式细胞术对106例患者的外周血，通过Cytomics FC 500流式细胞仪及CXP分析软件进行分析后，发现$CD4^+$ T细胞是COVID-19的主要免疫应答细胞，而不是CD 8^+ T细胞，且淋巴细胞亚群数量的变化比淋巴细胞亚群之间的比例变化更具有代表性。

2. 细胞吞噬功能分析

细胞吞噬功能是指吞噬细胞对病原体等异物的吞入消灭功能。吞噬细胞主要包括单核细胞、巨噬细胞、中性粒细胞等。细胞吞噬功能是内环境稳态的基础功能，在机体免疫、炎症控制中发挥着重要作用。

林睿等[67]利用流式细胞术验证了荧光显微镜观察到的异甘草酸镁对自身免疫性肝炎单核细胞免疫功能的影响，发现甘草酸镁可以提高自身免疫肝炎患者单核细胞的吞噬能力。有研究报道[68]利用流式细胞术建立健康成人血液中性粒细胞的吞噬间隔，利用荧光探针标记病原体，在37°C下与全血进行孵育，再利用流式细胞术检测中性粒细胞的吞噬作用及探索吞噬间隔参考区间，发现中性粒细胞在健康成年人体内对大肠杆菌的吞噬间隔参考区间为46.91%～83.09%，对金黄色葡萄球菌的吞噬间隔参考区间为33.92%～69.48%，且吞噬功能与中性粒细胞的数量成反比。该研究采用流式细胞术快速、简单、准确地对吞噬功能进行评估，并建立了吞噬间隔区间。但文中提到该研究的缺点，这是一项单中心研究，且缺乏对真菌的研究，其结果的科学性与普遍性还有待探究。Grasse等[69]利用一种快速、简便的基于流式细胞术的检测方法，分析中和抗体介导的Fc受体的吞噬功能，这种方法重复性高且适合大量临床及非临床数据的研究。

3. 细胞因子检测

细胞因子作为机体免疫功能的重要参数，是免疫细胞和非免疫细胞对外界刺激反应生成的低分子量蛋白质，在免疫应答过程中发挥着重要作用。通过检测细胞因子可以获取药物等对机体的免疫毒性。流式细胞术可以分析不同细胞亚群产生的细胞因子，基于流式细胞术可准确评估人和大鼠血液中细胞因子的表达。

赖新强等[70]采用流式细胞术检测了淫羊藿素、脱水淫羊藿素对T淋巴细胞的细胞因子分泌情况，发现二者均可抑制细胞因子的分泌。李向阳等[71]利用流式微球捕获芯片技术，采用聚苯乙烯荧光微球连接特定的抗体，通过流式细胞仪对小鼠血清细胞因子进行检测，探讨了采用这种方法检测时易出现的问题，并给出了有效的解决方案。该方法具有灵敏度高、重复性好、需求样本量少的特点，但对检测人员技术要求比较高。

二、遗传毒理学

体内外微核试验是一种公认的遗传毒性和细胞毒性评估试验，早期常运用显微镜进行评估，但存在耗时长以及受试者主观影响大的局限性。流式细胞术具有高通量、可检测结果信息多等特点，目前主要应用于检测骨髓细胞、外周血和体外微核[72]。

张雯等[73]借助流式细胞仪检测了环磷酰胺处理后的大鼠与小鼠骨髓嗜多染红细胞微核数量，发现数量与环磷酰胺实际含量之间呈一定规律性。陈秀娟等[74]采用Beckman公司生产的CytoFLEX流式细胞仪检测了不同剂量的间苯二胺、对苯二胺腹腔注射后的小鼠骨髓细胞微核发生率，发现与传统显微镜检测结果间具有较好的相关性，但仍存在有细胞本身产生荧光及其他假阳性结果，且流式细胞术分析结果高于Giemsa染色人工显微镜检测结果，分析原因可能是个别细胞自身荧光较强以及部分细胞因为体积大而被误判，还可能是显微镜本身计数量少产生了误差。曾珠等[75]利用流式细胞术对大鼠骨髓网织红细胞建立的检测方法发现，流式细胞术对骨髓微核计数与显微镜计数结果相比数据更稳定，且操作更为简便。成像流式细胞仪具有传统流式细胞仪快速、稳定的特点，同时又具有显微镜的高分辨率成像特点，解决了二者各自的局限性问题，已有研究[76]利用成像流式细胞仪对人TK6细胞进行体外微核细胞测定。此外，还有研究[77]利用CD71-FITC和DRAQ5双重染色流式细胞术检测大鼠外周血的微核细胞，克服了之前单一染色背景干扰大的问题。

三、生殖毒理学

生殖毒性主要表现为对生殖细胞的生长及正常生理功能的损害作用。生殖毒理学包括对男性、女性的生殖系统毒性和对胚胎（例如对精子）的分析。早期对于精子数量及活性的研究大部分需要通过显微镜来完成，流式细胞术出现后，除了用于研究精子数量及活性外，还逐步运用于对精子的染色质结构、膜完整性、顶体反应的检测[78]。流式细胞术具有高通量及重复性好的特点，因此被广泛应用于精液质量分析。

黄斌等[79]利用流式细胞术研究了甲基对硫磷对大鼠睾丸的毒性，采用了低、中、高三种不同剂量的甲基对硫磷灌胃大鼠，通过流式细胞仪检测了大鼠睾丸生精细胞，发现甲基对硫磷可以阻碍生精细胞的周期并诱导其凋亡。来永巍等[80]采用流式细胞术检测了杨梅黄酮对环磷酰胺致小鼠睾丸损伤模型中小鼠精子线粒体膜电位的影响，发现杨梅黄酮可以提高小鼠精子的正常率。王家雄等[81]利用流式细胞仪检测了241例不育男性精液样本的精液内细胞大小分布异质性与精液质量的关系，发现精液内细胞大小分布异质性可以起到对精液质量的预测作用。虽然该方法具有方便快捷的优点，但由于缺乏特异性抗体，造成了准确度的降低。杨芳等[82]利用流式细胞术检测不同染料染色的DNA正常精子与DNA损伤精子，并分析DNA损伤的程度，确定了正常男性的参考值范围，适用于临床检测使用。该方法重复性好，但文章中也提到了此方法具有准确性无法精确评估、不同流式细胞仪检测结果的一致性差等问题。

四、血液学评价

血液学评价主要是分析外来物质对血液和造血系统的影响，包括血细胞计数、分类及其功能的研究。目前，有较多血液学评价都基于流式细胞术建立了研究方法，与传统的方法相比，流式细胞术在血液学评价检测时，具有需要的样本量少、获取到的参数多、效率高、人为因素影响小的优点，因此被广泛运用。

叶剑锋等[83]用FACSort流式细胞仪检测了大鼠灌胃给予云南白药后血小板表面的CD61、CD62P以及血小板活化百分率，发现给药后静息血小板表面CD61、CD62P和血小板活化百分率增加，但无显著性差异；但在二磷酸腺苷二钠盐的刺激下，各组CD61、CD62P的表达都显著高于对照组。张葵等[84]利用FACSCalibur流式细胞仪测定了CD61抗体-PE免疫荧光标记的人全血中血小板的数量，发现流式细胞仪测定结果与血细胞计数仪测定结果间无显著性差异，且发现流式细胞仪可以排除多种干扰因素，比血细胞计数仪更适合低血小板标本的计数。Rosenbluth等[85]利用一种基于微流体技术的流式细胞仪研究了脓毒症和白细胞淤滞症患者的血液细胞变化情况。近年来，微流控阻抗流式细胞仪由于具有非标记、多参数、低污染、检测速度快等优势，可以对流动态单细胞进行连续、无损阻抗检测，因此也被运用于血液学评价。Honrado等[86]通过微流控阻抗流式细胞仪识别出了感染恶性疟原虫的红细胞，并发现疟原虫感染引起了红细胞的细胞质电导率随时间推移而增加。此外，成像流式细胞术也被用于不同成熟期红细胞的鉴别以及镰状红细胞定量分析等的研究，但在检测过程中存在只能检测悬浮细胞的问题，且可能在消化过程中对样本产生改变。

五、致癌性评价

药物的致癌性作为药物的不良反应之一，已经引起了科研人员的广泛关注。致癌性评价的目的是考察药物在动物体内的致癌作用，从而评价和预测在人体内的致癌作用。目前常用的评价方法有：细胞体外恶性转化试验、动物短期致癌试验、动物长期致癌试验等。

流式细胞术也在致癌性评价中应用广泛，例如细胞凋亡检测、细胞周期检测及DNA倍体分析、细胞膜完整性检测等。

王观宇等[87]为了研究脾脏对肝癌形成过程中肝细胞增殖的影响，给切脾组和未切脾组大鼠灌胃致癌剂二乙基亚硝胺后，利用FACSort流式细胞仪检测了癌症诱导不同时间的肝细胞增殖周期，结果发现肝细胞增殖水平随着癌症诱导时间增加而升高，且切脾组比未切脾组的增殖水平低。致癌物会引起细胞染色体出现多倍体，流式细胞术可以通过检测DNA含量进行分析，李艳萍等[88]利用流式细胞仪检测了断乳前1周大鼠在灌胃*N*-甲基-*N'*-硝基-*N*-亚硝基胍10天胃癌造模后的胃幽门黏膜异倍体的形成情况，结果表明造模后胃黏膜细胞异倍体增加。王翠玲等[89]利用流式细胞仪检测了微小染色体维持蛋白2（minichromosome maintenance protein 2，MCM2）高表达对胆管癌细胞的细胞周期及细胞凋亡的影响，结果发现MCM2可以加快胆管癌细胞周期，并抑制细胞凋亡。李萍等[90]为了研究microRNA-4516和microRNA-198表达水平对视网膜细胞瘤Y79细胞凋亡率的影响，通过Annexin V染色并利用流式细胞仪检测，结果发现microRNA-4516表达可以抑制视网膜细胞瘤Y79细胞凋亡，而microRNA-198表达可以促进视网膜细胞瘤Y79细胞凋亡。Süzme等[91]利用流式细胞仪分析了褪黑素/他莫昔芬对小鼠肝细胞DNA多倍体形成的影响，结果表明他莫昔芬可以诱导肝细胞DNA多倍体的形成，但不会促进肝细胞的增殖。而只给予褪黑素或褪黑素与他莫昔芬联合给药既可以诱导大鼠肝细胞多倍体的形成，又可以促进肝细胞增殖，因此褪黑素可能对他莫昔芬诱导的肝癌形成起到了促进作用。

第六节　流式细胞仪的研究进展

一、流式细胞仪的研发概述

自第一台流式细胞仪发明以来，流式细胞仪在不断升级进步，其中Moldava等发明的早期细胞计数器、Gucker等发明的一种基于光电倍增管的粒子计数装置、Crosland-Taylor流体力学概念的推出、Coulter计数器的发明以及Kamentsky等发明的单细胞计数器，都在流式细胞仪的技术更新中发挥了重要作用。除了仪器硬件方面的进步外，其他技术的进步为流式细胞术的发展做出了贡献。从早期Ehrlich和Lazarus使用酸性和碱性的染料对血液中细胞进行染色以区分嗜酸性、嗜碱性、嗜中性白细胞等，并在19世纪80年代开始使用荧光素，到后来Kohler等发明的荧光显微镜以及Feulgen等在1924年使用的早期DNA染料，这些研究大大提高了科研工作者对细胞水平分析工具的需求。Kamentsky等建造了一台基于显微镜的流式细胞仪，可以用在细胞学分析研究中。Van Dilla与Gohde等在20世纪60年代设计出了一种可以监测荧光的流式细胞仪，用来监测癌细胞DNA的荧光染色；Kamentsky等后来又在流式细胞仪上加装了氩离子激光以提高荧光监测的灵敏度。Fulwyler等设计发明了第一台细胞分选仪，采用电荷式分选技术原理，可以对细胞进行分选并富集，为进一步分选分析打好基础。而最关键的技术进步是荧光素与抗体结合的技术，Coons与Kaplan最开始尝试将抗体与荧光素进行结合，Hulett与Herzenberg等在这一基础上将流式细胞术与荧光标记抗体技术结合，这一技术也被称为FACS技术[92-94]。这一技术可以用来将单一细胞从多种混合细胞中分离出来，很大程度上促进了免疫学的发展，而FACS后来也被用于Herzenberg与Becton Dickinson公司合作生产的流式细胞仪的名称前缀。至此，流式细胞术已趋于成熟，流式细胞仪也开始逐渐商业化，广泛运用于科研领域，诸多利用先前技术不能解决的问题都随着流式细胞术的后续发展逐步得到了解决。

自20世纪80年代薛绍白等引进第一台流式细胞仪以来，国内的科学家们对流式细胞仪的进步也贡献出了不可或缺的力量。20世纪80年代末中科院生物物理研究所首先设计发明了一台单激光流式细胞仪。但由于当时国内生产力及经济水平的限制，流式细胞仪并没有在国内完全商品化。直到21世纪初李为公等在迈瑞公司研制出了双激光六色流式细胞仪BriCyte E6，后来李为公又成立唯公科技有限公司，在2016年研制出EasyCell双激光六色流式细胞仪。颜晓梅等通过多年在美国对流式细胞术的学习与研究，回国后成立福流生物科技有限公司并设计研究出nanoFCM，可以用来检测纳米级颗粒[93]。此外，陈永勤等成立赛景生物科技有限公司研发出XTG™ 1600系列的高灵敏度流式细胞仪，再到后来赛景生物科技有限公司被美国贝克曼公司收购并推出CytoFLEX系列，2018年安捷伦收购艾森生物并推出NovaCyte系列流式细胞仪。流式细胞仪也从当初的单激光流式细胞仪逐渐发展到三激光甚至检测范围达到十几种荧光颜色的流式细胞仪，除了性能方面的升级外，流式细胞仪的体积也在不断缩小，从20世纪80年代末的4～5立方米的体积缩小到了如今不到0.5立方米的体积，而微流控流式细胞仪的尺寸还要更小[93]。至此，国内的流式细胞技术通过一代代科学家的艰苦奋斗，逐渐与国外先进流式细胞仪相持平，在一些检测领域发挥着不可替代的作用。

二、新型流式细胞仪

流式细胞术具有高通量、检测速度快、准确性好、灵敏度高等特点，是各个科研领域科学家的知识结晶，随着科学技术的不断发展，逐步应用于基础及临床研究的各个领域。虽然流式细胞术已被广泛应用，但仍存在一些局限与不足，如今正向小型化、多参数检测、高速、高准确性、高灵敏度、自动化数据分析以及融合多种技术的方向发展[93]。同时，流式细胞术的技术也在不断发展更新，流式细胞仪的光学系统、检测器系统、电子系统、数据处理系统的各方面素质也在不断提高，均可根据使用者的实验需求进行更换，对使用者的门槛不断降低，应用的前景也更为广泛。除了传统的流式细胞仪外，下面介绍一下目前其他常用的流式细胞仪。

1. 质谱流式细胞仪

质谱流式细胞仪通过将流式细胞术与质谱技术相结合，主要由流动室液流系统、电感耦合等离子体质谱分析系统、信号收集和信号转换系统、计算机分析系统等组成，利用质谱原理进行单细胞多参数检测，采用了金属离子抗体标记细胞，再通过雾化、蒸发、电离等装置将细胞悬液转化为离子云的形式，用飞行时间质谱进行检测，测量通道信号重叠性小，利用金属离子与细胞结合的非特异性低解决了常规流式细胞仪的荧光干扰问题，无须进行复杂补偿计算。质谱流式细胞仪的超高分辨力无须计算通道间干扰带来的补偿问题，提高了检测结果的准确度，也大幅度提高了检测通道的数量以增加检测参数的数目。但仍存在一些问题，如质谱技术的离子飞行速度带来质谱流式细胞仪检测速度慢，因离子化而无法在分析结束后恢复细胞活性进行细胞分选，检测表达量较低的分子时灵敏度低等[95]。

2. 光谱流式细胞仪

光谱流式细胞仪是基于传统流式细胞仪的，目前已广泛运用于临床和基础研究。传统流式细胞仪是根据波长阻止或者反射光子，而光谱流式细胞仪利用棱镜和光栅作为色散元件根据波长分散光子。棱镜的通量非常高（90%），且色散在较宽的波长范围内都有效，此外棱镜或光栅产生的连续光谱测定需要连续阵列检测器，阵列中检测器的密度和排布以及色散的性能决定了分辨率的高低。当前常用的检测器是电荷耦合器和多阳性光电倍增管。光谱流式细胞仪可以对单个细胞经过激光探测区所发出的荧光进行分光，可以测量多色样品中每种荧光色素的整个荧光发射图谱。光谱流式细胞术解决了传统多色流式细胞仪存在的荧光色素之间的补偿问题，且其操作简便、可以进行多参数检测，因而被研究人员广泛使用，但未来还需要研发更多具有特征发射曲线的新型荧光染料。然而，光谱流式细胞仪仍存在收集的信号转化的结果是“伪数字信号”的问题，因此未来真正意义上的定量分析是光谱流式细胞仪需要解决的问题，还需要建立集成数据计算分析系统以提高数据的可视化[96]。

3. 成像流式细胞仪

成像流式细胞仪通过结合流式细胞术与荧光显微镜的特点，解决了传统流式细胞仪无法获取细胞真实图像以及无法得到细胞形态及信号转导等数据信息的问题，同时还突破了传统显微镜观察到的细胞数量少及统计方法繁琐的局限性。成像流式细胞仪没有采用传统流式细胞仪常用的光电倍增管作为检测器，而是采用了基于时间延迟积分的检测器，确保对高速流动的细胞有多个检测通道，可以对流动室中的每一个细胞成像，并对成像结果进行多参数定性或定量分析。成像流式细胞仪的光学系统中有两种光源，一种用作产生明场细胞图像，另一种用于产生荧光细胞成像，既可以观测单个细胞的高分辨率成像，获取细胞形态学、蛋白质分布、信号转导等数据信息，还可以研究细胞间相互作用、凋亡、自噬等，同时对上万个细胞进行多参数荧光和形态分析，具有速度快、精确度高的特点[97]。

4. 微流阻抗流式细胞仪

微流阻抗流式细胞仪结合了微流控技术、电阻抗技术与流式细胞术，可以在单细胞悬液通过检测区时快速进行实时阻抗检测，从而无标记、非入侵式、高通量对单细胞进行多参数检测，具有检测速度快、样本完整度高的特点，克服了传统流式细胞仪可能对细胞造成不可逆伤害的缺点。微流阻抗流式细胞仪主要分为直流/低频阻抗流式细胞仪、交流阻抗流式细胞仪、形变阻抗流式细胞仪等，因其具有体积小、成本低、耗时短的特点，且灵敏度与高端台式阻抗谱仪差距不大，未来芯片集成化与系统微型化进一步发展，微流阻抗流式细胞仪必然在基础研究与临床检测中发挥更重要的作用。

以上提到的几种新型流式细胞仪都是传统流式细胞仪在多参数、高通量等方向改进后的产物，都以自身的特点解决了传统流式细胞仪所存在的局限性。此外，高参数、高通量带来的是统计数据及图像数量的大幅度增加。由于人工数据分析存在着诸多局限，例如效率低、重复性差、存在个人偏好性等，因此开发相关的数据分析处理软件及人工智能技术等有利于更高效地利用获取的数据和最大化发挥流式细胞术的作用，这也是当前流式细胞术相关研究领域的热点问题。除新的数据分析算法以外，新型染料、新型细胞成像技术等方向的研究也在大量涌现。未来具备多参数检测能力的多项技术相融合的流式细胞仪将会成为主要的应用类型，倘若再加以高智能化的数据分析处理技术，流式细胞仪必将在更多的药理毒理学等研究中发挥不可替代的作用。

（毕惠嫦）

参考文献

[1] Fulwyler M J. Electronic separation of biological cells by volume[J]. Science. 1965, 150(3698): 910-911.

[2] 陈朱波，曹雪涛. 流式细胞术：原理、操作及应用[M]. 北京：科学出版社，2010: 2, 15, 106, 112-117.

[3] 梁智辉，胡豫. 流式细胞术：从基础研究到临床医学应用[M]. 武汉：华中科技大学出版社，2019: 14, 81, 265-266.

[4] 贾永蕊. 流式细胞术[M]. 北京：化学工业出版社，2009: 28, 140.

[5] 刁勇，许瑞安. 细胞生物技术实验指南[M]. 北京：化学工业出版社，2008: 70-79.

[6] Adan A, Alizada G, Kiraz Y, et al. Flow cytometry: basic principles and applications[J]. Crit Rev Biotechnol. 2017, 37(2): 163-176.

[7] Delmonte O M, Fleisher T A. Flow cytometry: surface markers and beyond[J]. J Allergy Clin Immunol. 2019, 143(2): 528-537.

[8] Trombetta A C, Soldano S, Contini P, et al. A circulating cell population showing both M1 and M2 monocyte/macrophage surface markers characterizes systemic sclerosis patients with lung involvement[J]. Respir Res, 2018, 19(1): 186.

[9] Han L, Qiu P, Zeng Z, et al. Single-cell mass cytometry reveals intracellular survival/proliferative signaling in FLT3-ITD-mutated AML stem/progenitor cells[J]. Cytometry A, 2015, 87(4): 346-356.

[10] Jiang X, Mak P Y, Mu H, et al. Disruption of Wnt/β-catenin exerts antileukemia activity and synergizes with FLT3 inhibition in FLT3-mutant acute myeloid leukemia[J]. Clin Cancer Res, 2018, 24(10): 2417-2429.

[11] Herbrich S, Baran N, Cai T, et al. Overexpression of CD200 is a stem cell-specific mechanism of immune evasion in AML[J]. J Immunother Cancer, 2021, 9(7): e002968.

[12] 何玉婷，杨雯，王改琴，等. 细胞凋亡主要检测方法及其应用[J]. 医学综述，2019, 25(4): 774-778, 783.

[13] 何鹏杰，李杨，张若天，等. *p22phox*和*NOX5*在缺氧诱导成骨细胞自噬及凋亡中的作用研究[J]. 中国修复重建外科杂志，2021, 35(7): 855-861.

[14] 尹芬芬，杨帆帆，谢中艺，等. 伤寒沙门菌激活TRAIL信号通路促进巨噬细胞凋亡[J]. 华中师范大学学报(自然科学版)，2021, 55(4): 603-610.

[15] Lu H, Lin J, Xu C, et al. Cyclosporine modulates neutrophil functions via the SIRT6-HIF-1α-glycolysis axis to alleviate severe ulcerative colitis[J]. Clin Transl Med, 2021, 11(2): e334.

[16] Li Y, Xia J, Jiang N, et al. Corin protects H_2O_2-induced apoptosis through PI3K/AKT and NF-κB pathway in cardiomyocytes[J]. Biomed Pharmacother, 2018, 97: 594-599.

[17] Saleh A M, Vijayasarathy C, Fernandez-Cabezudo M, et al. Influence of paraoxon(POX)and parathion(PAT)on apoptosis: a possible mechanism for toxicity in low-dose exposure[J]. J Appl Toxicol, 2003, 23(1): 23-29.

[18] 王凯, 李卫, 李志芳, 等. β-谷甾醇靶向CDC25B抑制肝癌细胞增殖[J]. 中山大学学报(医学科学版), 2022, 43(4): 675-684.

[19] 户乃丽. 流式细胞术研究细胞增殖的方法与技术[J]. 医学信息, 2019, 32(1): 47-49.

[20] 张云惠, 邓弘仙, 吴利红, 等. 水仙环素抑制T细胞增殖的作用机制[J]. 免疫学杂志, 2021, 37(1): 40-45.

[21] 包晶晶, 林海霞, 马璟. CFSE示踪与流式细胞仪检测法研究环磷酰胺对T淋巴细胞增殖的影响[J]. 中国药理学通报, 2010, 26(6): 828-831.

[22] Simonetti S, Natalini A, Peruzzi G, et al. A DNA/Ki67-based flow cytometry assay for cell cycle analysis of antigen-specific CD8 T cells in vaccinated mice[J]. J Vis Exp, 2021, (167): e61867.

[23] Behbehani G K, Samusik N, Bjornson Z B, et al. Mass cytometric functional profiling of acute myeloid leukemia defines cell-cycle and immunophenotypic properties that correlate with known responses to therapy[J]. Cancer Discov, 2015, 5(9): 988-1003.

[24] Kiefer J, Zeller J, Bogner B, et al. An unbiased flow cytometry-based approach to assess subset-specific circulating monocyte activation and cytokine profile in whole blood[J]. Front Immunol, 2021, 12: 641224.

[25] Rezk A, Li R, Bar-Or A. Multiplexed detection and isolation of viable low-frequency cytokine-secreting human B cells using cytokine secretion assay and flow cytometry (CSA-Flow)[J]. Sci Rep, 2020, 10(1): 14823.

[26] Liu L, Cheung T H, Charvill G W, et al. Isolation of skeletal muscle stem cells by fluorescence-activated cell sorting[J]. Nat Protoc, 2015, 10(10): 1612-1624.

[27] Bertolo A, Guerrero J, Stoyanov J. Autofluorescence-based sorting removes senescent cells from mesenchymal stromal cell cultures[J]. Sci Rep, 2020, 10(1): 19084.

[28] Alkmin D V, Parrilla I, Tarantini T, et al. Intra- and interboar variability in flow cytometric sperm sex sorting[J]. Theriogenology, 2014, 82(3): 501-508.

[29] 梁文波, 杨静娴, 杨静玉. 临床肿瘤药理学[M]. 北京: 科学出版社, 2014: 1.

[30] Binhudayb N A, Elsherbiny N, Asseri S M, et al. Possible cytotoxic effect of allantoin on oral squamous cell carcinoma stemness *in vivo* and *in vitro* model[J]. FASEB J, 2022, 36 Suppl 1.

[31] He L, Urrutia G, Lomberk G. Inhibition of PRMT5 disrupts cell cycle progression and DNA damage signaling, revealing a potential novel combination therapy for pancreatic cancer[J]. FASEB J, 2022, 36 Suppl 1.

[32] Aszalos A, Taylor B J. Flow cytometric evaluation of multidrug resistance proteins[J]. Methods Mol Biol, 2010, 596: 123-139.

[33] Strouse J J, Ivnitski-Steele I, Waller A, et al. Fluorescent substrates for flow cytometric evaluation of efflux inhibition in ABCB1, ABCC1, and ABCG2 transporters[J]. Anal Biochem, 2013, 437(1): 77-87.

[34] Kokubo S, Ohnuma S, Murakami M, et al. A Phenylfurocoumarin derivative reverses ABCG2-mediated multidrug resistance *in vitro* and *in vivo*[J]. Int J Mol Sci, 2021, 22(22): 12502.

[35] 陈阳, 徐榕, 司书毅, 等. 流式细胞仪高通量药物筛选技术的建立和应用[J]. 齐鲁药事, 2011, 30(1): 1-2.

[36] 苏定冯, 陈丰原. 心血管药理学[M]. 北京: 人民卫生出版社, 2011: 21, 379, 336-337.

[37] 陈杰, 周桥. 病理学[M]. 北京: 人民卫生出版社, 2015: 192-198.

[38] Bartolomaeus H, Balogh A, Yakoub M, et al. Short-chain fatty acid propionate protects from

hypertensive cardiovascular damage[J]. Circulation, 2019, 139(11): 1407-1421.

[39] Krishnan S M, Ling Y H, Huuskes B M, et al. Pharmacological inhibition of the NLRP3 inflammasome reduces blood pressure, renal damage, and dysfunction in salt-sensitive hypertension[J]. Cardiovasc Res, 2019, 115(4): 776-787.

[40] Hashimoto-kataoka T, Hosen N, Sonobe T, et al. Interleukin-6/interleukin-21 signaling axis is critical in the pathogenesis of pulmonary arterial hypertension[J]. Proc. Natl Acad Sci USA, 2015, 112(20): E2677-2686.

[41] 王建枝，钱睿哲. 病理生理学[M]. 北京：人民卫生出版社，2018: 194.

[42] Martini E, Kunderfranco P, Peano C, et al. Single-cell sequencing of mouse heart immune infiltrate in pressure overload-driven heart failure reveals extent of immune activation[J]. Circulation, 2019, 140(25): 2089-2107.

[43] Hsieh C C, Li C Y, Hsu C H, et al. Mitochondrial protection by simvastatin against angiotensin Ⅱ-mediated heart failure[J]. Br J Pharmacol, 2019, 176(19): 3791-3804.

[44] 张均田，张庆柱，张永祥. 神经药理学[M]. 北京：人民卫生出版社，2008: 3.

[45] Williams G P, Schonhoff A M, Jurkuvenaite A, et al. CD4 T cells mediate brain inflammation and neurodegeneration in a mouse model of Parkinson's disease[J]. Brain, 2021, 144(7): 2047-2059.

[46] Huang Y, Happonen K E, Burrola P G, et al. Microglia use TAM receptors to detect and engulf amyloid beta plaques[J]. Nat Immunol, 2021, 22(5): 586-594.

[47] Li B, Chen R, Chen L, et al. Effects of DDIT4 in Methamphetamine-induced autophagy and apoptosis in dopaminergic neurons[J]. Mol Neurobiol, 2017, 54 (3): 1642-1660.

[48] Pan C, Liu N, Zhang P, et al. EGb761 ameliorates neuronal apoptosis and promotes angiogenesis in experimental intracerebral hemorrhage via RSK1/GSK3beta pathway[J]. Mol Neurobiol, 2018, 55 (2): 1556-1567.

[49] 孙晓卉，陈亚会，陈巨冰，等. 基于流式细胞技术的受体占有率检测方法的建立及验证内容探讨[J]. 中国医药工业杂志，2019, 50(9): 1024-1028.

[50] Stewart J J, Green C L, Jones N, et al. Role of receptor occupancy assays by flow cytometry in drug development[J]. Cytometry B Clin Cytom, 2016, 90(2): 110-116.

[51] Junker F, Gulati P, Wessels U, et al. Ahuman receptor occupancy assay to measure anti-PD-1 binding in patients with prior anti-PD-1[J]. Cytometry A, 2021, 99(8): 832-843.

[52] Chang X L, Wu H L, Webb G M, et al. CCR5 receptor occupancy analysis reveals increased peripheral blood CCR5+CD4^{+} T cells following treatment With the anti-CCR5 antibody leronlimab[J]. Front Immunol, 2021, 12: 794638.

[53] Steen H B, Boye E, Skarstad K, et al. Applications of flow cytometry on bacteria: cell cycle kinetics, drug effects, and quantitation of antibody binding[J]. Cytometry, 1982, 2(4): 249-257.

[54] 周蓓，黄淑霞，周红霞. 流式细胞术在药学研究中的应用[J]. 中国医院药学杂志，2006, 26(3): 326-328.

[55] Pore R S. Antibiotic susceptibility testing by flow cytometry[J]. J Antimicrob Chemother, 1994, 34(5): 613-627.

[56] 赵旭鸿，沈菊英，蔡惠萍，等. 流式细胞术用于鲍曼不动杆菌体外药敏试验的研究[J]. 国际检验医学杂志，2016, 37(18): 2555-2557.

[57] 付亮，龙军，袁小澎. 流式细胞术快速检测产超广谱β-内酰胺酶细菌的研究[J]. 广东医学，2011,

32(4): 416-418.

[58] 刘珊玲, 彭芝兰. 化疗药物药敏试验方法研究进展[J]. 临床检验杂志, 2000, 18(3): 191-192, 189.

[59] 秦婷婷, 唐东平. MTT方法体外应用新进展[J]. 现代肿瘤医学, 2008, 16(10): 1835-1837.

[60] 姚静, 李小兰, 李伟华, 等. 抗肿瘤药物敏感性实验方法的比较[J]. 中华实验外科杂志, 2005, 22(7): 792-793.

[61] 江永青, 胡志坚, 卢敏, 等. 流式细胞药敏试验在肺癌化疗中的应用[J]. 实验与检验医学, 2012, 30(3): 216-218.

[62] 唐铁钢, 贺泽文. 射频消融对恶性肿瘤患者免疫功能影响[J]. 现代肿瘤医学, 2008, (4): 679-681.

[63] 袁本超, 郑君杰. 脾多肽联合化疗治疗乳腺癌对外周血T淋巴细胞亚群、毒副反应及生活质量的影响[J]. 医学理论与实践, 2018, 31(6): 845-847.

[64] Inoue T, Horii I. Effects on fetal thymocyte populations and postnatal T-cell-dependent immune functions after maternal exposure to 5-fluorouracil during pregnancy in mice[J]. J Toxicol Sci, 2002, 27(2): 79-86.

[65] Wang F, Nie J, Wang H, et al. Characteristics of peripheral lymphocyte subset alteration in COVID-19 pneumonia[J]. J Infect Dis, 2020, 221(11): 1762-1769.

[66] Wu D, Wu X, Huang J, et al. Lymphocyte subset alterations with disease severity, imaging manifestation, and delayed hospitalization in COVID-19 patients[J]. BMC Infect Dis. 2021, 21(1): 631.

[67] 林睿, 周璐, 张洁, 等. 异甘草酸镁对自身免疫性肝炎单核细胞免疫功能影响的实验研究[J]. 上海交通大学学报(医学版), 2014, 34(8): 1132-1136, 1142.

[68] Yang F, Zhang F, Yang L, et al. Establishment of the reference intervals of whole blood neutrophil phagocytosis by flow cytometry[J]. J Clin Lab Anal. 2021, 35(8): e23884.

[69] Grasse M, Rosenkrands I, Olsen A, et al. A flow cytometry-based assay to determine the phagocytic activity of both clinical and nonclinical antibody samples against Chlamydia trachomatis[J]. Cytometry A, 2018, 93(5): 525-532.

[70] 赖新强, 黄秀艳, 曾耀英. 淫羊藿素、脱水淫羊藿素对T淋巴细胞的比较研究[J]. 暨南大学学报(自然科学与医学版), 2013, 34(3): 353-358.

[71] 李向阳, 华慧, 颜超, 等. 流式细胞术检测血清细胞因子常见问题与对策[J]. 济宁医学院学报, 2018, 41(1): 73-76.

[72] 曲见松, 袁敬清, 赵艳霞, 等. 微核试验方法的研究进展[J]. 药学研究, 2017, 36(10): 602-604.

[73] 张雯, 赵康, 汪梅花. 流式细胞仪筛选环磷酰胺诱导骨髓嗜多染红细胞微核的技术方法分析[J]. 人人健康, 2020, (13): 84.

[74] 陈秀娟, 江漪, 李敏, 等. 用吖啶橙-流式细胞仪技术检测间苯二胺、对苯二胺诱导的小鼠骨髓细胞微核率[J]. 实验动物与比较医学, 2019, 39(3): 231-235.

[75] 曾珠, 朱雪娇, 霍娇, 等. 基于流式细胞术的大鼠骨髓网织红细胞微核实验方法的建立[J]. 四川大学学报(医学版), 2020, 51(1): 67-73.

[76] Rodrigues M A. Automation of the in vitro micronucleus assay using the Imagestream® imaging flow cytometer[J]. Cytometry A. 2018, 93(7): 706-726.

[77] Chen Y, Huo J, Liu Y, et al. Development of a novel flow cytometry-based approach for reticulocytes micronucleus test in rat peripheral blood[J]. J Appl Toxicol. 2021, 41(4): 595-606.

[78] 范丽霞，孔祥涛，房亮．流式细胞术在毒理学领域的应用[C]//遗传毒理和发育毒理专题研讨会．2016: 15-16, 127.

[79] 黄斌，邹萍，欧阳雯，等．应用流式细胞术研究甲基对硫磷对大鼠睾丸生精细胞的毒性作用[J]．公共卫生与预防医学，2008, 19(1): 6-8.

[80] 来永巍，郗艳丽，邵明海，等．杨梅黄酮对环磷酰胺致雄性小鼠生殖毒性的保护作用[J]．卫生研究，2020, 49(5): 790-794.

[81] 王家雄，刘彩钊，韩慕天，等．流式细胞术检测精液细胞异质性与精子质量的相关性研究[J]．生殖医学杂志，2020, 29(11): 1493-1498.

[82] 杨芳，陆金春，刘园园，等．一种可反映人精子DNA损伤严重程度的流式细胞术的建立及评价[J]．中华男科学杂志，2020, 26(11): 989-995.

[83] 叶剑锋，严伟民，甘卓慧，等．云南白药对大鼠血小板聚集及膜糖蛋白表达的影响[J]．中国现代应用药学，2004, (2): 100-103.

[84] 张葵，陈军浩．流式细胞术计数血小板[J]．临床检验杂志，2001, (4): 210-212.

[85] Rosenbluth M J, Lam W A, Fletcher D A. Analyzing cell mechanics in hematologic diseases with microfluidic biophysical flow cytometry[J]. Lab Chip. 2008, 8(7): 1062-1070.

[86] Honrado C, Ciuffreda L, Spencer D, et al. Dielectric characterization of Plasmodium falciparum-infected red blood cells using microfluidic impedance cytometry[J]. J R Soc Interface. 2018, 15(147): 20180416.

[87] 王观宇，陈孝平，裘法祖，等．脾脏对大鼠肝癌形成过程中肝细胞增殖周期及增殖细胞核抗原表达的影响[J]．中华外科杂志，2002, (8): 56-58+86.

[88] 李艳萍，唐军民，唐岩，等．硒对MNNG诱导大鼠胃癌形成过程中肾上腺皮质酶活性的影响[J]．解剖学报，2006, 37(5): 568-572.

[89] 王翠玲，刘信燚，王亚会，等．MCM2通过抑制p53信号通路促进胆管癌细胞的增殖、迁移和侵袭[J]．遗传，2022, 44(3): 230-244.

[90] 李萍，卢跃兵，孙爽，等．MicroRNA-4516、MicroRNA-198在视网膜母细胞瘤Y79细胞中的表达及其意义[J]．眼科新进展，2022, 42(3): 200-204.

[91] Süzme R, Gürdöl F, Deniz G, et al. Response in DNA ploidy of hepatocytes to tamoxifen and/or melatonin *in vivo*[J]. Res Commun Mol Pathol Pharmacol. 2001, 109(5-6): 275-286.

[92] 史亮．流式细胞仪的发展历史及其原理和应用进展研究[J]．中国设备工程，2021, (12): 13-14.

[93] 杭海英，刘春春，任丹丹．流式细胞术的发展、应用及前景[J]．中国生物工程杂志，2019, 39(09): 68-83.

[94] 魏熙胤，牛瑞芳．流式细胞仪的发展历史及其原理和应用进展[J]．现代仪器，2006, 12(4): 8-11.

[95] Spitzer M H, Nolan G P. Mass Cytometry: Single Cells, Many Features[J]. Cell. 2016, 165(4): 780-791.

[96] Nolan J P, Condello D. Spectral flow cytometry[J]. Curr Protoc Cytom. 2013, Chapter 1: Unit1 27.

[97] Barteneva N S, Fasler-Kan E, Vorobjev I A. Imaging flow cytometry: coping with heterogeneity in biological systems[J]. J Histochem Cytochem. 2012, 60(10): 723-733.

第七章 常用显微镜技术

教学目标

1. 掌握：常用显微镜技术分析方法的基本原理。
2. 熟悉：常用显微镜技术分析方法在药理学、毒理学研究中的应用和优缺点。
3. 了解：常用显微镜技术分析方法研究进展。

第一节 概述

显微镜技术（microscopy）是利用光学系统或电子光学系统设备，观察肉眼难以分辨或不能分辨的微小物体形态结构及其特征的成像技术。在分析药理学研究中，显微镜技术常用于定性及定量分析细胞、组织的形态和数量，分析细胞器及亚细胞器的定位和形态，以及DNA、RNA及蛋白质等特定生物大分子的定位和定量检测等，它是分析药理学的重要研究方法。显微镜技术的发展和应用对生物医药相关领域起着重要推动作用，在生物医药领域的基础研究、应用研究及应用基础研究中都有广泛的应用。

显微镜技术是人类伟大的发明之一。在它发明出来之前，人类关于周围世界的认识局限在用肉眼或者靠手持透镜帮助肉眼所看到的东西。显微镜技术把一个全新的世界展现在人类的视野里，人们第一次看到了数以百计的“新的”微小动物和植物，以及从人体到植物纤维等各种东西的内部构造。在分析药理学领域，显微镜技术是从基础研究到临床应用中最为常用的实验技术。

第二节 常用显微镜技术的发展史

1. 光学显微镜技术的发展史

1655年英国物理学家罗伯特·虎克（Robert Hooke）发表了第一本关于光学显微镜的书《显微图谱》（*Micrographia*）[1]，其中包含各种生物样品的手工绘图，影响甚广。更为重要的是，这是第一次展示了光学显微镜对生物医学研究的重要作用。另一位对于早期显微镜发展有很大贡献的是荷兰科学家安东尼·范·列文虎克（Antonie van Leeuwenhoek）[2]，他一生中制作出超过500种显微镜，可以观察到1 μm大小的样品。借助他发明的显微镜，列文虎克首先观察并描述了单细胞生物。1873年，意大利科学家卡米洛·高尔基（Camillo Golgi）发明了高尔基复合体镀银染色法[3]，提出通过改变样品的光学吸收属性，从而使不同结构之间产生一定的对比度；而荧光染色则从理论上可以实现更多更复杂的对比度。德国有机化学家阿道夫·冯·拜耳（Adolf von Baeyer）在1871年首次合成了荧光染料fluorescein[4]，而在1882年德国免疫学家Paul Ehrlich则第一次将它应用在动物生理学研究上[5]。物理学家Oskar Heimstädt于1911年首次成功地搭建并使用了第一台荧光显微镜[6]，不久之后，Stanislav von Provazek于1914年第一次将它应用在细胞生物学上[7]。1953年，Marvin Lee Minsky提出通过移动透镜系统可以对一个半透明的物体进行三维扫描的构想，并于1957年对载物台扫描共焦光学显微镜申报了美国国家专利，在此成像系统中，采用点光源照明样品，而携带样品信息的光被点探测器收集，最后利用横向和轴向扫描技术获得整个样品的三维信息。1967年Egger和Petran成功地应用共聚焦显微镜产生了一个光学横断面，1977年Sheppard和Wilson首次描述了光与被照明物体的原子之间的非线性关系和激光扫描器的拉曼光谱学。1984年，BioRad为公司推出了世界第一台商品化的共聚焦显微镜SOM-100，扫描方式为台阶式扫描。1986年，英国剑桥的MRC分子生物学实验室发明了点扫描的MRC-500并由BioRad公司将其市场化，用作生物荧光显微镜的共聚焦系统。1987年White和Amos在*Nature*杂志发表了《共聚焦显微镜时代的到来》一文，标志着激光扫描共聚焦显微镜已成为开展科学研究的重要工具[8]。

2. 电子显微镜技术的发展史

与此同时，电子显微镜在20世纪经过近百年的发展，也在分析药理学领域起着不可替代的作用。电子显微镜技术的应用是建立在普通光学显微镜的基础之上的，普通光学显微镜的最高分辨率为200 nm，透射电子显微镜的分辨率为0.2 nm，也就是说透射电子显微镜在光学显微镜的基础上放大了1000倍。1923年，法国物理学家Louis de Broglie指出不仅光具有波粒二象性，一切电磁波和微观物质如电子、质子等也具有波粒二象性。因此，人们想到是否可以用电子束代替光波来成像。1926年，德国物理学家Hans Busch提出了电子在磁场中的运动理论并发明了第一个磁力电子透镜。1931年，德国柏林大学的科学家Ernst Ruska和Max Knoll研制了第一台透视电子显微镜，Ruska并于1986年获得诺贝尔物理学奖。1939年，西门子公司生产了第一台商业电子显微镜，分辨率为100 Å。

3. 常用显微镜技术的简介

当前，显微镜技术被广泛应用于包括分析药理学在内的生物医药领域，并发展出了激光扫描共聚焦显微镜、双光子显微成像、转盘共聚焦显微镜、透射电镜、扫描电镜、超高分辨显微等技术，这些已成为生物医学领域不可替代的研究工具。同时，由于各种显微镜技术的迅速发展和应用，改变了人们对细胞学、组织学、病毒学以及分子生物学等多学科的认识水平，促使生命科学从细胞水平进入分子水平。人们对生命体的认识也从利用光学显微镜观察的微观水平进入到了电子显微镜观察的分子水平，甚至单分子、原子核水平。

显微镜根据成像原理主要分为光学显微镜和电子显微镜两大类。其中，光学显微镜是利用凸透镜放大成像的光学原理，把肉眼所不能分辨的微小生物医学样品放大成像，以供人们获取微细结构信息的光学仪器。根据成像光源和原理，光学显微镜主要分为普通明场光学显微镜和荧光显微镜。电子显微镜是建立在光学显微镜的基础之上的，根据电子光学原理，用电子束和电子透镜代替光束和光学透镜，使物质的细微结构在非常高的放大倍数下成像的仪器。其放大率和分辨率远胜于光学显微镜，但电子显微镜需在真空条件下工作，所以不易观察活的生物，而且电子束的照射也会使生物样品受到辐照损伤。在分析药理学领域，光学显微镜和电子显微镜依据其原理和用途，二者功能和应用相互补充并不可相互替代。

第三节　常用显微镜技术

一、普通光学显微镜技术

1. 普通光学显微镜技术的原理

普通光学显微镜技术是最常用的一种光学显微镜，其工作原理是利用物镜和目镜的多组凸透镜将物像逐级放大并反射到视网膜上。在分析药理学领域，普通光学显微镜主要用于观察培养细胞的状态和苏木精-伊红染色（hematoxylin-eosin staining，HE）的组织样本等。1873年，德国物理学家恩斯特·阿贝（Ernst Abbe）指出[9]，光学显微镜受限于光的衍射效应，存在分辨极限（也称阿贝极限），其数值大约是可见光波长的一半。而波长最短的可见光为蓝紫光，波长约400 nm，故光学显微镜最小分辨率极限为200 nm，因此普通光学显微镜无法观察到细胞内更小的细节。但是，普通光学显微镜依旧是实验室必不可少的观察细胞显微结构的工具。

普通光学显微镜包括两个子系统：一个用于照亮样品的照明系统和一个成像系统。其中成像系统产生与样品相互作用的光的放大图像，然后可以通过肉眼或使用电荷耦合器件（charge coupled device，CCD）成像系统进行观察。早期的普通光学显微镜使用反射阳光的照明系统，阳光通过反光镜收集并反射到样品上。目前，大多数普通光学显微镜使用人造光源，如灯泡、发光二极管（light emitting diode，LED）或激光器，制造更可靠和可控的照明系统。在这些系统中，通常使用聚光透镜收集来自光源的光，然后在聚焦到样品上之前对其进行整形和光学过滤。塑造光线对于实现高分辨率和对比度至关重要，通常包括控制被照亮的样品区域和光线照射到它的角度。照明光的光学过滤，通常使用修改其光谱和偏振的光学过滤器，可用于突出样品的某些特征。

2. 普通光学显微镜技术的应用

普通显微镜技术是观察细胞及组织形态的主要方法。对于多数细胞来说，细胞壁、细胞核、内质网、线粒体、叶绿体、高尔基体等是可以直接在普通光学显微镜下观察到外观形状的，属于显微结构。普通光学显微镜技术在分析药理学中主要用于检测细胞和组织的形态学观察。

（1）普通光学显微镜技术在细胞成像中的应用

普通光学显微镜广泛应用于细胞的定量及定性研究中。然而对于许多透明生物标本，

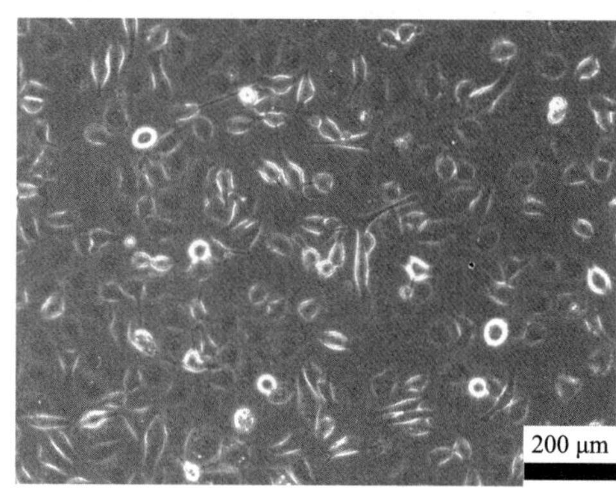

图7-1 **普通光学显微镜技术成像胃癌细胞系AGS**
［标尺（bar）为200 μm］

普通光学显微镜通常只能提供低对比度图像，无法区分很多细节。如图7-1所示，普通光学显微镜可清晰呈现胃癌细胞系AGS的形态，为梭形及卵圆形。

（2）普通光学显微镜技术在组织成像中的应用

免疫组化（immunohistochemistry，IHC）技术是利用抗体检测组织切片中蛋白质和其他抗原定位的技术。抗体-抗原的相互作用通过有色酶底物显色检测或荧光染料荧光检测进行观察。免疫组化需要固定样品，以保留细胞完整性，随后与封闭液共同孵育，避免抗体的非特异结合；最后将样品先后与一抗和二抗孵育，并通过显微镜分析观察信号。在组织成像中，通常将普通光学显微镜技术与免疫组化相结合，用于检测目的蛋白的定位及表达量。胃癌组织在经过免疫组化的苏木素染色及抗原染色，再经普通光学显微镜技术成像后，可以清晰看到组蛋白赖氨酸去甲基化酶1（histone lysine demethylase 1，LSD1）主要分布在细胞核当中，见图7-2（a）；而转化生长因子β1（transforming growth factor β1，TGFβ1）主要分布在细胞间隙及细胞质当中，见图7-2（b）。

彩图7-2

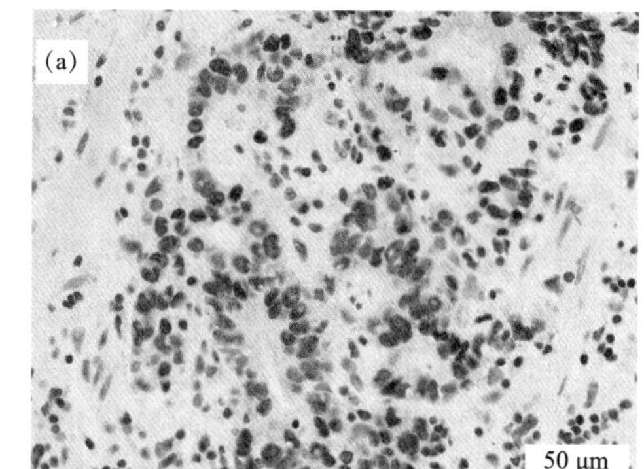

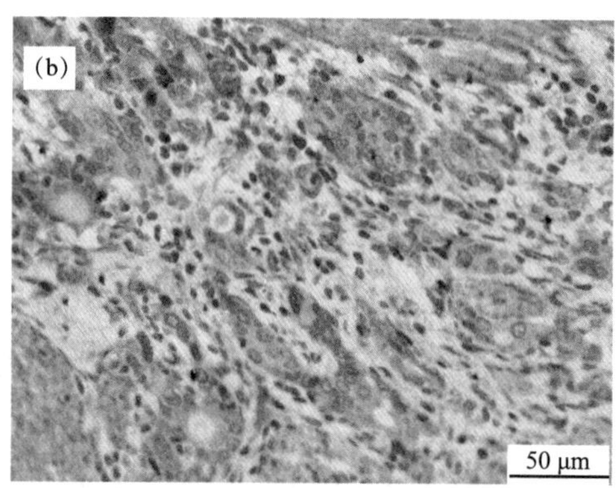

图7-2 **利用普通光学显微镜结合免疫组化染色原位检测抗原的定位**
（a）胃癌组织的LSD1抗原检测成像，标尺（bar）为50 μm；
（b）胃癌组织的TGF β1抗原检测成像，标尺（bar）为50 μm

3. 普通光学显微镜技术的特点

普通光学显微镜使用简单，可以用来观察透明或半透明的样品，在察看图像时只需进行少许调整，使用时可用于观察染色的以及未染色的样品。同时，普通光学显微镜对样品制备要求较低，通常不会改变样品的形态，并可以观察活着的样品，包括某些细胞结构，如细胞壁、叶绿体、染色后的染色体、线粒体、细胞核等。但由于普通光学显微镜分辨率较低，不能够像电子显微镜那样用于观察细胞器的内部结构以及像核糖体这样较小的细胞器。因此，普通光学显微镜可观察到细胞的显微结构，电子显微镜可观察到亚显微结构。

二、荧光显微镜技术

1. 荧光显微镜技术的原理

荧光是指物质吸收某个波长的光，然后释放出另一个波长的光的现象。受到激发跃迁到一个较高的不稳定能量状态的电子，在回到其基础状态时释放出一个光子，就产生了荧光。激发光，也就是使电子跃迁到较高能量状态的光，比释放的荧光有更短的波长和更高的能量。释放的荧光有较长的波长、较低的能量以及不同的颜色。

荧光显微镜技术是指使用荧光或磷光物质，结合光学显微镜的放大特征和荧光技术，主要用于研究细胞内物质的吸收、运输、分布及定位等的一种光学显微成像技术。细胞中有些物质，如叶绿素等，受激发光照射后可发射荧光；另有一些物质本身虽不能发射荧光，但如果用荧光染料或荧光抗体染色后，经激发光照射亦可发射荧光，因此，荧光显微镜技术可用于对这类物质进行定性和定量研究。

荧光显微镜使用氙灯、汞灯或高功率发光二极管光源（light emitting diode，LED）作为激发光光源。来自光源的光通过激发光滤光片仅保留特定波长的激发光，而滤除光源其他所有波长的光。激发光接着被二向色滤光片反射到样品上，诱发样品上的荧光物质发射荧光。这样产生的发射荧光经发射滤光片过滤掉激发光，经物镜成像，即可用肉眼通过目镜或电荷耦合器件（charge coupled device，CCD）成像观察荧光图像（图7-3）。

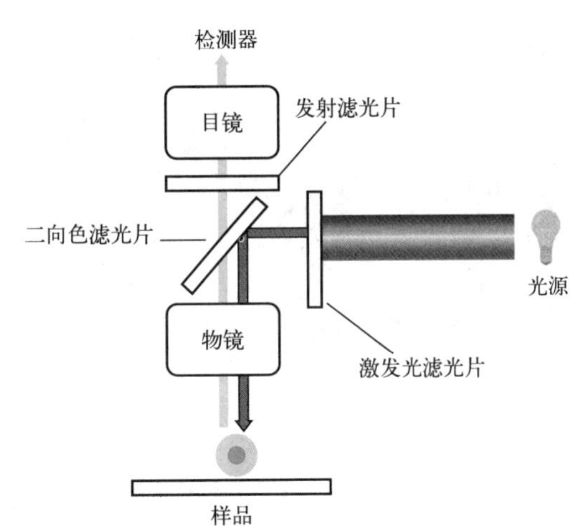

图7-3 荧光显微镜技术的成像原理

彩图7-3

2. 荧光显微镜技术的应用

荧光是分析显微镜中常用的物理现象之一，主要是因为它具有灵敏度高、特异性强的特点。荧光是冷发光的一种形式。研究人员可以通过显微镜来捕捉单个荧光分子的种类、分布、数量及其在细胞内的定位，可以进行荧光分子共定位和相互作用的研究，也可以观察在细胞内和细胞间运作离子浓度的变化，如胞吞和胞吐。借助超高分辨显微镜，研究人员甚至可以对亚细胞器的结构及单分子进行成像。

（1）荧光显微镜技术在免疫荧光中的应用

荧光显微镜技术可用于免疫荧光的定量分析。免疫荧光（immunofluorescence，IF）是一种强大的免疫染色技术，利用荧光显微镜定位、定性及定量分析与靶蛋白和其他目标分子结合的荧光标记抗体。根据抗原抗体反应的原理，免疫荧光可以先将已知的抗原或抗体标记上荧光分子制成荧光抗体，再用这种荧光抗体（或抗原）作为探针检测组织或细胞内的相应抗原（或抗体），或在组织或细胞内形成的抗原-抗体复合物上标记荧光二抗，进而利用荧光显微镜观察标本。免疫荧光广泛应用于鉴定细胞中特定目标分子的存在与否、目标分子的定位和活化状态、目标分子的量及形态。基于荧光成像的技术在分析细胞和组织的结构和功能方面具有广泛应用。如图7-4所示，胃癌细胞MGC-803在被细胞和染料DAPI（4′,6-二脒基-2-苯基吲哚，4′,6-diamidino-2-phenylindole）及α-微管蛋白-FITC抗体标记后，可以用荧光显微镜观察到细胞的有丝分裂过程及细胞核的定位，发现α-微管蛋白-FITC主要标记细胞的骨架蛋白而不会标记细胞核，细胞核主要由DAPI标记染色。

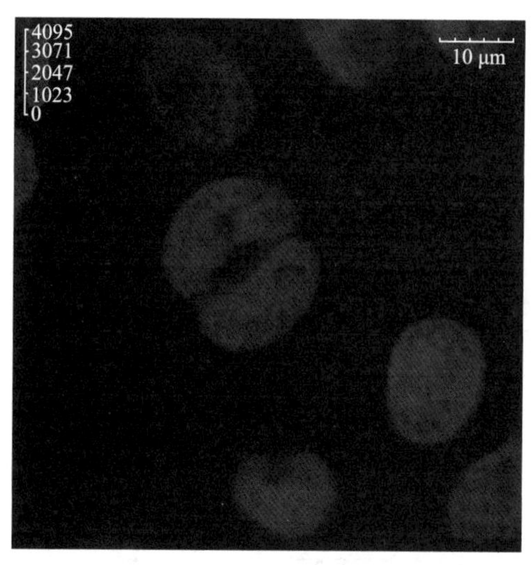

(a) DAPI

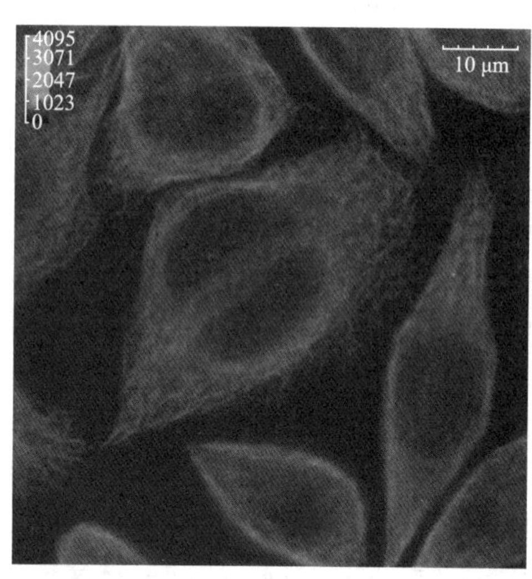

(b) α-微管蛋白

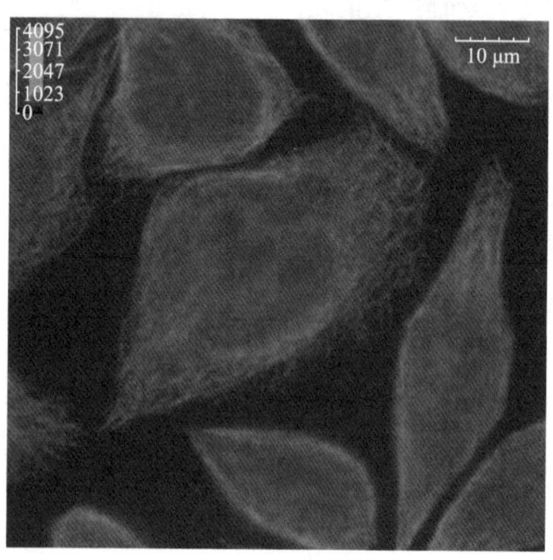

(c) Merge

彩图7-4

图7-4 免疫荧光检测胃癌细胞系MGC-803细胞核（a）、骨架蛋白α-微管蛋白（b）及合并图（c）[标尺（bar）为10 μm]

荧光显微镜技术不仅可以利用免疫荧光检测细胞中靶蛋白或靶分子，也可以用于组织中靶蛋白或靶分子的成像[10]。如图7-5所示，将低分化胃癌细胞MGC-803接种到BALB/c裸鼠，构建裸鼠移植瘤模型，然后将瘤组织剥离，并经过固定、脱水、包埋、切片、脱蜡、抗原修复、封闭、一抗染色、二抗染色等步骤，将SOX2（SRY-Box transcription factor 2）染色并利用荧光显微镜成像。

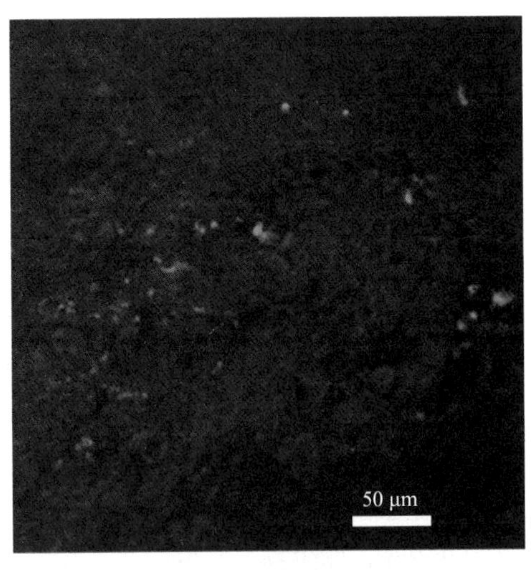

图7-5 免疫荧光检测胃癌细胞系MGC-803荷瘤BALB/c裸鼠瘤组织中SOX2［标尺（bar）为50 μm］

彩图7-5

（2）荧光显微镜检测荧光标记配体与受体的结合

荧光显微镜技术不仅可以用于免疫荧光成像，还可以通过标记特定分子，检测分子与细胞、细胞器以及亚细胞器的相互作用。如图7-6所示，将牛血清白蛋白（bovine serum albumin，BSA）及人源PD-1-Fc蛋白包被到高吸附多孔板上后，将PKH26标记的外泌体加入多孔板中孵育，经过三次磷酸盐缓冲溶液（phosphate buffer saline，PBS）清洗，用荧光显微镜成像，发现外泌体可以结合到包被有PD-1-Fc蛋白的多孔板中，证实外泌体可以与PD-1-Fc蛋白结合[11]。

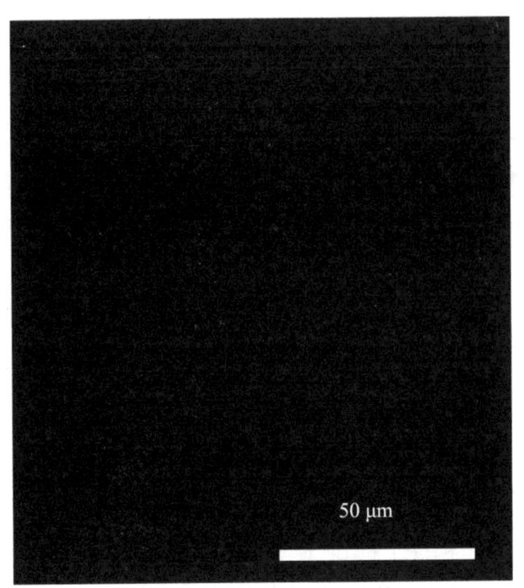

(a) BSA

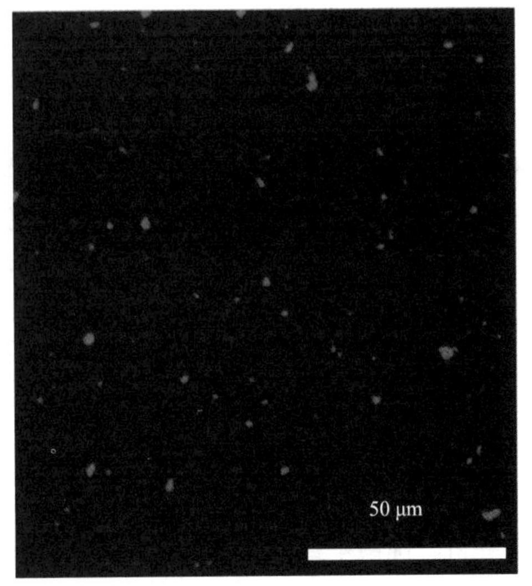

(b) PD-1-Fc蛋白

彩图7-6

图7-6 荧光显微镜检测PKH26标记外泌体与包被BSA（a）或PD-1-Fc蛋白（b）多孔板的结合［标尺（bar）为50 μm］

（3）荧光显微镜检测荧光蛋白的表达

2008年度诺贝尔化学奖授予美国科学家下村修（Osamu Shimomura）、马丁·查尔菲（Martin Chalfie）和美籍华裔钱永键，以表彰他们在生物荧光方面所做的突出贡献。Shimomura分离纯化了水母素和绿色荧光蛋白（green fluorescent protein，GFP）。Chalfie展示了绿色荧光蛋白作为各种生物现象的亮光基因标签的科研价值。而钱永键开发出荧光强度更高且性质更稳定的GFP，并对其机制进行了解释，通过解析发光原理开发出了具有丰富色彩的荧光蛋白，极大地推动了荧光蛋白技术的应用。

1962年，Shimomura和Johnson等在*Journal of Cellular and Comparative Physiology*期刊上报道了他们从水母（*Aequorea victoria*）中分离纯化的发光蛋白水母素（Aequorin）[12]。第二年，他们在*Science*杂志上发表了关于钙和水母素发光关系的研究成果[13]。Ridgway和Ashley利用水母素来检测钙浓度，同时水母素可以指示钙的空间分布，目前该方法仍在沿用[14, 15]。1974年，Shimomura和Johnson纯化了GFP[16]。1971年，Morin和Hastings发现水母素和GFP之间可以发生能量转移，水母素在钙刺激下发光，其能量可转移到GFP并刺激GFP发光，即生物中发生的荧光共振能量转移（fluorescence resonance energy transfer，FRET）现象[17]。1985年，Inouye根据水母素的蛋白质序列得到了水母素的基因序列[18]。1992年，Prasher发表了GFP的基因序列[19]，并于1994年与Chalfie合作发表将GFP应用于大肠埃希菌和秀丽隐杆线虫中的研究[20]，提示可以使用绿色荧光蛋白作为追踪分子[21]。钱永键于1994年开始研究GFP，他在Shimomura与Chalfie的基础上进一步阐明了GFP发光的化学机制，并通过改变其氨基酸排序，构建出能吸收、发出不同颜色的荧光蛋白，包括蓝色、青色和黄色[22-25]。其他研究人员又相继从珊瑚和海葵等生物中克隆了光谱红移的荧光蛋白基因。多色荧光蛋白技术的使用便于科学家可以同时跟踪几种不同的生物过程，极大促进了科学的发展。

GFP具有众多优点，与水母素的发光需要底物萤光素及钙离子不同，GFP本身可以被光激发而发光，故其应用不需加任何底物，荧光性质稳定。GFP只有27 kDa，分子量小，并对细胞没有毒性。GFP没有种属特异性，没有假阳性干扰，灵敏度高，易于检测。因此，GFP在生命科学领域的应用很广泛，最常见的是作为报告基因构建基因工程载体。例如将目的基因与GFP基因连接后，可通过观测融合蛋白的荧光特性来研究目的基因的表达、功能及定位。如果将某种特定细胞利用GFP标记，就可以追踪该种细胞的生长动态过程。同时，如果将某种病原体标记上GFP，通过观察其在宿主内的运动方式和表达时间，可以研究该病原体与其宿主的关系。

（4）荧光显微镜在FRET中的应用

荧光共振能量转移（FRET）是近年来发展的一项新技术，广泛应用于生物大分子相互作用分析、细胞生理研究、免疫分析等各项研究。FRET理论于1948年被首次提出，它可以测定1.0～6.0 nm距离内分子间的相互作用；1967年，这一理论得到了实验验证，人们将1.0～6.0 nm的距离称为光学尺。随着生命研究的不断深入，对各种生命现象发生的机制，特别是对细胞内蛋白质间相互作用的研究变得尤为重要，传统的生物物理或生物化学方法，如亲和色谱法或免疫沉淀反应法和近来的酵母双杂交、磷酸化抗体、免疫荧光、放射性标记等方法等，都需要破碎细胞或对细胞造成损伤，无法做到在活细胞生理条件下实时地对细胞内蛋白质-蛋白质间相互作用进行动态研究。20世纪80年代初，通过科学家的不断探索，FRET技术成功运用到蛋白质结构的研究中。FRET技术凭借其快速、敏感和简单等优点，为活细胞生理条件下蛋白质间相互作用的实时动态研究提供了极大的便利，并且随着绿色荧光蛋白应用技术的不断发展，作为一种高效的光学“分子尺”，FRET已经成为检测活体中生物大分子纳米级距离和纳米级距离变化的有力工具，在生物领域得到了广泛应用[26]。

FRET是距离很近的两个荧光分子间产生的一种能量转移现象，此过程没有光子的参与，是一种非辐射能量跃迁，当供体分子吸收一定频率的光子后被激发到更高的电子能态，在该电子回到基态前，通过偶极子相互作用，实现能量向邻近的受体分子转移，将供体激发态能量转移到受体激发态，使供体荧光强度降低，而受体可以发射更强于本身的特征荧光（敏化荧光），也可以不发荧光（荧光猝灭），同时也伴随着荧光寿命的相应缩短或延长[27]。能量转移的效率和供体的发射光谱与受体的吸收光谱的重叠程度、供体与受体的跃迁偶极的相对取向、供体与受体之间的距离等因素有关，发生荧光共振能量转移需要满足以下三个条件：

① 能量匹配：供体荧光分子的发射光谱与受体荧光分子的吸收光谱重叠，一般大于30%。

② 作用距离：两个分子的距离在10 nm以内（在生物体内，如果两个蛋白质分子的距离在10 nm之内，一般认为这两个蛋白质分子存在直接相互作用）。

③ 偶极-偶极作用：供体分子的发射态偶极距与受体分子的吸收态偶极距，以及两者的向量必须合适。

在生物领域，探究蛋白质或其他分子在活细胞内互相结合的时间和位置是了解它们功能的关键，为解决这一问题，需将蛋白质标上不同的荧光团。当FRET发生时，由于能量传递发生在1～10 nm的距离之内，一个FRET信号就代表了显微镜图像中的一个特殊位置，这等效于提供了一个额外的放大倍数使FRET超越显微镜的分辨率限制而以分子尺度分辨出供体-受体的平均距离，并能显示出供体-受体的相互作用。在荧光显微技术的基础上，宽场荧光显微技术可以很方便地实现。宽场荧光显微技术广泛用于研究细胞间相互作用的量化比较和细胞运动特性的动力学研究、胞内机制、分子运动等样本中大尺度区域内发生的分子间的相互作用。供体和受体荧光团实际上是生物分子本身的一部分，荧光标记技术的发展使活细胞内动态蛋白质间相互作用的可视化成为可能。除了研究蛋白质伴侣之间的相互作用外，荧光共振能量转移的应用还包括蛋白酶活性研究、膜电压电位改变、钙代谢以及高通量筛选分析的开展，还可用于定量分析活细胞中基因的表达。

3. 荧光显微镜技术的特点

荧光显微镜与普通光学显微镜不同，它不是通过普通光源（如普通光学显微镜的卤素灯或LED灯）的明场观察样本，而是利用氙灯、汞灯或高功率LED灯联合激发光滤光片获得特定波长的激发光，进而激发显微镜下样本内的荧光物质，使之发出荧光。所以，荧光显微镜的光源所起的作用不是直接照明，而是作为激发样本内荧光物质的光源作用于样品。同时，当样品中的荧光团被激发光过度激发，荧光团会由于光子诱导的化学损伤和共价修饰而永久失去发射荧光的能力，就会发生光漂白现象。也就是说，我们之所以能观察样本，不是由于光源的照明，而是样本内荧光物质吸收激发的光能后所呈现的荧光现象，因此荧光显微镜的观察也需要在暗室中进行。

三、激光扫描共聚焦显微成像技术

激光扫描共聚焦显微镜（confocal laser scanning microscope，CLSM）是近代生物医学非常先进的分析仪器之一。它是在荧光显微镜成像的基础上加装激光扫描装置，使用紫外光或可见光激发荧光探针，利用计算机进行图像处理，不仅可观察固定的细胞、组织切片，还可对活细胞的结构、分子、离子进行实时动态观察和检测。

1. 激光扫描共聚焦显微成像技术的原理

激光共聚焦显微成像技术是采用共轭焦点的技术，以激光束作为光源，当激光光源发出的激光射入激发光源针孔后，会经双色分光镜反射再由显微镜物镜聚焦于样品中的某一点，该点受到激发后发出的荧光又透过原来入射光路直接反向回到分光镜，聚焦到探测器表面前的检测针孔，最后被光电倍增管（photomultiplier tube，PMT）探测收集，并将搜集所得的信号输送到计算机进行处理、成像以及储存，这样就得到了焦平面上一点的成像。如果利用激光光束进行二维扫描，通过样品在垂直方向的缓慢移动，就可以使不同深度的样品层进入焦平面，从而得到不同深度样品层的成像，就可以实现平面光学断层成像。在整个成像过程中，只有来自样品焦平面上的光线能在探测器的检测针孔前正确聚焦，从而穿过检测针孔而成像；而其他处于样品焦平面以外区域射来的光线到达检测针孔时处于离焦状态，这样就直接被检测针孔滤除。因此，非观察点的背景均呈黑色，反差增加，成像清晰。由于照明针孔与检测针孔相对于物镜焦平面是共轭的，焦平面上的点同时聚焦于照明针孔与探测针孔，焦平面以外的点不会在探测针孔处成像，即共聚焦。以激光作光源并对样品进行扫描，在此过程中有两次聚焦，故称为激光扫描共聚焦显微镜。

2. 激光扫描共聚焦显微成像技术的应用

激光扫描共聚焦显微镜能对细胞及组织标本的荧光进行定性、定量和定位分析，对细胞内溶酶体、线粒体、内质网、细胞骨架结构、DNA、RNA等细胞特异结构的含量、组分及分布进行定量、定性、定时及定位测定；同时还可研究细胞通信、细胞膜流动性以及组织光学切片及三维图像重建，并可对细胞内各种离子的含量及动态变化做毫秒级定时定量分析。激光扫描共聚焦显微技术已用于细胞形态定位、立体结构重组、动态变化过程等研究，并提供定量荧光测定、定量图像分析等实用研究手段，结合其他相关生物技术，在形态学、生理学、免疫学、遗传学等分子细胞生物学领域以及医疗领域和高分子化学领域得到广泛应用。

3. 激光扫描共聚焦显微成像技术的优势

激光共聚焦扫描显微镜相对于普通显微镜在性能上有着显著的特点，它不仅具有比普通光学显微镜更高的平面分辨率，而且具有很高的深度分辨率，因此激光扫描共聚焦显微镜可以对样本的不同深度进行光学断层扫描成像，而后利用图像处理及图像离散数据场进行三维重构，这样就可以生成物体的三维图像，满足各种实际观测的需要。激光共聚焦扫描显微镜相对于普通光学显微镜在结构上的主要特点是其在探测器前安装了一个空间滤波器，也正是由于结构上的这个特点，它能够较好地抑制住共焦点以外光线进入探测器的感光面，从而提高了系统分辨率。

四、电子显微镜技术

1. 电子显微镜技术的原理

电子显微镜技术的应用是建立在光学显微镜的基础之上的，它用电子束和电子透镜代替光束和光学透镜，使物质的细微结构在非常高的放大倍数下成像。近年来，电子显微镜的研究和制造有了很大的发展：一方面，电子显微镜的分辨率不断提高，透射电镜的点分辨率达到了0.2～0.3 nm，晶格分辨率已经达到0.1 nm左右，通过电子显微镜，人们已经能直接观察到原子像；另一方面，除透射电镜外，还发展了多种电镜，如扫描电镜、分析电镜等。电子显微镜的分辨能力虽已远胜于光学显微镜，但电子显微镜需在真空条件下工作，因而难以观察活的生物样本，而且电子束的照射也会使生物样品受到辐照损伤。

电子显微镜由镜筒、真空装置和电源柜三部分组成。其中，镜筒主要有电子源、电子透镜、样品架、荧光屏和探测器等部件，这些部件通常是自上而下地装配成一个柱体。电子显微镜主要分为透射电子显微镜（transmission electron microscope，TEM）和扫描电子显微镜（scanning electron microscope，SEM），二者都是利用与样品相互作用的电子来成像的，但二者的成像原理差异较大。

（1）透射电子显微镜的成像原理

透射电子显微镜是在真空条件下，电子束经高压加速后，穿透样品时形成散射电子和透射电子，它们在电磁透镜的作用下在荧光屏上成像。电子束投射到样品时，可随组织构成成分的密度不同而发生相应的立体角散射，散射角的大小与样品的密度、厚度相关，因此可以形成明暗不同的影像，影像将在放大、聚焦后在成像器件（如荧光屏、胶片以及感光耦合组件）上显示出来。如电子束投射到质量大的结构时，电子被散射得多，因此投射到荧光屏上的电子少而呈暗像，电子照片上则呈黑色，此称为电子密度高；反之，则称为电子密度低。由于电子的德布罗意波长非常短，透射电子显微镜的分辨率比光学显微镜高很多，可以达到0.1～0.2 nm，放大倍数为几万至百万倍。因此，使用透射电子显微镜可以用于观察样品的精细结构，甚至可以用于观察仅仅一列原子的结构，比光学显微镜所能够观察到的最小的结构小数千倍。

由于电子易散射或被物体吸收，故穿透力低，样品的密度、厚度等都会影响到最后的成像质量，且由于电子束要透过样品才能成像，因此必须制备超薄切片，通常为50～100 nm，所以用透射电子显微镜观察的样品需要处理得很薄。常用的处理方法有：超薄切片法、冷冻超薄切片法、冷冻蚀刻法、冷冻断裂法等。对于液体样品，通常是挂在预处理过的铜网上进行观察。这正是限制其使用范围的重要因素之一。

（2）扫描电子显微镜的成像原理

扫描电子显微镜的成像原理与前者不同，其电子束不穿过样品，它是利用电子束轰击样品表面，从而使样本表面被激发出次级电子。根据次级电子在显像管的荧光屏上的成像来摄制样品的表面结构。

扫描电子显微镜的电子枪发射出的电子束在扫描电镜镜筒中，通过电磁透镜聚焦和电场加速，入射到样品中，电子束与样品原子核或核外电子发生多种相互作用而被散射，引起电子束的运动方向或能量（或两者同时）发生变化，从而产生各种反映样品特征的信号。

此时，电子信号会被样品上方不同信号接收器的探头接收，通过放大器同步传送到电脑形成实时成像记录。

2. 电子显微镜技术的应用

（1）透射电子显微镜的应用

透射电子显微镜是观察和研究组织、细胞及亚细胞超微结构的重要工具，依赖于生物样品制备技术的发展，如超薄切片技术、负染色技术、冷冻制样技术、细胞化学技术等。透射电子显微镜广泛应用于组织学、细胞学、病毒学、病理学及材料学等多个学科的研究中，用来观察细胞整体结构，细胞膜、细胞壁、细胞器的变化，外泌体等囊泡类结构的鉴定和定性，材料进入细胞内部的分布情况，细胞对外界刺激反应产生的自噬小体，以及外界生物入侵的侵染结构等。

外泌体是由细胞分泌的直径在40～160 nm的小细胞外囊泡，其最主要的功能是在细胞间起到物质转运的作用[28]。外泌体的形成是由细胞膜内陷形成核内体开始的，此时一些生物活性物质开始在这些早期的核内体中聚集。接着，在内吞作用相关复合物和其他与转运相关蛋白质的调控下，早期核内体渐渐成熟为晚期核内体，晚期核内体进行又一次的内陷形成多泡小体，最后，多泡小体与细胞膜融合释放出其中的内容物即为外泌体[29, 30]。据国际细胞外囊泡协会（International Society for Extracellular Vesicles）的指南[31, 32]，外泌体等细胞外囊泡的鉴定要求进行透射电子显微镜分析、粒径分析以及蛋白质标志物分析。细胞培养基中的外泌体经过2000 *g*、10000 *g*、100000 *g*的差速超速离心法富集后可用透射电子显微镜拍照，如图7-7所示，低分化胃癌细胞系MGC-803的外泌体经差速超速离心法富集后为典型的杯底状形态[10]。

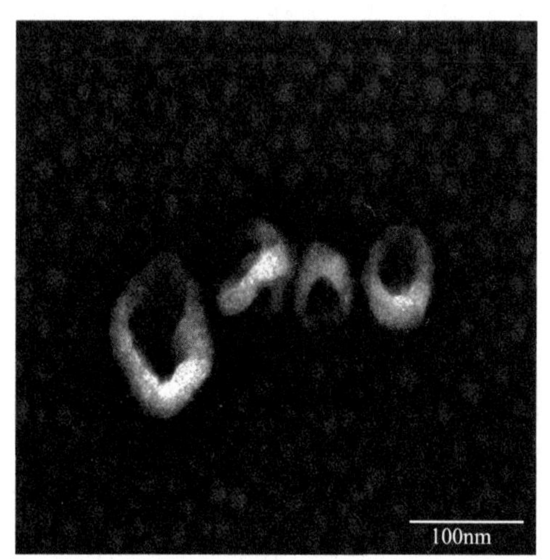

图7-7 外泌体透射电子显微镜照片
[标尺（bar）为100 nm]

（2）扫描电子显微镜的应用

材料的微观结构决定着材料的宏观性质，掌握微观信息对医学工作者而言十分必要。扫描电子显微技术的应用能从微纳米尺度分析外科植入物的结构和化学组成，解析细胞结构、细胞亚结构、细胞超微结构以及病毒结构形态，是外科植入、病理分析等不可或缺的研究手段。扫描电镜结合能谱仪不仅能得到样品的结构与形貌图，还能在微纳米尺度下进行三维重构，并能给出相应的化学信息以及样品表面的元素分析。例如，利用扫描电镜观察肺组织的立体结构变化，特别是肺泡结构的形态变化，是研究高致病性侵害肺脏组织机制的新途径。扫描电子显微镜下的异型癌细胞显示树突状，表面粗糙，且有形态各异的突起，细胞体积较大。根据细胞的超微结构变化，结合细胞的分子表达和免疫活性等生物学特性，可以为癌症防治、靶向药物、治疗手段的研究提供强有力的帮助。利用扫描电子显微镜，可以清晰看到低分化胃癌细胞系MGC-803中的多泡小体（图7-8）[11]。

3. 电子显微镜技术的特点

电子显微镜与光学显微镜的不同之处在于，电子显微镜通过使用电子束而不是光束来产生样品的图像。电子的波长比可见光短很多，这使得电子显微镜能够获得比普通光学显微镜更高分辨率的图像，可以放大10000倍或以上，这使科学家可以观察到非常细微的结构，如线粒体等细胞器和细胞内部组成。电子显微镜不仅可以用来检查整个细胞，还可以用来检查细胞内的亚细胞结构。然而，电子显微镜所观察的样品必须置于真空中（而且通常会经过繁多的固化处理）才能成像，因此活细胞无法使用电子显微镜成像，而光学显微镜可以观察活的标本。一些特殊的样品也可能因真空环境而损坏，必须先用化学染色或涂层来保护，这种操作有时也会破坏试样。

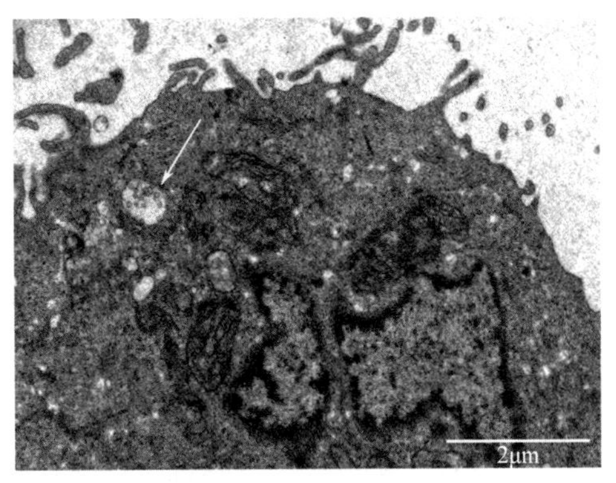

图7-8 胃癌细胞的MGC-803扫描电子显微镜照片［标尺（bar）为2 μm］

第四节 超分辨成像技术

在人类探索微观世界的进程中，显微镜起了关键性作用，它的发明与发展推动了生物学、医学、化学、物理学的进步。最初，人们用肉眼仅能分辨0.1 mm的物体。19世纪末，光学显微镜的分辨率达到0.2 μm，借助它人们能看到细胞及其部分结构。20世纪30年代出现了电子显微镜，其分辨率为50 nm，由此人们看到了更精细的细胞结构。20世纪80年代初发明的扫描隧道显微镜的分辨率达到了0.01 nm，这将人们带入了原子的世界。相比于光学显微镜，电子显微镜缺乏荧光光学显微镜的基本优势——高度特异性的多色标记和活细胞成像。然而，光学显微镜受限于光的衍射效应和光学系统的有限孔径，存在衍射极限δ（也称阿贝极限，diffraction limitation），即$\delta=\lambda/(2n\sin\alpha)$，其中$\lambda$为光源的波长，$n$为折射率，$\alpha$为孔径角。假设光源的波长$\lambda$为400 nm，物镜和样本之间的介质为空气（折射率n=1），此时的分辨率为200 nm。这个分辨率对于平均直径为10～20 μm的人体细胞来讲足够了，但是对于亚细胞结构，如线粒体、中心体、高尔基体、细胞骨架等，还远远不够。生物医学的研究与发展需要更高分辨率的显微镜，超分辨光学显微镜应运而生[33]。超分辨光学显微镜突破了传统光学显微镜的衍射极限，将分辨率从几百纳米提高到几十纳米，使人类的观测视野上升到一个新水平。

超分辨光学显微依成像原理主要分为两类：一类是基于单分子定位超分辨显微成像（single-molecule localization super-resolution microscopy，SMLM），它包括光激活定位显微成像（photo-activated localization microscopy，PALM）和随机光学重构显微成像（stochastic optical reconstruction microscopy，STORM）；另一类是基于点扩展函数（point spread function，PSF）调制的超分辨显微成像，它包括受激发射损耗显微成像（stimulated emission depletion microscopy，STED）和结构光照明显微成像（structured illumination microscopy, SIM)。

第一大类中，STORM和PALM都是利用了荧光染料分子“光控开关”（photo-switchable）或者荧光蛋白的“光控转化”（photo-convertible）性质，达到在一个衍射极限空间内（200～300 nm）随机“点亮”单个荧光分子并进行高精度定位的目的。第二大类中，STED是利用“甜甜圈”状的空心光束来修饰位于中间激发光的PSF，从而达到直接超分辨成像的目的，而SIM则是利用了包含样本的结构信息的干涉图案“摩尔条纹”照明方式，加上后期的图像重构，达到超分辨成像的目的。除上述两大类之外，新兴的MINFLUX技术[34]综合了两类成像技术的优点，将定位精度提高到了前所未有的1nm；膨胀显微技术ExM通过直接将被成像样品进行物理膨胀的手段，间接达到超分辨成像的目的[35]。此外，还有基于荧光信号的涨落如闪烁（blinking）和漂白（bleaching）的SOFI和3B技术，进一步丰富了超高分辨率显微技术的选择和应用[36-38]。

超分辨光学成像具有非接触、无损伤、高分辨率等诸多优点，广泛地用于生命科学、材料科学和医学等研究中。由于突破了衍射极限，超分辨成像能够观测到纳米尺度的亚细胞结构及其运动状态，在之后的发展中对亚细胞的结构特性及相互作用的观测，对研究基因组和攻克重大疾病有着重要意义。其应用涉及三维次衍射激光光刻、磁成像、细胞活动观测、细菌研究、细胞骨架观测、用于高级成像的荧光标记。

鉴于超分辨光学成像对生物学研究的重大影响，2014年诺贝尔化学奖被授予对超分辨荧光显微成像作出卓越贡献的3位科学家—美国霍华德·休斯医学研究所教授埃里克·贝齐格（Eric Betzig)、德国马克斯·普朗克生化研究所教授斯特凡·赫尔（Stefan W. Hell）和美国斯坦福大学教授威廉姆·莫尔纳（William Moerner)。

（郑一超）

参考文献

[1] Dennis M A. Graphic understanding: instruments and interpretation in Robert Hooke's micrographia[J]. Sci Context, 1989, 3(2): 309-364.

[2] Gest Howard. The discovery of microorganisms by Robert Hooke and Antoni van Leeuwenhoek, Fellows of The Royal Society[J]. Notes Rec R Soci Lond, 2004, 58(2): 187-201.

[3] Paolo M C G, Alberto C. How Camillo Golgi became “the Golgi” [J]. FEBS Lett, 2009, 583(23): 3732-3737.

[4] Baeyer A. Ueber eine neue Klasse von Farbstoffen[J]. Beri Dtsch chem Ges, 1871, 4(2): 555-558.

[5] Ehrlich P. Ueber provocirte fluorescenzerscheinungen am auge[J]. Deut Med Wochenschr, 1882, 8(2): 21-22.

[6] Heimstädt O. Das fluoreszenzmikroskop[J]. Z Wiss Mikrosk, 1911, 28: 330-337.

[7] Heinrichs A. Stains and fluorescent dyes[J]. Nat Cell Biol, 2009, 11(1): S7-S7.

[8] White J G, Amos W B. Confocal microscopy comes of age[J]. Nature, 1987, 328(6126): 183-184.

[9] Abbe E. Beiträge zur Theorie des Mikroskops und der mikroskopischen Wahrnehmung[J]. Archiv Für mikroskopische Anatomie, 1873, 9(1): 413-468.

[10] Zhao L J, Li Y Y, Zhang Y T, et al. Lysine demethylase LSD1 delivered via small extracellular vesicles promotes gastric cancer cell stemness[J]. Embo Rep, 2021, 22(8): e50922.

[11] Shen D D, Pang J R, Bi Y P, et al. LSD1 deletion decreases exosomal PD-L1 and restores T-cell response in gastric cancer[J]. Mol Cancer, 2022, 21: 75.

[12] Shimomura O, Johnson F H, Saiga Y. Extraction, purification and properties of aequorin, a bioluminescent protein from the luminous hydromedusan, aequorea[J]. J Cell Comp Physiol, 1962, 59(3): 223-239.

[13] Shimomura O, Johnson F H., Saiga Y. Microdetermination of calcium by aequorin luminescence[J]. Science, 1963, 140(3573): 1339-1340.

[14] Ridgway E B, Ashley C C. Calcium transients in single muscle fibers[J]. Biochem Biophys Res Communi, 1967, 29(2): 229-234.

[15] Ashley C C, Ridgway E B. Simultaneous recording of membrane potential, calcium transient and tension in single muscle fibres[J]. Nature, 1968, 219(5159): 1168-1169.

[16] Morise H, Shimomura O, Johnson F H, et al. Intermolecular energy transfer in the bioluminescent system of Aequorea[J]. Biochemistry, 1974, 13(12): 2656-2662.

[17] Morin J G, Hastings J W. Energy transfer in a bioluminescent system[J]. J Cell Physiol, 1971, 77(3): 313-318.

[18] Inouye S, Noguchi M, Sakaki Y, et al. Cloning and sequence analysis of cDNA for the luminescent protein aequorin[J]. Proc Nati l Acad Sci, 1985, 82(10): 3154-3158.

[19] Prasher D C, Eckenrode V K, Ward W W, et al. Primary structure of the Aequorea victoria green-fluorescent protein[J]. Gene, 1992, 111(2): 229-233.

[20] Chalfie M, Tu Y, Euskirchen G, et al. Green fluorescent protein as a marker for gene expression[J]. Science, 1994, 263(5148): 802-805.

[21] Prasher D C. Using GFP to see the light[J]. Trends Genet, 1995, 11(8): 320-323.

[22] Heim R, Prasher D C, Tsien R Y. Wavelength mutations and posttranslational autoxidation of green fluorescent protein[J]. Proc Natl Acad Sci, 1994, 91(26): 12501-12504.

[23] Heim R, Tsien R Y. Engineering green fluorescent protein for improved brightness, longer wavelengths and fluorescence resonance energy transfer[J]. Curr Biol, 1996, 6(2): 178-182.

[24] Heim R, Cubitt A B, Tsien R Y. Improved green fluorescence[J]. Nature, 1995, 373(6516): 663-664.

[25] Tsien R Y. Constructing and exploiting the fluorescent protein paintbox(Nobel Lecture)[J]. Angew Chem Int Ed Engl, 2009, 48(31): 5612-5626.

[26] Imani M, Mohajeri N, Rastegar M, et al. Recent advances in FRET-Based biosensors for biomedical applications[J]. Anal Biochemi, 2021, 630: 114323.

[27] Zhang X J, Hu Y, Yang X T, et al. FÖrster resonance energy transfer(FRET)-based biosensors for biological applications[J]. Biosens Bioelectron, 2019, 138: 111314.

[28] Kalluri R, Lebleu V. The biology, function, and biomedical applications of exosomes[J]. Science, 2020, 367: eaau6977.

[29] Trajkovic K, Hsu C, Chiantia S, et al. Ceramide triggers budding of exosome vesicles into multivesicular endosomes[J]. Science, 2008, 319(5867): 1244-1247.

[30] Henne W M, Buchkovich N J, Emr S D. The ESCRT pathway[J]. Dev Cell, 2011, 21(1): 77-91.

[31] Théry C, Witwer K W, Aikawa E, et al. Minimal information for studies of extracellular vesicles 2018(MISEV2018): a position statement of the International Society for Extracellular Vesicles and update of the MISEV2014 guidelines[J]. J Extracell Vesicles, 2018, 7(1): 1535750.

[32] Witwer K W, Goberdhan D CI, O' Driscoll L, et al. Updating MISEV: Evolving the minimal requirements for studies of extracellular vesicles[J]. J Extracell Vesicles, 2021, 10(14): e12182.

[33] Hell S W, Sahl S J, Bates M, et al. The 2015 super-resolution microscopy roadmap[J]. J Physics D: Applied Physics, 2015, 48(44): 443001.

[34] Balzarotti F, Eilers Y, Gwosch K C, et al. Nanometer resolution imaging and tracking of fluorescent molecules with minimal photon fluxes[J]. Science, 2017, 355(6325): 606-612.

[35] Chen F, Tillberg P W, Boyden E S. Optical imaging. Expansion microscopy[J]. Science, 2015, 347(6221): 543-548.

[36] Huang B, Babcock H, Zhuang X. Breaking the diffraction barrier: super-resolution imaging of cells[J]. Cell, 2010, 143(7): 1047-1058.

[37] Eggeling C, Willig K I, Sahl S J, et al. Lens-based fluorescence nanoscopy[J]. Q Revi Biophys, 2015, 48(2): 178-243.

[38] Sahl S J, Hell S W, Jakobs S. Fluorescence nanoscopy in cell biology[J]. Nat Revi Mol Cell Biol, 2017, 18(11): 685-701.

第八章
常用分子成像分析方法

教学目标

1. 掌握：分子成像基本概念和常用分子成像类型。
2. 熟悉：常用分子成像技术的特点和在药学研究中的应用。
3. 了解：不同分子成像技术的研究进展。

第一节 概述

一、分子成像的产生

与健康相关的问题伴随人类发展并且持续受到广泛关注。随着社会的发展和科学技术的进步，尤其是医疗卫生事业的发展，有些疾病已销声匿迹或得到有效控制，但也有些疾病，如恶性肿瘤，已成为严重困扰人类的一大难题。2011年，美国率先提出“精准医学（precision medicine）”倡议，即通过遗传关联研究和临床医学紧密接轨，实现人类疾病的精确治疗和有效预警。2012年，Mirnezami等指出，精准医学应该在合适的时间以合适的剂量给予患者合适的治疗，确保疗效最好、后遗症最小。2015年1月，时任美国总统奥巴马正式推出“精准医学计划”，自此，精准医学的概念受到全世界广泛关注。“精准医学”衍生于“个体化医学（personalized medicine）”，但更强调先进的诊断和治疗技术的驱动，包括利用基因诊断、生物标志物、表型或心理社会特征等实现疾病的早期诊断和精确分类，从而制订个体化、精准靶向的防治方案，以提高治疗成功率。2015年3月，中国科技部组织召开国家首次精准医学战略专家会议，标志着中国精准医学计划的开始。2016年1月，“中国人群精准医学研究计划”启动，旨在筹建中国人群全基因组数据库和样本库，为精准医疗奠定基础。“精准”是医学发展的客观追求和最终目标，也是公众对健康的必然需求。随着人类基因组测序的完成和后基因组时代的到来，人们更加深入地探索微观生命领域，迫切需要从细胞、分子、基因水平探讨疾病发生发展的机制，以期在临床症状出现之前就监测到病变的产生。由于机体内环境的复杂性和生物分子的动态变化，离体及体外研究方法所得结果可能与体内的真实情况并不一致，不能准确反映活体内分子的状态及分子间的相互作用关系[1]。

分子成像是先进活体诊断技术的典型代表，可将精准诊疗可视化，显著提高人们对疾病从微观至宏观、从局部至整体的认识，从而极大推动精准医学的发展。近年来，这种一体化精准诊疗技术逐渐获得广泛认同，成为精准医学的代表性技术之一。在揭示疾病机制、提升疾病诊断准确性的同时，急需发现和发展有效的药物和治疗手段。新药研发是一个相当漫长、高风险和高费用的过程，由于关键的临床试验周期长、患者涉及面广、成本高，尽早挑选出有希望的候选药物进行后续关键试验或及时终止不理想候选药物，能显著提升整个药物研发效率和成功率。分子成像应用于药物研发阶段，因其检测优势可促进特定疾病相关靶标的发现与功能确证，更全面地评价候选药物的生物活性及其药代动力学表现，并辅助判断哪些患者更有可能受益，被认为有望加快新药的研发效率[2]。此外，现有治疗手段也从传统的化学药、生物药和中药，拓展到了基于核酸、抗体、细胞等的基因治疗、免疫治疗、细胞疗法等，针对小分子药物的传统检测手段可能并不适用于这些新的药物类型，迫切需要发展新工具、新方法和新技术来精准评估不断发展的新药物及其在体内的作用过程。在临床治疗过程中，有很多药物的药效存在着明显的种族与个体差异，因而在用药方案制定和药效监测过程中，也急需可对药物（尤其是治疗窗口较窄的药物）的体内分布、药代动力学表现及其与靶标间的相互作用等进行监测的手段。而分子成像可实时观测活体细胞或分子的动态变化，临床应用前景巨大，部分技术已进入临床试验阶段。相信随着成像技术和设备的发展，在多个学科共同参与和促进下，分子成像将取得更大的进步，更有效地服务于临床精准诊疗。

二、分子成像的定义和原理

1. 分子成像的定义

1999年9月，美国哈佛大学Weissleder等率先提出“分子成像”，并在2001年对其定义进行阐释说明[3]。分子成像（molecular imaging，MI），也称为分子影像，是指在活体状态下，应用影像学方法对细胞和分子水平的生物学过程进行检测和表征。此后分子成像概念被进一步扩充和完善，即通过无损伤的实时成像，反映活体状态下分子水平变化，对其生物学行为进行定性和定量研究，可以为生理和病理过程的机制研究、临床诊断、药物疗效评价等提供新的技术平台。根据其特点，分子成像有助于：①疾病早期发现；②精准预后；③个体化治疗；④治疗有效性监测；⑤揭示细胞在活体中的行为和作用等。

2. 分子成像的基本原理

分子成像是现代分子生物学与先进影像技术相结合的产物，同时融合了化学、物理学、放射医学、核医学以及计算机科学等多个学科，具有高特异性、高灵敏度和高图像分辨率的特点，有望为临床试验提供定性、定位、定量的微观分子信息。

尽管可以利用或诱导内源性物质作为信号来源，大部分分子成像需要使用外源性分子探针（molecular probe），也称为造影剂、显像剂、对比剂，它与目标环境（靶部位）或检测对象（靶标）相互作用能产生与周围环境或组分有差别的图像信号，从而指示靶部位、靶标分子的分布情况，揭示相关生物学过程。因而分子成像技术大多包含三个关键要素：①分子探针，应具有高特异性、高亲和力，且在体内有合理的药代动力学行为，同时能够克服生物传递及代谢屏障从而有效进入靶器官和细胞内部；②信号，应有适度信号扩增或放大特点，保障成像设备能够检测到疾病在细胞和分子水平所产生的异常变化；③设备，应具有能灵敏、快速地获得高分辨率图像的探测系统和成像技术。目前，分子探针的研发是限制分子成像发展的关键因素之一，根据其类型可分为以下三种[4]：

（1）直接成像

直接成像指探针与检测对象直接反应，信号所示位置和强度直接与探针和靶标的相互作用相关。这类探针通常由三部分组成：亲和基团（或称识别基团）、信号基团（也称报告基团）和连接链。亲和基团是能与检测对象特异性结合的部分（如小分子配体或抗体）；信号基团是能产生影像学信号的对比剂或标记物（如放射性核素、荧光分子、顺磁性原子等）；连接链则用于把亲和基团和信号基团连接起来（有些探针的亲和基团和信号基团直接集成一体而无连接链）。

（2）间接成像

间接成像是指基于分子探针与靶标分子相应报告基因产物之间的作用而间接对靶标的基因表达进行成像，报告基因所表达的产物和分子探针间应具有特异性的相互作用，或者报告基因表达的产物本身可作为分子探针，直观地“报告”细胞内与基因表达有关的信号级联，如基于绿色荧光蛋白（与兴趣蛋白融合共表达）的成像就属于典型的间接成像。

（3）替代物成像

利用“替代标记物”探针来反映内源性分子或基因的下游结果，主要涉及正电子发射断层成像领域，如放射性示踪剂^{18}F-氟代脱氧葡萄糖（^{18}F-fluorodeoxyglucose，^{18}F-FDG）成像，它是替代物成像的代表。^{18}F-FDG是葡萄糖类似物，经与葡萄糖相同的摄取路径进入细胞，可有效反映细胞对葡萄糖的摄取能力及其磷酸化的分布情况，目前已广泛用于肿瘤和神经系统疾病诊断。但目前可用的替代物成像探针较少，而且特异性有限。

三、分子成像与传统影像的比较

传统的医学影像（或称为常规成像）是临床医生的“眼睛”，主要依赖非特异性的成像手段，如X射线、磁共振或超声等各类影像检查，通过不同组织自身物理学特性（包括组织的吸收、质子密度等）差异，或者从生理学角度（如血流速度的变化）来诊断或鉴别疾病，反映的是疾病产生的病理结果及其所造成的组织形态解剖学改变（即器质性变化），无法对尚处于初期而未产生形态学变化的疾病进行有效的诊断，也不能显示分子改变和疾病间的关系。

分子成像是连接分子生物学与临床医学的桥梁，其优势在于通过非侵入性的方式对生物事件进行连续性监测，以足够的时间和空间分辨率获取体内生物学特性，并在此过程中探查细胞和分子水平的变化情况。因而可以在尚无解剖学改变前检出异常，为探索疾病的发生、发展和转归提供有力工具。并且，分子成像技术可以通过对同一组实验对象不同时间点进行监测，记录同一观察目标的移动及变化，获得的数据更为准确和全面，并且节省了实验时间和成本。此外，有的分子成像还可以进行定量分析，在新药的剂量反应测试以及药物分子靶向治疗效果测评过程中提供更准确、客观的药代动力学信息。

综上，分子成像以其直观（将复杂的分子生物学信息转换成可视化图像）、动态（可以在同一活体中连续多次观察生物学事件的发生、发展过程）、可提供空间信息（利用图像融合技术，可以同时定位生物学事件的解剖位置和范围）等特点，在疾病的（超）早期诊断、分子分型诊断、精确分期，药物疗效敏感性预测和治疗效果监测，疾病标志物和药物靶标的发现及功能研究等方面发挥重要作用，是现在以及未来影像医学和精准医疗重要分支。

第二节　常用分子成像技术

目前常用的分子成像技术主要有5种，包括放射性核素显像（radionuclide imaging）、X射线计算机断层成像（X-ray computed tomography，X-CT）、光学成像（optical imaging，OI）、超声成像（ultrasonic imaging，UI）、磁共振成像（magnetic resonance imaging，MRI）。其中，放射性核素显像包括正电子发射断层成像（positron emission tomography，PET）和单光子发射计算机断层成像（single-photon emission computed tomography，SPECT），是目前临床上主要应用的分子成像技术。此外，光声成像（photoacoustic imaging，PAI）是近期发展起来的一种非侵入型、非电离式的新型生物医学成像技术，兼具光学成像和超声成像优点，具有广阔的临床应用前景。与此同时，多种成像技术联用形成了多模态分子成像，不同成像模式的优势互补能够提供更高质量、信息更全面的生物影像。

一、放射性核素显像

最早的分子成像研究出现在放射性核素显像领域，在1923年由Hevesy第一次使用放射性核素进行生命科学示踪研究，并率先提出“示踪技术”，被尊称为“基础核医学之父”，放射性核素显像也被称为核医学成像（nuclear medicine imaging，NMI）。

1. 基本原理

原子是物质的基本组成单元，由一个带正电荷的原子核和若干带负电荷的绕核运动电子组成。其中原子核由带正电荷的质子和不带电荷的中子构成，质子数（Z）和中子数（N）之和为原子的质量数（A）。质子数相同的原子为同一种元素（X），可表示成${}_{Z}^{A}X_{N}$，也可简写为${}^{A}X$。质子数、中子数和原子核所处的能级状态均相同的原子为一种核素。中子提供较强引力使原子核中的粒子束缚在一起，同时抵消质子间的静电排斥力，但当中子太少以致无法对抗质子的静电斥力时，原子核会自发地产生放射性衰变，转变到更稳定的状态。据此，核素可分为稳定性和不稳定性两种，后者也被称为放射性核素，能够自发产生核内结构或能级变化，同时伴随射线的发出，此过程称为核衰变。核衰变主要包括α衰变、β衰变和γ衰变。α衰变释放出α射线，如${}^{226}Ra$，临床主要用于核素治疗；β衰变分为β^-衰变（释放出电子）和β^+衰变（释放出正电子），前者包括^{131}I（也具有γ衰变）、^{32}P、^{89}Sr，临床用于核素治疗，后者包括^{18}F、^{11}C、^{13}N、^{15}O等，可用于PET；γ衰变释放出γ射线，如^{99m}Tc和^{111}In等被用于SPECT。放射性核素衰变强弱通常以放射性活度表示，指单位时间内发生衰变的原子核数。放射性核素衰变速率用物理半衰期（$t_{1/2}$）表示，系指放射性活度因衰变减少到原来一半所需的时间，是每一种核素的特性。

放射性核素显像的检测信号是摄入人体内的放射性核素衰变时所放出的射线，可反映放射性核素在体内的浓度分布，并显示组织和器官的形态学及功能信息，具有灵敏度高、可定量分析等优点。放射性核素显像通常需引入带放射性核素标记的分子，这些分子被称为放射性药物或显像剂。有的显像剂能参与体内代谢过程，并可选择性地在特定部位聚集，可通过影像设备探测病变组织与正常组织的放射性浓度差；有的可直接作为被检测对象，如用放射性核素标记药物进行示踪，可考察其生物体内分布及药代动力学行为。

2. 正电子发射断层成像

在正电子发射断层成像（PET）过程中，显像剂进入生物体后通过释放带正电荷粒子的方式衰变，即将一个质子转变为一个中子和一个正电子，新生成的中子保留在原子核中，用于稳定原子核的状态，而正电子则从原子核中释放。该正电子释放时带有一定量的动能，飞行一小段距离（0.2～2 mm，造成正电子发射位置与γ光子产生的位置稍有不同）后与周围组织中的自由电子结合，转化为两个能量相同、飞行方向相反的γ光子，该现象称为电子对湮灭（electron-pair annihilation）。在发生电子对湮灭的区域两侧放置两个光子探测器，当两个探测器同时（10^{-8} s）接收到光子时，复合电路会给出一个计数（图8-1）。通过对同时发射的两个背向光子进行检测，对病灶的定位会更加精准，在图像接收时不需要加额外的光子方向的矫正器械，接收效率更高。

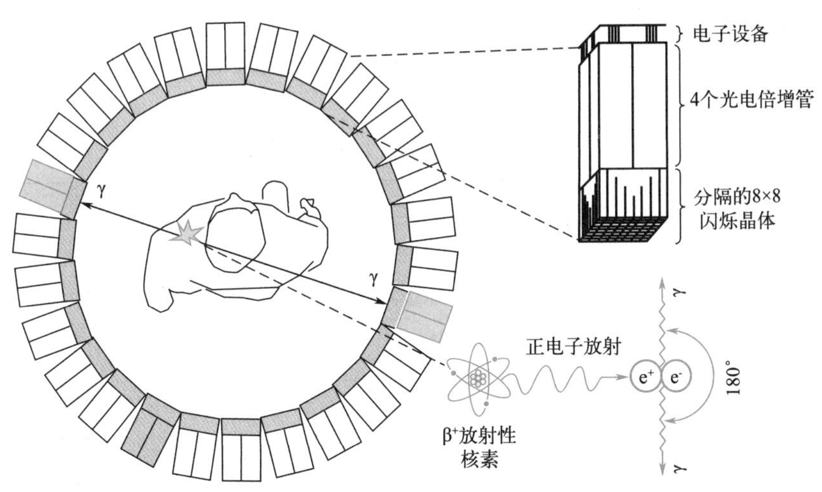

(a)

图8-1

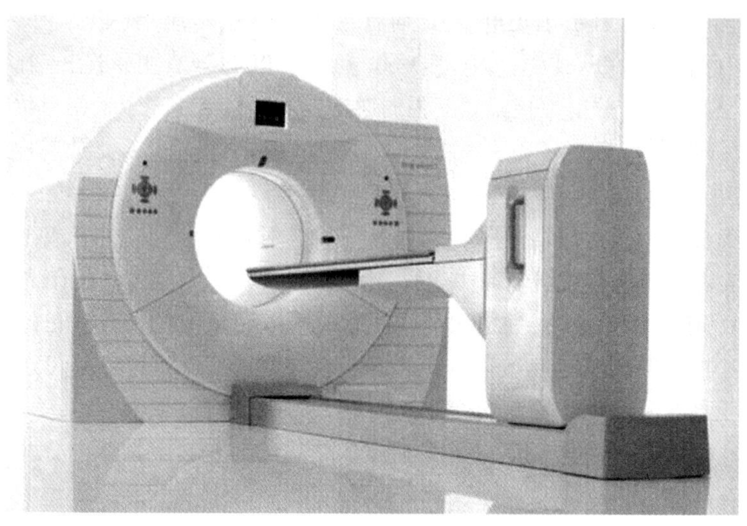

(b)

图8-1 (a)PET成像基本原理示意图[5];(b)PET/CT成像仪

PET技术是目前分子成像较先进的技术之一，在人体功能代谢研究中发挥重要作用。所使用的正电子核素如^{18}F、^{11}C、^{13}N、^{15}O是组成人体的基本元素，经它们标记的代谢物（或药物）原有理化性质不变，能有效观察被标记分子在人体内的动态变化，在分子水平上反映人体是否存在生理或病理变化。表8-1列出了PET常用的正电子放射性核素。其中^{11}C的半衰期较短，约为20 min，所标记化合物具有以下优点：不影响结构及其功效、成本较低，并可在短期内重复进行实验。^{13}N标记也成为研究氨基酸的体内代谢过程、生理功能与病理变化的有力工具，但^{13}N半衰期只有10 min左右。氧元素是组成一切生物体的最基本元素，也是维持生命活动必不可缺的基本物质，但由于半衰期太短，限制了其在PET中的应用。^{18}F因其较为理想的半衰期（约110 min），是目前PET应用最广泛的放射性核素。

表8-1 常用的正电子放射性核素

放射性核素	半衰期	E_{β^+}/keV
^{11}C	20 min	960
^{13}N	10 min	1198
^{15}O	2 min	1732
^{18}F	110 min	634
^{64}Cu	12.7 h	653
^{68}Ga	68 min	1899
^{76}Br	16.2 h	4000
^{89}Zr	78.4 h	897
^{124}I	4.18 d	1535（50%），2138（50%）

影响PET空间分辨率的主要因素有：①正电子被发射出来后会在发生湮灭前飞行一定距离，该距离与穿行的介质密度及正电子发射本身动能有关；②湮灭辐射的两个光子的夹角非绝对180°，角半高宽约0.3°，由此造成的定位偏差与符合探测的两个探测器之间的距离有关，进行全身扫描时，PET分辨率偏差约在2 mm。除了这两方面因素，在实际应用中还会受到显示系统灵敏度、显像剂剂量、图像重建参数及像素大小、信噪比等因素的影响。

3. 单光子发射计算机断层成像

单光子发射计算机断层成像（SPECT）是通过摄入能发射γ光子的显像剂后，利用高性能γ检测器多角度、多方位（探头能围绕检测对象旋转360°或180°）采集一系列放射性核素分布的平面投影图像，通过图像重建获得横断面、冠状面和矢状面的断层图像（图8-2）。SPECT常用的放射性核素有^{99m}Tc、^{123}I、^{111}In等（表8-2），其中^{99m}Tc核性能优良，为纯γ光子发射体，能量为140 keV，半衰期为6 h，方便易得（具有过渡态金属化学结构，可整合到许多其他化合物分子中），几乎可用于人体各重要脏器的形态和功能成像。

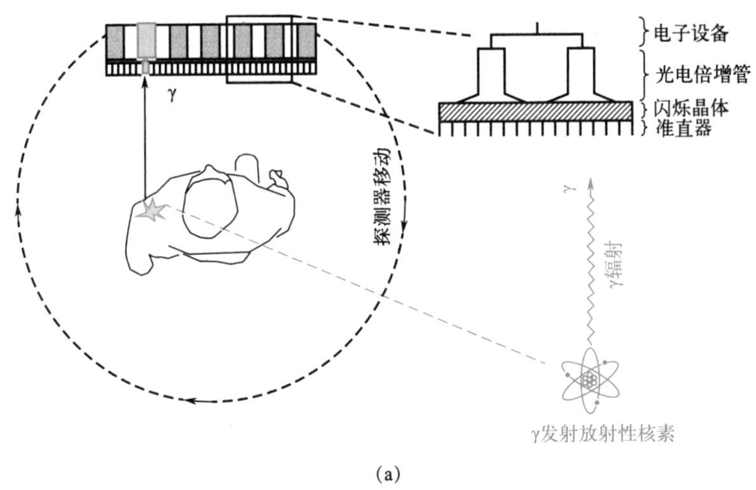

(a)

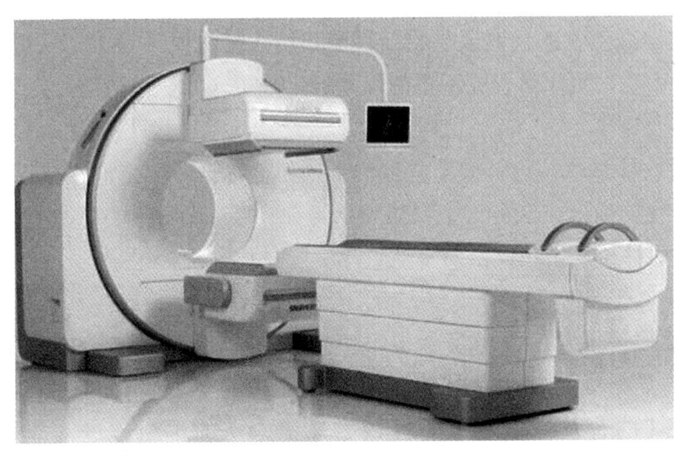

(b)

图8-2 （a）SPECT成像基本原理示意图[5]；（b）SPECT/CT仪

表8-2 常用的SPECT放射性核素

放射性核素	半衰期	E_γ/keV
^{67}Ga	78.3 h	93/184/300
^{99m}Tc	6.0 h	140
^{123}I	13.2 h	159
^{111}In	67.4 h	171/245
^{201}Tl	73.1 h	167

4. 放射性核素分子探针的制备

放射性核素常用的标记方法包括如下4种。

（1）核素交换法

利用同一元素的放射性核素和稳定核素在不同化学状态之间发生交换反应实现化合物标记：$AX+BX^* \longrightarrow AX^*+BX$，其中X、$X^*$分别代表同一元素的稳定核素和放射性核素，AX是待标记分子，BX^*是含放射性核素的无机化合物，AX^*是通过核素交换法获得的目标放射性化合物。该过程是可逆的，温度、pH值及催化剂等均可调节反应，碘和磷等标记化合物通常用此法。

（2）化学合成法

化学合成法是放射性药物经典的制备方法之一，即利用化学反应将放射性核素引入待标记化合物的分子结构中，分为逐步合成法（以结构简单的放射性化合物作为原料合成复杂的目标分子）、加成法（通过加成反应使不饱和化合物带上核素标记）和取代法（将目标分子中的原子或基团与放射性核素或其基团进行置换）。^{18}F标记FDG、^{11}C标记有机化合物通常使用此法。

（3）生物合成法

利用动植物、微生物的代谢或生物活性酶作用，将放射性核素引入待标记分子。可制备一些结构复杂、难以用化学合成制备的核素标记分子（如氨基酸类）。

（4）金属络合法

将金属放射性核素以共价键或配位键的形式与被标记分子形成“放射性核素-螯合剂-被标记物”络合物的标记方法称为金属络合法，如^{99m}Tc、^{67}Ga、^{68}Ga、^{111}In、^{201}Tl等应用最为广泛的金属放射性核素常用此法对多肽、单克隆抗体进行标记。

5. 应用概况

放射性核素显像能从分子水平上认识疾病，并阐明靶器官或组织的血流情况、受体密度与基因的异常表达、生化代谢活性与细胞信息等机制。随着临床型和小动物专用型PET/SPECT的普及，以及放射性核素标记方法的不断改进，放射性核素显像正逐步走向成熟，可用于代谢显像、受体显像、放射免疫显像、基因显像、凋亡显像等（图8-3）。

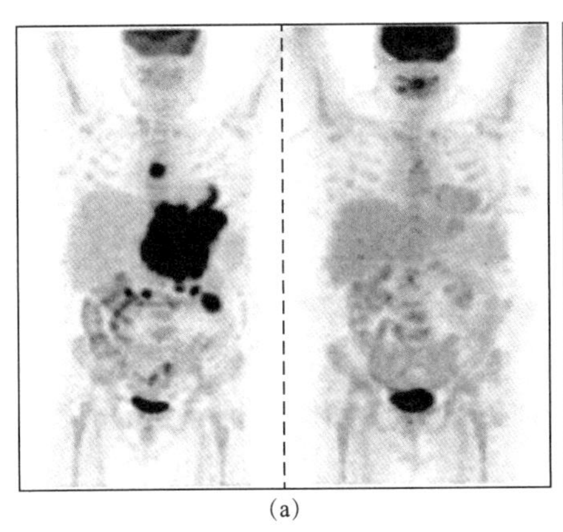

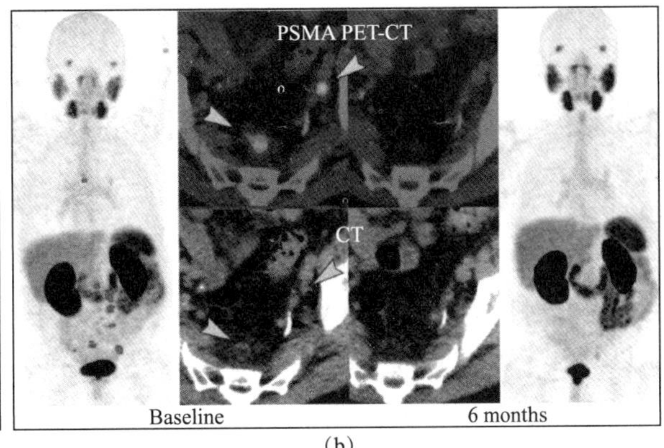

(a) (b)

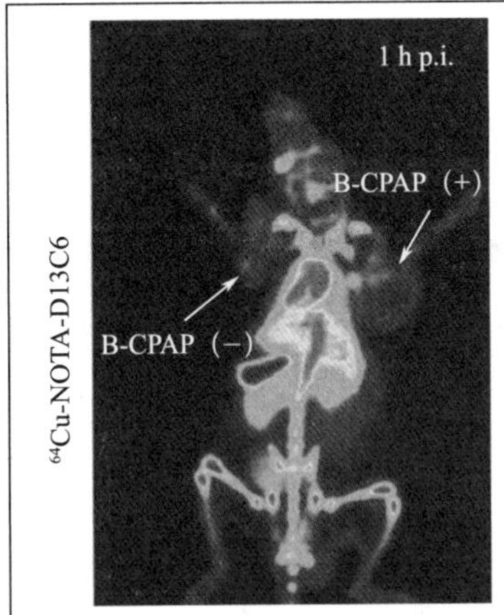

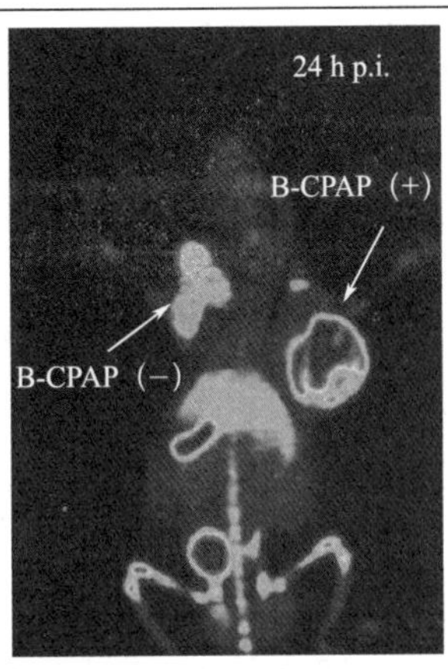

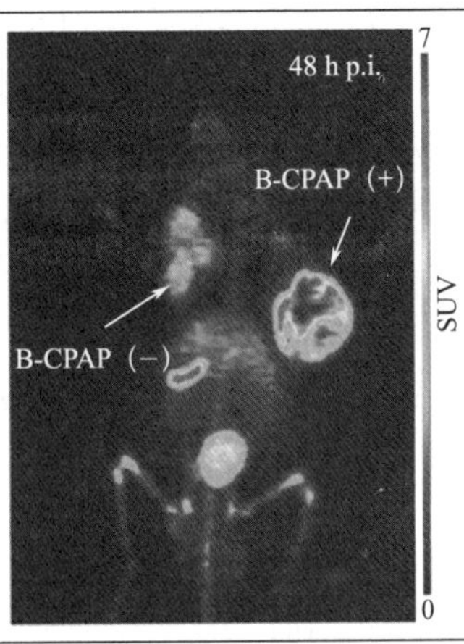

(c)

图8-3 放射性成像应用示例

(a)^{18}F-FDG PET显示一位霍奇金淋巴瘤患者(左)初始分期和(右)经四个化疗周期后的代谢情况[6];(b)PSMA PET-CT显示患者(左)初期多个近厘米的盆腔和远处淋巴结转移及(右)系统治疗6个月后PSMA PET-CT结果的回归[7];(c)Immuno-PET显示^{64}Cu-NOTA-D13C6探针能够指示PDGFRα高表达的肿瘤部位[B-CPAP(+)和B-CPAP(−)分别代表转染和未转染PDGFRα的移植瘤细胞][8]

(1)代谢显像

代谢显像是分子核医学最为成熟的技术,已经广泛应用于临床诊断。被誉为"世纪分子"的^{18}F-FDG自20世纪90年代被广泛应用以来,目前仍是临床使用最多的PET显像剂,其应用包括:①肿瘤的诊断、分期、疗效评价、预后评估等;②神经、精神疾病及脑功能研究;③心肌细胞存活性评价。^{18}F-FDG和葡萄糖一样,在细胞膜转运蛋白GLUT-1的作用下进入细胞,在胞内被磷酸化生成^{18}F-FDG-6-PO_4,但不能像葡萄糖一样参与后续三羧酸循环,也不能被用于合成糖原,更不能通过细胞膜再返回血液。因此,^{18}F-FDG-6-PO_4只能滞留在细胞内,通过PET可评价细胞的葡萄糖代谢水平。由于肿瘤细胞代谢活跃,对葡萄糖摄取增多,在PET上显示为^{18}F-FDG高代谢,可用于肿瘤检测,如图8-3(a)[6]。但^{18}F-FDG PET对于体积较小的病灶探测能力有限;在鉴别乳腺癌时也存在较高的假阴性风险。

（2）受体显像

受体显像指利用放射性核素标记的配体（如抗体、多肽）与组织中的靶标受体产生高亲和力的特异性结合，通过PET/SPECT显示受体的分布和功能。例如，前列腺特异性膜抗原（prostate specific membrane antigen，PSMA）位于前列腺上皮细胞表面，在正常前列腺组织中表达量低，而在几乎所有前列腺癌组织均特异性高表达，且会随着前列腺癌的进展、转移、复发而增加。2020年，Hofman等报道了一种名为PSMA PET-CT的医学成像技术，用带有放射性核素的PSMA小分子配体检测患者体内的PSMA受体，提供了PSMA分子水平以及全身分布情况，如图8-3（b）。这种方法在精确定位前列腺癌体内扩散情况的准确率（92%）比现有的标准成像方法（65%）高出近三分之一，并且辐射剂量小于后者的一半，在临床诊断中有非常良好的应用前景[7]。

（3）放射免疫显像（Immuno-PET）

放射免疫显像是将放射性同位素通过特殊方法标记到高特异性的单克隆抗体上，利用抗体特异性识别靶位点的特性（如靶向特定细胞类型、生物标志物或功能分子），可在特定组织的特定部位蓄积，结合PET实时监测相关疾病的发生发展、治疗响应及演进转归，如图8-3（c）。在治疗前期，利用单克隆抗体进行放射免疫显像，不仅能够指示肿瘤细胞靶位点而且能够通过放射元素强弱对单抗的累积情况进行量化分析，指导单抗药物的用药方案制定，还能对新型单抗进行选择和功能评价。

6. 研究进展

放射性核素显像是目前临床转化应用最为活跃的分子成像技术，现阶段研究主要围绕以下几个方面展开：

① 加快核素分子探针的临床应用转化。尽管发展了不少新型放射性核素探针，但实现临床应用的并不多，目前临床仍以^{18}F-FDG为主。

② 建立肿瘤特异性的核素探针库。肿瘤具有异质性，不同分子分型的肿瘤细胞所表达的分子标志物也不同。目前临床检测肿瘤的探针多为通用型核素探针，通过建立特定肿瘤及其亚型的核素探针库，有望进一步提高精准诊断水平。

③ 发展多靶标、多功能的核素探针。目前报道的核素探针大多针对单一靶标，评价指标单一、片面。通过构建多靶标探针，以及结合核素的诊断和治疗双功能，可实现诊疗一体化。

④ 结合人工智能技术深入挖掘影像学所含生物学信息。

二、X射线计算机断层成像

1. 基本原理

德国物理学家伦琴在1895年偶然发现X射线可以穿透肌肉照出手骨轮廓；1967年，Hounsfield发明了第一台CT设备，能够从多个角度拍摄并采集物体的三维信息。由此发展而来的X-CT利用X线束扫描检测层面，其强度因和不同密度的组织相互作用而产生相应的吸收和衰减，所得横断图像可指示组织内部结构，有助于病情诊断（图8-4）。

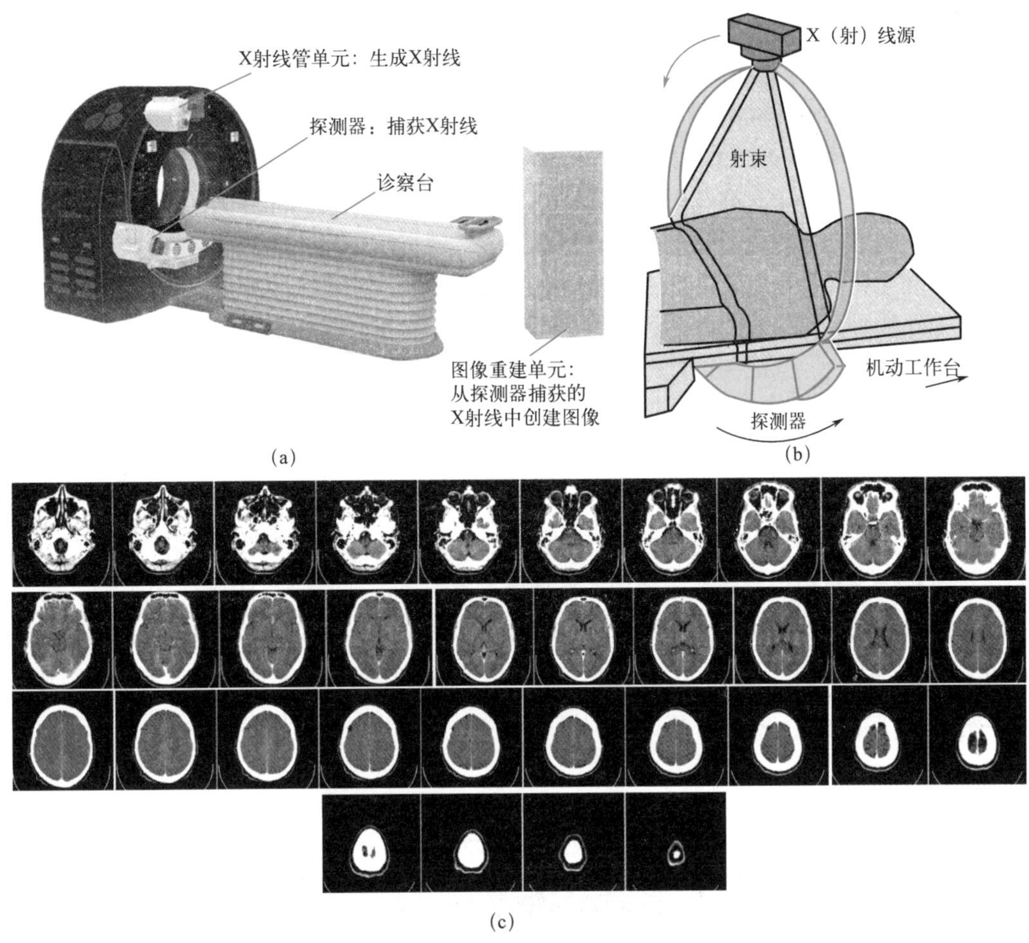

图8-4 （a）X-CT仪组成；（b）X-CT工作原理示意图；（c）人脑的X-CT图

2. 造影剂

当病变部位与正常组织密度接近时，两者对X射线的吸收差非常小，形成的X-CT图自然对比度偏低，不易显示病灶。当引入造影剂后，不同组织结构或病变性质对造影剂吸收的数量和分布有各自特点和规律，使得两种组织对X射线的吸收差加大，界线更加清晰。

X射线造影剂按照影像密度高低分为高密度造影剂和低密度造影剂，高密度造影剂为原子序数高、比重大的物质，常用的有钡剂（医用硫酸钡粉加水和胶配成钡混悬液，主要用于食管及胃肠造影）和碘剂（常用有机水溶性碘造影剂，用于血管造影和血管内介入技术，经肾排出时可显示肾盂及尿路，还可作CT增强检查；但具有一定毒性）。低密度造影剂为气体，如二氧化碳、氧气、空气等，应用较少。现有X射线造影剂由于非定向运输、电荷生物转化、亲水性等问题，常在细胞或腔隙内积聚，在分子成像中的应用还很少，需要进一步提升造影剂的特异性，降低局部积聚带来的毒性。纳米颗粒的尺寸可与生物分子的大小匹配，还能通过表面修饰实现靶向递送，因此可作为造影剂来探测体内的病理状态。例如，研究表明氧化钨纳米颗粒对X射线的吸收系数远大于碘，且易于制备、价廉，经聚乙二醇（polyethylene glycol，PEG）修饰后的氧化钨纳米颗粒无明显细胞毒性。在其表面修饰肿瘤靶向抗体可进一步提升对癌变区域的精准成像。

3. Micro CT

为提升检测分辨率，目前研发了Micro CT（也称为显微CT、微焦点CT或微型CT），其采用与普通临床CT不同的微焦点X线管球，分辨率可达几微米，具有良好的“显微”效果；但成像范围缩小，只有几厘米。Micro CT能够提供待测物的几何信息和结构信息两类基本信息，前者包括检测对象的尺寸、体积和各点的空间坐标，后者包括检测对象的衰减值、密度和多孔性等物理学信息。目前Micro CT主要用于小鼠、大鼠或兔等活体小动物的生理代谢功能研究。

三、光学成像

1. 基本原理

光是一种电磁波，具有波粒二象性，其波动性表现为折射、干涉、衍射、偏振等，其粒子性表现为光电效应、康普顿效应、黑体辐射等。不同波长的光具有不同的能量（E），可表示为$E=h\nu=hc/\lambda$，其中h是普朗克（Plank）常数（6.626×10^{-34} J·s），λ为波长（单位为nm），ν为频率（单位为Hz），c为光速（真空中的传播速度为3.0×10^{8} m/s；光的传播速度随介质不同而异，并与介质的折射率为反比关系）。按照波长可对光进行分区[9]，如表8-3所示。

表8-3 光的分区

光谱区域	波长范围	光子能量	主要跃迁类型
γ射线	< 0.01 nm	> 124 keV	核能级跃迁
X射线	0.01 ~ 10 nm	124 keV ~ 124 eV	内层电子能级跃迁
远紫外	10 ~ 200 nm	124 eV ~ 6.2 eV	外层电子能级跃迁
紫外	200 ~ 400 nm	6.2 eV ~ 3.1 eV	外层电子能级跃迁
可见光	400 ~ 700 nm	3.1 eV ~ 1.7 eV	外层电子能级跃迁
近红外（NIR） （近红外Ⅰ） （近红外Ⅱ）	700 ~ 1400 nm (700 ~ 900 nm) (1000 ~ 1400 nm)	1.7 eV ~ 0.89 eV	分子振动-转动能级跃迁
中红外	1.4 ~ 50 μm	0.89 eV ~ 24.8 meV	分子振动-转动能级跃迁
远红外	50 ~ 1000 μm	24.8 meV ~ 1.24 meV	分子振动-转动能级跃迁
微波	0.001 ~ 1 m	1.24 meV ~ 1.24 μV	分子转动、电子自旋能级跃迁
无线电波	> 1 m	< 1.24 μV	核自旋磁能级跃迁

处于基态的分子吸收能量（电、热、化学和光能等）被激发至激发态，然后从不稳定的激发态返回至基态并发射出光子，这种现象称为发光（luminescence）。按照能量来

源，发光可分为光致发光（photoluminescence）、生物发光（bioluminescence）、化学发光（chemiluminescence）和电致发光（electroluminescence）。除激发方式不同外，这些发光机制在本质上是类似的。

光与生物体相互作用存在多种形式，包括吸收、反射、折射、散射、发光、发热、光化学、光声等［图8-5（a）］。吸收是光和生物组织相互作用的基本形式之一，组织中主要包含的水，血液中的血红蛋白、血糖，肌肉中的肌球素，皮肤中的黑色素等，是吸收光的主要物质。其中细胞色素和血红素对短波长（600 nm以下）具有很强的吸收能力，而组织中的水则对900 nm以上光的吸收占主导地位，在1400～1500 nm吸收显著［图8-5（b）］。由于此类吸收作用，进入生物体的光强度随着传播距离的增加而不断减小，被吸收的光能部分可转换成热或分子的某种振动，产生发热、光声等现象，部分会激发分子而发射出荧光（自荧光）。与此同时，组织体的不均匀性可导致光传播方向的改变，产生光的反射、折射和散射。其中，散射是生物成像过程中影响可视光子的主要因素，散射强度与波长的关系为$\lambda^{-\alpha}$（大部分生物组织α为0.2～4）[10]，因而增加波长能够减少散射衰减［图8-5（c）］。综上，在近红外区（>650 nm，避开水的吸收）成像可显著降低光在穿透生物组织中的吸收和散射现象以及自荧光的干扰，使探测深度更深、空间分辨率更高。

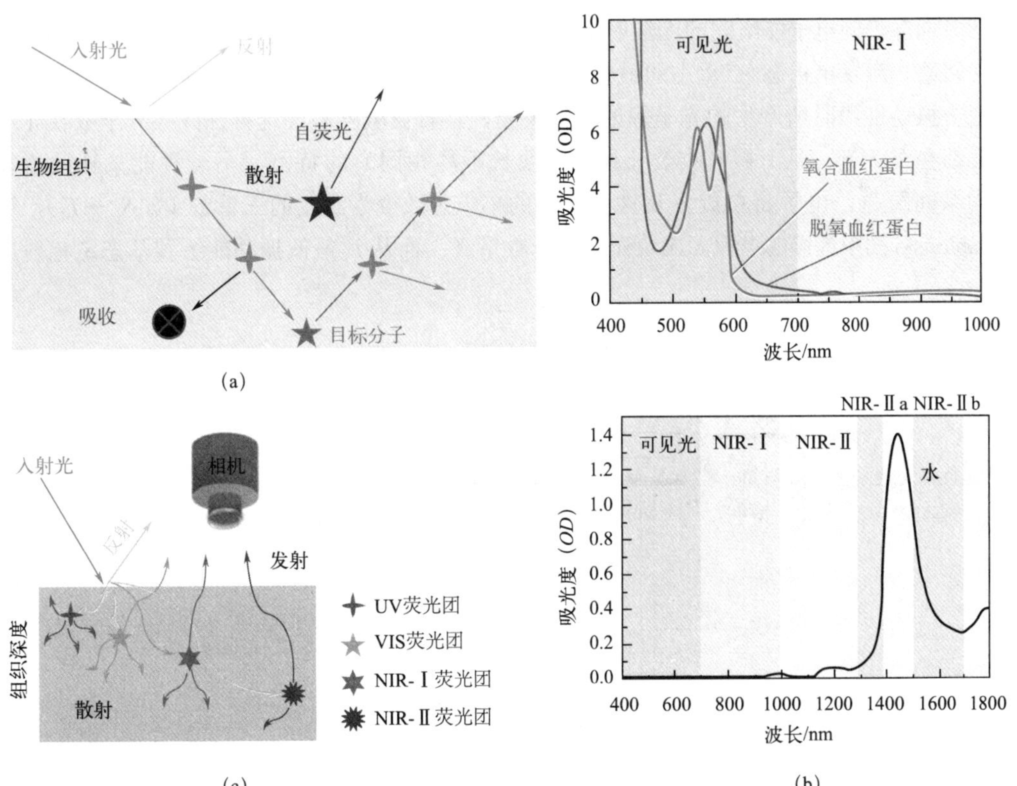

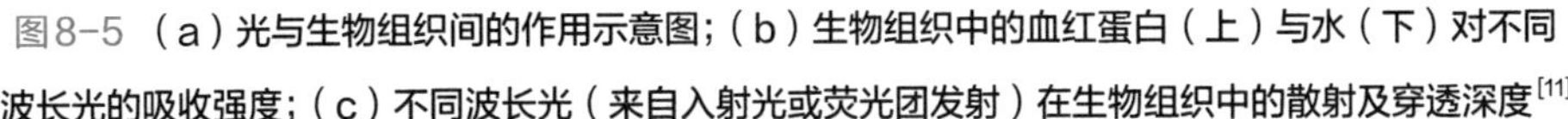
图8-5 （a）光与生物组织间的作用示意图；（b）生物组织中的血红蛋白（上）与水（下）对不同波长光的吸收强度；（c）不同波长光（来自入射光或荧光团发射）在生物组织中的散射及穿透深度[11]

彩图8-5

2. 荧光/磷光成像

（1）基本原理

在外界光源激发下，某些发光材料吸收特定波长的光之后，能量由较低能级的基态跃迁到较高能级的激发态，激发态分子通过辐射跃迁和非辐射跃迁返回到基态。辐射跃迁的衰变过程伴随着光子的发射，这一现象称为光致发光，典型的发光形式为荧光和磷光。需要说明的是，有机小分子和无机纳米材料的光物理过程有一定差别，前者的激发/发射过程常用分子轨道来解释，而无机纳米材料的发光原理更为复杂，包括能带理论、表面态发光等，此处仅以有机小分子为例阐释单光子激发过程。

发光的微观机制可用Jablonski能级图示意（图8-6）：根据分子轨道理论和鲍林规则，分子中同一轨道所占据的电子必须具有相反的自旋方向，即自旋配对。如果激发态分子的分子轨道全部电子都是自旋配对的，则该分子处于激发态单重态，用符号S表示。如果某一分子轨道的两个电子自旋方向相同，即分子具有不配对的电子，分子则处于激发态三重态，用符号T表示。符号S_0、S_1、S_2分别代表分子的基态、第一激发单重态、第二激发单重态；符号T_1、T_2分别代表分子第一激发三重态、第二激发三重态。当原子或分子改变其状态时，必须吸收或释放出一定的能量恰好使其进入另一种状态，如受到外部光子激发后原子核外层电子会从基态（S_0）跃迁至高能级激发态（S_1、S_2、S_3……）。激发态电子不稳定，在同一激发态不同振动能级间会通过振动弛豫从高能级无辐射跃迁到低能级；也可能发生相同多重态不同电子能级间的无辐射跃迁，即内转换。由此，高激发单重态/三重态的电子会迁回第一激发单重态/三重态的最低振动能级S_1/T_1。电子从S_1最低振动能级回落至基态S_0的任一振动能级时所产生的光子辐射称为荧光，具有灵敏度高、选择性好（分子吸收光后并非都会发荧光，且所需吸收波长和发射波长不尽相同）的特点。另一种能量耗散途径称为系间跨越，电子将自旋多重性从激发的单重态改变为激发的三重态（如$S_1 \rightarrow T_1$），这是Jablonski图中最慢的过程，比荧光慢几个数量级；而从T_1最低振动能级到基态S_0辐射出

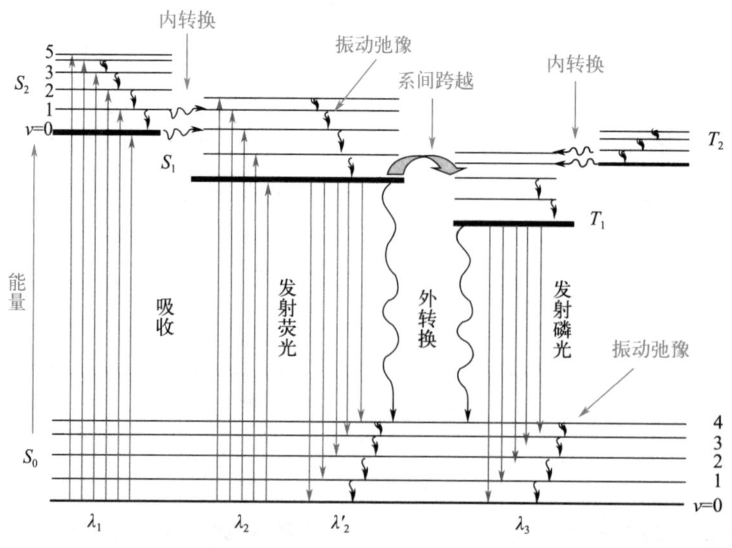

图8-6 Jablonski能级图

特定波长的光子称为磷光。一般荧光寿命较短（10^{-7}～10^{-9} s），磷光寿命较长（10^{-4}～100 s）。利用外部光源激发生物体内的发光分子所发射的荧光/磷光光子经生物组织的吸收与散射，最终被光学检测器捕获，根据其光强、寿命和偏振等特性参数研究生物体内的生化反应过程及其微环境特征，是荧光/磷光成像的基本原理。

（2）荧光分子探针

荧光分子探针有多种信号响应模式，常见的有：①光信号强度改变，包括猝灭型（turn-off，on-off）和激活型（turn-on，off-on）两种；②波长和强度改变，如荧光共振能量转移（fluorescence resonance energy transfer，FRET）及比率型（ratiometric）探针；③荧光寿命变化等。现有的荧光物质按照结构特征，主要分为荧光蛋白、小分子荧光染料和荧光纳米材料三类。

① 荧光蛋白　目前，已有数百种荧光蛋白，波长涵盖440～655 nm。

绿色荧光蛋白（GFP）由238个氨基酸组成，分子量约27 kDa，呈圆柱形筒状结构，荧光性质相对稳定，可在多种细胞内表达，对细胞基本无毒性作用。利用基因工程技术，可将GFP或其突变体与兴趣蛋白融合表达，实现兴趣蛋白的示踪以及蛋白质-蛋白质相互作用研究。近年来，研究者也在不断探索性能更优越的近红外荧光蛋白，Oliinyk等[12]开发了miRFP670nano荧光蛋白，其激发波长为645 nm，发射波长为670 nm，而分子量仅17 kDa，为荧光蛋白成像提供了新工具。由于依赖基因工程，该方法整体时间较长，且不适用于内源性靶标（如临床患者样本）的直接检测。

② 有机荧光小分子　有机荧光小分子大多含有苯环或杂环并带有共轭双键，根据其母核结构可分为以下几类：香豆素类、喹啉类、苯乙烯类、萘酰亚胺类、氧杂蒽类、BODIPY（boron dipyrromethene）类、花菁类、芳酸菁类、卟啉类、多环芳烃类等［图8-7（a）］。其中，吲哚菁绿（indocyanine green，ICG）作为一种近红外荧光成像染料，已被批准用于临床，因其在肝脏吸收速度快，血液半衰期短（10 min），在20世纪60年代初就被用作诊断性药物，评价肝脏功能和心排血量；在20世纪90年代，被用于影像造影剂。

小分子荧光探针一般指分子量小于10000 Da且对检测对象有光学响应（激发和发射波长、强度、寿命或偏振等发生变化）的化合物。由于分子量小，小分子探针一般易于透过细胞膜屏障，在生物体系中易扩散、分布较均匀；而且它们具有明确的化学结构，并可通过化学修饰和改造调控其响应方式或进一步改善其光学性质，已广泛应用于生物检测。将荧光分子接上特异性识别基团（如小分子配体），可进一步构建靶向型荧光探针。例如叶酸受体在增殖细胞和活化的巨噬细胞中过度表达，用叶酸衍生物与花菁染料Cy5.5偶联构建探针，可用于类风湿关节炎的早期探测。此外，激活型荧光探针通常背景信号低，只有与被测物反应或所处环境发生变化时才会发生荧光增强，有利于提高信噪比和检测的灵敏度［图8-7（b）］。在活细胞及活体成像过程中，激活型荧光探针不仅可以免除繁琐的清洗、长时间的代谢消除以去除过量探针，还可以实时、动态观察信号变化，能够获取更多过程信息。

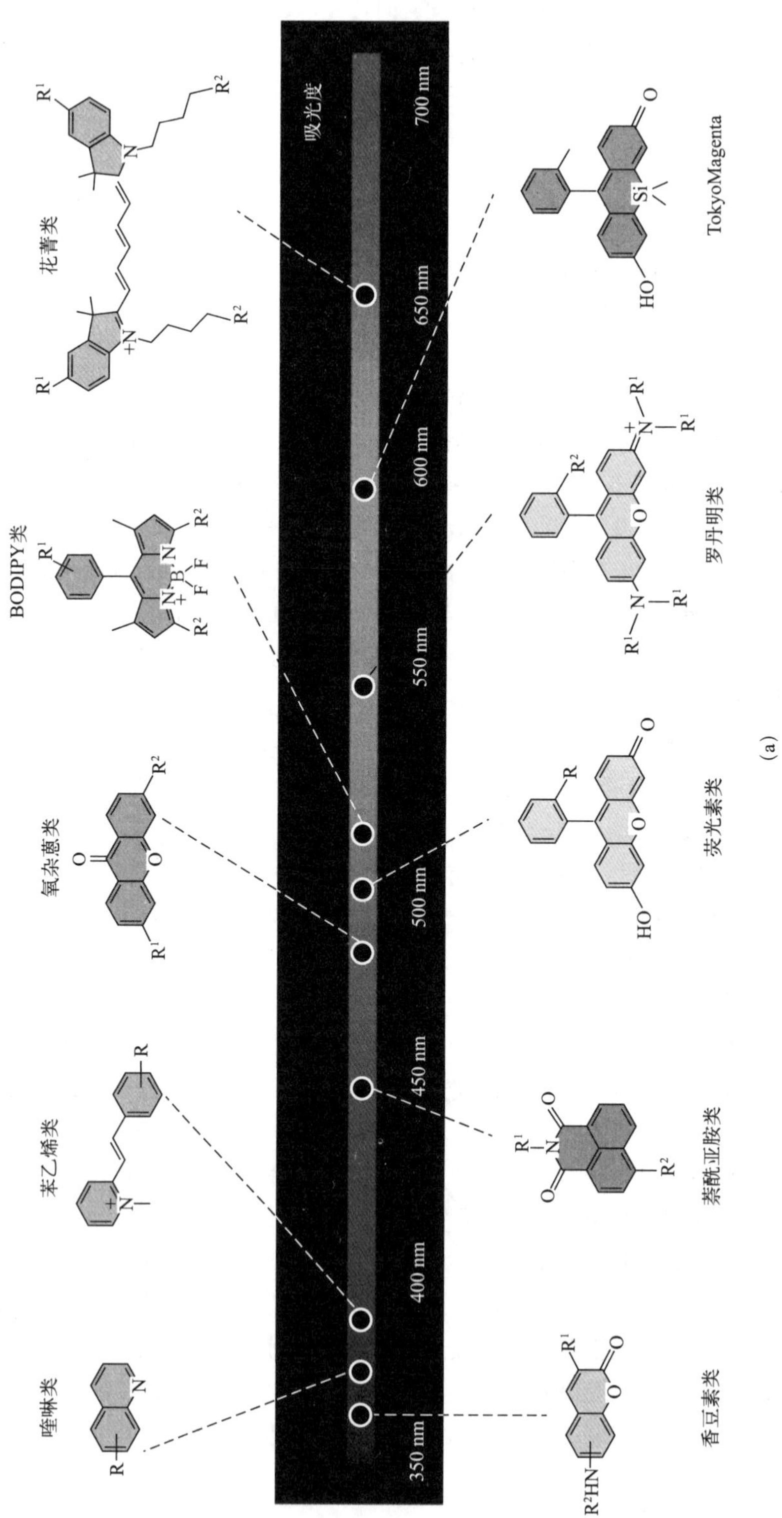
吸光度
350 nm
400 nm
450 nm
500 nm
550 nm
600 nm
650 nm
700 nm
喹啉类
苯乙烯类
氧杂蒽类
BODIPY类
花菁类
香豆素类
萘酰亚胺类
荧光素类
罗丹明类
TokyoMagenta

(a)

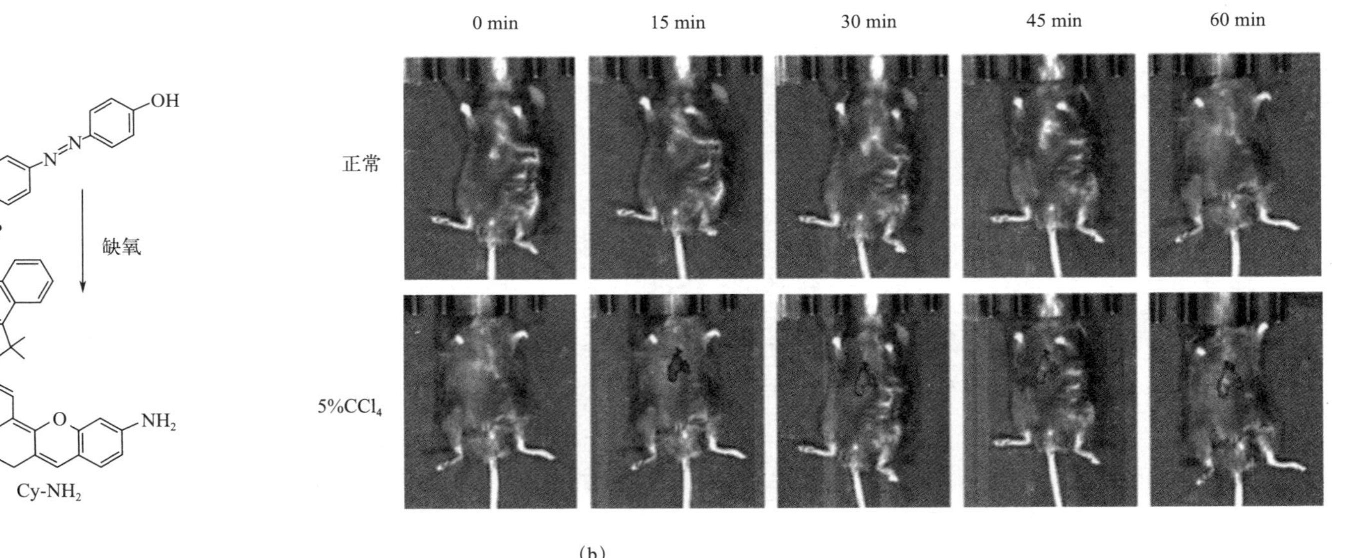

(b)

图8-7 (a)常见小分子荧光母核结构及其吸收波长分布[13]；(b)激活型荧光探针示例
[(左)用于检测缺氧状态的激活型小分子荧光探针Cy-AP的化学结构及其工作原理；
(右)正常小鼠和肝纤维化小鼠模型(经5% CCl_4诱导)随时间变化的活体荧光成像图][14]

彩图8-7

2001年，唐本忠团队发现一类螺旋状结构的小分子化合物在分散的溶液态不发光，而在分子聚集的状态下荧光显著增强，据此提出了聚集诱导发光（aggregation-induced emission，AIE）概念。当这些小分子以单体形式存在于溶液中时，激发态的电子通过分子内旋转和（或）振动将能量以非辐射弛豫途径耗散而回到基态，此时分子不发光；而当分子处于聚集态时，其旋转和振动受限，激发态的电子只能通过辐射跃迁的方式回到基态，从而观察到荧光增强的现象。和传统小分子荧光染料相比，AIE分子具有成像背景低、聚集态发射效率高、光稳定性好、斯托克斯位移大等优势。Zhong等[15]报道了一种叶酸偶联的AIE探针（folic-AIEgens），其能快速在肿瘤中积累，有助于发现微小肿瘤。他们将该探针用于非人灵长类恒河猴模型，在荧光引导手术中成功检测并精确分离了前哨淋巴结。

将有机荧光小分子通过化学键合形式引入聚合物侧链、链端或将荧光功能单体聚合制备荧光高分子聚合物，或者利用溶剂溶解、熔融混合等方法将小分子荧光分子通过自组装等非共价键合形式掺杂到高分子聚合物中得到高分子荧光探针，它们结构多样、功能可设计、生物相容性理想，在细胞成像及生化检测中具有广阔的应用前景。例如，齐莉等将对极性敏感的香豆素衍生物和能够定位线粒体的三苯基膦基团共价键合在温敏高分子聚合物PNIPAm侧链上，并掺杂对ATP敏感的罗丹明B衍生物，所得探针能够选择性在细胞线粒体内定位，并测定线粒体中温度和ATP含量变化[16]。

③ 荧光纳米材料 除了上述基于有机荧光小分子的高分子荧光探针，不少无机纳米材料具有独特荧光特性，可用于构建荧光探针，主要包括荧光量子点（quantum dot，QD）、金属纳米材料、上转换纳米粒子（upconversion nanoparticle，UCNP）、碳纳米材料、二氧化硅纳米材料等。其中量子点是一类荧光半导体纳米材料，与常见的小分子荧光染料相比，其激发光谱宽而连续、发射光谱窄而对称、斯托克斯位移大、摩尔消光系数大、发光效率高、光稳定性好、不易发生光漂白，而且发光颜色可由粒径大小调控。为提高其生物兼容性和稳定性，一般需要进行表面修饰，如PEG作为表面涂层既可减少QD的非特异性结合，还能改善其水溶性。金纳米簇（gold nanoclusters，Au NCs）是尺寸小于3 nm，由几个到几十个金原子组成的荧光纳米材料，其发光强度虽不如QD，但荧光稳定性优于常见的小分子荧光染料。Au NCs的荧光发射波长可通过粒径和金原子组成进行调节，利用不同的保护基团可合成从可见光到近红外区范围发射光谱完全不同的Au NCs，使其成为活体成像材料的新成员。镧系元素掺杂的UCNP具有更独特的光学表现——反-斯托克斯发光，即吸收长波长、低频率光后发射出短波长、高频率光。鉴于其可被近红外光激发且具有高抗光漂白性，已被广泛应用于生物成像和纳米医学研究领域。但UCNP在水溶液中溶解度较低，往往需要通过表面修饰、包覆等手段提高其水溶性。这些荧光纳米材料因独特光学特性在生物成像领域受到了广泛关注，而它们纳米级别的尺寸（肾排泄尺寸限制为6 nm）、在生物体内的降解情况以及组成成分等与生物毒性密切相关的特征，也是将其应用于活体、临床需要格外关注的因素。

3. 生物发光成像

生物发光是指生物活体通过生物化学反应而发出光的现象，其一般机制是细胞合成的化学物质［统称为萤光素（luciferin）］在特定酶［统称为萤光素酶（luciferase），往往还需要ATP、特定金属离子和氧气］的作用下，使化学能转化为光能［图8-8（a）］。生物发光成像正是利用此类生物自发光过程释放单一波长的光子，透射出生物体后被检测和处理，呈现出分子图像。目前已发现和构建了多种萤光素衍生物，其最大发射光可达近红外波段［图8-8（b）］。与此同时，Jones等通过改造萤光素酶开发了一系列发射波长不同的萤光素-萤光素酶配对，可用于多组分成像[17]。

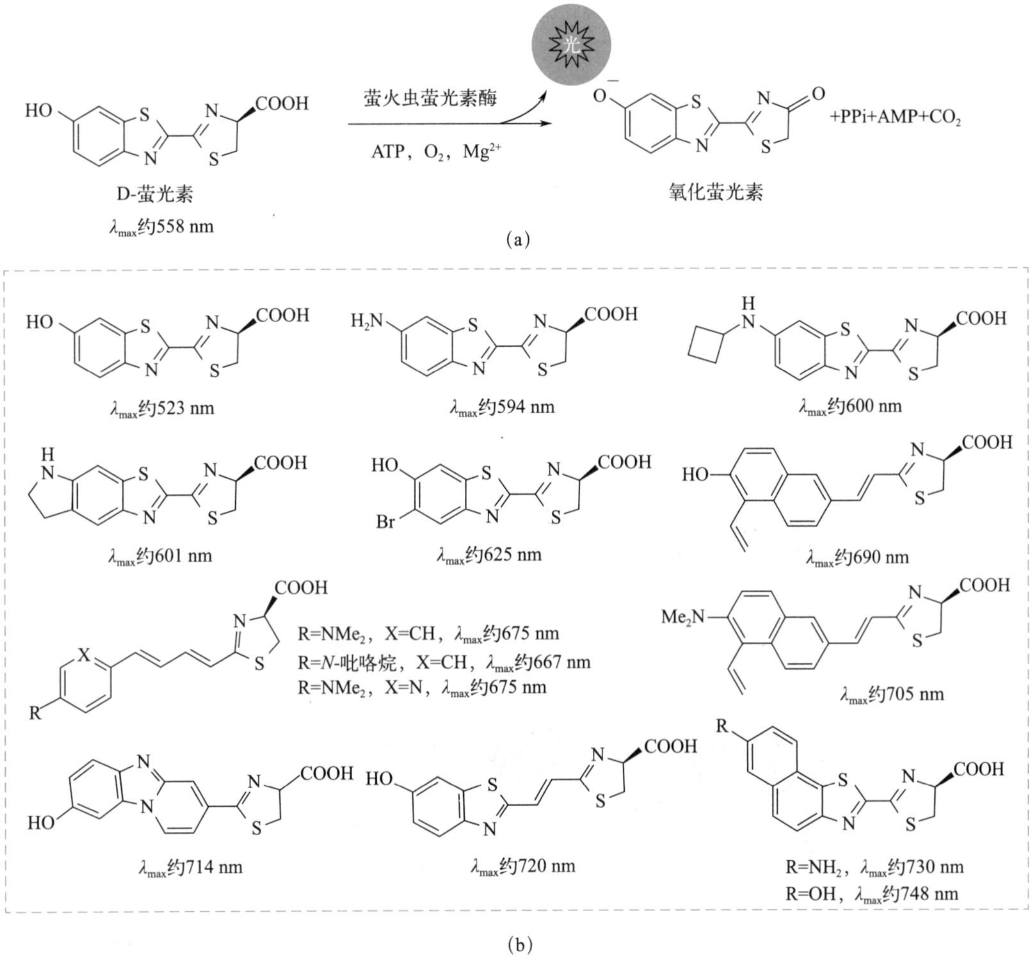

图8-8 （a）基于萤光素-萤光素酶反应的生物发光现象（以萤火虫萤光素和萤火虫萤光素酶为例）；（b）现有萤光素分子及其最大发射波长[18]

4. 化学发光成像

化学发光是分子吸收化学反应产生的化学能而被激发并发射光子的过程，其不需要外界提供激发能、不依赖生物催化。化学反应的激发态产物在返回基态的过程中直接释放光子的过程为直接发光，而有些化学发光体系由于激发态物质本身不能发光或发光能力很弱，需要加入荧光剂作为能量受体而跃迁至激发态后发光。常见化学发光体系包括鲁米诺-强氧化剂（如过氧化氢、高锰酸钾、铁氰化钾等）、吖啶酯类、过氧化草酸酯类等。与生物发光相似，化学发光成像能够有效避免激发光散射及背景荧光干扰，如杨丹等将H_2O_2特异性响应基团嫁接到二氧杂环丁烷发光团上，开发了高灵敏、高亮度的化学发光探针H_2O_2-CL-510[19]。生理浓度的H_2O_2即可直接触发分子识别，无需激光即可释放光子，亮度在3 min内提升430倍，成功应用于细胞成像与动物活体成像（图8-9）。

H₂O₂-CL-510

H_2O_2，CCl_3CN

光

(a)

彩图8-9

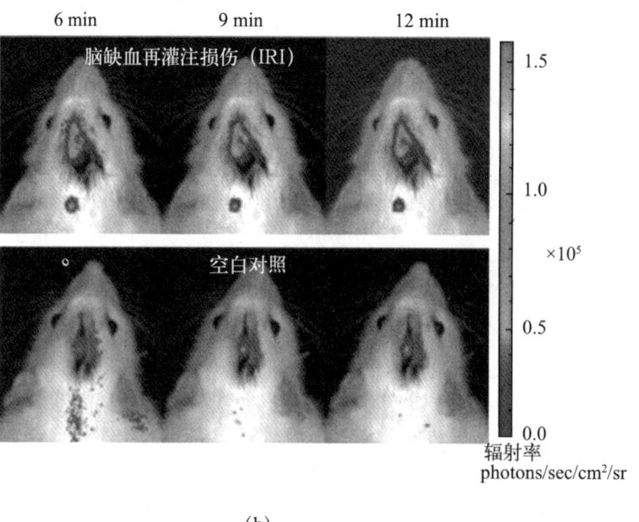

(b)

图8-9 化学发光探针H_2O_2-CL-510（a）发光原理示意图及（b）在大鼠脑缺血再灌注损伤模型中的活体成像研究[19]

5. 拉曼分子成像

单色入射光与分子相互作用时会发生弹性和非弹性碰撞，产生光散射。在散射光中，光子频率与入射光频率相同的弹性散射称为瑞利散射（Rayleigh scattering），其强度约为入射光的10^{-3}倍；而发射频率产生变化的非弹性散射称为拉曼散射（Raman scattering），强度只有瑞利散射光强度的10^{-6}～10^{-3}倍。拉曼散射过程中既有发射频率增大的光子，也有频率变小的光子，其频率对称分布在入射光频率两侧的谱线或谱带，即为拉曼光谱，它能够提供分子结构振动的指纹图谱信息，可作为一种无损、非接触的快速检测技术。但分子固有的拉曼散射截面一般都很小（10^{-30} cm^2/分子），只有荧光的10^{-14}倍，这限制了拉曼光谱在分子成像中的应用。受激拉曼散射（stimulated Raman scattering，SRS）和表面增强拉曼散射（surface-enhanced Raman scattering，SERS）可以显著提高拉曼散射信号，提升检测灵敏度，逐步被发展用于分子成像。

6. 光学成像应用

光学成像允许在细胞、分子水平对生物体进行非侵入性评估。荧光和生物发光成像设备相对便捷，可用于高灵敏度的检测分析（皮摩尔～飞摩尔级）。与PET/SPECT相比，光学成像的辐射能量相对较低，被认为安全性更高；但其组织穿透深度有限，如果不使用内窥镜，几乎无法直接分析大型动物（大于兔子）和人类的内部结构。在小鼠等小动物中，低辐射穿透的阻碍相对较小，因此，现有光学成像技术适用于临床前研究。与此同时，新的近红外探针不断被开发以克服上述局限，如基于NIR 的手术引导能更好地区分病变组织和正常组织、降低切缘阳性率。

四、超声成像

1. 基本原理

超声是频率高于人耳听力上限的声波，美国国家标准协会定义频率高于20 kHz的声波为超声，其在空气中的波长≤1.9 cm。超声成像是利用超声波扫描生物体（超声波会与生物组织相互作用而发生衰减、折射、散射、反射），通过对反射信号（超声回波）的接收、处理，以获得体内组织的声学特性（图8-10）。生物组织反射超声波的性质被定义为声阻抗，为介质密度乘以超声波在其中传播的速度（一般密度大的组织声阻抗也高，如骨骼的声阻抗大于肺）。超声回波的强度与反射界面两侧介质声阻抗的差值成正比，因此两侧介质声阻抗的差值越小，产生的回波强度越低。

超声成像的特点包括：①对软组织分辨力高，目前成像深度已达20 cm，空间分辨率小于1 mm；②安全性高（无电离辐射），当严格控制声强低于安全阈值时，超声可作为一种非侵入、无损伤的诊断技术，对操作人员和被检测人员都十分安全；③可实时成像，能实现高速实时成像，可观察运动的器官；④操作简便、费用较低、用途广泛，在临床上常用来判断脏器形态、确定病灶范围、鉴别胎儿发育情况等。但超声成像主要反馈声波传播路径上声阻抗的变化，得到体内结构信息，几乎不带任何组织化学成分信息，比如图像上的一块暗区，如果没有医学的先验知识，很难判断它是血液、脂肪，还是积液。

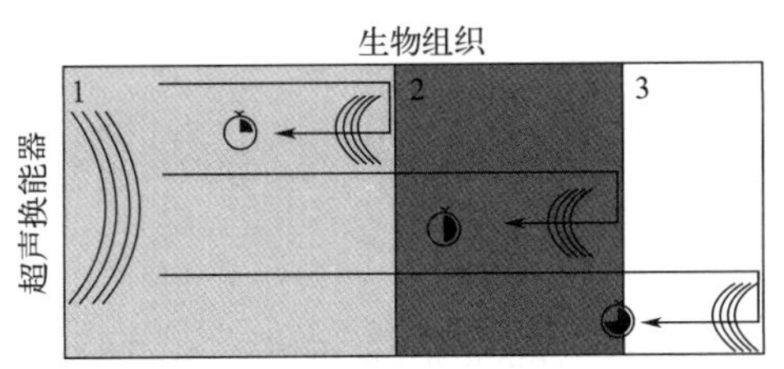

图8-10 超声成像基本原理示意[20]

与其他成像技术相同，超声成像也可通过造影剂增强成像效果，观察靶区在组织水平、细胞及亚细胞水平的成像，指示病变区组织在分子层面的变化。超声造影剂通过增强界面反射的回波信号实现影像增强，而回波的增强可以发生在微小气泡或者更复杂结构的表面。当血液中存在微泡时，其与血液、组织等组分的声阻抗差值很大，所反射的超声波强度大，在图像中信号更亮。

2. 超声分子成像的定义

超声分子成像是在超声造影剂表面结合特异性的亲和基团（如抗体或小分子配体），通过亲和基团与靶标相互作用提高体内超声成像的敏感性和特异性。首例进入临床试验的超声分子成像微泡探针（BR55）以全氟丁烷和氮气为气核，以磷脂为壳层，直径约1.5 μm，表面修饰了异二聚体肽结合配体，可特异性识别2型血管内皮生长因子受体（vascular endothelial growth factor receptor 2，VEGFR2）。该受体在多种肿瘤新生血管中过表达，可协助基于超声分子成像的早期诊断。所得成像结果与病理免疫组化结果具有良好相关性，为临床提供了一种无创检测特定分子表达水平的成像方法[21]。

3. 定量超声分子成像

在超声分子成像中，声像图中的信号强度与所使用的造影剂微泡的浓度呈正相关。而测得的超声信号会受到多种因素影响，如超声在组织中衰减、发生能量转换以及超声束的几何形状变化等，还需要考虑内皮细胞非特异性附着的影响，因而超声成像的绝对定量还较难完全实现。由于附着微泡的数量与分子标志物的含量存在定量关系，比较图像内区域之间的检测分子信号（M）可以给出分子表达量的相对值（即相对定量）。例如若获得器官内正常组织区域的信号M_1与病理组织区域的信号M_2，则分子表达水平可用M_1/M_2表示。

4. 应用概述

（1）肿瘤的诊断与治疗

新血管生成是癌症的标志之一，并且在肿瘤发展早期出现。超声分子成像可利用该时期肿瘤血管内皮细胞差异性表达的几种生物标志物实现对肿瘤的早期检测。其中使用最多的生物标志物包括VEGFR2、$\alpha_v\beta_3$整联蛋白和内皮糖蛋白（endoglin）。通过构建载药的超声造影剂，可进一步实现对肿瘤的原位诊断与治疗。

（2）血管栓塞性疾病的诊断与治疗

急性心肌梗死、卒中、肺栓塞等血栓形成和栓塞性疾病是临床常见的严重急症，微小血栓的早发现对患者预后极为重要，而快速的溶栓治疗常能挽救患者生命。使用可特异性靶向栓块的微泡不仅可增强超声造影效果，发现早期易破裂粥样硬化斑块和微小血栓，还可作为溶栓手段（在高频超声下促进微泡破裂，利用微泡的空化效应起到溶解栓块的效果）。

五、磁共振成像

1. MRI基本原理

磁共振成像又称核磁共振成像（nuclear magnetic resonance imaging，NMRI）、自旋成像（spin imaging）、磁振造影，利用自旋不为零的原子核在强磁场内发生共振所产生的信号经过图像重建而成像，由Lauterbur和Mansfield在1973年提出。MRI的物理学基础是核磁共振（nuclear magnetic resonance，NMR），即磁矩不为零的原子核在外磁场（B_0）作用下发生能级分裂（大部分顺磁场方向，能量较低；小部分逆磁场方向，能量较高），如果外加一个能量（即射频磁场B_1），且这个能量恰能等于相邻2个能级的能量差（ΔE），则原子吸收能量产生跃迁，即产生共振（图8-11）。

NMR的特点：①具有普遍性，化学元素周期表中，已测出88种具有核磁矩的天然元素（如^{1}H、^{13}C、^{19}F、^{31}P等含奇数核子的原子核）；②高选择性，不同核有不同的磁矩；③高分辨率，NMR谱线宽度很窄；④可进行从分子结构及动力学特征到活体宏观行为的观测。在静磁场中施加特定频率的射频脉冲和特定方向的磁场梯度，可使被测样品产生的磁共振信号变得位置依赖，从而重建出样品在三维空间中的图像。

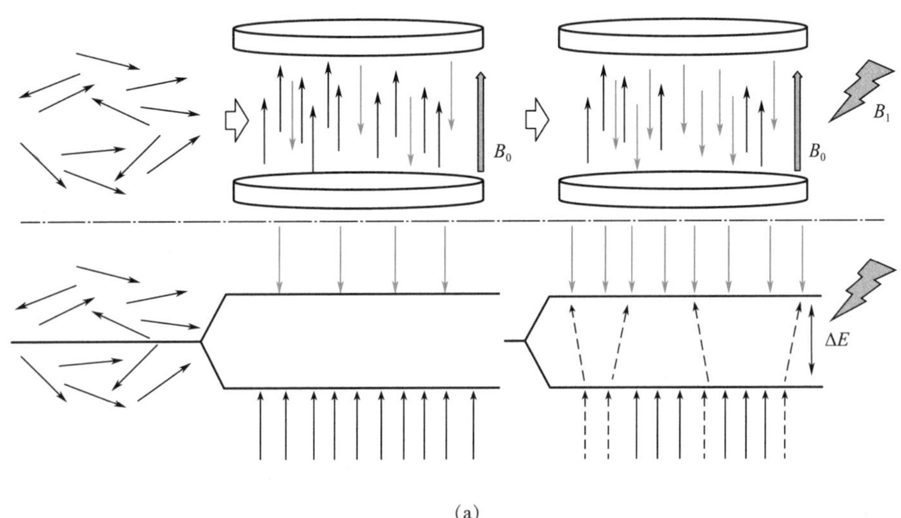

(a)

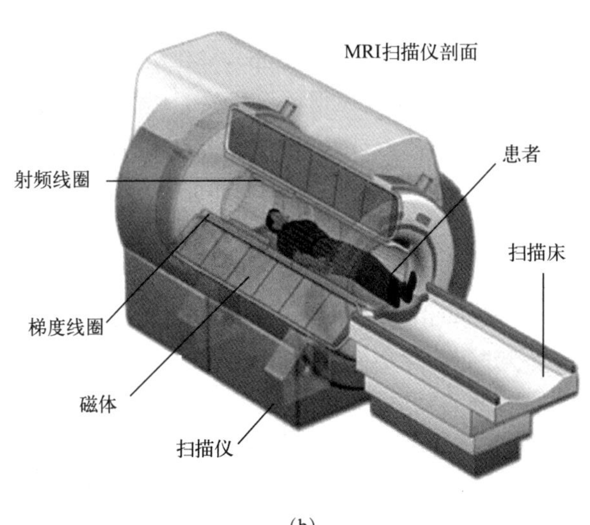

(b)

图8-11 (a) NMR原理示意图；(b) MRI扫描仪示意图

在生物医学应用中，MRI主要利用生物组织中的氢原子核（人体中水大约占体重的60%～70%）在MRI扫描仪的磁场中受到射频脉冲的激发，发生共振现象，具有如下特点：①无电离辐射、无创伤，可研究完整的生物组织或个体的结构和功能；②多参数成像，例如通过不同加权方法观测组织解剖结构、新陈代谢过程、组织功能以及分子水平的生物物理和生物化学过程等；③图像精细、分辨率高（亚毫米级）、信息量大，软组织对比度高。MRI亦存在一些不足，如成像速度不够快、无法动态成像、体内有金属物体的患者不适用等。

MRI的信噪比和主磁场强成正比，通过研发高场和超高场磁共振成像系统可提高主磁场强度。此外，超极化技术在近年来被广泛用于提高MRI信噪比，它可以直接将被测核的磁共振信号灵敏度提高3个量级以上，是常规MRI的重要补充。开发安全有效的MRI造影剂对于增强正常和病灶组织间的图像对比度和改善图像质量也具有重要作用。MRI造影剂本身不会产生信号，其借由自身的磁学性质来加速周围氢质子的弛豫过程，可增强兴趣组织区域的图像对比度。

2. 核磁共振分子成像

核磁共振分子成像（magnetic resonance molecular imaging，MRMI）是利用MRI技术对体内特定生物分子进行成像，以达到对病变早期/特异性诊断与疗效监测等目的。1990年Weissleder等报道了由阿拉伯半乳糖包裹的超顺磁性纳米粒子在磁共振（MR）下，通过脱唾液酸糖蛋白受体对肝脏定位成像，开启了MRMI研究；2002年，确认了以MR为基础的分子诊断工具的前景。MRMI与传统MRI的最大区别在于，其以特殊分子或细胞作为成像靶标，把非特异性的器官、组织水平的物理成像转为特异性的分子水平成像，是继放射性核素显像后最有希望进入临床应用的分子成像手段。目前MRMI的分辨率已达到微米级，能够进行活体生理和分子标记物的分析，同时获取生理和解剖信息。但MRMI的时间分辨率有限，且灵敏度较低（比PET低数个数量级）。根据探针，MRMI技术可分为以下三类。

（1）不使用分子探针

① 磁共振波谱（magnetic resonance spectroscopy，MRS）技术：以生物体内固有分子作为检测信号，可以直接观测许多与生理病理过程有关的代谢物或化合物及其体内分布。这种方法是MR特有的，也是最简单的一种分子成像方法，在临床有广泛应用。如MRS利用氢原子（^{1}H）可以无创检测脑内*N*-乙酰天冬氨酸、总肌酸、总胆酸和乳酸等代谢产物以及2-羟基戊二酸等IDH基因突变产物的浓度，用于颅内占位病变的诊断以及脑胶质瘤的分子分型。

② 化学交换饱和转移（chemical exchange saturation transfer，CEST）技术：通过预饱和的内源性分子与周围水质子进行磁化交换，从而降低水质子的核磁信号，产生负性对比。CEST技术可以对内源性的蛋白质、糖原等进行成像，也可以对环境pH进行成像。

（2）使用内源性分子探针

将编码可被MRI检测的蛋白质基因作为报告基因转入特定细胞基因组中，通过报告基因产物的MR信号显示其活性水平，间接提供驱动报告基因表达的相关内源性信号信息。常见内源性分子探针包括以下两类。

① 酶相关报告基因系统：目前报道的包括肌酸激酶、酪氨酸酶和β-半乳糖苷酶报告基

因系统。如酪氨酸酶报告基因系统可以加速黑色素生成，而黑色素可以在T_1加权成像上产生高信号。

② 铁相关报告基因系统：主要包括铁蛋白和转铁蛋白报告基因系统。转入过量表达的铁蛋白和转铁蛋白基因可以增加细胞对铁离子的摄取，从而在MR上产生明显的T_2低信号。

（3）使用外源性分子探针

由于MRI的敏感性较低，需利用外源性物质增强其敏感性。常见外源性MRI分子探针包括顺磁性和超顺磁性分子探针。

① 顺磁性分子探针：主要包括含钆、锰等离子的大分子螯合物和纳米颗粒，通过连接靶标识别基团构成靶标特异性的分子探针。目前该技术已经成功应用于动物实验中肿瘤叶酸受体或血管内血栓的靶向成像。

② 超顺磁性分子探针：包括超顺磁性氧化铁（superparamagnetic iron oxide，SPIO）颗粒和超微顺磁性氧化铁颗粒，具有良好的暗对比效果和生物相容性，在较低浓度下即可产生磁共振图像对比。通过特异或非特异胞吞作用，可以使干细胞吞噬氧化铁颗粒，该技术已经应用于脑创伤后患者的神经干细胞示踪研究。由于氧化铁颗粒负性对比成像具有“开花”效应，且用于人体后可能产生疼痛等副作用，近年来临床应用较少。

3. 应用概述

MRI不但可用于显示组织和器官的解剖结构与形态，还能对生物体内生理生化、组织代谢、器官功能等进行多维度、全方位的解析。在常规临床诊断中，MRI可以对体内除了肺部空腔以外的几乎所有器官进行成像，在神经和腹部疾病诊断中常常是首选的成像技术，对软组织病灶、囊肿和肿瘤的显示也具有独特优势。MRI还可用于代谢成像和分子成像，无创检测活体组织在正常或病理状态下的新陈代谢和其他分子过程。MRI尽管敏感性较低（其根源在于高能态和低能态原子间的差别很小），但具有无电离辐射、成像深度不受限、超高软组织分辨率和多参数多平面成像等优点，具有独特价值。

（1）肿瘤相关MRI

恶性肿瘤的早期精准检测是对肿瘤进行有效治疗的重要前提，Damadian最早将MRI用于肿瘤检测。通过开发靶向造影剂可有效提高MRI的灵敏度，具有定量显示肿瘤标志物的潜力。目前广泛使用单链抗体片段或分子量较小的多肽作为靶向分子，构建肿瘤靶向探针。此外，叶酸可被多种肿瘤细胞表面过表达的叶酸受体识别，可作为肿瘤靶向小分子。Choi首次利用叶酸修饰超顺磁性氧化铁（SPIO）制备SPIO-FA探针进行体内肿瘤MRI研究，证实其能特异性结合肿瘤细胞，使人鼻咽表皮癌的信号强度提高了20%～25%。

免疫治疗是目前抗肿瘤的新方法，其中淋巴细胞（CD^{4+}和CD^{8+} T细胞）和自然杀伤细胞（NK细胞）显示了良好的抗肿瘤疗效。离体免疫组化是监测这些治疗细胞生物分布的常规方法，但无法实现动态监测。通过将MRI探针引入细胞或附着在细胞表面，可观察免疫细胞在肿瘤部位的定位，作为治疗响应的重要标志。被FDA批准用于临床的氧化铁纳米粒子为在体的治疗细胞检测提供了重要工具。

（2）其他应用

除了肿瘤相关检测外，MRI是目前中枢神经系统疾病最重要的无创性成像工具，如利用非特异性钆复合物进行MRI可以反映病变区域由于炎症反应导致的血脑屏障（blood brain barrier，BBB）破坏，用于多发性硬化症诊断。也有学者应用SPIO研究这类疾病，由于SPIO能够被巨噬细胞吞噬，可以提供除BBB破坏以外的细胞学信息。此外，MRI在肝脏疾病、心血管疾病的诊断和治疗监测，发炎成像及胃肠道成像等多个方面发挥重要作用。

六、常用分子成像技术比较

分子成像具有非常广阔的应用前景，表8-4列举了常见分子成像技术的性能和特征比较，如超声成像操作简便、费用低、可进行实时监测，但解剖结构分辨率偏低；MRI分辨率较高，但灵敏度较低、成像时间较长、费用较高；X-CT灵敏度高，但有辐射伤害、费用高、不能定量分析；PET具有很高的灵敏度，并且能进行定性定量分析，但存在核辐射伤害，且设备昂贵、费用高；光学成像的灵敏度高、信噪比理想、可进行多色成像，但组织穿透深度有限。

表8-4　常用分子成像技术比较

成像模式	成像原理	空间分辨率	穿透深度	时间分辨率	灵敏度/mol	优点	不足
PET	高能γ射线	1～2 mm	不限	秒-分钟	10^{-15}	高灵敏度，可全身成像，可绝对定量，易临床转化	辐射，价高，空间分辨率低，解剖结构信息有限
SPECT	低能γ射线	1～2 mm	不限	分钟	10^{-14}	高灵敏度、可全身成像、可绝对定量、易临床转化	辐射，价格低于PET，对比度和空间分辨率低于PET
X-CT	X射线	50～200 μm	不限	分钟	10^{-6}	肺和骨骼成像	辐射，灵敏度低，软组织对比度低
OI	可见或近红外光	1 μm（活体显微成像）	<2 mm（活体显微成像）	秒-分钟	10^{-12}	灵敏度高，可实时、多通道成像，适合高通量检测，操作简便	组织穿透性差
UI	高频声波	50～500 μm	毫米至厘米级	秒-分钟	10^{-8}	实时，提供解剖和功能信息，操作简便，可与靶向给药结合，易临床转化	解剖结构分辨率差，主观依赖性，无法进行骨骼成像
MRI	电磁波	10～100 μm	不限	分钟-小时	10^{-9}	高空间分辨率，可多序列成像，提供解剖和功能信息，易临床转化	灵敏度低，价高，信息采集时间长

七、分子成像技术进展

1. 光声成像

（1）概述

光声技术始于1880年A. G. Bell发现的光声效应，20世纪60年代激光器的发展促进了光声技术的应用研究，直至20世纪末光声技术被应用于生物医学成像。光声成像（photo acoustic imaging，PAI）是基于光声效应的生物医学影像技术，光声效应是指材料吸收光能后，发生热弹性膨胀进而产生超声波信号的一种现象（图8-12）。PAI兼具光学成像和超声成像的优点：不同生物组织中光吸收体对光的吸收差异较大，因而PAI也能表征组织的化学成分特性，这使得PAI具有光学成像的优点；而光能激发生成的声波不容易发生散射，即使在比较深的位置产生声波，也可以被组织表面的超声换能器检测到，得到分辨率尚可的图像。

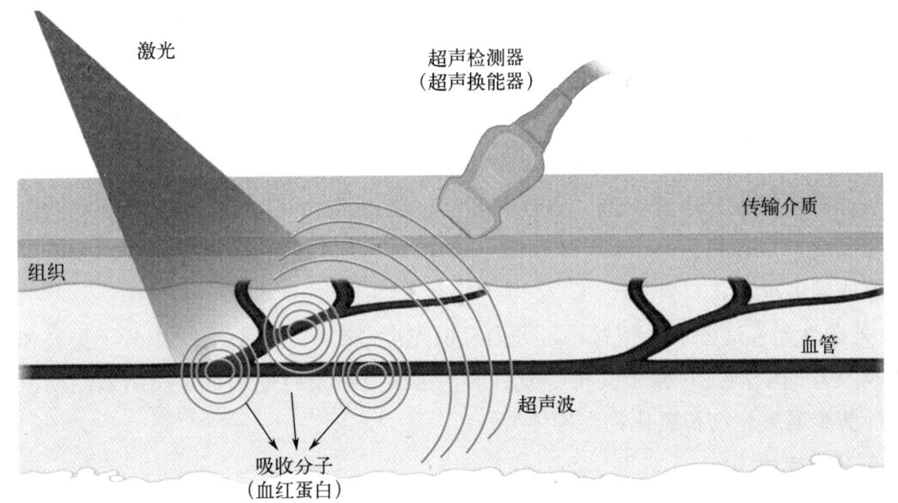

彩图8-12

图8-12 光声成像原理示意[22]

（2）成像模式

光声成像的成像模式有光声显微成像、光声黏弹成像、光声内窥成像3种。

① 光声显微成像　光声显微成像从原理上避开了光散射的影响，可以提供高分辨率和高对比度的组织成像。当激光束通过透镜聚焦于样品表面时，在样品表面附近或内部激发声波，利用置于样品表面附近的超声换能器接收声信号，经放大器放大、计算机接收处理输出图像。与纯光学高分辨显微成像技术相比，光声显微成像分辨率可达微米甚至亚微米级，成像深度可达1～2 mm。

② 光声黏弹成像　光声黏弹成像作为一种新的光声成像模式，通过检测光声激发与光声信号产生过程中的相位延迟来获取有关组织的黏弹性信息进行成像。由于生物组织的黏弹性很大程度依赖于组织的分子构成及其宏观、微观组织形式，组织黏弹性研究可以得到有用的生物组织信息。例如，癌细胞以及受药物作用的癌细胞的黏弹性系数与正常细胞不

同，通过光声黏弹成像可在医学上检测癌细胞或跟踪受药物作用的癌细胞变化。将其与传统PAI结合，能进一步提高检测的准确性和完整性。

③ 光声内窥成像　光声内窥成像是PAI与内窥镜技术的结合，该系统将光纤、超声换能器、反射镜及微透镜集成到内窥镜前端探头中，通过旋转光声内窥探头扫描，实现圆周或螺旋激发与采集，可提供高空间分辨率及高组织对比度的成像，在体内获取原位生物组织的结构和功能信息。

（3）光声分子成像探针

靶向性光声探针主要在光声造影剂表面连接特异性抗体或配体，通过抗体-抗原或配体-受体之间的特异性结合，使探针结合到病变组织部位，实现特异性的光声分子成像。理想的探针往往需要具备以下性质：①高摩尔吸光系数和低量子产率（高光声转化效率），光稳定，在近红外区具有吸收峰；②尺寸小至可穿过循环系统进入组织细胞，具有与靶部位特异性结合的能力，低毒性和低免疫原性；③易被机体代谢并从循环系统中清除。通过开发对靶部位环境变化具有响应性的光声造影剂能够进一步提高检测灵敏度，如近红外染料（HyP-1）对缺氧有响应，进入乳腺肿瘤后，肿瘤的缺氧环境导致其吸收波长从670 nm变到760 nm，采用光声比率测量法能够对缺氧组织肿瘤进行选择性成像[23]。

光声造影剂主要有内源性光声造影剂和外源性光声造影剂。

① 内源性光声造影剂　具有特殊光学吸收的内源性物质，如黑色素、血红蛋白、脂质等，均可作为内源性光声造影剂。恶性肿瘤往往比正常组织有更加密集和杂乱的血管，高密度的血管光声成像对比度较深，可用于肿瘤检测。但它们的光声转换效率偏低，难以满足高质量成像需求。

② 外源性光声造影剂　按材料可分为有机光声造影剂（包括有机小分子染料和有机共轭聚合物及其纳米颗粒）和无机光声造影剂（包括无机染料分子、金属纳米结构、碳纳米材料、一些金属硫化物和氧化物半导体）。

（4）应用概述

光声成像的应用主要体现在生物学、肿瘤学、药物学等方面。

① 生物学应用　光声成像可对细胞器、细胞、组织和器官进行实时成像，提供生物体的各种生物学信息。如以ICG小分子作为光声造影剂，从大鼠前爪注射，可实现大鼠前哨淋巴结（senfinel lymph node，SLN）的光声定位成像，此展示了光声成像技术在微创、高效检测SLN中的应用潜力[24]。

② 肿瘤学应用　光声成像可对肿瘤进行实时、无创成像，目前主要应用于肿瘤血管、肿瘤乏氧状态、肿瘤受体、肿瘤基因等方面的成像。刘成波等发现以金属锰为中心的德克萨卟啉衍生物（MMn）存在顺磁性、强吸收性、无荧光发射损耗等特性，可用于构建新型光声分子成像体系（图8-13）。MMn中心金属锰可与活性氧等超氧化物反应，有效抑制机体内氧化应激损伤，同时伴随近红外光声特性改变。因此，MMn探针不仅可以实现肿瘤特异性三维光声分子成像，还可用于体内氧化应激强度与损伤研究的指示剂和抑制剂[25]。

③ 药物学应用　光声成像能直接监测生物体内的细胞活动和基因行为，可观测体内药物作用靶标、药物作用效果等。例如，负载DOX/方酸菁染料的PEG改性聚氨酯接枝聚合物胶囊在pH 7.4中稳定，在微酸性条件下（内吞进入细胞并在酸性溶酶体内积聚）分解释

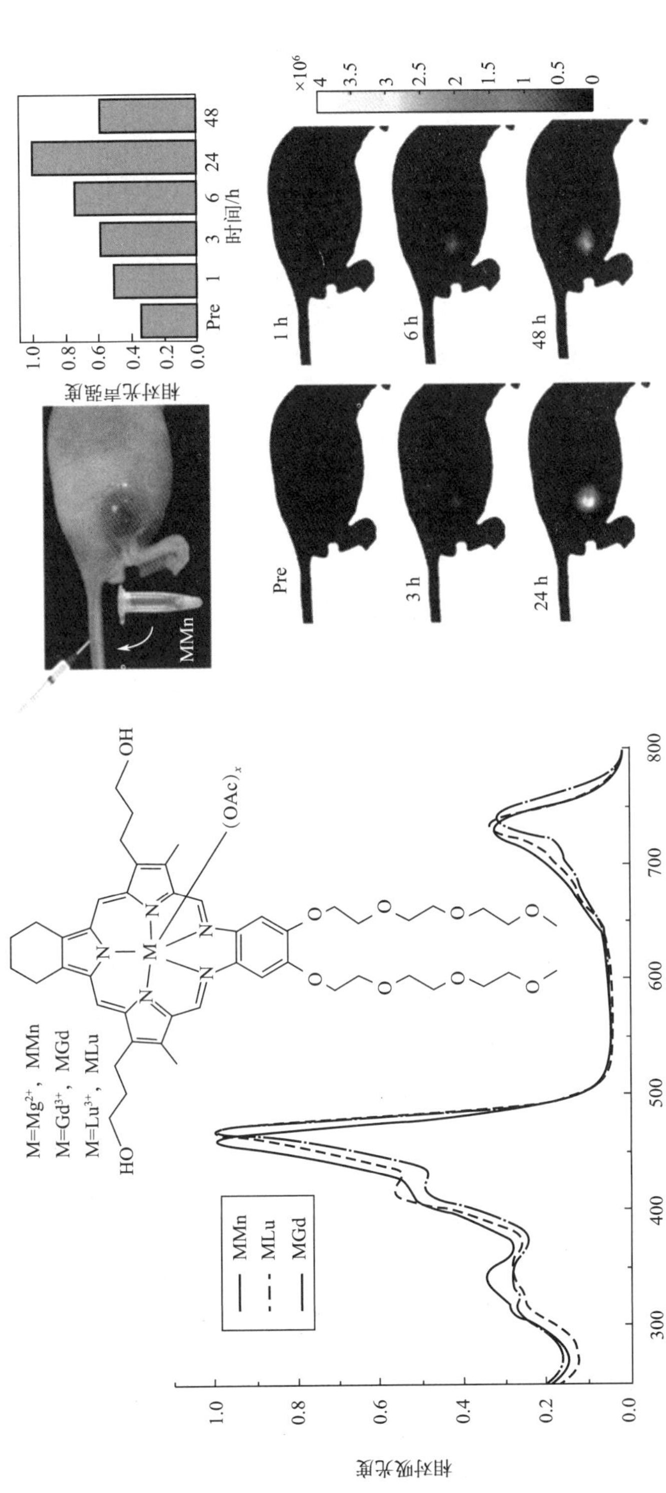

图8-13 MMn化学结构和吸收波谱及其在前列腺肿瘤小鼠模型中的光声成像结果[25]

彩图8-13

放出多柔比星（doxorubicin，DOX）和光声信号分子（方酸菁染料），释放行为引起光声信号变化，体现了光声成像可实时准确地定位监测药物释放动力学，并对药物治疗效率进行评估，已成为非侵入性研究药物在生理条件下释放行为的有效工具[26]。

2. 多模态分子成像

目前临床上常用的成像模式可以分为两大类：①可提供人体解剖形态结构，如CT、MRI、超声等；②可提供人体器官分子信息及功能代谢信息，如磁共振波谱（MRS）、SPECT、PET及光学成像等。由于不同成像技术在检测灵敏度、空间分辨率、检测深度、所反映的生物信息等方面各有不同，通过联用往往能融合各自优势、互相补充，提供更加全面和精准的信息。由此，多模态分子成像技术应运而生，通过把具有多种显像功能的分子探针导入体内，并利用多种成像技术无创、实时、精细、特异性地观察活体内复杂的生理、生化过程，从而获取病变部位的形态、大小、密度及生理、生化、代谢等多种信息，为临床诊疗提供可靠的参考依据。如PET/CT技术，它将反映解剖形态结构的CT技术与反映功能代谢信息的PET技术结合，既弥补了CT的缺陷，提高检测的灵敏度，又提高了PET的空间分辨率，已经成功在临床应用。

第三节　分子成像在药学领域的应用

随着人们对疾病机制理解的深入，除了研发针对新靶标的药物，药物研发还需要在靶标选择性、强效低毒性、给药便利性等多个角度进行提升，使药物不仅满足特定疾病的诊断、治疗和预防目的，还具有理想的药代动力学特征、精准的治疗效果。分子成像可利用特异性的分子探针，对特定细胞、兴趣分子的含量和分布进行可视化分析，从分子水平评估疾病的发展和药物的作用情况，具有无创、实时、可直接检测等优点。具体而言，分子成像能够：①将基因表达、生物信号传递等复杂的过程转化成可视化图像，使人们在分子水平理解疾病的发生机制和特征；②发现疾病早期的分子变化及病理过程变化，及时予以治疗和干预；③在更接近真实情况的活体中连续观察药物或治疗手段的机制和效果，获取药理作用过程，更全面地评价其疗效。目前，分子成像已开始应用于药物研究的各个方面，从药物靶标及生物标志物的发现和验证，到候选药物的筛选、药理及药效评价等（图8-14），有利于提高新药研发效率。

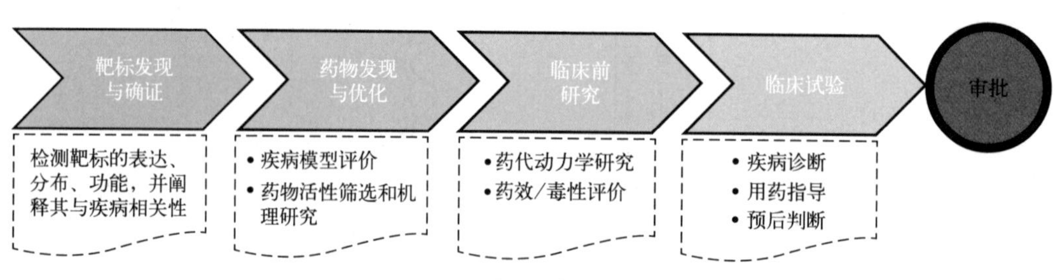

图8-14　分子成像在药物研发各个阶段的应用前景[2]

一、分子成像在新药研发过程中的应用

1. 靶标的发现与确证

在对抗疾病的过程中，先前未知的分子途径或靶标的识别通常是新治疗方法开发的催化剂。对兴趣靶标的表达及其表达程度的验证对于疾病诊断、治疗方案选择及预后评估均有重要价值。非侵入性的分子成像借助分子探针在靶部位聚集的特性，可以对药物靶标进行定位，并量化评估其在某一生物样本中的含量和时空变化，帮助揭示其与特定疾病间的相关性，还可以通过考察调控该靶标对疾病病程的影响进一步验证其功能。

2. 药物的发现与优化

分子成像方法能从分子水平真实完整地反映候选药物在活细胞或活体内的作用过程，不需要大批量、不同时间点处死实验动物模型来测定化合物的浓度，既节约了时间和费用，又可提供化合物对靶标的作用效果、监测其体内代谢活动等多个层面的信息（图8-15），从而加速药物的开发和研制进程。将分子成像技术（尤其是光学分子成像，其具有较高灵敏度、高输出通量、较高的设备普及性和低成本等特点）与高通量筛选（high-throughput screening，HTS）技术相结合，通过建立分子、细胞或小动物（如斑马鱼）模型，可直接观察候选化合物对目标受体、酶、离子通道等的影响，获取化合物对细胞整体生物过程的综合作用。

3. 临床前研究

临床前试验是为了检验药物成分的安全性，往往需要通过大量的在体试验和长期观察来验证。应用分子成像技术可以在药物的药理学研究（包括药物与酶、受体的相互作用，对靶部位能量代谢的影响等）、药效评价、药代动力学考察等临床前试验中高效获取相关生物学信息，主要通过直接法和间接法进行评价。

（1）直接法

利用造影剂（如放射性核素）直接标记药物，观察其在活体内的分布和代谢，从而对药物试用剂量、作用部位、可能的毒副作用等作出前瞻性判断（图8-16）。对药物不同结构位点进行标记，还可以判断其代谢反应类型、分析代谢产物。

（2）间接法

若药物本身标记困难，则可以引入合适的分子成像探针，观察药物对分子探针的影响，间接推测药物的作用情况。通常可用探针指示pH变化、能量代谢水平、受体分布等，通过计算分子探针的作用参数对活体组织中的生理生化过程做出定量分析。如在药物作用过程中，对其靶标分子进行监测以提供关于药物如何发挥最大作用及何时可能没有益处等关键节点的信息，实现对靶标功能的精确调控。

4. 临床试验

临床药理学主要通过监测药物治疗的全过程，获取机体对药物的动态响应情况，研究药物摄取的组织特异性与药物活性间的关系等。例如，利用分子成像实时、连续地监测治疗前后肿瘤大小、代谢变化等，对于用药方案调整和疗效评价具有重大意义。其中，PET技术已经用于临床人体的药代动力学研究，尤其是中枢神经系统药物和抗肿瘤药物，可以无创、动态地观察经放射性核素标记的药物在体内的吸收、分布、排泄、代谢，靶部位富

彩图8-15

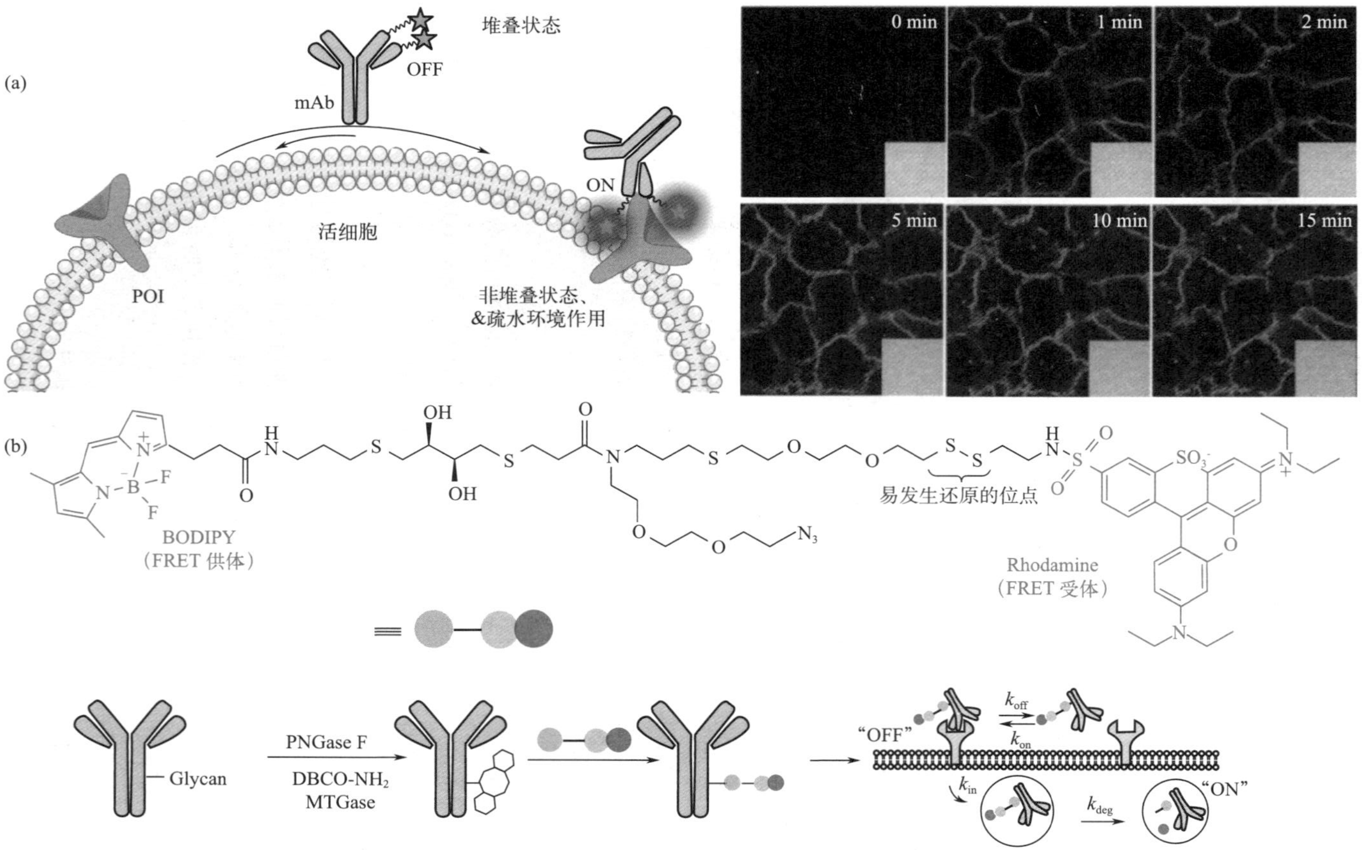

图8-15 光学分子成像用于可视化分析药物在活细胞层面作用情况的示例

（a）结合激活型荧光标记物实时观察单克隆抗体药物与活细胞表面受体靶标相互作用情况[27]；
（b）利用FRET荧光分子定量检测抗体偶联药物入胞后的断键效率[28]

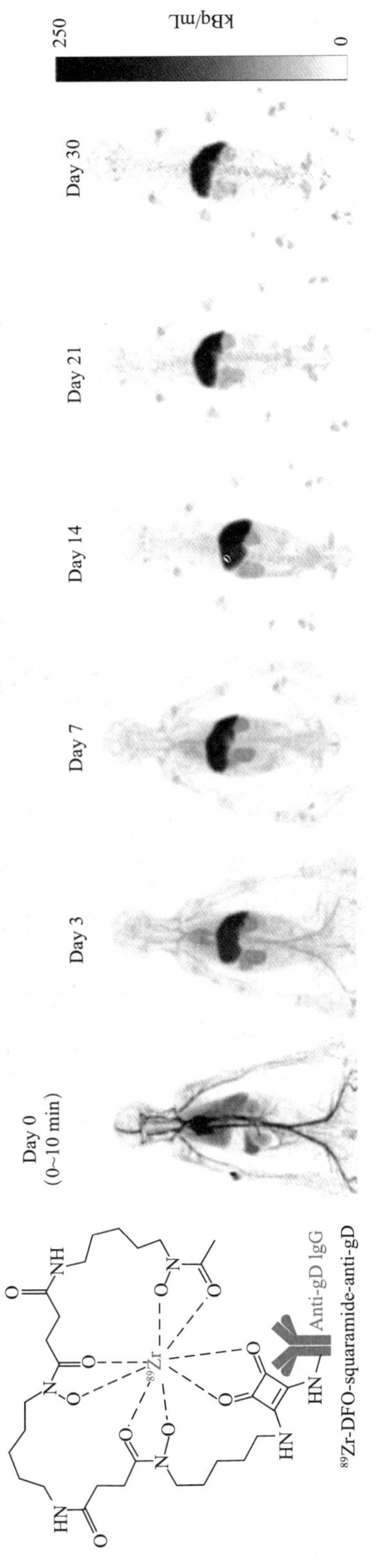

图 8-16　利用PET成像连续30天观察^{89}Zr-DFO-squaramide-anti-gD在恒河猴体内的分布情况[29]

集情况，生理及生化反应，药效及毒性作用等一系列事件，研究药物的生物利用度，了解它们的作用机制。美国食品药品管理局（FDA）已正式将药物在人体中的PET信息作为新药研发的一项研究内容。

二、分子成像在临床中的应用

1. 分子成像技术的临床应用现状

（1）分子成像用于病理学诊断

通过对疾病发生过程中的关键标记分子进行成像，可在活体内直接观察疾病起因、发生、发展等一系列病理变化，目前主要应用于肿瘤学、心血管、神经系统等方面的疾病诊断。例如，Tau在人脑中的聚积是阿尔茨海默病（Alzheimer disease，AD）的一个病理学标志，定量显示人脑中Tau的病理学水平对于阿尔茨海默病的辅助诊断和治疗监测具有重要参考价值。Kimura等[30]使用^{11}C-PBB3可对Tau进行PET监测，定量Tau的病理学水平（图8-17）。

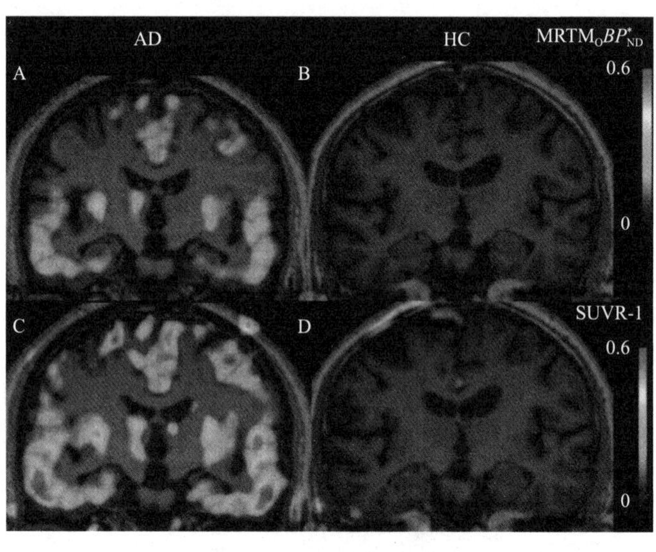

彩图8-17

图8-17 ^{11}C-PBB3 PET分析阿尔茨海默病患者（AD）和健康对照组（HC）脑部Tau积聚水平[30]

（2）指导疾病治疗

精准医学的目标之一是更好地针对个体的特定疾病量身定制治疗方案。肿瘤靶向治疗一直是国内外研究热点，但多数靶向治疗药物价格昂贵，仅对部分患者有效，且存在一定的副作用。因此，事先掌握体内病灶中靶标的状态，从而指导药物的选用，预测靶向治疗效果，是精准诊疗迫切需要解决的关键问题。评估疾病相关靶标的传统方法不仅具有侵入性，还不能准确预测患者是否会对特定治疗产生响应。利用分子成像对活体中治疗靶标的表达水平进行定量分析，可精准指导治疗。例如，采用^{18}F-MPG可精准定量非小细胞肺癌表皮生长因子受体突变状态，指导相应的靶向药物治疗[31]。

近年来，针对PD-1/PD-L1的免疫检查点抑制剂治疗研究备受关注，其治疗效果与相应受体的表达、异质性及动态变化密切相关，且治疗费用昂贵，存在“免疫风暴”等严重副作用。因此，提前了解PD-1和PD-L1的表达尤为关键。免疫组化是评估PD-1/PD-L1表达的金标准，但病理活检属于有创检查且仅能反映局部组织信息。分子成像可评估PD-1/PD-L1的全身表达情况，同时可在治疗的各个阶段监测它们表达的变化过程，对于免疫检查点抑制剂治疗方案制定具有十分重要的意义。研究发现，^{89}Zr-Df-nivolumab PET可在活体显示PD-1的表达，而^{18}F-BMS-986192可显示PD-L1的表达（图8-18），具有良好的临床应用前景[32]。

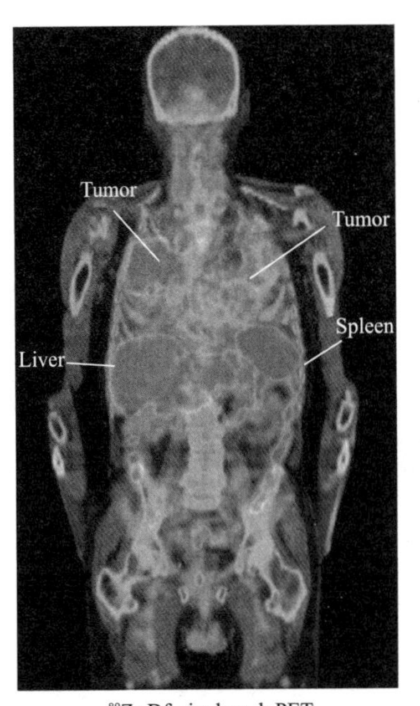

^{89}Zr-Df-nivolumab PET

(a)

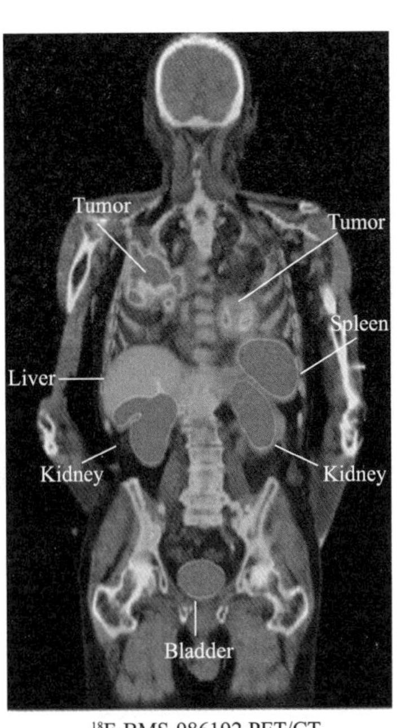

^{18}F-BMS-986192 PET/CT

(b)

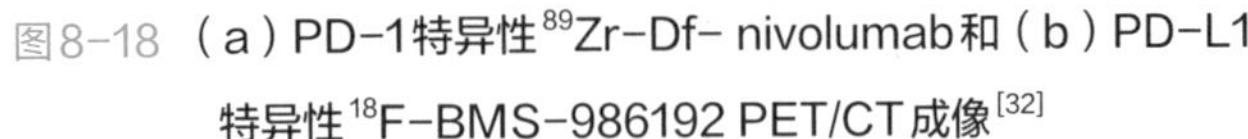
图8-18 （a）PD-1特异性^{89}Zr-Df- nivolumab和（b）PD-L1特异性^{18}F-BMS-986192 PET/CT成像[32]

（图中Tumor为肿瘤，Liver为肝，Spleen为脾，Kidney为肾，Bladder为膀胱）

彩图8-18

（3）分子影像指导下的精准手术

外科手术切除是治疗恶性肿瘤的主要方法之一，目前外科医师在实施手术时仍主要凭借经验完成病灶识别与切除。光学分子成像技术利用生物体自发荧光或激发荧光探针可对肿瘤等病变组织进行术中实时成像，具备操作简单、安全、无创等特点，在前哨淋巴结活检、病灶切除范围确认、术中手术切缘判定等方面均展现出了明显优势，具有较强的临床应用前景（图8-19）。Okusanya等[33]设计了一个可识别肺腺癌的分子探针，能在外科手术过程中通过光学成像识别肺腺癌。患者在术前经静脉注射靶向叶酸受体α的荧光分子探针，在术中可通过成像系统直接观察病灶的分布。结果表明，92%（46/50）的肺腺癌都能检测到荧光，2名患者通过术中荧光成像发现了术前没有发现的转移灶。没有检测到荧光的肺腺癌免疫组化分析也未检测到叶酸受体α的表达，体现了荧光分子探针的特异性和准确性。

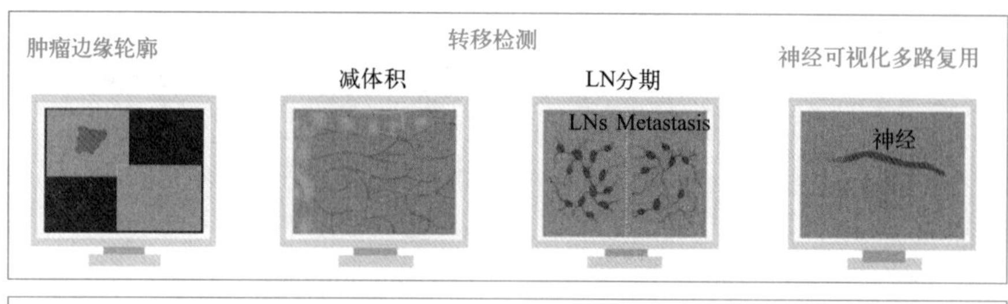

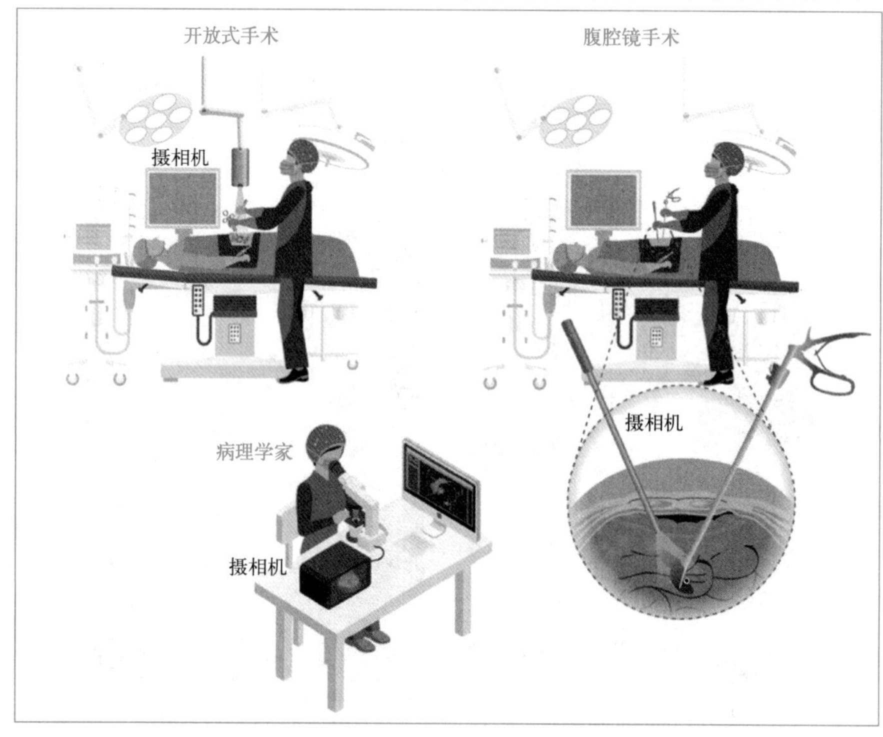

彩图8-19

图8-19 **分子影像指导下的精准手术示意图**[34]

2. 分子成像技术从临床前研究向临床应用转化展望

分子成像的发展除了需要先进仪器设备的支持外，其核心是发展新型且高效的分子探针，它是成像时信号放大和灵敏度提升的关键。目前已成功用于临床的分子成像探针仍然非常有限，原因包括：①新探针的临床成功率较低，主要面临生物相容性不佳、递送屏障、体内信号扩增效率低及不同物种间存在药代动力学差异等问题。②必须经过充分的临床前试验、获得足够的实验数据、满足进入临床试验或应用的要求后才可能进入临床，因而开发成本较高，且涉及多学科、多部门的合作。但分子成像在揭示疾病机制、促进新药研发、优化治疗方案等多个方面的独特优势必将推动相关技术和分子探针的快速发展，相信在不久的将来会更有效地服务临床疾病的精准诊疗。此外，单一的成像方式往往存在局限性，难以同时满足对灵敏度、特异性、空间分辨率等的要求，因而分子成像技术不断趋于将多种成像模式相融合，通过取长补短发挥各自的成像优势，以拓宽分子成像的应用范围。

（钱玲慧）

参考文献

[1] 汪联辉，宋春元，吴江，等．分子影像与精准诊断[M]．上海：上海交通大学出版社，2020: 1-10.

[2] Willmann J K, van Bruggen N, Dinkelborg L M, et al. Molecular imaging in drug development[J]. Nat Rev Drug Discov, 2008, 7(7): 591-607.

[3] Weissleder R, Mahmood U. Molecular imaging[J]. Radiology, 2001, 219(2): 316-333.

[4] 申宝忠．分子影像学[M]．2版．人民卫生出版社，2000, 12-13.

[5] Kiraga Ł, Kucharzewska P, Paisey S, et al. Nuclear imaging for immune cell tracking *in vivo*—Comparison of various cell labeling methods and their application[J]. Coord Chem Rev, 2021, 445: 214008.

[6] Almuhaideb A, Papathanasiou N, Bomanji J. ^{18}F-FDG PET/CT imaging in oncology[J]. Ann Saudi Med, 2011, 31(1): 3-13.

[7] Hofman M S, Lawrentschuk N, Francis R J, et al. Prostate-specific membrane antigen PET-CT in patients with high-risk prostate cancer before curative-intent surgery or radiotherapy(proPSMA): a prospective, randomised, multicentre study[J]. Lancet, 2020, 395(10231): 1208-1216.

[8] Wei W, Rosenkrans Z T, Liu J, et al. ImmunoPET: concept, design, and applications[J]. Chem Rev, 2020, 120(8): 3787-3851.

[9] 马会民．光学探针与传感分析[M]．北京：化学工业出版社，2020: 6-7.

[10] Bashkatov A N, Genina E A, Kochubey V I, et al. Optical properties of human skin, subcutaneous and mucous tissues in the wavelength range from 400 to 2000nm[J]. J Phys D Appl Phys, 2005, 38(15): 2543-2555.

[11] He S, Song J, Qu J, et al. Crucial breakthrough of second near-infrared biological window fluorophores: design and synthesis toward multimodal imaging and theranostics[J]. Chem Soc Rev, 2018, 47(12): 4258-4278.

[12] Oliinyk O S, Shemetov A A, Pletnev S, et al. Smallest near-infrared fluorescent protein evolved from cyanobacteriochrome as versatile tag for spectral multiplexing[J]. Nat Commun, 2019, 10(1): 279.

[13] Jun J V, Chenoweth D M, Petersson E J. Rational design of small molecule fluorescent probes for biological applications[J]. Org. Biomol Chem, 2020, 18(30): 5747-5763.

[14] Han H H, Tian H, Zang Y, et al. Small-molecule fluorescence-based probes for interrogating major organ diseases[J]. Chem Soc Rev, 2021, 50(17): 9391-9429.

[15] Zhong D, Chen W, Xia Z, et al. Aggregation-induced emission luminogens for image-guided surgery in non-human primates[J]. Nat Commun, 2021, 12(1): 6485.

[16] Qiao J, Chen C, Shangguan D, et al. Simultaneous monitoring of mitochondrial temperature and ATP fluctuation using fluorescent probes in living cells[J]. Anal Chem, 2018, 90(21): 12553-12558.

[17] Jones K A, Porterfield W B, Rathbun C M, et al. Orthogonal luciferase-luciferin pairs for bioluminescence imaging[J]. J Am Chem Soc, 2017, 139(6): 2351-2358.

[18] Syed AJ, Anderson JC. Applications of bioluminescence in biotechnology and beyond[J]. Chem Soc Rev, 2021, 50(9): 5668-5705.

[19] Ye S, Hananya N, Green O, et al. A highly selective and sensitive chemiluminescent probe for real-time monitoring of hydrogen peroxide in cells and animals[J]. Angew Chem Int Ed, 2020, 59(34): 14326-14330.

[20] Kripfgans O D, Chan H. Ultrasonic imaging: physics and mechanism. in: dental ultrasound in periodontology and implantology[M]. Cham: Springer Nature Switzerland AG, 2021: 7.

[21] Willmann J K, Bonomo L, Testa A C, et al. Ultrasound molecular imaging with BR55 in patients with breast and ovarian lesions: first-in-human results[J]. J Clin Oncol, 2017, 35(19): 2133-2140.

[22] Privitera L, Paraboschi I, Dixit D, et al. Image-guided surgery and novel intraoperative devices for enhanced visualisation in general and paediatric surgery: a review[J]. Innov Surg Sci, 2022, 6(4): 161-172.

[23] Knox H J, Hedhli J, Kim T W, et al. A bioreducible *N*-oxide-based probe for photoacoustic imaging of hypoxia[J]. Nat Commun, 2017, 8(1): 1794.

[24] Zhang H F, Maslov K, Stoica G, et al. Functional photoacoustic microscopy for high-resolution and noninvasive in *vivo* imaging[J]. Nat Biotechnol, 2006, 24(7): 848-851.

[25] Ren Y, Sedgwick A C, Chen J, et al. Manganese(Ⅱ) texaphyrin: a paramagnetic photoacoustic contrast agent activated by near-IR light[J]. J Am Chem Soc, 2020, 142(38): 16156-16160.

[26] Duan Z, Gao Y J, Qiao Z Y, et al. A photoacoustic approach for monitoring the drug release of pH-sensitive poly(β-amino ester)s[J]. J Mater Chem B, 2014, 2(37): 6271-6282.

[27] Wang W, Zhang Y, Zhao H, et al. Real-time imaging of cell-surface proteins with antibody-based fluorogenic probes[J]. Chem Sci, 2021, 12(40): 13477-13482.

[28] He K, Zeng S, Qian L. Recent progress in the molecular imaging of therapeutic monoclonal antibodies[J]. J Pharm Anal, 2020, 10(5): 397-413.

[29] Berg E, Gill H, Marik J, et al. Total-body PET and highly stable chelators together enable meaningful ^{89}Zr-antibody PET studies up to 30 days after injection[J]. J Nucl Med, 2020, 61(3): 453-460.

[30] Kimura Y, Ichise M, Ito H, et al. PET Quantification of tau pathology in human brain with ^{11}C-PBB3[J]. J Nucl Med, 2015, 56(9): 1359-1365.

[31] Sun X, Xiao Z, Chen G, et al. A PET imaging approach for determining EGFR mutation status for improved lung cancer patient management[J]. Sci Transl Med, 2018, 10(431): eaan8840.

[32] Wei W, Rosenkrans ZT, Liu J, et al. ImmunoPET: concept, design, and applications[J]. Chem Rev, 2020, 120(8): 3787-3851.

[33] Okusanya O T, DeJesus E M, Jiang J X, et al. Intraoperative molecular imaging can identify lung adenocarcinomas during pulmonary resection[J]. J Thorac Cardiovasc Surg, 2015, 150(1): 28-35.

[34] Hernot S, van Manen L, Debie P, et al. Latest developments in molecular tracers for fluorescence image-guided cancer surgery[J]. Lancet Oncol, 2019, 20(7): e354-e367.

第九章
常用生物芯片分析法

教学目标

1. 掌握：常用生物芯片分析方法的基本原理。
2. 熟悉：常用生物芯片分析方法在药理学、毒理学研究中的应用和优缺点。
3. 了解：常用生物芯片分析方法研究进展。

第一节　生物芯片分析法概述

一、概述

生物芯片（biochip），又叫微阵列（microarray），是通过微加工技术和微电子技术在固体芯片表面构建的微型生物化学分析系统，以实现对细胞、蛋白质、DNA以及其他生物组分的准确、快速、大信息量检测。其基本原理如图9-1所示。

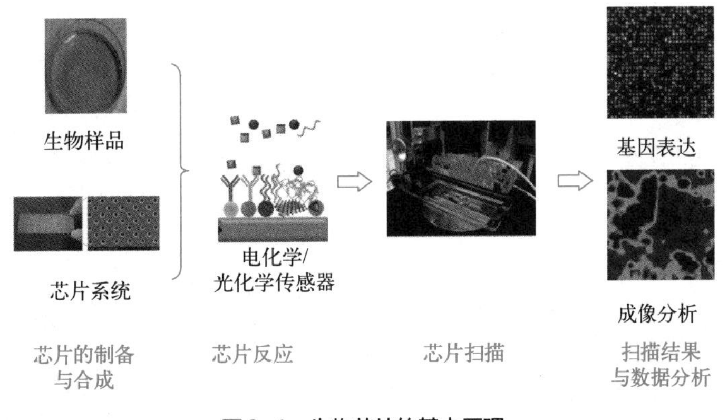

彩图9-1

图9-1　生物芯片的基本原理

计算机技术与计算机芯片的应用是生物芯片概念的灵感来源。狭义的生物芯片是指包埋在固定支持物或载体上的核酸、蛋白质、细胞等微阵列芯片，如寡核苷酸微阵列和蛋白质微阵列等。这些具有生物活性的物质以有序的点阵固定在固相载体上，在一定的条件下发生生化反应，利用酶标法、化学荧光法、电化学发光法等方式显示反应结果，再利用专用的生物芯片扫描仪或电子信号检测仪对数据进行采集，最后通过专业的数据处理软件对采集到的数据进行处理分析得到检测结果。广义的生物芯片则是指能对生物分子进行大批量快速处理和分析的微型固体薄型器件。生物芯片技术本身是一项高通量检测技术，它的关键技术环节是利用微电子、微器械、计算机技术在载体的表面构建分析单元和系统。这是使生命科学中不连续分析过程向连续化、微型化和集成化转变的前提[1]。

生物芯片技术的特点主要体现在3个方面：一是微型化，微型化是指成千上万个生化反应在芯片上同时进行；二是高通量，生物芯片通过一次检测可以给出上万个生化反应信息；三是学科高度交叉，生物芯片技术涉及生命科学、医学、材料科学、信息科学等技术的交叉与融合。这三个特点使得该技术被广泛应用于基因组学与蛋白质组学等基础型科学研究，以及临床疾病诊断、新药研发、司法鉴定和食品安全等应用研究领域[2]。

二、生物芯片的分类

全球首个生物芯片产品问世虽然已有20多年，但生物芯片分类方式仍没有完全统一的标准，常见的分类方式分别是按用途、作用方式和成分进行。生物芯片按用途可分为生物分析芯片和生物电子芯片。一般生物芯片主要指生物分析芯片；而生物电子芯片目前在技术和应用上尚不成熟，属于较新的技术。生物芯片按作用方式可分为被动式芯片和主动式芯片，被动式芯片是指各种微阵列芯片，如基因芯片、蛋白质芯片、细胞芯片和组织芯片等；主动式芯片是指将生物实验中的样本纯化、反应标记、检测等步骤进行集成，通过一步反应来完成的芯片，包括微流控芯片（microfluidic chip）和芯片实验室（lab on a chip）。生物芯片按检测成分则可分为基因芯片、蛋白质芯片、细胞芯片和器官芯片等。各种不同类型的生物芯片示意图见图9-2。本章节将主要按照芯片检测的成分进行讲解。

彩图9-2

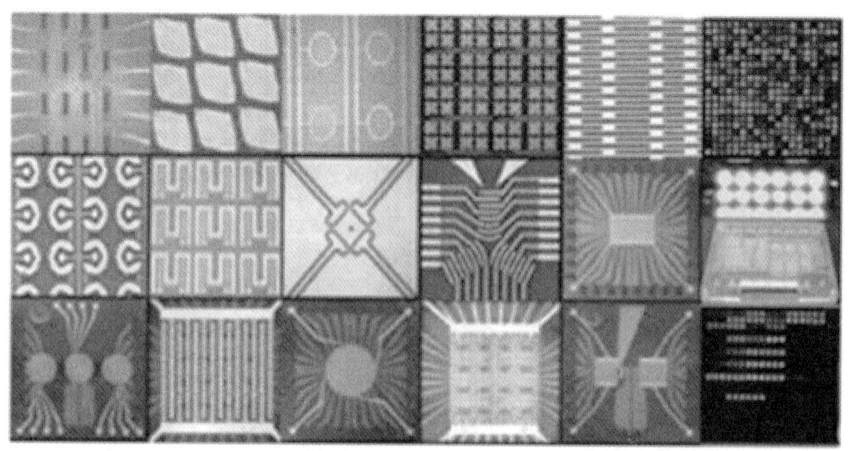

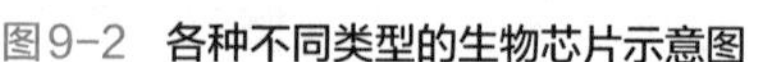
图9-2 各种不同类型的生物芯片示意图

三、生物芯片的起源与发展

生物芯片技术的起源，可以追溯到一个多世纪前。Southern首先发现被标记的核酸分子能够与另一被固化的核酸分子配对，故Southern杂交印迹法可被看作是最早的生物芯片。20世纪80年代，Bains W等就将短的核酸片段固定到支持物上，借助杂交方式进行序列测定。

生物芯片的出现被认为是继大规模集成电路芯片之后又一具有深远意义的科学技术革命，*Science*杂志在1998年和2008年两度将其评为年度十大科技突破。1997年3月美国著名财经杂志*Fortune*对生物芯片技术的重大意义作了阐述：微处理器改变了世界的经济结构，给人类带来了巨大的财富；然而，生物芯片给人类带来的影响可能更大，能从根本上改变我们的医学行为和生活质量，从而改变世界。

生物芯片的发展为生命科学研究和临床诊断技术的发展提供了强有力的支撑。生物芯片技术已经被广泛应用于活细胞筛选，食品安全检测，疾病诊断或进行功能性相互作用的高通量分析，如：蛋白质与蛋白质之间、蛋白质与小分子之间或蛋白质与核酸之间的相互作用研究，进行全基因组表达的叠瓦芯片的开发，比较基因组杂交或染色质免疫沉淀芯片分析技术，高通量基因分型平台的构建。生物芯片的出现大大提高了蛋白质或基因功能检测通量，并为药物筛选或研发提供了更加符合成本效益的实验方案。

生物芯片技术正逐步走向整体化、系统化，相应的配套试剂、仪器、材料和软件的研究也越来越受到重视，随着研究的不断深入和技术的不断完善，生物芯片将对21世纪人类生活和健康、社会经济和发展产生极其深远的影响。

第二节　基因芯片分析

一、概述

分子杂交是遗传学研究中一个重要和有效的实验方法，它对于揭示基因和一些生命现象之间的内在机制具有重要意义。基因芯片技术源于Southern印迹杂交技术，即DNA-DNA之间通过碱基互补配对原则形成互补双链，随后又发展出Northern印迹和点杂交技术。这三种技术的共同点是将核酸样品固定在滤膜上。

20世纪80年代末，俄罗斯科学院恩格尔哈得分子生物学研究所和美国阿贡国家实验室的科学家们最早提出用杂交法测定核酸序列的想法[3, 4]。美国Affymetrix公司率先开展相关研究，并于1991年生产了世界上第一块寡核苷酸基因芯片。与此同时，探针的荧光标记、激光共聚焦扫描和计算机分析等技术也逐渐发展，为提高点样密度和检测灵敏度、降低探针用量，以玻璃、硅等材料为载体的基因芯片技术逐步得到了发展。1995年第一块以玻璃为载体的基因微矩阵芯片在美国斯坦福大学诞生，这标志着基因芯片技术进入了广泛研究和应用的时期。与传统的检测方法相比，基因芯片可以一次性固定数万个核酸探针，因此可以一次性检测数万个已知核酸序列的相应信息。由于具有高通量、自动化和高灵敏度等特点，学术界和商业科研机构普遍认为基因芯片具有重大的研究价值，也有很好的产业化趋势。随着各种生物技术的发展，基因芯片在生命科学领域里发挥着越来越重要的作用[5]。

二、基因芯片的基本原理

基因芯片是固定有寡核苷酸、基因组DNA或互补DNA等的生物芯片。利用这类芯片与标记的生物样品进行杂交，可对样品的基因表达进行快速定性和定量分析。

基因芯片通过采用原位合成或直接点样的方法将DNA片段或寡核苷酸片段排列在硅片、玻璃等固相载体表面形成微矩阵，待检样品用荧光分子标记后，根据碱基互补配对原则与微矩阵杂交，再通过荧光扫描和计算机分析即可获得样品中大量的基因序列及表达信息，以达到快速、准确、高通量地分析生物遗传信息的目的。

基因芯片的制备及检测过程主要包括芯片的制备、样品的制备、杂交反应、信号检测与结果分析。基因芯片相关技术如图9-3所示。

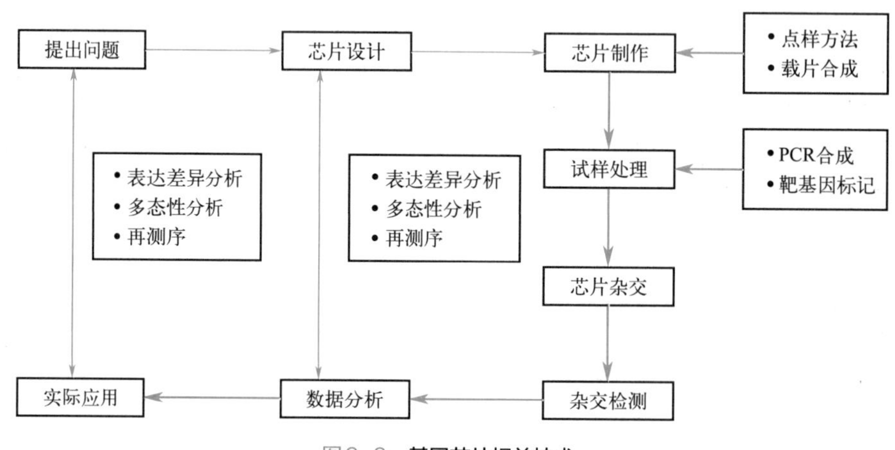

图9-3 **基因芯片相关技术**

1. 芯片的制备

目前基因芯片的制备主要分为两类，即合成法和点样法。其中合成法主要分为原位光刻合成法和原位喷印合成法[6]。

（1）合成法

① 原位光刻合成法　光刻合成法运用了半导体中的光蚀刻技术，在固相载体上偶联带有可感光保护基团X的羟基，汞光选择性地照射到固相载体上，去除可感光保护基团X，使羟基成为有功能的自由羟基，自由羟基与带有X的核苷酸偶联，使第一个反应物被偶联到固相载体的目标位置上。核苷酸链随着反应的重复进行不断延伸，当所需的寡核苷酸链合成完后，对反应基板进行无遮板的汞光普照，去除所有的X，即可得到所需的寡核苷酸阵列[7]。因此，光照模式和反应物的加入顺序决定了合成产物的序列以及在基板上的位置。

该法可以合成大约30个碱基，其优点是精确性高，可以用很少的步骤合成大量的探针阵列。缺点是制造可感光保护剂价格较为昂贵。

②原位喷印合成法　原位喷印合成法的原理类似于喷墨打印机，打印机头墨盒有四个，分别装有四种不同的碱基，打印机头在方阵上移动，将带有某种碱基的试剂滴到基板表面并固定，经过洗脱和去保护后，就可以连上新的核苷酸，使寡核苷酸链延伸。该法采用的技术原理与传统的DNA固相合成一致。喷印合成法可以合成40～50个碱基，该法效率高但工艺需完善。

（2）点样法

点样法是将预先合成的寡核苷酸、肽核苷酸或分离得到cDNA，通过点样机直接固定在芯片上。

寡核苷酸或肽核苷酸主要是通过多孔玻璃合成法合成，肽核苷酸（具有类多肽骨架的DNA类似物）的制备虽然比较复杂，但是与DNA探针相比，由于肽核苷酸与DNA结合的复合物更加稳定和更具特异性，因此更加有利于单碱基错配基因的检测。cDNA必须进行预处理，经纯化、扩增和分类后再使用。点样机的机械手臂将cDNA准确地固定在基板的相应位置上。为了保证cDNA芯片检测的准确性，在制备cDNA芯片前必须提高低表达基因cDNA的丰度，降低高表达基因cDNA的丰度。

原位合成芯片与点样法合成芯片的比较见表9-1。

表9-1　原位合成芯片与点样法合成芯片的比较[8]

内容	原位合成法	预合成后点样法
方法	原位化学合成	探针收集，显微打印
探针类型	寡核苷酸	cDNA、基因片段、寡核苷酸、RNA等
集成度	10万～40万点/cm^2	1万～4万点/cm^2
探针长度	短，小于50个碱基	较长，100～500个碱基或更长
杂交过程	条件要求高，不易控制	条件要求低，易控制

2.样品的制备

样品制备是指待分析的基因在与芯片上的探针杂交之前必须先进行分离、扩增和标记。生物样品成分复杂，含有大量的内源性物质以及干扰成分，因此在与芯片接触前，必须对样品进行预处理，以提高检测结果的可靠性、灵敏性和准确性。如血液或组织中的DNA/mRNA样本须先进行扩增，然后再被荧光素或同位素标记为探针。制备样品时，应根据样品来源、基因含量及检测方法和分析目的，采用不同的基因分离、扩增及标记方法。

Mosaic Technologies公司开发了一种固相PCR系统，优化了样品制备的技术流程。与传统PCR技术相比，该方法在靶DNA上设计一对双向引物，将其排列在丙烯酰胺薄膜上，可以避免交叉污染并且省去繁锁的液相处理；Lynx Therapeutics公司则提出大规模平行固相克隆（massively parallel solid phase cloning）的方法，对一个样品中数以万计的DNA片段同时进行克隆．不必分离和单独处理单个克隆，使样品扩增更为有效快速[9]。

3. 杂交反应

将被标记的待检样品滴加在基因芯片上，使其与基因芯片上特异的DNA探针通过碱基互补配对原则进行杂交，在合适的反应条件下，靶基因与芯片上的探针进行碱基互补形成稳定的双链，未杂交的其他核酸分子随后被洗脱。

合适的反应条件能使生物分子间的反应处在最佳状态，减少生物碱基错配率。而影响杂交反应的因素很多，包括：杂交温度、探针的序列组成、探针的浓度、探针与芯片之间连接臂的长度、靶基因序列的浓度、杂交序列中G+C含量、待检基因的二级结构等。

4. 信号检测与结果分析

杂交反应后洗脱未结合的样品，带有荧光标记的样品（靶DNA）与互补的DNA探针形成杂交体保留在芯片上，在激光诱导下产生荧光信号，通过扫描仪将荧光信号转换成图像信息，利用计算机软件将扫描图像信息转换为数值，并用不同的颜色直观地表示出来。由于芯片上每个探针的序列和位置是已知的，对每个探针的杂交信号值进行比较分析，最后即可得到样品核酸中基因结构和数量信息。

三、基因芯片的特点

基因芯片的特点包括：

① 配合使用多位PCR/DNA芯片可一次筛查多种遗传病，经济、快速、灵敏、可靠。

② 检测高效快速，可直接快速地检测出极其微量的mRNA，且易于同时监测成千上万的基因，是研究基因功能的重要手段。

③ 利用计算机软件可获得样品中大量基因序列特征或基因表达特征信息。

④ 灵敏性高、重复性好、稳定性强。可以精确诊断患者感染的疾病类型，为临床精准用药提供科学参考，缩短患者诊断周期，降低诊疗费用[10]。

四、基因芯片的应用

基因芯片现已应用于毒理学研究、中药药理作用机制研究以及疾病诊断等方面。

1. 在毒理学中的应用

（1）利用基因芯片进行毒理学研究

目前，基因芯片在卫生毒理学中具有以下几种用途：①药物临床试验中替代实验动物；②特殊组织的核酸芯片通过检测基因表达的改变来鉴定毒物；③归纳基因表达网络化数据库，阐述环境有害物质的毒理作用机制；④利用毒物诱导基因的表达变化作为生物标志物来评估毒物暴露剂量；⑤物种毒性试验结果的外推；⑥研究混合物中各物质间相互作用；⑦研究低剂量暴露与高剂量暴露之间关系。

因此，基因芯片在毒理学关键问题如毒作用机制、混合物中各成分交互作用规律、毒作用的剂量效应关系、基因突变和基因多态性分析、动物毒性试验结果外推等方面有着广泛应用前景。

（2）利用基因芯片进行基因突变检测

目前常规进行诱变剂检测的方法很多，如细菌Ames试验、彗星试验、核酸分子杂交、限制性内切酶酶谱分析、DNA序列分析、PCR、单链构象多态性（single-strand conformation polymorphism，SSCP）、变性梯度凝胶电泳等。这些检测实验费时费力并且不能直接从分子水平上进行基因突变检测，而DNA芯片用于基因突变检测，不仅可准确地确定基因突变位点和突变类型，还可以同时检测多个基因乃至整个基因组的突变[11]。

2. 在中药药理作用机制中的应用

中药化学成分复杂，治疗疾病时常产生多系统、多作用通路、多靶标的联合干预作用。基因芯片技术可以帮助识别药物群对应的靶序列，分析药物在生物体基因组层面上的作用，对整个药物干预疾病过程中基因表达改变进行监控，对疗效进行评价，从而对中药产生的复杂作用机制提供科学合理的解释，为我国传统中医药的作用机制提供一定的科学依据[12]。

（1）在中药抗衰老作用机制研究中的应用

基因芯片显示，淫羊藿中总黄酮（epimedium flayoniods，EF）抗衰老的作用机制与许多基因相关。大鼠下丘脑等7个组织中199个基因表达具有年龄依赖特征，且EF能逆转大部分基因表达，其中包括神经内分泌相关基因，如γ-氨基丁酸（GABA）、促甲状腺激素释放激素（TRH）、促甲状腺激素（TSH）、促性腺激素释放激素（GnRH）、催乳素（PRL）等[13]。

使用基因芯片技术研究黄芪对衰老小鼠脑组织基因表达的影响发现，黄芪可通过整体调节作用，改善DNA修复功能，纠正凋亡调控紊乱，促进组织的修复，发挥延缓衰老的作用[14]。

（2）在中药抗肿瘤作用机制研究中的应用

利用基因芯片技术探讨天花粉蛋白对人宫颈癌HeLa细胞的影响中发现，天花粉蛋白处理前后，HeLa细胞存在差异表达基因共有78个，其中62个基因表达上调、16个基因表达下调，并采用基因功能分析揭示了天花粉蛋白抗HeLa细胞的作用机制[15]。

研究人参皂苷Rh2对荷瘤小鼠基因表达的调节作用，基因芯片技术结果显示与正常小鼠相比，Rh2能有效拮抗局部接种肿瘤引起的荷瘤小鼠各脏器的基因异常表达，表明Rh2对荷瘤小鼠的基因表达调节具有肿瘤特异性[16]。

（3）在中药抗心血管疾病作用机制研究中的应用

利用基因芯片技术探讨当归对原发性高血压大鼠脑组织基因表达的作用的研究发现共有38个差异基因，其中23个基因上调、15个基因下调。其中主要与信号传导有关的基因（12个），其次为与转录有关和与代谢、蛋白质结合有关的基因。根据基因表达谱数据分析，当归可导致*Tnfaip812*、*Ahsg*及*Tlr3*基因表达上调，且为差异表达上调基因，而这3个基因均为动脉粥样硬化抑制因子，提示当归是通过抑制动脉粥样硬化的发生而发挥抗高血压作用[17]。

在研究复方中药抗心血管疾病的作用中，通过比较清开灵有效组分黄芩苷和栀子苷干预脑缺血损伤的基因表达模式，共筛选出32个差异表达的细胞黏附相关基因。黄芩苷、栀子苷及其配伍均可有效干预细胞黏附相关基因表达，且配伍后对黏附相关功能基因的影响大于单一处理组[18]。

3. 在疾病诊断方面的应用

（1）在胎儿缺陷诊断方面的应用

超声检查是目前各大医院进行产前诊断的重要手段，超声检查只能识别胎儿的解剖学异常而无法确认胎儿是否有遗传异常，且对医生的操作技术要求高，检查结果容易受胎位、羊水等外部因素的影响。基于基因芯片的微阵列比较基因组杂交（a-CGH）技术分辨率高，可以查出胎儿染色体上基因片段微小的缺失、重排或重复等。并且a-CGH技术可直接检测羊水和绒毛膜绒毛样本，避免了培养样本细胞的长周期，节约诊断时间，结果更加准确[5]。

（2）在肿瘤诊断方面的应用

① 原癌基因以及抑癌基因的检测：研究者利用a-CGH技术分析乳腺癌患者及乳腺癌细胞系，发现在8号染色体远端和着丝粒之间均有缺失；另外有研究者采用1Mb碱基分辨率的a-CGH技术，对鳞状细胞癌和肺腺癌病例进行分析，结果显示有36个扩增子、3个纯合性缺失和17个微改变区域。因此，基因芯片技术对原癌基因以及抑癌基因的检测和治疗有重大意义。

② 患者术后复发判断：基因拷贝数变异（copy number variation，CNV）与癌症患者的预后相关，通过a-CGH技术分析表明，前列腺癌术后复发以及晚期发病与8号染色体短臂特定位点片段的损失相关，另外11号染色体长臂特定位点片段的增加可用于术后复发时间与等级的预测。

此外，研究者利用a-CGH技术检测少突胶质细胞瘤患者的全基因组，发现1号染色体短臂和19号染色体长臂的缺失CNV和7号染色体长臂、8号染色体长臂、19号染色体长臂、20号染色体的重复CNV，以及9号染色体短臂、10号染色体长臂、18号染色体长臂的丢失CNV，与生存期有密切的联系[19]。

③ 对肿瘤发展进程进行监测：研究人员使用a-CGH芯片技术发现，5p15.33的重复CNV可以监测膀胱癌的进程，此方法可作为一种生物学标记物检测患者患病风险和监测膀胱癌进程。在临床研究中，医生能更清楚地了解肿瘤患者所处的疾病阶段和状态，从而采取合适的方法干预治疗。

（3）在疾病筛查方面的应用

遗传性痉挛性截瘫（hereditary spastic paraplegia，HSP）是一组临床和遗传异质的单基因神经退行性疾病。由于其高度异质性，遗传性痉挛性截瘫患者的基因筛查耗时且费用昂贵。研究者通过选择96个以上HSP疾病基因的常见点突变（96-plex GoldenGate）作为诊断HSP基因芯片。通过聚合酶链反应和测序进一步证实，GoldenGate检测可以用于临床 HSP患者初步基因筛查[20]。

妊娠糖尿病（gestational diabetes mellitus，GDM）是在妊娠期间首次发生的葡萄糖耐受不良。由于GDM是由遗传和环境因素相互作用引起的临床综合征，研究其易感基因将有助于早期预防、诊断和治疗。因此，设计基因探针筛查妊娠早期2型糖尿病遗传易感个体，可以使孕妇在整个妊娠期间得到医疗专业人员适当的饮食和生活方式指导，降低环境因素对GDM的影响。

急性脑梗死（acute cerebral infarction，ACI）患者血清外泌体携带的各种物质可能是该病发病、发展和结局的重要因素。基于基因芯片的高通量检测技术，研究人员对急性脑梗死患者和健康人外周血清进行mRNA高通量检测，筛选出表达量具有差异的mRNA并建立外泌体mRNA的差异表达谱，阐明了急性脑梗死的具体分子机制[21]。

（4）在病毒检测及致病机制方面的应用

2019年12月新型冠状病毒（SARS-CoV-2❶）迅速蔓延全球，发展方便、快速、准确的SARS-CoV-2核酸检测方法对疫情防控尤其重要。基因芯片技术以其高灵敏的特点被广泛应用于SARS-CoV-2的检测中。基于数字化平台的SARS-CoV-2核酸检测技术，利用微液滴生成系统或微反应单元阵列芯片，将核酸扩增检测体系（通常为PCR）分成上万个均匀的微小反应单元，每个反应单元中只有单个或零个靶标核酸分子，等待反应结束后，对每个反应单元的阴阳性计数，再根据泊松分布原理获得起始靶标核酸的绝对浓度（图9-4）。因此，该核酸检测方法可以准确测定起始浓度低至单拷贝的靶标核酸，解决SARS-CoV-2检测因病毒载量低而产生的假阴性问题[22]。

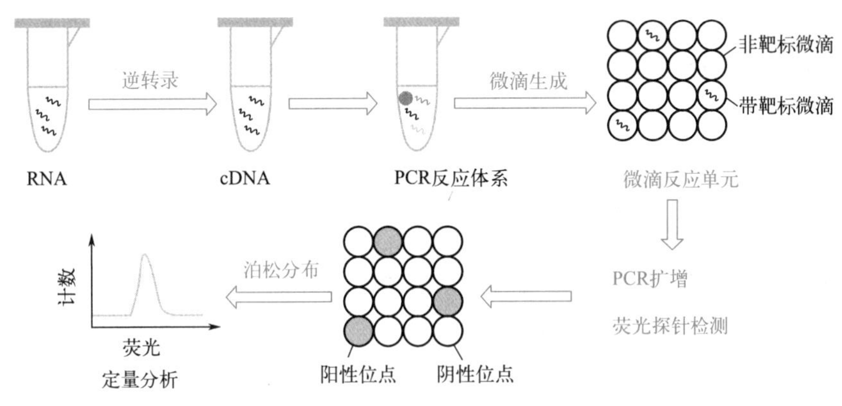

图9-4 数字化PCR检测原理

彩图9-4

对于某些突变频率较高的病毒，如禽流感病毒等，其突变机制、致病机制的研究难度较大。基因芯片高通量、高信息量的优势可以用于此方面的研究。基因芯片可通过高通量、差异小的特点，整体分析病原体的所有致病因子，全面研究病原体入侵宿主逃避防御机制，在宿主体内转移、毒力基因表达等因素，并且可检测出宿主感染前后细胞内基因表达的变化，了解疾病发生、发展、转归的过程，明确疾病发生机制，为诊断或寻找治疗靶位基因提供线索[23]。

五、展望

基因芯片技术是一种快速、高效的核酸分析手段，给分子生物学、细胞生物学及医学领域带来了新的革命，成为后基因组时代非常重要的基因功能分析技术之一。经过几十年的发展，基因芯片技术已经形成了一个系统的平台，从样品制备、芯片制作、芯片杂交、数据扫描到后期的数据管理、储存以及深度数据挖掘，都有了标准化的流程、坚实的理论和实验支持，且与其他技术联用，在疾病检测、机制研究、药物筛选等方面发挥巨大的作用。

❶ SARS-CoV-2为国际病毒分类委员会于2020年2月11日命名。

基因芯片检测涵盖不同种类的基因，探针的杂交效率主要受不同的基因与探针之间配对的影响。另外，基因芯片只能检测已知的基因表达和基因结构的变化，对于一些未知的基因和基因结构的变化还需要结合其他手段（如高通量DNA测序技术）来解决。

第三节　蛋白质芯片分析

一、概述

生物芯片是在20世纪90年代初发展起来的一种高通量、大规模分析检测技术，它可以利用分子间特异性的相互作用，是将多种技术融为一体的分子信息检测分析方法。随着人类基因组计划的持续推进，生命科学研究已进入到后基因组时代，即功能基因组时代，基因芯片应运而生。上节介绍的基因芯片是依据碱基互补配对原则，将大量已知序列的核酸探针以极高密度固定在载体表面从而实现对待检样品中核酸成分的分析检测。

但是基因水平的研究只能初步了解基因产物的变化，而作为直接影响生命活动变化的蛋白质则需要经过转录、翻译、加工等一系列步骤才能形成。1994年，澳大利亚学者Wilkin和Williams首先提出“蛋白质组”的概念，它是指全部基因表达的全部蛋白质及其存在形式，是一种细胞、组织或完整生物体在特定时空上所拥有的全套蛋白质。随着蛋白质组学概念的提出及其研究的发展，人们需要一种新的技术来进行大规模的蛋白质分析，通过模仿基因芯片的原理，研制出了蛋白质芯片技术。

蛋白质芯片分析技术是指选择一种固相载体牢固地结合蛋白质分子以形成蛋白质高密度的微阵列，即蛋白质芯片，若加入与其特异性反应带特殊标记的蛋白质分子，可以通过检测标记物实现抗原抗体的特异识别，从而实现对待检样品中蛋白质的检测和研究[24]。蛋白质芯片技术是生命科学与微电子学等学科相交叉的一门新技术，利用这项技术可同时对多种蛋白质进行检测分析，从而直接影响生命活动的蛋白质层面，揭示生命变化规律。

二、蛋白质芯片的基本原理

蛋白质芯片又称为蛋白质微阵列，即将固相支持物表面按照预先设计的方法固定大量的探针蛋白（如酶、抗原、抗体、受体、细胞因子等），形成高密度排列的探针蛋白点阵。根据生物分子的特性，将带有特殊标记（如荧光染料标记）的蛋白质分子与该芯片反应，探针蛋白可以捕获样品中的待测蛋白质或其他生物分子并与之结合，洗掉未结合的成分，通过检测器对标记物进行检测以获得待测样品信息用于分析蛋白质之间或蛋白质与其他分子间的相互关系[25]。

蛋白质芯片检测的操作步骤如图9-5。

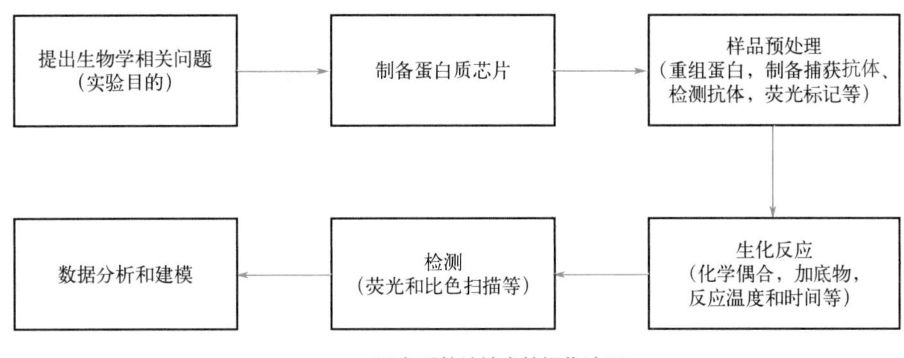

图9-5 **蛋白质芯片技术的操作流程**

1. 蛋白质芯片的制备

（1）载体的选择

用于连接、吸附以及包埋各种生物分子的固体材料统称为载体。制作蛋白质芯片的载体材料必须要满足以下要求：

① 载体的表面有可以进行化学反应的活性基团，以便于蛋白质分子进行偶联；

② 探针固定后仍可以保证蛋白质分子的活性；

③ 为了保证高密度排列，要使得单位载体上结合的蛋白质分子达到最佳容量；

④ 载体要具有良好的生物兼容性以及足够的物理和化学稳定性；

⑤ 不同批次基片之间以及同一基片的各个点之间均一性良好。

常用的蛋白质芯片载体包括玻片、硅片、金片、云母等各种膜片，目前理想的固体芯片表面是渗透滤膜或者包被了不同试剂而起到理想作用的载玻片。其中玻片表面光滑且成本较低，在蛋白质芯片领域得到了广泛的应用。

（2）探针蛋白的制备

根据蛋白质芯片的密度，蛋白质芯片一般可分为低密度蛋白质芯片和高密度蛋白质芯片，两者制备探针的常用方法也不相同。低密度蛋白质芯片的探针多为抗体、抗原或者酶等具有生物活性的蛋白质。为了避免改变蛋白质的空间结构，制备时多采用直接点样法。高密度蛋白质芯片则多为基因表达的产物，呈现微矩阵排列，单位体积内芯池数目可高达1500个，点样时需要用机械手进行，可实现数千个样品的同步检测。

现在常用96孔板和高亲和力标签融合蛋白自动化生产蛋白质，以提供更多的探针蛋白。

（3）蛋白质预处理

蛋白质易变性而失去正常活性，所以在蛋白质芯片制作过程中需要保持蛋白质的生物活性，是蛋白质芯片发展的一大难题。通常在点样前必须选择合适的缓冲液将蛋白质溶解，一般是采用含40%甘油的磷酸盐缓冲溶液（PBS）溶解蛋白质，这样既可以防止水分蒸发，又可防止蛋白质变性，保持其固有的生物活性。

（4）芯片的点印

芯片点印的方法之一是使用手工点样的方法制备低密度蛋白质阵列，但此方法费时费力且效率不高。现常用阵列针头点样来制备蛋白质芯片，这种方法是通过针头与固相载体的接触将蛋白质点到载体表面以形成阵列，或者使用喷墨打印头将蛋白质样品喷点到固相载体上直接形成阵列。以上两种方法由机器控制，操作精准且高效，能够制备高密度蛋白质芯片。点制完成后在−80℃中储存备用。

（5）蛋白质的固定

将以玻片为载体的芯片放入湿盒中，37℃恒温1 h。醛基修饰的玻璃芯片通过醛基和蛋白质中氨基共价结合实现蛋白质的固定。

（6）芯片封阻

用封闭液（通常使用含1%牛血清白蛋白的缓冲液）封闭2 h，目的是封闭芯片表面未结合配基的基团以减少其他蛋白质的非特异结合。

（7）生物分子反应

检测前将含有蛋白质的样品（如尿液、血清等）按一定的性质和分析目的做好层析、电泳等处理，然后在每个芯池里点样，一般点样量为2～10 μL。根据测定目的不同选用不同探针结合或与其中含有的生物制剂相互作用一段时间，洗去未结合的或多余的物质，将样品固定等待检测即可。

由于蛋白质结构比DNA链复杂，蛋白质芯片的技术难点主要在于固相载体表面合成以及如何让定位在固相载体表面的蛋白质保持活性。目前，蛋白质芯片可被设计成多种类型，如玻璃芯片、基质芯片（如多孔凝胶、PVDF膜）和微室芯片等[26]，这三种常见蛋白质芯片的特征比较如表9-2。

表9-2 不同类型蛋白质芯片的特征比较

玻璃芯片	基质芯片	微室芯片
适用于标准的微阵列和检测设备	适用于标准的微阵列和检测设备	适用于标准的微阵列和检测设备，但需要一定调整
高蒸发	减少蒸发	减少蒸发
不适用于多重反应	可以进行溶液反应，但清洗时间较长	很适用于溶液反应和多重反应
可能有交叉污染	无交叉污染	无交叉污染

2. 蛋白质芯片的检测分析

蛋白质芯片检测技术根据检测的方法可以分为直接检测法与间接检测法。

（1）直接检测法

在直接检测法中，蛋白质与芯片表面的生物分子（通常是已知的蛋白质或其他分子）直接相互作用。这种相互作用的结果可以通过不同的检测方法来观察。直接检测法常用于研究蛋白质之间的相互作用、结合亲和性等。

指纹图谱-飞行时间-质谱联用技术（SELIDI）是常用的直接检测技术，可以使吸附在芯片上的靶蛋白质离子化，在电场的作用下获得不同m/z（质荷比）的离子在电场中飞行时间不一，因此接收装置可根据蛋白质m/z的不同及量的差异直接在图谱上以峰表示，来确定蛋白质片段的分子量以及相对丰度[27]。这种方法具有样品用量小、操作简便、灵敏度高等优点，并能一次性获得上万个蛋白质数据。

（2）间接检测法

在间接检测法中，样品中的蛋白质与芯片上的生物分子不直接相互作用，而是先与标记物（例如荧光标记或酶标记）结合，然后再在芯片上形成复合物。这个标记物可以用于蛋白质的定性及定量检测。间接检测法在一些特定的应用中很有用，如检测特定抗体、筛选药物等。

应用最广的是荧光标记二抗检测法，用荧光染料Cy3或Cy5直接标记待检测的蛋白质或标记该蛋白质的二抗，和芯片上的蛋白质结合后，用激光扫描和CCD照相技术对激发的荧光信号检测，再用计算机和相应的软件系统进行分析。这种检测分析方法的优点是简捷、直观，但易产生蛋白质间的非特异性作用，且标记物的加入可能会影响分析的准确度。

三、蛋白质芯片的特点

蛋白质芯片的特点有以下几点：

1. 特异性强

蛋白质芯片中固定在固相载体表面的探针蛋白能与待检样品中的蛋白质或其他生物分子发生特异性结合，而没有发生特异性结合的部分会被清洗下来。因为结合的原理是生物分子（如酶-底物、抗原-抗体等）本身的特异性结合，所以蛋白质芯片分析的特异性强。

2. 准确性好

蛋白质芯片常用的检测技术随着分析化学和仪器的发展也在不断更迭，现在常采用联用技术进行检测，相互补充，得到的蛋白质数据更加全面精确。在计算机上通过建模和数据处理将分析信息转化成所需的分析数据，这使得蛋白质芯片分析的准确性不断提高。

3. 通量高

高通量检测也正是蛋白质芯片技术的一大优势，在芯片点样的过程中，现在普遍使用高效率的机器完成点样，因此可以实现高密度蛋白质芯片的制备。在对待检样品进行蛋白质检测时可以进行大样本的平行分析，极大地提高了检测速度，可以一次性得到成千上万的蛋白质数据，满足了高通量的检测需求。

4. 重复性好

蛋白质芯片分析中探针的结合、芯片的点样、结果的检测多是自动化完成的，而且实验步骤简单且操作简便，检测的灵敏度可以达到纳克级，所以同一个样品在两次检测中结果差异小，检测的重复性良好。

5. 适用范围广

蛋白质芯片适用于血清、血浆、尿液、细胞因子等在内的多种生物样品和蛋白质之间以及和其他分子的相互关系分析检测，粗生物样品经简单处理可直接用于检测。

四、应用

蛋白质可以直接影响生物的生命活动，故蛋白质芯片分析拥有着广阔的应用空间，目前已与多学科结合并应用到生命研究的各个领域，如抗原抗体的检测、临床疾病诊断、新药筛选等。

(一) 在毒理学方面的应用

在2019年，O'Farrell等[28]发现酪氨酸激酶抑制剂（TKI）舒尼替尼作为多靶向药物适用于多种癌症，但也带来许多副作用。根据推测，其毒性特征与“脱靶”组织中的“靶向”激酶抑制剂有关。为了研究临床前脱靶效应，研究团队采用反相蛋白质微阵列方法，用舒尼替尼治疗小鼠4周后对相关器官测定蛋白质表达。结果表明，使用组织病理学联合反相蛋白质微阵列方法可以阐明TKI靶向与器官脱靶毒性的早期临床表现，在毒理学方面建立了新的方法。

(二) 在药理学方面的应用

蛋白质芯片在研究药物生物体内作用机制以及作用靶标方面也有重要作用。谭明会[29]应用蛋白质芯片技术筛选红藻氨酸（kainic acid，KA）致痫大鼠及α-细辛醚干预前后大鼠海马区蛋白表达差异，以研究癫痫的发病机制及α-细辛醚的药物作用靶标。结果表明α-细辛醚干预后KA致痫大鼠海马区有多种差异表达的蛋白质，α-细辛醚通过多个药物靶标治疗癫痫。

(三) 其他应用

1. 特异性抗原抗体的检测

利用蛋白质芯片技术，根据抗原与蛋白质的多种组分亲和的特征，可以筛选抗原的未知抗体，从而将常规的免疫分析微缩到芯片上进行，使得免疫检测更加方便快捷。黄娜丽[30]建立一种新型蛋白质芯片技术，用于检测梅毒患者血清抗梅毒螺旋体Ig G和Ig M，代替传统的ELISA检测。

2. 炎症信号分子的筛选

蔡苏娜[31]探讨PI3K/AKT/mTOR信号通路在白杨素抗炎抗氧化作用中的机制，利用蛋白质芯片技术筛选影响炎症因子的信号通路，结果表明脂多糖刺激导致pAKT（Thr308）、p-AKT（Ser473）、p-S6RP（Ser235/236）、p-mTOR（Ser2448）、p-HSP27（Ser78）、p-P70S6K（Thr389）、p-PRAS40（Thr246）在不同时间点磷酸化，而白杨素处理后在0～16 h的作用时间内，对以上信号通路分子的活化均有抑制作用，尤其以AKT、核糖体40S蛋白S6（S6RP）、PRAS40在脂多糖和白杨素处理前后磷酸化变化最显著，这表明脂多糖能够激活AKT/mTOR信号通路，而白杨素抑制其信号分子的活化，如图9-6。

3. 蛋白质筛选及功能研究

常规筛选蛋白质主要是在基因水平上进行，但这种方法多以噬菌体作为载体，在一张膜上表达蛋白质。实际上许多蛋白质不是由全长基因编码，而且真核基因在细菌中往往无法产生正确折叠蛋白质，另外噬菌斑转移不能缩小至毫米级别进行，所以这种方法具有很大的局限性，而蛋白质芯片恰好弥补了这些不足。

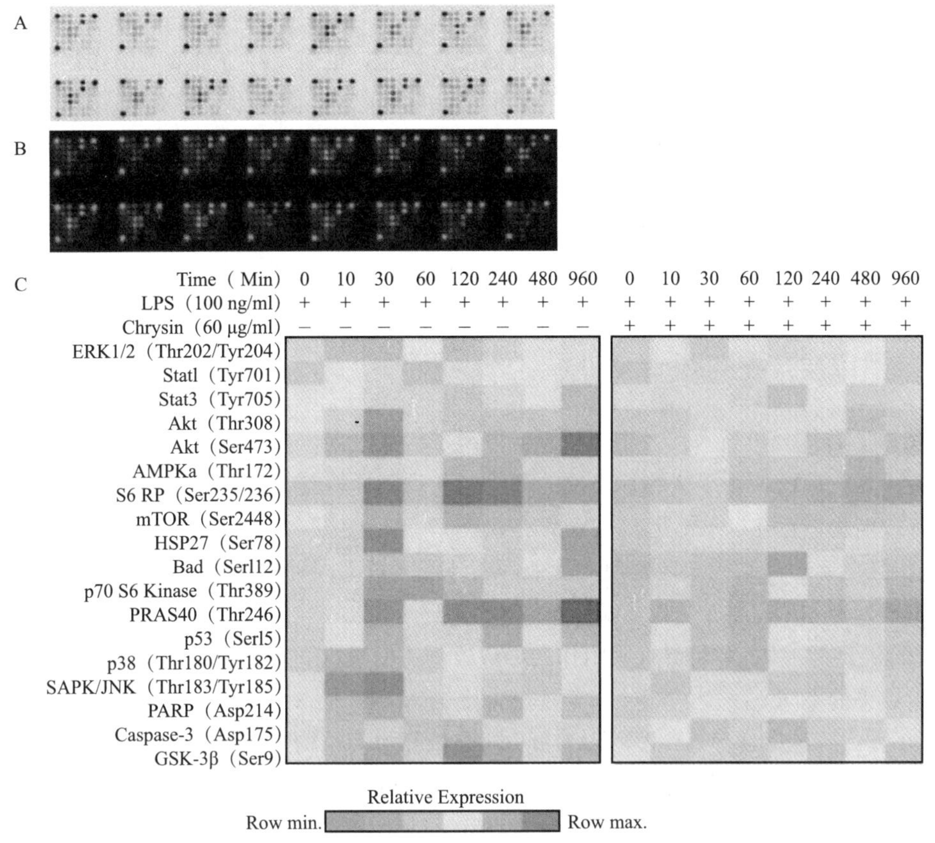

彩图9-6

图9-6 白杨素对脂多糖诱导的炎症因子和炎症介质合成和释放的影响

4. 疾病的筛查和诊断

疾病的临床诊断技术受多种因素影响，常常表现出灵敏性和特异性不高的缺点，从而影响疾病诊断的准确性。蛋白质芯片分析技术可以高灵敏地寻找标志物，从而弥补这方面不足。例如，一种基于蛋白质芯片技术的无创性血清学诊断方法[32]，利用138个癌症驱动基因编码的154个蛋白质芯片，在包含17个卵巢癌（ovarian cancer，OC）和27个正常对照的队列中筛选候选抗肿瘤相关抗原（tumor associated antigen，TAA）自身抗体，结果表明抗TAA自身抗体可作为检测OC的潜在诊断标志物，用于卵巢癌的临床诊断。

根据世界卫生组织（WHO）2019年发布的《全球疟疾报告2019》，2018年全球估计有约2.28亿疟疾病例，其中死亡病例40.5万。在2021年6月30日，WTO宣布中国正式获得消除疟疾认证，境内连续几年无新增疟疾病例。但随着人口流动，输入性疟疾已成为我国疟疾防控的主要危险因素，如何快速筛查入境人群感染疟疾成为一个亟需解决的问题。陈帆等[33]以疟疾特异性抗原HRP2为捕获探针，利用聚乙二醇聚合物处理的特异性吸附表面，建立了疟疾检测的表面等离子共振（SPR）技术。应用SPR蛋白质芯片检测血清中恶性疟疾特异性抗体，具有无标记、即时、快速等优点，与荧光定量PCR相比，两种方法的敏感性和特异性均无明显差异。此研究利用蛋白质芯片分析高通量特点，更有利于人群中疟疾的快速筛查。

5. 农业和食品安全检测

在农业方面，蛋白质芯片可用来筛选高产、抗虫、抗病、经济价值高的作物。利用蛋白质芯片本身优点，可更详细地了解作物各种酶的功能，不同因素（如干旱、肥力、光质、光量、植物激素、除草剂等）对作物的影响，从而通过适当处理使作物向期望的方向生长，加快作物新品种培育。

在食品安全方面，传统的ELISA方法操作复杂，PCR法漏检率高且无法满足大量样品的同时检测，故可运用蛋白质芯片技术对食品中成分含量进行检测[34]。

五、前景以及存在问题

蛋白质芯片分析技术在生物分析领域取得了较大进展，在一定程度上弥补了基因芯片分析的不足，广泛应用于生物标志物的筛选、药物靶标检测、复杂样品中蛋白质定性定量分析等。但仍然存在以下不足：

① 蛋白质芯片制作工艺繁琐、复杂，还涉及大量不同种类蛋白质的高效表达与纯化，仪器也较为专业，需要专门人员操作，成本较大；

② 由于蛋白质的非特异性吸附作用导致检测的信噪比低，实验条件发生微小变化也可能引起结果的不同；

③ 蛋白质芯片具有特异性，因为蛋白质是依靠空间结构来相互识别，有相同结构的不同蛋白质之间容易发生交叉配对，影响检测的特异性；

④ 作为探针的蛋白质空间结构的稳定性和活性决定蛋白质芯片的稳定性和保质期。

蛋白质作为生命活动的执行单元，具有巨大的研究以及应用价值，随着化学材料、检测技术的进步，不断出现新的蛋白质分子生产、分离、纯化技术，推动蛋白质芯片分析技术的发展。在未来，研究主要集中于提高蛋白质芯片的特异性、便捷性和准确性，使其在疾病诊断、蛋白质组学基础研究、新药研发、农业发展、环境保护等领域表现出越来越明显的技术优势，为社会发展做出更大的贡献。

第四节　细胞芯片

细胞芯片是以活细胞为研究对象的一种生物芯片技术。它是适应后基因组时代人类对生命科学探索的需求而产生的。作为细胞研究领域的一种新技术，其既保持传统的细胞研究方法的优点，如原位检测等，又满足了高通量获取活细胞信息等方面的要求。

一、概述

细胞芯片一般指充分运用显微技术或纳米技术，利用一系列几何学、力学、电磁学等原理，在芯片上完成对细胞的捕获、固定、平衡、运输、刺激及培养等精确控制，并通过微型化的化学分析方法，实现细胞样品的高通量、多参数、连续原位信号检测和细胞组分理化分析等研究目的的生物芯片分析技术[35]。

新型的细胞芯片应满足以下3个方面的功能：①在芯片上实现对细胞的精确控制与运输；②在芯片上完成对细胞的特征化修饰；③在芯片上实现细胞与内外环境的交流。

二、常见的细胞芯片

常见的细胞芯片有微流控细胞芯片、微量电穿孔细胞芯片、细胞免疫芯片等。

1. 微流控细胞芯片

（1）原理

微流控细胞芯片是一种高度平行化、自动化的集成微型芯片装置，对细胞样品具有预处理和分析的能力，又称微全分析系统（图9-7）。通过在芯片上构建各种微流路通道体系，并运用不同的方法在流体通道体系中准确控制细胞的传输、平衡与定位，进而实现对细胞样品进行药物刺激等实验过程的原位监测和细胞组分分析等研究。

（2）特点及应用

对于微流控芯片，各种检测单元的阵列化，极大地促进了其在高通量分析研究方面的应用。通过将细胞定位于这类阵列式腔体内，可开展多种细胞拦截、细胞应答以及细胞内含物的大批量检测与分析，且实验结果具有良好的均一性。微流控细胞芯片制作方法多样，类型不一，发展较快，应用的范围也比较广泛，内容涉及细胞的固定培养、鉴定筛选、分化刺激、原位检测、药物开发筛选和组分分析[36]等方面。

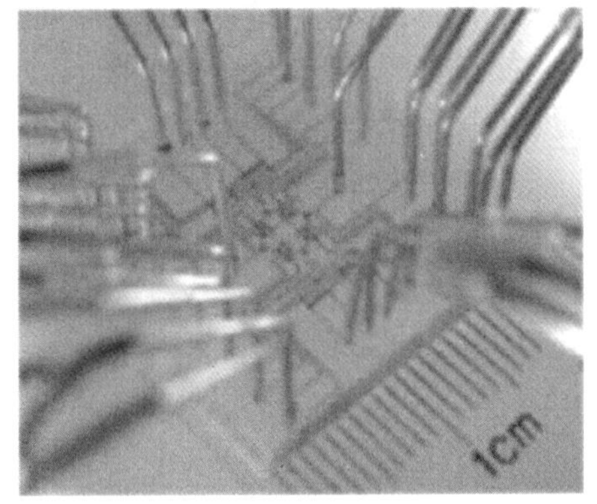

图9-7 集成微流控芯片实图

彩图9-7

2. 微量电穿孔细胞芯片

（1）原理

当给细胞一定的阈电压时，细胞膜具有短暂的强渗透性。利用细胞膜的这种特性将外源DNA、RNA、蛋白质、多肽、氨基酸和药物等精确转导入靶细胞的技术称为电穿孔技术（图9-8）。该技术能直接应用于基因治疗。微量电穿孔细胞芯片正是将这种技术与生物芯片技术相结合的产物，是细胞操作调控微型化的一种手段。

（2）特点及应用

该技术采用一种微型装置将细胞与芯片上的电子集成电路相结合，利用细胞膜微孔的渗透性，通过控制电子集成电路使细胞面临一定的电压，细胞膜微孔张开，从而在不影响周围细胞的情况下可将外源DNA、RNA、蛋白质、多肽、氨基酸和药物等生物大分子或制剂导入或从靶细胞中提取出来，进行后续研究。这种技术为研究细胞间遗传物质的转导、变异、表达以及控制细胞内化学反应提供了可能。需要指出的是，此种芯片也是通过流体通路来实现细胞控制的。此外，也可以采用纳米针和纳米管等显微操作穿刺细胞膜，并在芯片上构建纳米通道，完成向单细胞注射或提取所需样品。

彩图
9-8（a）

彩图
9-8（b）

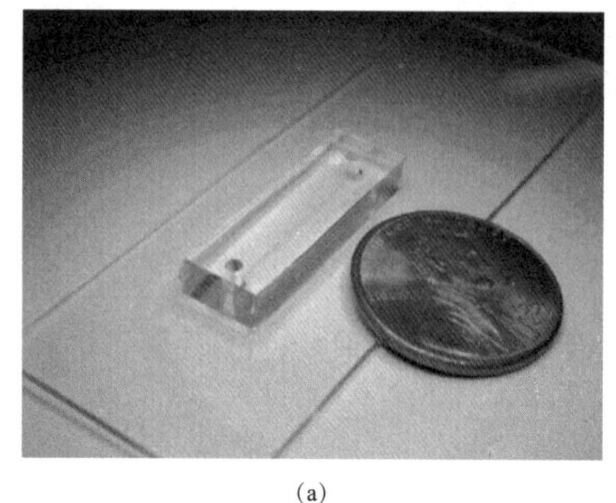
(a)

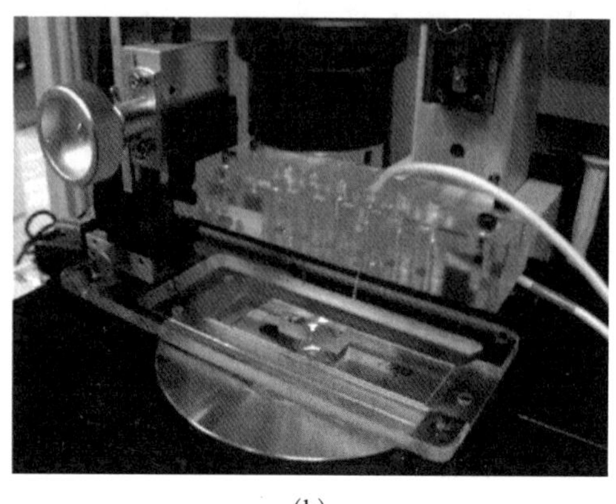
(b)

图9-8　（a）微量电穿孔芯片实图和（b）电穿孔系统设置图之电极夹持器和微芯片

3. 细胞免疫芯片

（1）原理

根据捕获细胞的检测要求将不同的抗原或抗体以较高密度固定在经过修饰的玻片等载体上并保持其活性不变，形成抗原或抗体微阵列。然后，利用细胞表面抗原与抗体等免疫学特异性反应原理，通过抗原或抗体微阵列和细胞悬液样品的反应捕获待测目的细胞，将未结合在芯片上的细胞和非特异性结合的细胞从芯片上洗脱，则靶向细胞将结合在微阵列的不同抗体或抗原点上。结合在不同抗体或抗原点上的细胞代表了不同的细胞免疫表型，从而完成对细胞分离、分类及检测目的，或者继续对细胞样品进行标记和其他方面的后续研究。

（2）特点及应用

细胞免疫芯片主要应用于细胞的检测，与其他的细胞检测方式相比，它具有以下几个特点：①利用抗体和细胞表面抗原的特异性反应原理，检测表达特异性表面抗原的细胞，具有较高的特异性；②由于芯片的密度较高，获得的信息量较大，可以高通量、高平行性地综合检测、分析细胞样品，一次可以检测同一或不同样品细胞的多种表达抗原；③适用范围广，凡是可以制成细胞悬液的样品均可进行检测；④操作简便灵活，染色、标记等步骤可根据实验要求增加或删减，经济方便，无需价格昂贵的检测设备，普通显微镜即可检测，经济实用。

细胞免疫芯片为分子医药学发展靶向免疫诊断、治疗肿瘤和其他细胞表面抗原相关疾病提供了一种新型研究方法[37]。细胞免疫芯片在新药物的开发筛选等方面亦将提供强有力的技术支持。如筛选新药时，利用芯片上的靶细胞筛选和其作用的新药物，或者根据细胞表面特定抗原的是否表达，通过芯片上的抗体微阵列来筛选经过不同新药物处理过的细胞，不仅可以提高药物开发效率，而且实现了药物筛选的敏感性、高通量和自动化的集成。

4. 其他细胞芯片技术

（1）人类斑点细胞芯片

这是一种在受到化学或遗传干扰的细胞阵列上确定细胞状态的技术。细胞在标准培养条件下培养和增殖，然后固定并打印到玻片上，然后使用免疫荧光或其他光学检测方法对玻片进行探测，并通过显微镜进行分析。高密度斑点细胞芯片见图9-9。

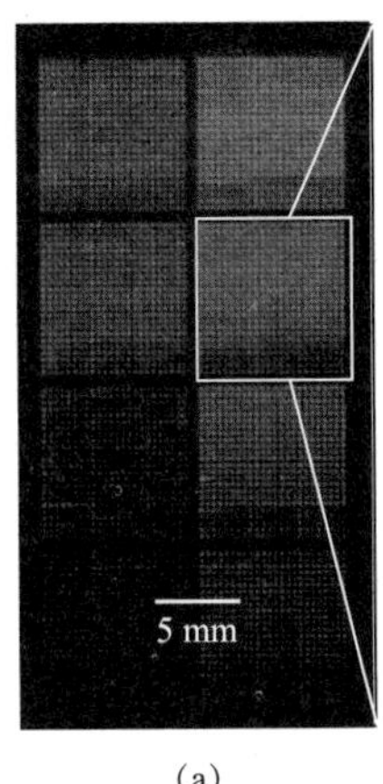

(a)

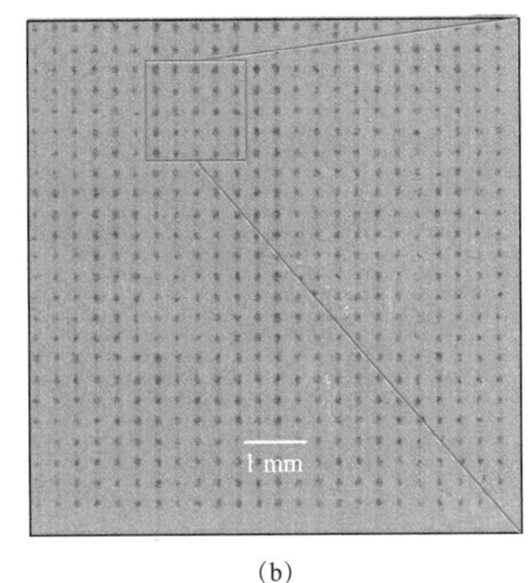

(b)

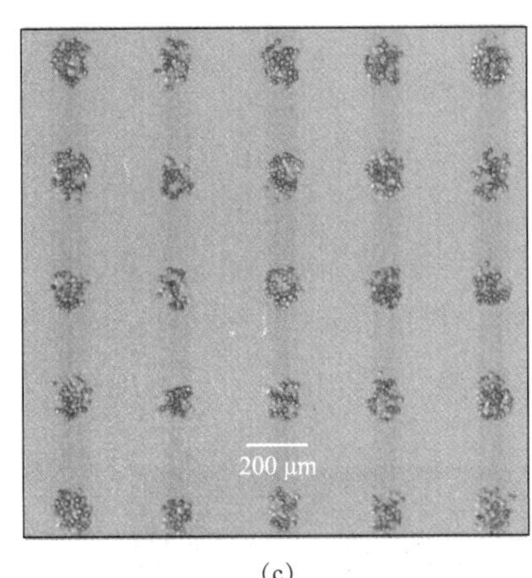

(c)

彩图9-9

图9-9 **高密度的斑点细胞芯片**

4608个重复斑点的8针打印，每个包含一个HeLa细胞的微量样本，(a) 为微阵列扫描仪成像（绿色信号是新打印的斑点在荧光通道中的光散射）；(b) 和 (c) 为拼接多个10倍显微镜的图像。

该细胞芯片是对当前高通量细胞分析技术的补充。不同于转染细胞阵列的是，它允许在一张玻片上分析多种细胞类型和多种生长、处理条件，而且其样本密度比现有的组织微阵列技术高了一个数量级。

（2）金属纳米颗粒光学细胞芯片

金属纳米结构集成荧光分析技术可以利用细胞芯片技术应用于细胞分析。这些基于金属纳米结构的荧光芯片有望成为在单细胞水平上分析生物分子的有力工具[38]。金属纳米颗粒（metal nanoparticles，MNPs）可以集成在细胞芯片平台，以提高传感能力，如高灵敏度、高选择性、快速直接检测、原位监测、多检测等。目前常见的体外MNPs集成细胞芯片平台的方法包括荧光法、表面增强拉曼散射（surface enhanced Raman scattering，SERS）法和基于等离子体共振（localized surface plasmon resonance，LSPR）的检测方法。每种方法都有其特性，可以方便地用来提高传感性能。与其他纳米材料相比，金属纳米颗粒具有显著的电磁性能，可以促进先进传感系统的发展。

在不久的将来，基于金属-纳米材料传感模块的器官芯片或更多仿真系统的先进平台，将提供一个强大的体外药物开发平台，可以取代体内动物模型，在药物研发中提供体外个性化分析。

三、细胞芯片的应用

癌症是目前全球第二大致死性疾病，其中绝大多数死亡病例均是由实体瘤的转移所致。循环肿瘤细胞（circulating tumor cell，CTC）是肿瘤转移中的一种关键介质，被视作肿瘤血源性扩散的主要因素。CTC是从实体瘤中逃逸的肿瘤细胞，它们可以入侵血管，扩散到血液，并在身体远端的组织中定植。CTC在健康人或非恶性疾病患者的血液中不存在或几乎检测不到。由于CTC包含原发和转移肿瘤的遗传和表型信息，因此它们可以作为体外诊断、预后和疗效评估的标志物。

CTC的一个重要特征是在外周血中的浓度极低。在转移性癌症患者外周血中CTC的浓度一般小于10个/mL，因此在癌症转移的早期以及预后监测中极难检测。目前多种基于微流控技术的聚合物CTC芯片用于解决这一难题，并且相比常规的检测手段其有更高的灵敏度和更好的检测效果。

一种聚合物CTC芯片通过在芯片微柱上修饰相应的亲和配体[39]，精准控制层流条件靶向CTC与抗体包裹的微柱，能从全血样本中高效和选择性地分离CTC。图9-10为一种微柱聚合物CTC芯片。常见的亲和配体包括抗体和适配子，它们特异性识别来自癌细胞的表面标记蛋白，这些配体及其组合的多样性极大地提高了微流控芯片方法的灵敏度。

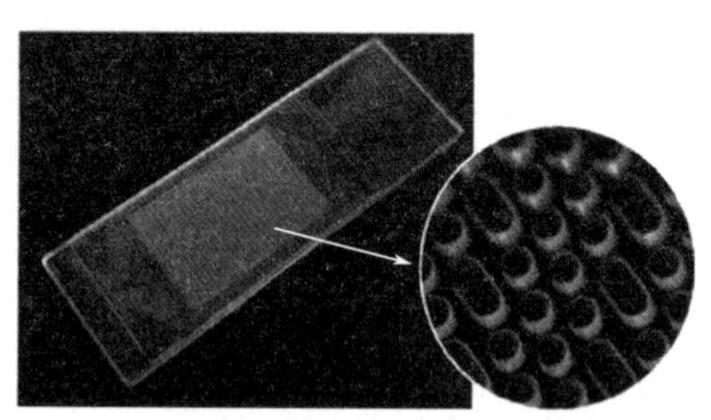

图9-10 **一种微柱聚合物CTC芯片**

目前CTC芯片已经在结直肠癌、肺癌、乳腺癌以及前列腺癌等肿瘤的病程进展和预后监测中取得了研究进展。对于常规血清标记物检测结果通常为阴性的II和III期癌患者也能进行有效的检测。CTC芯片检测系统有可能成为癌症患者预后的真正理想的和有效的工具。

四、展望

细胞芯片是近年来发展起来的一种细胞分析新技术，是对基因芯片和蛋白质芯片技术的重要补充。随着生物芯片技术和生物信息学的不断发展，细胞芯片的制作技术将趋于成熟。同时，各种新技术的出现也为细胞芯片的发展开辟更多新方向，如细胞3D打印技术与细胞芯片技术结合，可以构建出准确、高效、高通量的多组织系统药物筛选模型芯片，用于候选药物评价。

细胞芯片技术通过应用免疫细胞化学、原位分子杂交等原理对细胞基因、蛋白质表达水平进行定位检测等研究，已经在基因检测、基因表达、组分多态性分析、药物开发筛选和疾病诊断等诸多领域显示出重要的作用，在白血病、肺癌及直肠癌等肿瘤的辅助诊断和预后判断以及单细胞水平的疟疾治疗监测和疟疾定量检测方面也有着重要的应用价值。可以预见，细胞芯片技术作为一种新兴的生命科学领域中细胞水平的研究手段和传统的研究细胞的方法相结合，将广泛地应用于生命科学研究及其实践的各个领域。

第五节 器官芯片

一、概述

器官芯片（organs-on-chip，OOC）是利用微纳工程技术在体外芯片上重现体内器官主要功能的生物模型系统，该技术为体外构建人体生理模型提供了新的思路。近几年，作为在体外构建疾病（或正常）模型的一种新兴技术，器官芯片受到科研工作者和医务人员的广泛关注。相比构建模型的传统方法，器官芯片具有便携性、高通量、可模拟在体微环境等优势，在研究疾病的发病机制、筛选药物等方面有着广阔的应用前景。

一般认为，功能较为完备的器官芯片包括4个要素：微流控芯片本体、芯片上的细胞或微组织、用于施加物理化学刺激的微执行部件以及监测细胞生理生化状态的微传感器（图9-11）。在实际应用中，有些器官芯片不一定具有上述所有的4个要素，但其中芯片本体和细胞（或微组织）是必备的。近几年，随着制造技术的进步，执行部件和传感器开始被集成到器官芯片上，执行部件的目的是促进细胞成熟和功能化，传感器则是为了方便结果的检测和读取。

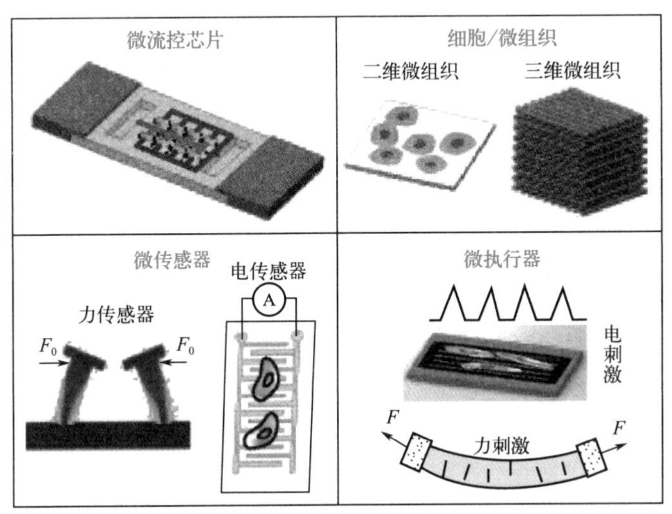

图9-11　**器官芯片的四个要素**

二、器官芯片的基本原理

器官芯片的主要原理是采用微纳加工的方法在硅、有机玻璃等基底材料制成的微型芯片上加工出特定形状的微结构阵列，并在该结构上种植细胞。通常芯片上会集成微流体通道等结构，为细胞提供氧气和营养物质，同时能够排出代谢产物。经过一段时间的培养，细胞会形成具有功能的组织单元，该芯片便称为器官芯片[40]。器官芯片的制备步骤如下所述。

（1）微流控芯片的制备

微流控芯片本体的结构通常包括微流道、营养液的出口和入口等，主要作用是对细胞进行培养，为细胞提供营养、排出代谢产物。芯片的本体结构也不尽相同。器官芯片依据其结构、功能和材料的不同，采用不同的制造工艺。目前对于微流控芯片本体，主流的加工方法包括：光刻法、模塑法、微接触压印法、激光刻蚀以及3D打印等。常见的微流控芯片制备技术如表9-3所示。

表9-3 微流控芯片的常见制备技术

制备技术	加工精度	加工材料	成本	批量化制备
经典光刻	高	硅、玻璃	高	高
菲林光刻	低	光交联水凝胶（如 PEGDA）	低	高
机械加工	低	PMMA 等	中	中
模塑法	高	易固化高分子材料（如 PDMS）	低	高
微接触压印	高	PDMS、水凝胶等	低	高
激光刻蚀法	中	光解高分子材料	中	低
热压法	低	热塑性材料（如 PMMA）	中	高
3D 打印	低	环烯烃共聚物（COC）、聚氨酯	低	低

（2）微流控芯片的集成和封装

目前微流控的各种加工方法，不管是光刻法、模塑法还是机械精雕，加工出的结构都属于开口结构，即结构的上表面与外界环境相通。为构建独立可控的系统环境，防止漏液等现象，通常要在开口结构上加一盖板进行封装。另外，有些器官芯片结构比较复杂，需要分成多个部分分别制造，随后再键合封装在一起。常用的键合技术包括热键合、胶黏接键合以及表面改性键合等。

（3）细胞/微组织的制备

与一般的微流控芯片相比，器官芯片需要在芯片上种植细胞（或微组织），并进行培养。细胞/微组织的制备有不同的方式，主要分为定点滴加法和捕获收集法两种。定点滴加法采用移液枪等工具，将细胞悬液或者细胞和水凝胶的混合物滴加到芯片的特定位置。捕获收集法是采用重力、电场力、毛细力等外力或者采用几何结构约束等，将细胞（或微组织）捕获收集到特定的区域并进行后续的培养，这是芯片上微组织培养最常用的方法。

器官芯片上制备出的细胞（或微组织）按照形态可分为二维组织和三维组织。二维组织的制备比较简单，将细胞悬液直接滴入芯片中，则细胞沉降在微流道内并贴壁生长，形成二维平面结构。体内有些组织本身呈二维状态，如肺泡上皮细胞、血管上皮细胞等，在体内倾向于铺展成二维，因此在体外制备二维结构完全能够模拟其功能。

随着生物材料的发展和加工技术的进步，人们开始在器官芯片上培育三维微组织。以肿瘤芯片为例，科研工作者将癌细胞收集在微流控芯片小室（microwell）中使其成形为三维癌细胞球，或采用悬挂液滴法制备三维细胞球。体内器官单元多为三维结构。在器官芯片上构建三维微组织，其功能上与在体情况更为接近。

（4）物理化学微环境的构建

体外培养的细胞或微组织需要在特定的微环境下才能发育成熟并表现出功能性，为此器官芯片也需要构建合适的物理化学微环境以实现细胞功能。化学微环境构建通常是指在培养基中加入特定的生长因子，以促进细胞生长发育及成熟。另外，体内的细胞还承受着力、电等物理刺激，在器官芯片上构建合适的物理微环境也是器官芯片的重要内容。

（5）器官芯片传感器的制备

如何读取器官芯片上的结果，也是器官芯片制备和应用过程中需重点关注的问题。早期的器官芯片通常采用试剂对细胞染色以表征其死活及其功能标志物或进行基因检测。上述表征方法的缺点是对细胞具有破坏性，也难以做到实时监测。近几年，科研工作者开始在器官芯片上集成微传感器，用于检测细胞的生理行为。结合微纳生物传感技术，可实现器官模型功能和结构的实时监测，用以研究药物药效及疾病发展进程。

三、器官芯片的特点

器官芯片可以认为是在芯片实验室（lab on a chip）基础上进行的组织体外培养。器官芯片构建完成后，可以模拟多种器官或组织的生理功能，同时通过微流道可以将药物加到培养基中，随后观察细胞对药物的反应以实现药物筛选。所以，器官芯片兼具有芯片实验室的优势和组织体外培养的特点，具体如下：

1. 高通量

器官芯片采用微纳加工的方法在芯片上实现样品阵列的排布。通常一个芯片上可包含几千个甚至上万个样品，可同时得到多组检测数据，相比传统的方法省时省力。

2. 便携性

器官芯片通常尺寸比较小，芯片上样品尺寸和流道都在微米级，而整个芯片一般为毫米或厘米级，所以携带方便。尺寸小带来的另一优势是节省实验材料、试剂，并且降低了功耗。

3. 易于形成浓度梯度

通过设计器官芯片上的微流道，可实现液体组分的不同配比，“圣诞树”形微流道可实现浓度在不同流道的逐渐变化从而形成浓度梯度，对筛选药物具有重要的作用。

4. 模拟体内的物理环境

细胞所处的物理环境对细胞的生长分化有着重要的影响，如何在芯片上模拟体内的物理环境是制备器官芯片的关键。目前，微纳技术已经在芯片上实现了基质刚度的可控调节，产生拉压应力、流体剪切应力对细胞进行力学刺激，加工电极对细胞进行电刺激等，这些技术手段可以更好地模拟体内细胞微环境。随着微纳加工技术的进步，器官芯片能够构建的微环境种类也越来越多。

5. 结果易于数字化处理

器官芯片可将待检测信号转化为电信号或光信号，便于数字化采集及后续处理。另外，如果芯片为透明材质，可以在拍照后通过图像处理的方式进行微器官的形态学检测，方便快速，并且一次处理可得到多个数据。

6. 伦理安全

器官芯片的使用避免了动物实验中可能出现的伦理问题，更加贴近真实的人体生理活动。

四、器官芯片的应用

1. 在生物医学工程领域的应用

器官芯片在生物医学工程领域有着重要的应用前景，其中最受瞩目的是用于药物筛选，主要流程如下。首先，采用微纳技术在芯片上加工出特定的微结构或实现细胞的特定排布，从而模拟出疾病状态下的细胞微环境，促使其形成器官的基本单元。随后，将待筛选药物通过微流道加入培养液中进而作用于微组织单元，通过监测其生理状态判断药物的药效，实现药物的筛选。器官芯片用于药物筛选的重要优势是高通量。采用微纳技术和3D生物打印等方法可实现微组织单元的高通量制备，而微流控系统可实现药物浓度、种类的梯度化进样。所以，通过一个芯片可得到多个实验数据，具有很强的统计意义。

2. 用于人体生理学研究

器官芯片的另一重要用途是进行人体的生理学研究，如可将多种细胞进行共培养，研究人体内多器官的相互作用。另外，还可采用微纳技术在芯片上制造执行器，用来研究力、电等外界刺激对细胞的生长分化及功能的影响。利用器官芯片进行生理学研究和药物筛选的不同之处在于，需要构建正常生理状态的微组织模型。器官芯片可以认为是在微流控芯片上制备人类器官微缩模型。目前，研究人员正在极力推崇这项襁褓中的技术，已经在芯片上实现了肺、肝脏、肾脏、肿瘤等器官和组织的制备。

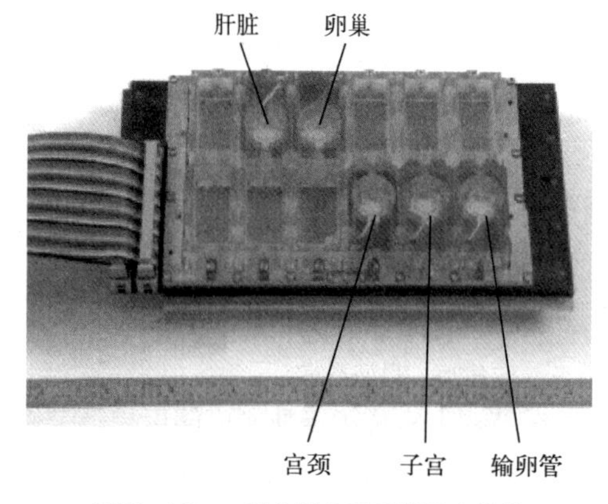

图9-12　**一种女性生殖系统器官芯片**

彩图9-12

3. 应用于精准医疗

器官芯片也可应用于精准医疗，利用来源于患者的细胞构建器官芯片并进行疾病的诊断和监测，让个体化医疗成为了可能[41]。同时，通过多种不同器官芯片的组合，模拟完整的人体生理活动，使得人体芯片（body on chip）成为了未来器官芯片发展的新方向。

例如，女性生殖系统微生理系统器官芯片（图9-12），包含卵巢、宫颈、子宫、输卵管和肝脏五个组织模块，并模拟了女性月经周期和妊娠的荷尔蒙状况，这有助于评估女性生殖毒性。

五、展望

器官芯片是一种新兴的技术平台，可在体外构建疾病（或正常）模型，用于模拟体内的器官单元。相比于动物模型和基于培养皿的细胞培养方法，器官芯片具有便携性、高通量、可模拟在体微环境等优势。各种新兴技术的发展也向器官芯片的制备提出了更高的要求。目前器官芯片的制备方法根据其材料和结构不同也有不同选择，其中3D打印法具有操作方便、简单快速、可一体化成型的优势，在器官芯片的制备中具有很大潜力。

器官芯片发展迅速，在研究疾病发病机制、药物筛选等方面具有广阔的应用前景，并且器官芯片还可推广应用到环境检测、食品药品安全检查等领域。近几年相关的科研论文和原型产品蓬勃增长。但器官芯片目前仍然处在起步阶段，其发展仍然面临诸多的挑战，具体总结如下：

1. 如何更好地模拟体内环境

目前的器官芯片多采用标准细胞系。标准细胞系的优点是采购方便，但其缺点是不能体现个体的差异。此外，人体是非常复杂的，单一种类的细胞往往难以模拟完整的机体功能。为了更好地模拟在体情况，科研工作者已经开始将多种细胞培养在芯片上制备多器官芯片，但如何构建适合多种细胞的微环境仍是多器官芯片面临的难题。

2. 如何在芯片上实现细胞生理状态的实时无损监测

目前多数器官芯片的检测是在芯片上进行染色或者将细胞从芯片上消化后收集检测，上述方法属于一次性检测且会导致细胞死亡。目前的微传感器实现了细胞收缩力及电学性能的实时监测。在器官芯片上集成其他功能的微传感器，检测细胞的其他生理指标则是器官芯片未来的发展方向。

3. 器官芯片行业标准的制定

目前器官芯片仍处于实验室研发阶段，各实验室制备的芯片结构尺寸、流道形状等参数各不相同，使用的细胞类型、培养基种类、浓度、进样量等也不同。为规范器官芯片的制备和使用过程，需制定器官芯片以及灌流培养设备相应的行业标准。

4. 器官芯片的储存和运输

临床应用的器官芯片的制备和使用往往不在同一地点，而芯片要满足用户即需即用的需求，这就涉及器官芯片的保存。为保证细胞的生理状态，芯片的保存可以借鉴生殖医学中常用的冷冻保存方式，采用低温的方式终止细胞的生理活动，待使用时对芯片升温，从而解冻复苏。但目前的技术可实现较少数量细胞的冷冻保存，其冻存过程涉及传热学、流体力学等多个领域，如何冻存整个芯片还面临较大的理论和技术挑战。

（张 涛）

参考文献

[1] 许树成. 生物芯片技术研究的现状与进展[J]. 阜阳师范学院学报(自然科学版), 2003, 20(3): 41-45.

[2] 王占科, 雷万生, 常津. 生物芯片研究现状及其在生物医学领域中的应用[J]. 解放军医学杂志, 2011, 36(5): 545-546.

[3] 张骞, 盛军. 基因芯片技术的发展和应用[J]. 中国医学科学院学报, 2008, 30(3): 344-347.

[4] 付建, 黄胜斌, 陈磊, 等. 基因芯片技术在细菌学研究中的应用进展[J]. 湖北农业科学, 2009, 48(7): 1765-1768.

[5] 徐晓丽, 林娟, 鄢仁祥. 基因芯片与高通量测序技术的原理与应用的比较[J]. 中国生物化学与分子生物学报, 2018, 34(11): 1166-1174.

[6] 邢维新. 基因芯片技术及其在运动人体科学中的应用与展望[J]. 体育研究与教育, 2015, 30(6): 101-105.

[7] Cheng, Fortina, Surrey, et al. Microchip-based devices for molecular diagnosis of genetic diseases[J]. Mol diagn, 1996, 1(3): 193-200.
[8] 顾大勇，鲁卫平，周元国. 基因芯片技术及其应用[J]. 医学综述，2004，10(8): 451-453.
[9] 袁建琴，高斌战，宋宝敏. 基因芯片技术的研究和应用[J]. 山西农业大学学报，2006，5(5): 102-104.
[10] 张思宇，姜圣钰，欧阳卓尔，等. 流感病毒基因芯片的研制[J]. 国际老年医学杂志，2021, 42(6): 372-375.
[11] 房师松. 基因芯片技术及其在遗传毒理中的应用[J]. 卫生研究，2003, 32(2): 167-169.
[12] 刘天龙，李玉文，张一恺，等. 基因芯片技术在中药药理作用机制研究中的应用[J]. 中国药房，2016, 27(28): 4021-4024.
[13] 黄建华，沈自尹，吴斌，等. 从基因表达谱和代谢组学角度探讨淫羊藿总黄酮延缓衰老的效应及机制[J]. 中国中西医结合杂志，2008, 28(1): 47-50.
[14] 明海霞，贺志有，王香梅，等. 采用基因芯片技术研究黄芪对衰老小鼠脑组织基因表达的影响[J]. 中国老年学杂志，2013, 33(23): 5942-5945.
[15] 黄益玲，胡火军，黄利鸣，等. 天花粉蛋白诱导人宫颈癌HeLa细胞凋亡的分子机制研究[J]. 中国药理学通报，2007, 23(1): 99-101.
[16] 张文静，包丽华，俞春莺，等. 人参皂苷Rh2对荷肺癌小鼠基因表达的肿瘤特异性调节[J]. 肿瘤防治研究，2008, 35(8): 555-559.
[17] 伊琳，赵昕，李屹. 当归对原发性高血压大鼠脑组织基因表达谱的影响[J]. 中国现代医学杂志，2014, 24(11): 24-27.
[18] 荆志伟，周才秀，王忠，等. 用主成分分析探索不同中药组分配伍干预脑缺血的基因表达模式[J]. 中医杂志，2010, 51(2): 164-167.
[19] Trost D, Ehrler M, Fimmers R, et al. Identification of genomic aberrations associated with shorter overall survival in patients with oligodendroglial tumors[J]. Int J Cancer, 2007, 120(11): 2368-2376.
[20] Yingying L, Juan D, Zixiong Z, et al. A diagnostic gene chip for hereditary spastic paraplegias[J]. Brain Res Bull, 2013, 97(8): 112-118.
[21] Rongmei T, Bowei C, Jian Y, et al. Study on differential gene expression profile of serum exosomes in patients with acute cerebral infarction[J]. Digit Chin Medi, 2021, 4(4): 305-315.
[22] 盛楠，马雪萍，逄淑云，等. 新型冠状病毒SARS-CoV-2核酸检测技术平台的研究进展[J]. 分析化学，2020, 48(10): 1279-1287.
[23] 张玉霞，刘涛，王友令，等. 基因芯片技术在动物医学中的应用前景分析[J]. 家畜生态学报，2016, 37(8): 84-86.
[24] 余志文. 生物芯片的制备技术研究[D]. 华中科技大学，2001.
[25] 钟春英，彭蓉，彭建新，等. 蛋白质芯片技术[J]. 生物技术通报，2004, 2: 34-37.
[26] 马可，仉红刚. SELDI蛋白质芯片检测技术[J]. 中国生物工程杂志，2008, 28(8): 118-122.
[27] Zhu H, Synder M. Protein arrays and microarrays[J]. Curr Opin Chemi Biol, 2001, 5(1): 40-45.
[28] O'Farrell A C, Miller I S, Evans R, et al. Implementing reverse phase prote in array profiling as a sensitive method for the early pre-clinical detection of off-target toxicities associated with sunitinib

malate.[J]. Proteomics Clin Appl, 2019.
[29] 谭明会. α-细辛醚治疗KA致痫大鼠药物作用机制的研究[D]. 广西医科大学, 2013.
[30] 黄娜丽. 基于一种新型蛋白质芯片建立, 用于梅毒和莱姆病免疫血清学筛查[D]. 安徽医科大学, 2016.
[31] 蔡苏娜, 李强, 周慧, 许雨墨, 宋静, 甘超, 戚之琳, 齐世美. 白杨素通过抑制PI3K/AKT/mTOR信号通路发挥抗炎和抗氧化作用: 基于蛋白质芯片方法[J]. 南方医科大学学报, 2021, 41(10): 1554-1561.
[32] Ma Y, Wang X, Qiu C, et al. Using protein microarray to identify and evaluate autoantibodies to tumor-associated antigens in ovarian cancer[J]. Cancer Sci, 2020, 112(2): 477-945.
[33] 陈凡, 何建安, 董瑞玲, 等. SPR蛋白质芯片在输入性疟疾筛查中的应用[J]. 生物工程学报, 2021, 37(4): 1360-1367.
[34] 刘帅帅, 周德庆. 蛋白质芯片技术在农产品及食品安全检测中的应用研究进展[C]. 第二届中华农圣文化国际研讨会论文集. 2011: 61-68.
[35] 顾军, 刘作易, 张春秀, 等. 细胞芯片的研究进展[J]. 细胞与分子免疫学杂志, 2007, 23(3): 288-290.
[36] 赵占盈, 徐铭恩, 石然, 等. 基于细胞3D打印技术的肿瘤药物筛选细胞芯片研究[J]. 中国生物医学工程学报, 2014, 33(2): 161-169.
[37] 吴广平, 侯伟建, 赵雨杰, 等. 细胞芯片捕获胸腔积液中癌细胞的应用价值[J]. 中国肺癌杂志, 2005, 8(3): 195-197.
[38] Sang N L, Jin H C, Hyeon Y C, et al. Metallic nanoparticle-based optical cell chip for nondestructive monitoring of intra/extracellular signals[J]. Pharmaceutics, 2020, 12(1): e50.
[39] Kure K, Hosoya M, Ueyama T, et al. Using the polymeric circulating tumor cell chip to capture circulating tumor cells in blood samples of patients with colorectal cancer[J]. Oncol Lett, 2020, 19(3): 2286-2294.
[40] 杨清振, 吕雪蒙, 刘妍, 等. 器官芯片的制备及生物医学工程应用[J]. 中国科学: 技术科学, 2021, 51(1): 1-22.
[41] Low L A, Mummery C, Berridge B R, et al. Organs-on-chips: into the next decade[J]. Nat Revi, Drug Discov, 2021, 20(5): 345-361.

第十章
常用免疫学分析方法

教学目标

1.掌握：常用免疫学分析方法的基本原理。

2.熟悉：常用免疫学分析方法在药理学、毒理学研究中的应用和优缺点。

3.了解：常用免疫分析方法研究进展。

第一节　概述

免疫分析（immunoassay，IA）法是以抗原-抗体反应为基础的分析方法，因其具有独特的选择性和极低的检测限，在临床和医药基础研究中得到广泛应用。

20世纪50年代，美国学者应用放射免疫分析（radioimmunoassay，RIA）法测定了糖尿病患者血浆中胰岛素的浓度。此后，新的标记技术和标记物逐渐出现，加之计算机及自动控制技术的广泛应用，免疫分析法不断发展，检测技术种类逐渐增多，是药理学研究中常用的检测技术之一。

一、免疫分析法的分类

免疫分析法可按照标记物种类、反应原理以及检测方式进行分类。

1. 按标记物种类分类

按照是否对抗原或抗体进行标记，可将免疫分析法分为非标记免疫分析法和标记免疫分析法。非标记免疫分析法主要用于对样本的特性进行定性分析，如免疫电泳技术。标记免疫分析法是指采用荧光素、同位素或酶等示踪物质标记抗原或抗体，利用特定仪器或设备检测抗原-抗体结合物中的标记物，实现对特定指标的定性、定量测定。

根据不同标记物种类，可将免疫分析法分为：放射免疫分析（radioimmunoassay，RIA）；酶免疫分析（enzyme immunoassay，EIA）；化学发光免疫分析（chemiluminescent immunoassay，CLIA）；荧光免疫分析（fluorescence immunoassay，FIA）；其他免疫分析。

2. 按反应原理分类

按反应原理不同，免疫分析法可分为竞争性免疫分析（competitive immunoassay）与非竞争性免疫分析（non-competitive immunoassay）两类。

（1）竞争性免疫分析

如果标记抗原与非标记抗原与同一抗体有相同的亲和力，那两者在同一系统中就会发生与特异抗体的竞争性结合。非标记抗原的量越大，与抗体结合的标记抗原量越少，结合物产生的信号强度越小。由此可定量测定待测抗原的量，如竞争性酶免疫分析法、竞争性化学发光酶免疫分析法等。

（2）非竞争性免疫分析

非竞争性免疫分析是将特定标记物标记在抗体上，所用的标记抗体与待测抗原相比为过量，非竞争性免疫分析不存在竞争抗原，待测抗原与足够的标记抗体充分反应，形成抗原-标记抗体结合物，结合物产生的信号强度与抗原的量成正比。非竞争性免疫分析理论上比竞争性具有更高的灵敏度、精密度和线性范围。小分子物质不能够同时提供两个或两个以上的表位结合抗体，非竞争性免疫分析检测能够克服这一缺点，例如基于抗独特型抗体非竞争性检测小分子以及基于抗体可变区片段非竞争性检测小分子。

3. 按检测方式分类

根据是否需要将抗原-抗体结合物（B）与游离的抗原或抗体（F）分离后检测，将免疫分析分为直接检测法和分离后检测法。因为分离操作需要在反应体系中加入分离剂，使均相的反应体系分成非均相的液-固两相，所以也将直接检测法与分离后检测法分别称为均相免疫分析（homogeneous immunoassay）与非均相免疫分析（heterogeneous immunoassay）。

（1）均相免疫分析

当抗原-抗体反应达到平衡后，生成抗原-抗体结合物产生可检测信号，游离抗原和抗体标记物可检测信号消失。因此，不需要将结合物与游离物分离，即可在均相溶液中直接测定。均相免疫分析的定量依据一般是免疫反应前后标记物信号的改变。为实现高灵敏分析，这种信号的改变必须达到可探测程度。此外，均相免疫分析体系还必须具有足够的抵抗样品基质干扰的能力。酶免疫分析法属于此类，相应实验技术如酶联免疫吸附测定（enzyme linked immunosorbent assay，ELISA）、酶扩大免疫测定技术（enzyme-multiplied immunoassay technique，EMIT）等。

（2）非均相免疫分析

当抗原-抗体反应达到平衡后，反应液中游离的和结合的标记物具有相同的检测信号。因此，需要在反应体系中加入分离剂，将游离标记物和结合标记物分离，分别测定游离标记物与结合标记物浓度。由于这种信号的测定是在液-固两相中完成，故称为非均相免疫分析。放射免疫分析法属于此类，相应实验技术如放射受体分析（radioreceptor assay，RRA）、放射酶学分析（radioenzymatic assay，REA）等。

二、免疫分析法的基本原理

药理学中常用的免疫分析法是基于抗体与抗原的特异性结合所具有的专一性和饱和性，

建立待测抗原浓度和响应值之间的函数关系，对生物样品中的抗原进行定性和定量分析。反应原理包括竞争性抑制和非竞争性抑制。大多数免疫分析法属于竞争性免疫分析法，如放射免疫分析、酶免疫分析、荧光免疫分析等，其检测原理均基于抗原-抗体竞争性结合反应，即竞争性抑制原理。

1. 竞争性抑制原理

在反应体系中加入定量特异抗体（antibody，Ab）时，标记抗原（labeled antigen，Ag^*）和待测抗原（antigen，Ag）数量恒定且大于Ab结合位点，二者与Ab具有相同的亲和力。此时，Ag^*及Ag与Ab发生竞争性结合，形成标记抗原-抗体结合物（Ag^*-Ab）以及待测抗原-抗体结合物（Ag-Ab），反应式如下：

$$\mathrm{Ag+Ab} \underset{K_2}{\overset{K_1}{\rightleftharpoons}} \mathrm{Ag\text{-}Ab}$$
$$+$$
$$\mathrm{Ag}^*$$
$$K_1' \Big\Updownarrow K_2'$$
$$\mathrm{Ag}^*\text{-}\mathrm{Ab}$$

当反应达到平衡时，K为平衡常数（$K=K_1/K_2$），反应式为：

$$K=\frac{K_1}{K_2}=\frac{K_1'}{K_2'}=\frac{[\mathrm{Ag\text{-}Ab}]}{[\mathrm{Ag}][\mathrm{Ab}]}=\frac{[\mathrm{Ag}^*\text{-}\mathrm{Ab}]}{[\mathrm{Ag}^*][\mathrm{Ab}]}$$

Ag^*与Ab结合率（B%）的大小取决于Ag^*占抗原总量的百分数$\dfrac{\mathrm{Ag}^*}{\mathrm{Ag}^*+\mathrm{Ag}}$。在反应体系中，$Ag^*$为定量，因此B%取决于Ag的量，随着Ag量的增加，B%逐渐减少，即待测抗原量的增加抑制了标记抗原与抗体的竞争性结合。这种现象称为竞争性抑制作用，这种竞争性抑制的数量关系就成为免疫分析的定量基础。

2. 非竞争性抑制原理

非竞争性抑制是指有些抑制物往往与酶的非活性部位相结合，形成抑制物-酶的络合物后再与底物结合；或是酶与底物结合成底物-酶络合物后，其中有部分再与抑制物结合。虽然底物、抑制物和酶的结合无竞争性，但两者与酶结合所形成的中间络合物不能直接生成产物，导致了酶催化反应速率的降低，这种抑制称为非竞争性抑制。

三、免疫分析法在药理学中的应用发展

20世纪中叶以来，免疫分析技术如放射免疫、酶免疫、化学发光免疫、荧光免疫以及电化学发光免疫等逐渐被建立，这些技术的发展使人们得以在微观领域中对抗原和抗体进行定位。免疫分析法在药理学中的应用发展是人们在实践中不断探索、不断总结、不断创新的结果。

免疫学的发展史起始于微生物学研究，于18世纪建立，19世纪至20世纪中期进入发展期。这一时期，人们对免疫功能的认识由人体现象的观察进入了科学实验时期。20世纪初期到中期，进入近代免疫学时期。从20世纪中期开始，真正进入现代免疫学时期。现代

免疫学的检测基本历经了以下几个过程：

① 1960年前后，第一代免疫技术放射免疫技术：利用放射性同位素作为标记物测量抗原抗体结合，由于其具有灵敏度高、特异性强、重复性好、样品及试剂用量少、操作简便且易于标准化等优点，被广泛应用于药理学研究领域，用于测定药物对生物样本指标的影响。

② 1970年前后，第二代免疫技术酶联免疫技术：利用活性酶作为标记物的酶联免疫。因其具有高度的准确性、特异性、适用范围宽、检测速度快以及费用低等优点，成为检测药物影响生物样本中某一指标含量的方法之一，其中应用最多的是ELISA。

③ 1980年前后，第三代免疫技术板式化学发光：非均相、微孔板、板界面反应以及化学发光免疫技术相继发展。

④ 1990年至今，第四代免疫技术纳米磁微粒化学发光免疫分析技术：通过磁微粒表面的功能基团（如氨基、羧基、巯基及环氧乙烷等）将酶、抗体、寡核苷酸等生物活性物质进行固定，可进一步用于靶向药物载体、免疫检测、蛋白质与核酸的分离纯化及定量检测等领域。相比于传统酶标板固相载体，悬浮性磁微粒作为载体具有较高的比表面积，能够更为充分地与样品反应，具有更高的灵敏度、更快的检测速度和更好的重复性等优点，目前已被广泛应用于生物及医学检测等领域。

如今，免疫分析方法在药理学中广泛应用，已经成为不可或缺的有力工具。

第二节　放射免疫分析法

放射免疫分析（RIA）技术是将放射性同位素测量方法与免疫反应基本原理相结合的一种同位素分析方法。1959年，Yalow和Berson将抗胰岛素抗体作为结合剂，碘标记胰岛素作为示踪剂成功定量测定了血浆中的微量胰岛素，创立了RIA。该法具有灵敏度高、特异性强、样品用量少、标记物容易制备以及放射强度容易检测等特点，用于定量分析维生素、蛋白质、抗体、病毒等微量且具有重要生物活性的物质，为药理学研究发展做出了重大贡献。

一、放射免疫分析法的基本原理

1. 放射性同位素

同位素标记法是利用放射性同位素作为示踪剂对研究对象进行标记的微量分析方法，放射性同位素在发生核衰变时，会发射出α、β及γ等射线。这些射线灵敏度高，可用特定仪器检测，如晶体闪烁记录仪和液体闪烁记录仪等。常用于标记抗原的放射性同位素有^{3}H、^{14}C、^{32}P、^{35}S、^{45}Ca、^{51}Cr、^{59}Fe、^{125}I、^{131}I、^{198}Ag等。20世纪70年代，詹姆森等在豚鼠胰腺细胞中注射^{3}H标记的亮氨酸，利用此方法首次发现分泌蛋白的合成与分泌途径；1952年，赫尔希和蔡斯以T_2噬菌体为实验材料，用^{35}S、^{32}P分别标记噬菌体蛋白质外壳和DNA，再让^{35}S、^{32}P标记的噬菌体侵染大肠埃希菌，通过分析放射性物质的存在场所证明了DNA是遗传物质。在目的基因检测与鉴定中，在目的基因的DNA片段上标记^{32}P，以此作为探针与基因组DNA杂交，如显示出杂交带，则表明目的基因已导入受体细胞中。此外，应用^{3}H和

^{14}C标记核苷酸和氨基酸，通过测定细胞放射性可反映DNA和蛋白质合成及代谢过程；应用^{14}C标记尿素可用于临床检测幽门螺杆菌感染；^{125}I和^{131}I可用于标记含有酪胺基或组织胺残基的多肽或蛋白质，以检测抗原性质及含量等。

2. 放射免疫分析原理

放射免疫分析法利用竞争性抑制原理，在反应体系中，放射性核素标记抗原（Ag^*）和非标记抗原即待测抗原（Ag）与定量特异性抗体（Ab）竞争性结合（图10-1）。Ag^*和Ag与Ab结合能力相同，当标本中无待测抗原时，标记抗原与抗体结合，并有部分标记抗原游离在反应体系中；当待测抗原量逐渐增多时，标记抗原与抗体结合形成复合物（B）的量逐渐减少，而游离标记抗原（F）的量逐渐增多，即待测抗原的量与B的量成反比，而与F的量成正比。如图10-2所示，用不同浓度的抗原作为标准品，分别与定量的放射性核素标记抗原竞争性结合限量抗体，检测得到相应的B值和F值，绘制标准曲线，即可利用标准曲线计算样本中的待测抗原浓度。

彩图10-1

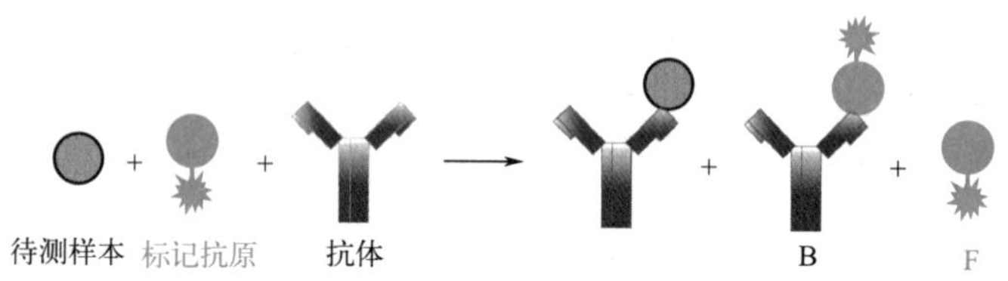

图10-1　放射免疫分析（RIA）示意图

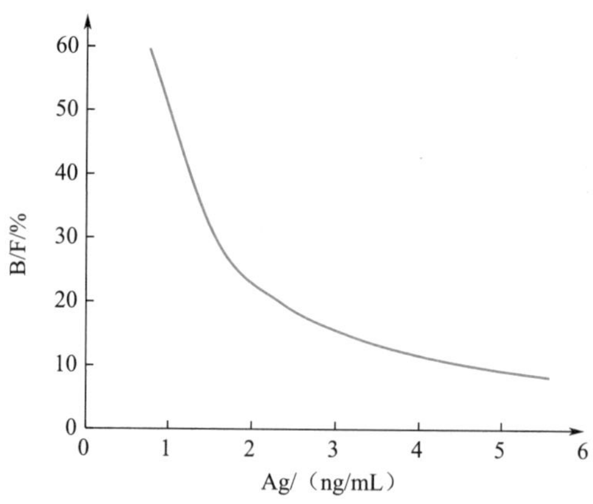

图10-2　放射免疫分析竞争反应曲线

二、放射免疫分析技术的药理学应用示例

睾酮（testosterone，TT）是一种类固醇，为人体主要雄性激素。睾酮可促使中肾（Wolffian）管发育成附睾、输精管和精囊，促使外生殖器官及第二性征的生长发育，影响精子的生成，无论对于男性还是女性，睾酮水平对健康有着极其重要的影响。雌二醇（estradiol，E2）是雌激素中活性最强的激素，同时也是性腺功能启动的标志，主要产生于卵巢。其在血浆中的含量随机体生长发育发生变化，并且在月经周期内其含量发生明显波

动，主要生理作用是促进女性生殖器官成熟，促进子宫内膜增长，同时维持第二性征发育。睾酮和雌二醇均为内源性性激素，其内源性稳态对于保持身体健康至关重要[1,2]。

（1）样本采集

受试者空腹于清晨8时抽取静脉血，装于EDTA抗凝管中，分离血清储存于小瓶中，做好标记，并置于−20℃保存。

（2）放射性测量

将待测血清样本、RIA试剂盒中的标记抗原和特异性抗体加入反应管中，使其进行竞争反应，反应达到平衡后，标记抗原与特异性抗体形成免疫复合物（B），通过一定的方法将其与游离的标记抗原（F）分离，然后在酶标仪405 nm波长处测定复合物（B）的吸光度。对标记抗原抗体复合物进行放射性测量，以标准TT和E2不同浓度为横坐标，相应放射计数为纵坐标，绘制标准曲线，用于血清中TT和E2的定量。TT和E2的检测限（limit of detection，LOD）分别为0.02 mg/mL和5.0 pg/mL。

（3）结果与讨论

通过放射免疫分析法对性激素水平进行检测，可判断青少年的性发育状态，可计算TT与E2的比值（TT/E2），这一参数与儿童早期性发育和性功能相关。此研究中的内源性性激素稳态是指受试儿童TT水平、E2水平以及TT/E2应维持在最佳稳态区间，过高或过低的TT水平、E2水平或TT/E2均被认为是内源性性激素稳态遭到破坏，因此放射免疫分析法检测儿童性激素对于其健康状况的监测具有重要的临床意义[3,4]。

为减少误差，采样后立即将血清置于−20℃条件下进行储存，待所有样品全部采集后，再统一进行检测；为避免试剂盒批次导致实验室检测结果出现较大差异，该实验过程中使用同一批次的RIA试剂盒对所有血清性激素样本进行检测，使批内变异系数和批间变异系数分别小于10%和15%，以保证检测结果准确性。

第三节　酶免疫分析技术

酶免疫分析（EIA）是由Engvall等于20世纪70年代初在放射免疫分析的基础上发展起来的一项新的免疫分析技术，该技术以酶标记的抗体作为主要试剂，将特异性抗原抗体反应和酶催化底物反应结合，具有高效性和特异性，实现对待测抗原进行定位、定性或定量分析。

一、酶免疫分析技术的常用标记酶及底物

酶免疫技术中用于标记抗原、抗体的酶应具有以下特性：①特异性强；②高纯度、高活性、高催化率；③可溶性好，活性稳定；④测量方法简单、灵敏且具有良好的重复性；⑤标记物及其底物等价廉易得，无毒害。常用的标记酶如下所述。

（1）辣根过氧化物酶

辣根过氧化物酶（horseradish peroxidase，HRP）是一种提取自辣根的糖蛋白。HRP标记的二抗常用于酶免疫分析技术，HRP催化过氧化氢（H_2O_2）和特定底物，使标记抗原显色和

发光，从而实现标记抗原的定位和定量分析。常用于生物样本检测的HRP底物包括以下3种。

① 鲁米诺：在HRP催化下，鲁米诺与H_2O_2反应生成过氧化物，过氧化物不稳定随即分解，产生能发光的电子激发中间体，当后者由激发态返回至基态，就会产生荧光。含有鲁米诺的显色类试剂如电致化学发光（electrochemiluminescence，ECL）类，常用于蛋白质印迹（Western blot）、电泳迁移率变动分析（electrophoretic mobility shift assay，EMSA）、DNA印迹（Southern blot）或RNA印迹（Northern blot）等实验中。

② 3,3′,5,5′-四甲基联苯胺（3,3′,5,5′-tetramethylbenzidine，TMB）：TMB可以作为氢供体，经HRP催化将H_2O_2还原为水，TMB被氧化成3,3′,5,5′-四甲基联苯胺二亚胺，使溶液呈现蓝色，并且可以由分光光度计在370 nm和650 nm的波长下测定反应强度以显示待测抗原含量，常用于ELISA实验中。

③ 3,3′-二氨基联苯胺（3,3′-diaminobenzidine，DAB）：在HRP催化下，H_2O_2将DAB氧化后形成棕色不溶性沉淀，可在显微镜下根据棕色深浅以指示目的蛋白的表达水平和定位，常用于免疫组织化学实验中。

（2）碱性磷酸酯酶

碱性磷酸酯酶（alkaline phosphatase，ALP）获得途径较为丰富，几乎存在于动物和人体的所有组织中。ALP是一种磷酸酯水解酶，能够催化磷酸单酯、磷酸核苷及6-磷酸糖类的水解，在释放磷酸盐的同时产生有色产物。ALP活力较高，敏感性高于HRP检测系统，但因价格高昂、稳定性低等原因，在实际应用中受限，不如HRP应用普遍。氯化硝基四氮唑蓝（nitroblue tetrazolium chloride，NBT）和5-溴-4-氯-3-吲哚基磷酸盐（5-bromo-4-chloro-3-indolyl phosphate，BCIP）是ALP在生物样本检测应用中的常用底物。在ALP的催化下，BCIP被水解产生强反应性产物，该产物与NBT发生反应，形成不溶性的深蓝色或蓝紫色物质，常用于免疫组化和Western blot实验中。

（3）*β*-D-半乳糖苷酶

β-D-半乳糖苷酶（*β*-galactosidase，*β*-gal）广泛存在于植物、动物器官、细菌、酵母和真菌中。*β*-gal易标记、背景值低、稳定性好。*β*-gal标记的链霉亲和素可用于生物素标记的抗体、核酸、蛋白质或其他分子的检测，*β*-gal催化底物5-溴-4-氯-3-吲哚-*β*-D-吡喃半乳糖苷（5-bromo-4-chloro-3-indolyl-*β*-D-galactopyranoside，X-gal）产生蓝色产物，可通过显微镜观察待测抗原的定位和含量，常用于ELISA实验，免疫组化，Western blot实验或生物素修饰的核酸探针的实验中。此外，*β*-gal染色常用于衰老细胞和衰老组织鉴定，衰老细胞中*β*-gal活性增强，加入底物后，生成蓝色产物，用以指示待测样本衰老程度。

除上述三种常用酶外，6-磷酸葡萄糖脱氢酶（glucose 6-phosphate dehydrogenase，G-6-PD）、苹果酸脱氢酶（malate dehydrogenase，MDH）、葡萄糖氧化酶（glucose oxidase，GOX）及脲酶（urease）等也应用于酶免疫分析技术中。

二、酶联免疫吸附测定

1. 基本原理

酶联免疫吸附测定（ELISA）用于定量测定液体样本中的微量物质，属于固相酶免疫测定法。其原理示意图见图10-3。固相酶免疫测定法是将一种反应物（如抗体）固定在固相载体上，抗原与特定酶连接形成酶标抗原。将酶标抗原与固相抗体结合，通过洗涤、离心等方法将液相中未结合的抗原等其他物质去除，加入酶反应底物，底物被酶催化为有色产物，利用分光光度计等方法进行定量。ELISA用于测定抗原主要有竞争结合法和双抗体夹心法。在竞争结合法中，使用过量的酶标抗原和待测抗原共同竞争定量有限的抗体，待反应体系平衡后，洗脱游离酶标抗原和待测抗原，加入酶催化底物，产生可测信号，此时待测抗原浓度与测量信号成反比。双抗体夹心法属于非竞争性免疫分析法，使用过量的固相抗体（一抗）与待测抗原结合，洗去其他游离物质后，加入酶标抗体（二抗），该抗体能够与一抗相结合，继而通过酶显色反应探测待测抗原含量。此种方法对两种抗体与抗原的结合位点有一定要求，但特异性高、简便快速，在药理学中常用于测量组织、细胞、血液或体液样本中蛋白质的含量。

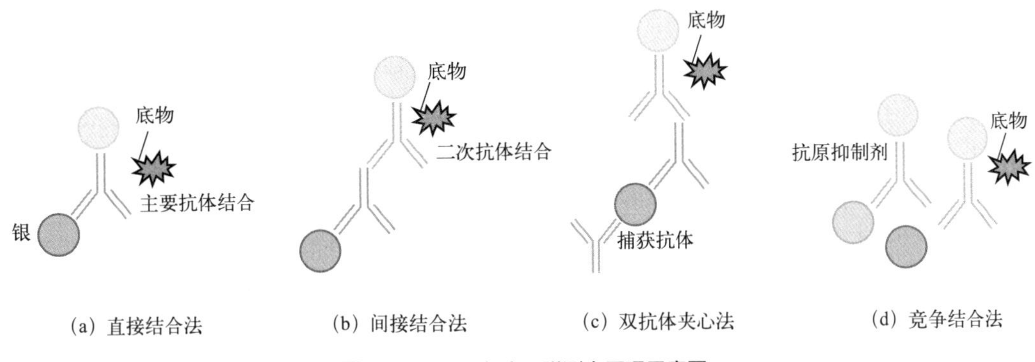

图10-3 酶联免疫吸附测定原理示意图

2. 技术前沿

(1) 优化检测时长

传统ELISA所需时间较长，为4～6 h，近几年随着免疫技术的更新迭代，几种快速ELISA方法被研发应用。

① 微波ELISA法：可使反应时间缩短至数分钟。这种方法与常规ELISA程序相同，只是将温育反应置于微波炉中进行，抗原包被、加待检血清、加酶标记物温育时间分别为2～3 min、2 min、2 min。

② 聚乙二醇单抗夹心法：该方法与单抗夹心ELISA不同之处是在酶标抗体（HRP-F_{23}）稀释液中加入4%（*W/V*）聚乙二醇6000，然后将酶标抗体加入37℃反应体系中作用20 min，比传统ELISA检测时间缩短70 min。

③ 目视ELISA孕酮法：该方法选用纯度高、特异性强的单克隆抗体包被反应孔条，然后依次加入孕酮标准对照或样品（血浆或乳汁）、酶标孕酮工作液，作用时间分别为5 min、10min，最后加底物TMBS和H_2O_2，室温作用5 min左右，孔条开始显色。空白对照孔显示亮蓝色，反应孔随孕酮含量增加蓝色变浅。各反应步骤之间均冲洗，整个过程在室温下进行，约需30 min。

(2) 优化敏感性

① 单克隆抗体捕获ELISA（monoclonal antibody capture-ELISA，mac-ELISA）：早期

的ELISA由于特异性较差，影响其实际应用。单克隆抗体捕获ELISA可以避免同型抗体间对抗原位点的竞争而导致敏感性差的问题，也可避免如类风湿因子等引起的非特异性反应，敏感性和特异性较强。IgM是病毒等病原微生物在感染过程中产生最早的一类抗体，但该抗体半衰期短，消失快，通过单克隆抗体捕获ELISA技术在待检样品中“捕获”特异性IgM即可证实发生病原早期感染。

② 斑点酶联免疫吸附测定（dot-ELISA）：又称点免疫结合（dot-immunobinding）法或抗原斑点试验（antigen spot test，AST），是以纤维素膜为载体的一种新型免疫检测技术。其敏感性及特异性高于或相当于常规ELISA及放射免疫分析测定等，被广泛应用于各种抗原-抗体体系的检测中。dot-ELISA以纤维素膜代替常规ELISA中常用的聚乙烯微量滴定板，这种微孔滤膜对样品吸附量大，且包被牢固，样品用量少，试验结果可通过颜色斑点的出现与否和色泽进行判定，无需特殊仪器。

（3）优化灵敏度

为提高ELISA检测的灵敏度，目前已经建立了几种放大系统，如碱性磷酸酶放大系统、凝血因子级联放大系统、生物素-亲和素放大系统（biotin-avidin system，BAS）等，大大提高了检测敏感性。采用碱性磷酸酶放大系统检测促甲状腺激素比普通ELISA敏感70倍。凝血因子级联放大系统检测人绒毛膜促性腺激素、胎盘碱性磷酸酶和人T细胞淋巴瘤白血病病毒（HTLV-Ⅲ）、P_{24}抗原时，其检测灵敏度比传统夹心ELISA高2～3个数量级。生物素-亲和素系统是应用较多的一种放大系统。由于亲和素与生物素间的亲和力极强（解离平衡常数为10^{-15}），二者结合作用极为迅速，远远小于抗原、抗体反应所需的时间；每个亲和素分子能结合4个生物素，因此它能偶合更多的连接生物素的酶分子，从而提高ELISA的敏感性。

3. 药理学应用示例

骨关节炎（osteoarthritis，OA）是一种病因尚不明确的以关节软骨退行性病变和继发性骨质增生为特征的慢性关节疾病，是导致老年人疼痛和残疾的主要原因。关节炎组织和滑膜成纤维细胞中血管生成素样蛋白4（angiopoietin like 4，Angptl4）表达的增加加剧了骨关节炎的发病[5]。已有研究探究了健康者和骨关节炎患者关节软骨细胞中Angptl4的表达，且对小鼠原代软骨细胞进行过表达或敲减Angptl4，并评估其在软骨细胞凋亡、细胞外基质（extracellular matrix，ECM）代谢和炎症中的功能[4]。采用酶联免疫吸附测定检测敲减或过表达Angptl4后，炎症因子IL-6、IL-1β表达的变化[6, 7]。

（1）样本收集

收集软骨细胞上清。将细胞培养上清吸入离心管中，4℃离心20 min（2000～3000 r/min），除去细胞碎片和杂质，收集上清液备用，样本保存在−20℃或−80℃，避免反复冻融。

（2）样本测定

① 样本测定：按照试剂盒的标准操作规程处理样本并进行检测。首先将试剂盒平衡至室温（20～25℃）。取出所需反应板，加入100 μL标准品，100 μL细胞培养上清液于相应反应板孔中，轻轻混匀30 s，封住板孔，37℃孵育60 min。之后进行洗板，甩干板内液体，用洗涤液洗涤反应板，每孔加350 μL洗涤液，反复洗涤5次。然后每孔加入100 μL 1×HRP，轻轻混匀30 s，封住板孔，37℃孵育60 min。重复洗板操作5次。接着，每孔加入100 μL

TMB显色液，轻轻混匀10 s，37℃避光孵育15 min，后每孔加入100 μL终止液，轻轻混匀30 s，在450 nm处读取*OD*值。

② 处理数据：以*OD*值为纵坐标，标准品浓度为横坐标绘制标准曲线，根据细胞样品的*OD*值可在标准曲线上查出其浓度。

（3）结果与讨论

ELISA实验结果如图10-4，表明敲减Angptl4降低了促炎细胞因子IL-6和IL-1β表达水平，而过表达Angptl4则上调促炎细胞因子IL-6和IL-1β表达水平。因此，Angptl4能够促进炎症细胞因子释放，增强TNF-α在软骨细胞退行性病变中的不良作用[8]。

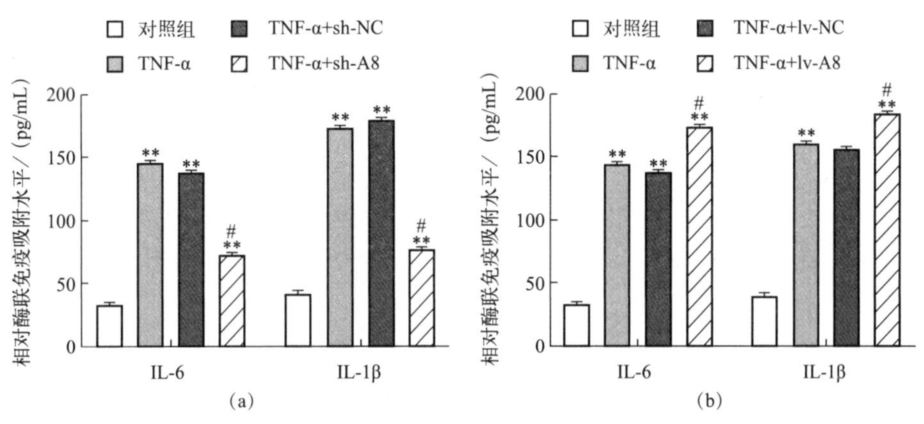

彩图10-4

图10-4 ELISA测定IL-6与L-1β水平

TNF-α为肿瘤坏死因子α；TNF-α+sh-NC为肿瘤坏死因子α+阴性对照组；TNF-α+sh-A8为肿瘤坏死因子α+敲减Angptl4组；TNF-α+lv-NC为肿瘤坏死因子α+阴性对照组；TNF-α+lv-A8为肿瘤坏死因子α+过表达Angptl4组

三、细胞计数实验

1. 基本原理

细胞增殖是生物体生长、发育、繁殖以及遗传的基础，是生物体重要的生命特征。检测细胞的生长速率对研究细胞的生长和分化至关重要。CCK-8（cell counting kit-8）是指一种基于WST-8对细胞增殖和细胞毒性进行快速高度灵敏检测的试剂盒。水溶性四唑盐（WST-8）是一种类似于MTT（四唑盐）的化合物，在电子载体1-甲氧基-5-甲基吩嗪鎓硫酸二甲酯（1-methoxy PMS）的作用下，被细胞中的脱氢酶还原为具有高度水溶性的黄色甲臜产物（formazan dye）。甲臜产物的数量与活细胞的数量成正比。细胞增殖越快，颜色越深；细胞死亡越多，颜色越浅。此种方法灵敏度高、操作简便，在药理学研究中应用广泛，如检测药物的细胞毒性或对细胞增殖能力的影响。

2. 技术前沿

MTT比色法（四唑盐比色法）是用于测量细胞活力的常用实验方法。其检测原理为MTT能够被活细胞线粒体中的琥珀酸脱氢酶还原，生成不溶于水的蓝紫色结晶甲臜，并沉积在细胞中，利用二甲基亚砜（dimethyl sulfoxide，DMSO）溶解细胞中的甲臜，用酶标仪在490 nm波长下测定其吸光度值以反映活细胞数量。细胞活力越强，则反应体系颜色越深。但MTT比色法中生成的甲臜不是水溶性的，需要DMSO溶解，易对待测细胞活力产生影响，而CCK-8所用的WST-8溶解性高于甲臜，因此CCK-8相较于MTT比色法更具优势。此外，CCK-8还具有以下优点：

① CCK-8能快速检测且灵敏度高，可以在细胞密度较低时应用。

② CCK-8的重复性优于MTT，显色产物水溶性好，能够减少因洗涤和溶解带来的误差。

③ CCK-8细胞毒性小，可以多次测定以优化实验条件，与MTT相比线性范围更宽。

3. 药理学应用示例

微小核苷酸（microRNA，miRNA）可作为癌症发生过程中的调节因子，研究发现miR-519d在人类乳腺癌组织和MCF-7细胞中的表达均显著降低。并有研究者采用CCK-8评估miR-519d对细胞增殖的影响。

（1）细胞准备

① 收集细胞并离心，用新鲜培养液重悬，接种到96孔板中，根据适合密度的细胞数铺板，每孔约200 μL细胞悬液。将96孔板置于5% CO_2、37℃孵箱中孵育24 h至细胞贴壁。

② 细胞转染，分别向96孔板细胞中加入转染过表达（miR-519d模拟物）及敲减miR-519d（miR-519d抑制剂）试剂，并设置空白组及阴性对照组。48 h后检测细胞活力。

（2）测定*OD*值

① 按照CCK-8使用说明书，配制CCK-8溶液，CCK-8试剂∶培养基=1∶9。

② 弃去96孔板中培养基，每孔加入100 μL配制好的CCK-8溶液，37℃孵箱孵育1 h直到溶液颜色改变。

③ 在酶标仪450 nm波长下测量各孔的吸光度值。

（3）结果与讨论

$$细胞活力=[OD_{加药}-OD_{空白}]/[OD_{阴性对照}-OD_{空白}]\times100\%$$

实验结果如图10-5所示，miR-519d过表达显著抑制MCF-7细胞的增殖，而抑制miR-519d则可以显著促进MCF-7细胞的增殖[9]。

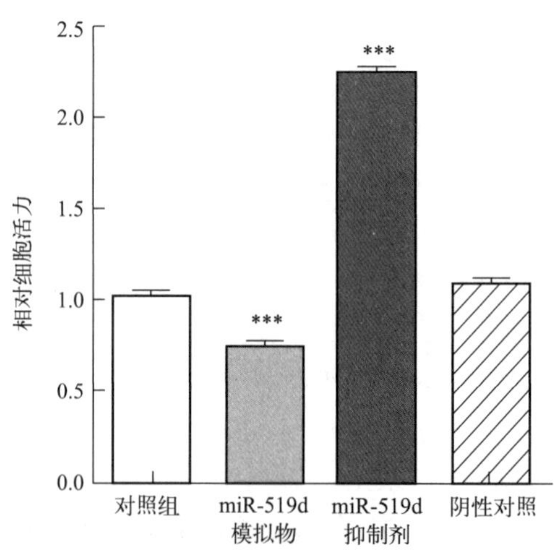

图10-5 CCK-8检测MCF-7细胞增殖能力

四、免疫组织化学

1. 基本原理

免疫组织化学（immunohistochemistry）也称为免疫组化，利用抗原与抗体特异性结合的免疫反应，将抗体进行特定标记（酶标记），酶标抗体与待测抗原结合后，加入酶底物显色，在显微镜下观察或测定抗原在组织或细胞中的定位和含量。其原理示意图见图10-6。组织或细胞中的蛋白质、多肽、氨基酸、多糖、磷脂、核酸及病原体等，都可作为抗原用相应的特异性酶标抗体进行检测。此方法步骤较多，详述如下：

① 组织透明：用脱水剂乙醇将组织内透明剂（二甲苯）置换出来，以利于熔化的石蜡进入组织。

② 水化：去除黏附在载玻片上的二甲苯。

③ 内源性过氧化物酶阻断：组织中的一些细胞如红细胞、粒细胞等存在内源性过氧化物酶，这些酶可能会与HRP竞争性结合显色剂，造成假阳性，因此在实验中可使用3%过氧化氢水溶液消除内源性过氧化物酶。

④ 抗原修复：常用的抗原修复方法有蛋白酶法和热处理法。

⑤ 血清封闭：去除非特异性吸附，用正常的非免疫动物血清封闭组织中能和抗体结合的位点，以减少非特异性背景。

⑥ 一抗孵育：根据实验需要选择目标一抗，可根据抗体说明书选择抗原修复条件，初次实验时建议稀释不同浓度的抗体，设立不同孵育时间，以筛选最佳实验条件。

⑦ 二抗孵育：一抗与酶标记（HRP标记）的第二抗体起反应。

⑧ DAB显色：加入DAB显色液进行显色，显微镜下根据棕色深浅以指示目的蛋白的表达水平。

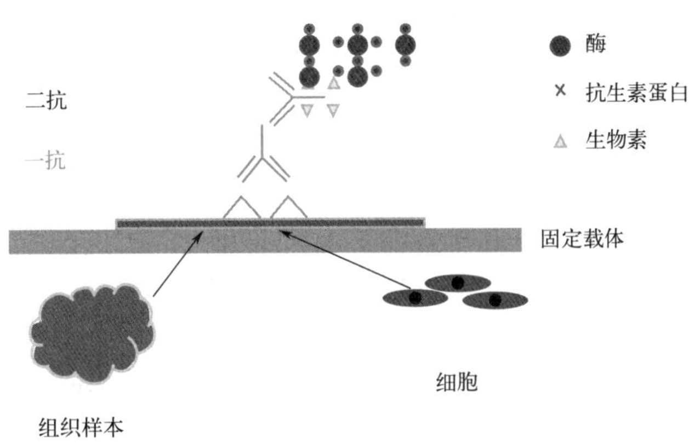

图10-6　免疫组织化学原理示意图

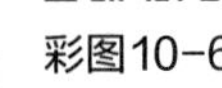

彩图10-6

2. 技术前沿

（1）脱水试剂优化

目前可选用更安全、更有效的脱水试剂，如环保浸蜡脱蜡透明液，其主要成分为烷烃化合物，可代替毒性较大的二甲苯。

（2）标记与显色优化

可选择二步法免疫组化试剂盒，该试剂盒将二抗的抗原结合Fab片段和HRP聚合在一起，将传统方法中的一抗和二抗合二为一，能够放大抗原抗体结合信号，减少一抗、二抗与抗原结合时因空间位阻产生的假阳性或信号过低。

3. 药理学应用示例

Ki-67为细胞增殖的蛋白质标志物，在细胞周期中的G_1、S、G_2、M期均有表达，常用于指示肿瘤细胞的分化、增殖、浸润和转移。应用免疫组化实验检测肿瘤组织或细胞中Ki-67的表达水平，能够表征肿瘤细胞的生长速度。Ki-67表达水平越高，肿瘤细胞分裂的速度越快，分化程度越低，恶性程度越高。三阴乳腺癌（triple-negative breast cancer，TNBC）组织高表达Ki-67，因此可使用免疫组化实验测定三阴乳腺癌患者肿瘤组织切片中Ki-67的表达[10]，详述如下。

（1）制备肿瘤组织石蜡切片

将取材后的组织放入4%多聚甲醛固定，固定完毕后用流水冲洗三次，每次5 min，然后进行组织脱水透明，脱水步骤为：30%乙醇→50%乙醇→70%乙醇→95%乙醇1→95%乙醇2→无水乙醇，透明步骤为：50%乙醇+50%二甲苯→二甲苯1→二甲苯2→二甲苯3。接着，进行浸蜡和包埋，最后进行组织切片，即可得到肿瘤组织石蜡切片。

（2）石蜡切片免疫组化测定

① 组织透明：将肿瘤组织石蜡切片置于二甲苯三缸，每缸10 min，3次。

② 水化：梯度酒精四缸，浓度为：100%；100%；95%；75%。每缸2 min，纯化水浸泡2 min。

③ 内源性过氧化物酶阻断：3%过氧化氢浸泡5min，磷酸盐缓冲液（phosphate buffer solution，PBS）浸泡2min。

④ 抗原修复：常用的抗原修复方法主要有蛋白酶法和热处理法。此处主要介绍热处理法，热处理时常用的加热装置主要有高压锅、水浴锅、微波炉等。热处理的溶液常用的是柠檬酸缓冲液（pH=6.0）。

⑤ 血清封闭：血清封闭后，不用PBS冲洗，直接弃去后滴加一抗。

⑥ 一抗孵育：载玻片上画上阻水圈，滴加50 μL一抗覆盖组织，保湿盒中室温60 min或4℃孵育过夜。PBS浸泡3次，每次3 min。

⑦ 二抗孵育：滴加50 μL二抗覆盖组织，保湿盒中室温孵育20 min，PBS浸泡3次，每次3 min。

⑧ DAB显色：滴加50 μL DAB工作液，覆盖组织，浸染5 min。纯化水冲洗中止显色反应。

⑨ 苏木素复染：滴加50 μL苏木素覆盖组织，浸染3 min，纯化水冲洗，滴加50 μL酸洗液1～2秒，纯水化冲洗。流水冲洗3 min返蓝。

⑩ 脱水，透明，封片：梯度酒精三缸，浓度为：75%；95%；100%。每缸2 min，透明液浸泡3 min。取出玻片凉干，滴上中性树脂，盖上盖玻片，轻压盖玻片赶出气泡，65℃孵育箱过夜。

（3）结果与讨论

通过全景扫描成像设备采集图像，结果如图10-7，棕色为Ki-67表达位置，颜色越深表明Ki-67表达越多，结果显示该肿瘤组织具有较高Ki-67表达水平。

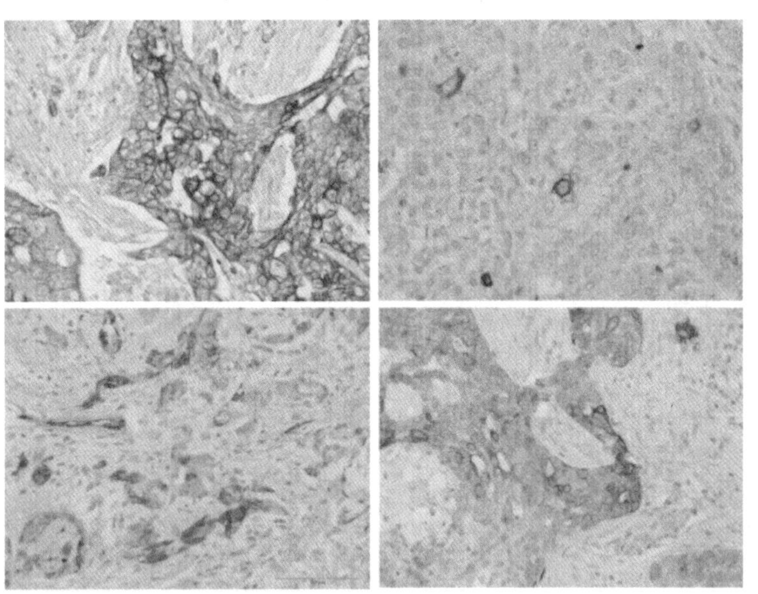

彩图10-7

图10-7 免疫组化测定肿瘤组织中Ki-67表达［标尺（Bar）为100 μm］

第四节 化学发光免疫分析技术

一、化学发光免疫分析技术基本原理及分类

1. 基本原理

化学发光免疫分析（CLIA）是指将化学发光反应（氧化反应）的高度灵敏性和免疫反应的高度专一性结合起来，用于测定超微量物质的一种检测技术。化学发光测定技术是特定物质经过化学反应后形成激发态的中间体，当它回到基态时释放出光子，可以用仪器识别发光反应的量子产率，从而检测该反应的发光强度；而免疫反应即抗原与抗体的特异性结合。CLIA借助免疫标记技术将化学发光反应的底物或催化剂（酶或无机催化剂）标记在预先制备的特定抗原或抗体上，通过免疫反应桥梁使待测物浓度与化学发光强度建立联系，实现对待测物的定量检测。21世纪以来，化学发光技术发展迅速，在药理学研究中已逐步取代酶联免疫技术，此外，在临床免疫诊断中，化学发光技术涵盖肿瘤标志物、激素、传染病、甲状腺、心脏标志物等临床检测项目，已成为国内外主流研究技术手段。

2. 方法分类

CLIA根据标记物的不同分为三类：一是以化学发光剂作为标记物的CLIA，也称为直接化学发光物质标记法；二是以酶作为标记物的化学发光酶免疫分析（chemiluminescence enzyme immunoassay，CLEIA）；三是以钌联吡啶作为标记物，借助电极发生电化学反应的电致化学发光（electrochemiluminescence，ECL）。

（1）直接化学发光物质标记法

直接化学发光物质标记法是用化学发光剂直接标记抗体或抗原的一类免疫测定方法。其原理如图10-8所示。目前常见的标记物主要为吖啶酯类（acridinium ester，AE）化学发光剂以及异硫氰酸荧光素（fluorescein isothiocyanate，FITC）等荧光标记物。常用于标记抗体、生物素、链霉亲和素或其他蛋白质，用于免疫荧光、免疫组化、流式细胞术及活体成像实验等。

彩图10-8

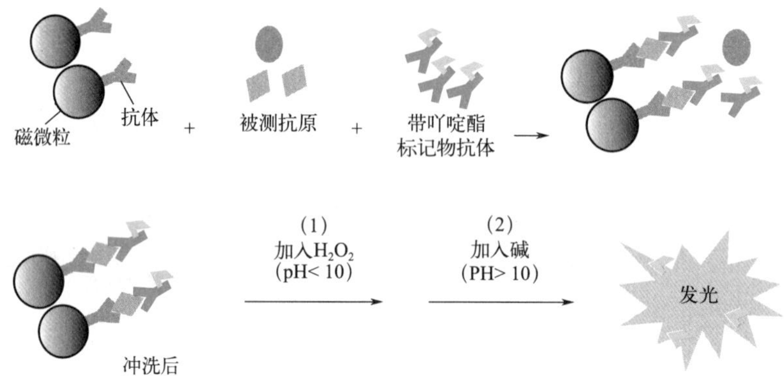

图10-8　直接化学发光原理示意图

吖啶酯是最常用，也是最有效的发光标记物。其原理属氧化反应，吖啶酯遇启动发光试剂（$NaOH-H_2O_2$）可发射出快速的闪烁光，最强发射光的波长为430 nm。该方法在药理学中具有广泛应用，如用吖啶酯为标记物的化学发光免疫分析法定量测定血清中抗甲状腺过氧化物酶抗体（Anti-TPO）以及肿瘤坏死因子α等生物分子。

由于吖啶酯在CLIA测定中热稳定性不是很好，经研究合成了更稳定的吖啶酯衍生物。在H_2O_2和OH^-条件下，吖啶酯类化合物能迅速发光，量子产率很高，如吖啶芳香酯的量子产率可达0.05，吖啶酯作为标记物用于免疫分析，发光体系简单、快速，不需要加入催化剂，且标记效率高，成本低。

用化学发光基团标记二抗，常用于免疫印迹和免疫荧光染色实验，这些荧光标记基团有FITC、四甲基异硫氰酸罗丹明（tetramethylrhodamin isothiocyanate，TRITC）、菁类染料（cyanine dyes，Cy2/Cy3/Cy5）、藻红蛋白或藻胆色素蛋白（phycoerythrin，PE）等。FITC吸收波长为490～495 nm，发射波长为520～530 nm，呈现明亮的黄绿色荧光，肉眼观察敏感，是目前应用最广泛的荧光素。然而FITC的缺点是猝灭快，需要和抗猝灭剂一起使用。

TRITC与罗丹明红（rhodamine red-X，RRX）、得州红（texas red，TR）均属于罗丹明衍生物偶联基团，吸收波长分别为550 nm、570 nm、596 nm，发射波长分别为570 nm、590 nm、620 nm，呈现橙红色荧光，与FITC的绿色荧光对比鲜明，因此常和FITC一起在免疫荧光染色和流式细胞术中进行双标记。此外，此类荧光标记分子猝灭慢，也常用于单独标记染色。

Cy2吸收波长为492 nm，发射波长为510 nm，显绿色荧光。Cy2和FITC使用相同的滤波片，但Cy2比FITC在光下更稳定。由于Cy2能和磷酸化苯二胺发生反应，因此应避免使用此类抗猝灭剂。Cy3和Cy5荧光更亮、更稳定、背景更弱。Cy3吸收波长为550 nm，发射波长为570 nm，与TRITC接近。Cy5吸收波长为650 nm，发射波长为670 nm，由于发射波长Cy5较大，很难用裸眼观察，需采用具有合适激发光和远红外检测器的共聚焦显微镜，因此不常使用。

PE的吸收波长为566 nm，发射波长为574 nm，具有极高的发射量子产率，另外PE具有较好的水溶性和稳定性。

（2）化学发光酶免疫分析

化学发光酶免疫分析以酶标记生物活性物质进行免疫反应，免疫反应复合物上的酶再作用于发光底物，在信号试剂作用下发光，用发光信号测定仪进行发光测定。目前常用的标记酶为辣根过氧化物酶（HRP）和碱性磷酸酯酶（ALP），它们有各自的发光底物。

① 辣根过氧化物酶标记的CLEIA：HRP最常用发光底物是鲁米诺及其衍生物。在CLEIA中，使用过氧化物酶标记抗体，进行免疫反应后，利用鲁米诺作为发光底物，在过氧化物酶和启动发光试剂（NaOH-H_2O_2）作用下鲁米诺发光，其原理示意图见图10-9，酶免疫反应物中酶的浓度决定了化学发光的强度。发射光的波长范围为375～550 nm，在425 nm波长处强度最大。因发光反应速度较慢，需添加某些酶类或无机催化剂。其中，酶类主要是HRP，无机催化剂类包括O_3、卤素及Fe^{3+}、Cu^{2+}、Co^{2+}和它们的配合物。早期主要用于无机物和有机生物小分子的测定，灵敏度因标记后发光强度降低而降低。在研究过程中，人们发现发光体系中加入某些酚类及其衍生物、胺类及其衍生物和苯基硼酸衍生物对体系的发光均有显著增强作用，发光强度可提高1000倍，并且“本底”发光显著降低，发光时间也得到延长。

此化学发光体系（HRP-H_2O_2-鲁米诺）为几秒内瞬时闪光，存在发光强度低、不易测量等缺点。可以在发光系统中加入增强发光剂，以增强发光信号，并在较长的时间内保持稳定，便于重复测量，从而提高分析灵敏度和准确性。在药理学研究中，可使用HRP标记的丙肝病毒作为竞争性抗原，利用CLEIA法检测样本中丙肝病毒含量。

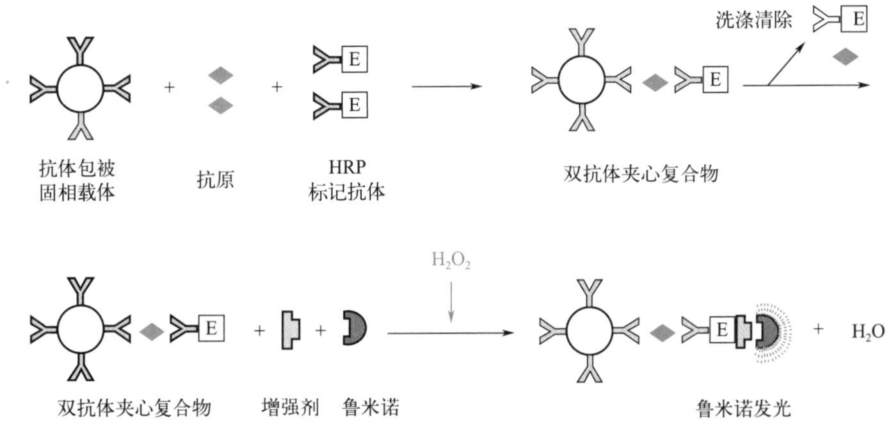

图10-9 化学发光酶免疫分析原理示意图

② 碱性磷酸酯酶标记的CLEIA：碱性磷酸酯酶催化的发光底物是1,2-二氧环乙烷衍生物，如dioxetane phosphate，化学名为3-(2′-螺金刚烷)-4-甲氧基-4-(3′-磷酰氧基)-苯基-1,2-二氧环乙烷，简称AMPPD。碱性磷酸酯酶和1,2-二氧环乙烷构成的发光体系是目前最重要、最灵敏的一类化学发光体系。这类体系中具有代表性的是ALP-AMPPD发光体系。在溶液中AMPPD的磷酸酯键很稳定，非酶催化的水解非常慢。AMPPD为磷酸酯酶的直接发光底物，可检测碱性磷酸酯酶或抗体、核酸探针及其他配基的结合物。AMPPD在ALP和启动发光试剂作用下，其磷酸酯基发生水解并脱去一个磷酸基，得到一个中等稳定的中间体。此中间体经分子内电子转移，进一步裂解为一种处于激发状态的间氧苯甲酸甲酯阴离子，当其从激发态回到基态时，可产生持续稳定的470 nm发射光。

ALP-AMPPD发光体系具有非常高的灵敏度，对标记物ALP的检测限达9～21 mol，是极灵敏的免疫测定方法之一。对AMPPD加以改进，获得具有更好反应动力学和更高灵敏度的新一代产物化学发光碱性磷酸酶底物（chemicals and statistical policy division，CSPD）、齐岳碱式磷酸酶化学发光底物（CDP-star chemiluminescent substrate，CDP-Star）。这些体系已广泛用于药理学中各种基因、病原体DNA的鉴定。此外，碱性磷酸酯酶已广泛用于酶联免疫分析和核酸杂交分析。

（3）电致化学发光

电致化学发光（ECL）是指由电化学反应引起的化学发光过程。ECL的反应在电极表面进行，发光底物为三联吡啶钌，以三丙胺（TPA）为电子供体激发光反应。在阳极表面，两种物质同时失去电子。在电极板上三联吡啶钌被氧化，TPA也被氧化成阳离子自由基，TPA阳离子自由基自发释放一个质子而变成非稳定分子，将一个电子递给氧化的三联吡啶钌，形成激发态的三联吡啶钌。激发态的三联吡啶钌在衰减的同时发射光子，重新回到基态。这一过程在电极表面反复进行，产生高效、稳定的连续激发光，并不断增强。

（4）磁微粒化学发光免疫分析

磁微粒化学发光免疫分析技术是近年来新兴的化学发光免疫分析法，该技术利用磁微粒代替传统固相载体。磁微粒是指磁性纳米粒与无机或有机分子结合形成的胶态复合材料，能够高度稳定地均匀分散于反应体系中，具有磁响应性、成本低和无污染等特点。利用磁微粒表面的功能基团如氨基、羧基、巯基及环氧乙烷等，将酶、抗体、寡核苷酸等生物活性物质进行固定，可进一步用于靶向药物载体、细胞分选、免疫检测、蛋白质与核酸的分离纯化及杂交检测等领域。相比于传统免疫学检测中的固相载体酶标板，磁微粒作为载体具有较高的表面积，与样本反应更为充分，加之磁特性的灵活运用，相比于酶标板具有更高的灵敏度、更快的检测速度和更好的重复性等优点，目前已被广泛应用于生物及医学检测等领域。该化学发光免疫技术同样适用于吖啶酯类、鲁米诺、AMPPD和三联吡啶钌等标记方法。

3. 特点

化学发光免疫分析（CLIA）与酶联免疫吸附测定（ELISA）的原理和操作步骤类似，因此CLIA有时也被称为CL-ELISA，区别为ELISA的结果通过显色反应呈现，CLIA的结果由发光反应呈现，在同样实验条件下检测相同待测物时，CLIA的灵敏度高于ELISA。与放射免疫分析（RIA）相比，CLIA的错误率更低，灵敏度与特异度更高，无放射危害，标记物不受半衰期的影响，试剂盒保质期长。此外，与高效液相色谱法（HPLC）、液相色谱串联质谱法（LC-MS /MS）等相比，CLIA还具备线性范围宽、操作简便、检测时间短等优势。基于上述优点，该法广泛应用于激素、肿瘤标志物和细胞因子等生物分子的检测。

二、蛋白质印迹

1. 基本原理

蛋白质印迹（Western blot），又称为免疫印迹，是将蛋白质转移到膜上，然后利用抗体进行检测的方法，是药理学中最常用的蛋白质定性、定量实验方法。其流程图见图10-10。

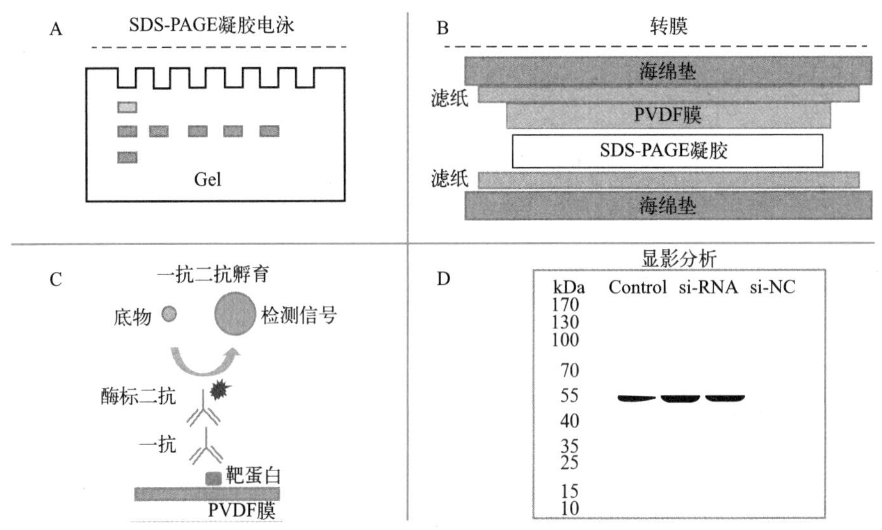

彩图10-10

图10-10 Western blot流程图

（1）电泳

Western blot采用聚丙烯酰胺凝胶电泳（SDS-PAGE），以聚丙烯酰胺凝胶为支持物，制成凝胶板，凝胶由相连的两部分组成，分别是浓缩胶和分离胶，这两部分凝胶的浓度、缓冲液组分和离子强度、pH以及电场强度均不同，具有不连续性。电泳时蛋白质样品首先在不连续的两相间积聚浓缩成很薄的起始区带，然后再进行电泳分离。电泳有三种物理效应：样品的浓缩效应，凝胶对被分离分子的筛选效应和一般电泳分离的电荷效应。

（2）转膜

转膜是将电泳后分离的蛋白质从凝胶中转移到固相载体上的过程。转膜方式主要有两种：湿转和半干转。两者原理相同，只是用于固定胶/膜叠层及施加电场的仪器不同。转膜时凝胶靠近负极，膜靠近正极，因为蛋白质上结合有十二烷基硫酸钠（SDS），从而带负电，在电流的作用下会从负极向正极运动，从而转移到膜上。在Western blot实验中，常用的是湿转。

（3）封闭

Western blot是利用固相载体和蛋白质的吸附作用实现的。凝胶蛋白转到膜上以及封闭所用的奶粉和牛血清白蛋白（BSA）等都是对膜的一种吸附。这种吸附作用是包括疏水作用、静电作用、范德华力等的综合作用，为非特异性吸附。封闭时，封闭蛋白不仅吸附到膜上的空白位置，而且还会和膜上的目标蛋白和杂蛋白产生竞争性的洗脱作用。即不是用封闭液封闭杂蛋白的非特异性的抗原决定簇，而是将杂蛋白从膜上部分洗脱下来，从而减轻非特异性的条带信号。这种洗脱也会对目标蛋白产生作用，同样减轻其条带信号。封闭液的组成、浓度、时间都会对实验产生影响。封闭液中要有可以和膜产生非特异性吸附的分子量适中的蛋白质，蛋白质分子量太大可能对邻近的目标蛋白产生位置阻碍，蛋白质分子量太小容易从膜上的孔洞里脱落。封闭液的pH、盐、表面活性剂等会影响封闭液中蛋白质与膜的结合吸附。封闭液的浓度越高，封闭时间越长，对膜上孔洞的覆盖越好，由于竞争性的作用，对杂蛋白的洗脱也越好，但对目标蛋白的洗脱作用也越强。

（4）抗体反应

以固相载体上的蛋白质或多肽作为抗原，与对应的抗体发生免疫反应，再与酶或同位素标记的第二抗体反应，经过底物显色或放射自显影以检测电泳分离的目的基因的蛋白质成分。

2. 技术前沿

（1）凝胶电泳优化

蛋白质印迹需要根据蛋白质性质和分子大小选择合适的凝胶电泳。传统手工灌胶方法所需试剂繁多，性质不稳定，耗时长。预制胶可提供中性pH，缓冲系统稳定，蛋白质不易氧化降解，能减少蛋白质修饰，缩短电泳时间。随着技术发展，预制胶在实验室中的使用开始普及。

（2）标记与显色优化

传统二抗检测方法为CLEIA技术，使用基于鲁米诺的ECL作为化学发光底物，由HRP催化发生化学反应，发出荧光，通过X光片压片或Luminometer及其他显影技术检测。荧光基团标记的二抗因操作简便、敏感度高，已逐步取代ECL显影法，但由于部分荧光基团激发和检测波长都位于可见光谱区，而此波长范围内化学高分子物质（膜、胶微孔塑料板等）也会发出荧光，因此易产生高背景荧光干扰。而在红外波长区这些大分子物质几乎不发出任何荧光信号，这使得红外荧光染料（菁类、罗丹明类）在长波下检测时背景荧光很低，具有很好的信噪比，应用更为广泛。

3. 药理学应用示例

心房钠尿肽（atrial natriuretic peptide，ANP）由28个氨基酸组成，具有二硫桥肽结构。ANP主要分布在心脏左心房和右心房周围。心房肌细胞颗粒中存在1126个氨基酸的激素原，在心房扩张后，被剪切为28个氨基酸的ANP。因此，ANP常作为心肌肥厚的评价指标。ANP在心血管疾病如充血性心力衰竭、阵发性室上性心动过速和高血压中具有重要调控作用。血管紧张素Ⅱ（angiotensin Ⅱ，Ang Ⅱ）是肾素-血管紧张素-醛固酮系统（renin-angiotensin-aldosterone system，RAAS）的重要组成部分，与高血压、心肌肥厚、心力衰竭的发生发展密切相关，能够直接作用于心肌细胞诱导其肥大[11, 12]。蛋白质印迹法检测血管紧张素Ⅱ诱导原代心肌细胞中ANP蛋白表达水平的研究过程详述如下。

（1）原代心肌细胞蛋白样品制备

① 细胞样品裂解：配制细胞裂解液，按实验需要准备好原代心肌细胞，每个孔加入适量裂解液。迅速将细胞刮下后12000 *g*，4℃离心15 min，收集上清液，用于蛋白质浓度测定。

② 蛋白质浓度测定

a. 蛋白质标准品的准备：取1.2 mL蛋白质标准配制液加入到蛋白质标准品（30 mg牛血清白蛋白）中，充分溶解后配制成25 mg/mL的蛋白质标准溶液。取适量25 mg/mL蛋白质标准溶液，稀释至终浓度为0.5 mg/mL。

b. BCA（bicinchoninic acid）工作液的配制：按BCA试剂A∶B的体积比50∶1配制适量BCA工作液，充分混匀。

c. 将标准品按0、1、2、4、8、12、16、20 μL加到96孔板的标准品孔中，加标准品稀释液补足到20 μL，相当于标准品浓度分别为0、0.025、0.05、0.1、0.2、0.3、0.4、0.5 mg/mL。加适当体积样品到96孔板的样品孔中。如果样品不足20 μL，需加标准品稀释液补足到20 μL。各孔加入200 μL BCA工作液，37ºC反应20～30 min。用酶标仪测定A_{562}或540～595 nm之间波长的吸光度。根据标准曲线（图10-11）和使用的样品体积计算出样品蛋白浓度。

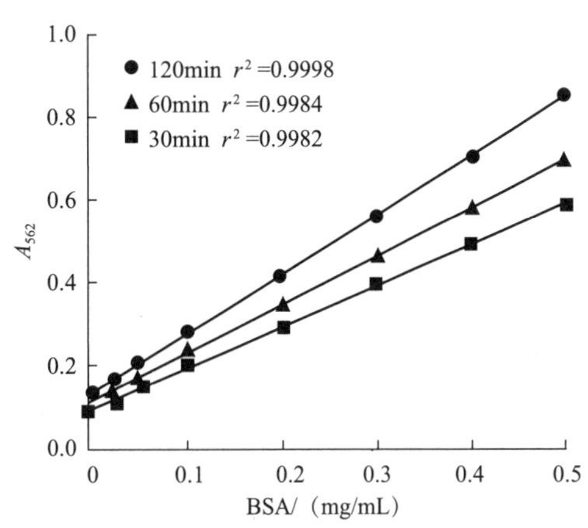

图10-11 蛋白质标准曲线效果图

③ 样品制备：蛋白质上样量为70 μg，用RIPA裂解液将蛋白质样品浓度调整为相同浓度并充分混匀。每管样品分别与6× 蛋白质上样缓冲液按5∶1体积比混匀。样品在100℃煮沸5～10 min，使蛋白质样品还原变性，然后立即将样品放于冰上备用或在−20℃条件下保存。

（2）Western blot测定

① 制备SDS-PAGE凝胶：按照配方配制12%分离胶（表10-1）与5%积层胶（表10-2）。

表10-1 12%分离胶配方

溶液成分	不同体积凝胶液中各成分体积 /mL							
	5	10	15	20	25	30	40	50
去离子水	1.6	3.3	4.9	6.6	8.2	9.9	13.2	16.5
30% 丙烯酰胺溶液	2	4	6	8	10	12	16	20
1.5mol/L Tris-HCl 缓冲液（pH 8.8）	1.3	2.5	3.8	5	6.3	7.5	10	12.5
10%SDS	0.05	0.1	0.15	0.2	0.25	0.3	0.4	0.5

续表

溶液成分	不同体积凝胶液中各成分体积 /mL							
	5	10	15	20	25	30	40	50
10% 过硫酸铵	0.05	0.1	0.15	0.2	0.25	0.3	0.4	0.5
四甲基乙二胺	0.002	0.004	0.006	0.008	0.01	0.012	0.016	0.02

表10-2　5%积层胶配方

溶液成分	不同体积凝胶液中各成分体积 /mL							
	1	2	3	4	5	6	8	10
去离子水	0.68	1.4	2.1	2.7	3.4	4.1	5.5	6.8
30% 丙烯酰胺溶液	0.17	0.33	0.5	0.67	0.83	1	1.3	1.7
1mol/L Tris-HCl 缓冲液（pH 6.8）	0.13	0.25	0.38	0.5	0.63	0.75	1.12	1.25
10%SDS	0.01	0.02	0.03	0.04	0.05	0.06	0.08	0.1

② 蛋白质上样与电泳：将上述变性处理后的蛋白质样品按照实验设计的上样顺序分别加入SDS-PAGE凝胶样品孔中，并在泳道两侧加入合适的预染蛋白Marker。电泳条件：浓缩胶80 V 30 min，分离胶恒压110 V 60 min，直至指示剂迁移至凝胶底部。

③ 转膜：按Marker指示和目的条带的位置切胶，将洗脱的胶浸入转膜缓冲液中15 min。硝酸纤维素膜（nitrocellulose membrane，NC）做好记号后先浸入转膜缓冲液中，再连同4张3 mm滤纸和海绵浸入转移缓冲液中。制备“夹心饼”，依次按如下顺序排列：纤维垫→滤纸→NC→凝胶→滤纸→纤维垫。NC一边接正极（红色），凝胶一边接负极（黑色）。转膜条件：恒流300 mA，60 min。

④ 封闭与一抗孵育：将NC用PBS从下向上浸湿后，移至含5%脱脂牛奶的容器中，室温摇床上封闭1 h。用PBS按1∶1000稀释一抗，将NC置于适量一抗孵育液中，4℃水平摇床孵育过夜。

⑤ 二抗孵育与目的蛋白显影：将孵育过夜的NC用磷酸盐吐温缓冲液（phosphate-buffered saline with Tween 20，PBST）洗3次，每次5min。用PBS按1∶5000稀释二抗，将膜置于二抗孵育液中，室温孵育1h。孵育结束后，用PBST洗膜3次，每次5min。使用LI-COR Odyssey荧光成像系统扫描NC上蛋白质条带。

（3）结果与讨论

利用LI-COR Odyssey分析软件圈出蛋白质条带灰度值，经与空白对照组归一化后进行定量分析，采用t检验比较各组间ANP蛋白表达水平的统计学差异。实验结果表明，与对照组相比，Ang Ⅱ处理组ANP水平更高（见表10-3）。其相对表达量统计结果见图10-12。

表10-3 ANP蛋白相对表达量测定结果

编号	空白对照组	Ang Ⅱ
1	1.002	1.538
2	0.982	1.364
3	0.999	1.300
4	0.997	1.560
5	0.999	1.315

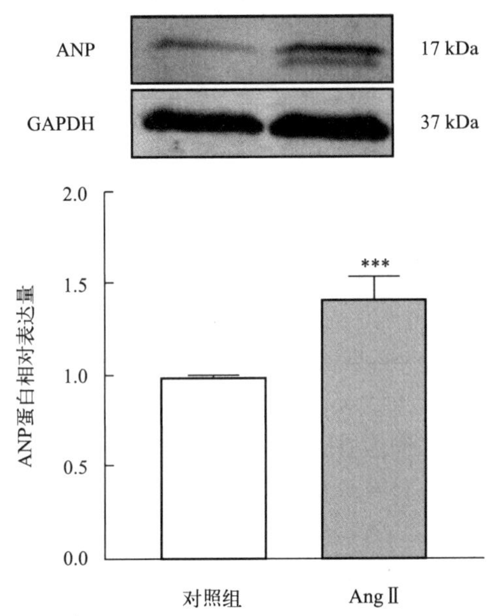

图10-12 ANP蛋白相对表达量统计结果

三、免疫沉淀

1. 基本原理与分类

（1）蛋白质免疫共沉淀（co-immunoprecipitation，Co-IP）

该方法以抗体和抗原特异性结合为基础，是研究蛋白质-蛋白质相互作用的最常用方法，可以对蛋白质之间的结合进行定性和定量检测。当细胞在非变性条件下被裂解时，完整细胞内存在的许多蛋白质-蛋白质间的相互作用被保留下来。如果用蛋白质X的抗体免疫沉淀蛋白质X，那么与X结合的蛋白质Y也能沉淀下来。目前多用精制的蛋白A预先结合固化在琼脂糖的磁珠上用以捕获特异性抗体，蛋白A是一种金黄色葡萄球菌细胞壁蛋白质，能特异性与人和哺乳动物抗体（IgG）的Fc区结合。蛋白A与抗体结合后，能吸附抗体特异性抗原X，以及抗原X结合的蛋白质Y，形成蛋白A-抗体-蛋白质X-蛋白质Y的免疫复合物。通过洗脱去除非特异性的结合蛋白，搜集磁珠上富集的蛋白质，进行蛋白质免疫印迹检测。其流程图见图10-13。

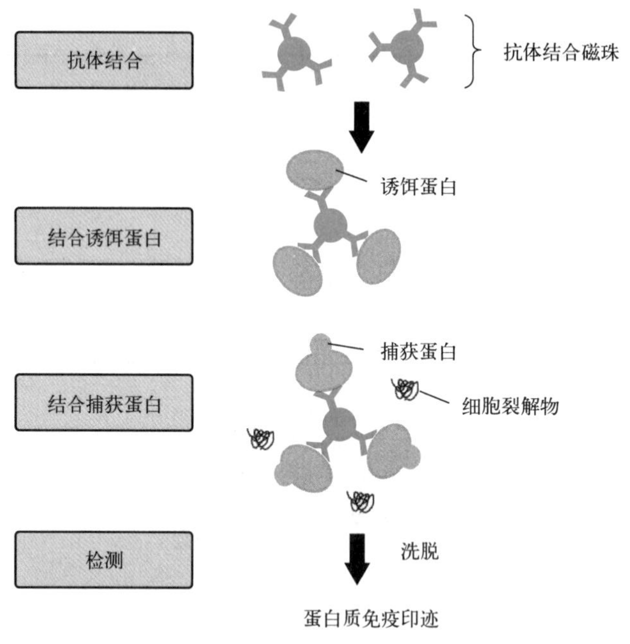

彩图10-13

图10-13 **蛋白质免疫共沉淀流程图**

（2）染色质免疫沉淀（chromatin immunoprecipitation，ChIP）

该方法是研究体内DNA与蛋白质相互作用的重要工具。利用抗原抗体反应的特异性，可以真实反映体内蛋白质与基因组DNA结合的状况。在活细胞状态下固定蛋白质-DNA复合物，并将其随机切断为一定长度的染色质小片段，然后通过免疫学方法沉淀此复合体，特异性地富集目的蛋白结合的DNA片段，通过对目的片段的检测，从而获得蛋白质与DNA相互作用的信息。其流程如图10-14所示。

① 交联：最常用的交联剂是甲醛，但可以与其他交联剂如乙二醇双琥珀酰亚胺戊二酸酯（EGS）和双琥珀酰亚胺戊二酸酯（DSG）结合使用。甲醛交联是两种直接相互作用分子的理想选择。然而，甲醛作用距离为2 Å，在蛋白质与DNA作用距离较大时使用受限，较长分子臂的交联剂，如EGS（16.1 Å）或DSG（7.7 Å），可以捕获具有复杂四元结构的较大蛋白质/DNA复合物。

② 细胞裂解：裂解阶段从细胞或组织中提取交联蛋白-DNA复合物，让其进入溶液。在这个阶段，通过裂解液溶解细胞膜，从而释放细胞组分。

③ 染色质制备（剪切/消化）：为了分析蛋白质结合序列，提取的基因组DNA必须被剪切成更小的片段。DNA裂解通常是通过机械的方式如超声波或微球菌核酸酶消化来实现。

④ 免疫沉淀：沉淀富集了目标蛋白质-DNA复合物，并去除所有其他无关的细胞组分。

⑤ 解交联与DNA净化：与目标蛋白质结合的DNA富集是染色质免疫沉淀的目标。DNA水平可通过琼脂糖凝胶电泳或更常用的定量聚合酶链反应（quantitative PCR，qPCR）测定。在染色质免疫沉淀实验的特定DNA产物扩增和测量之前，利用热孵育或通过蛋白酶K消化蛋白质组分使蛋白质和DNA解交联。

⑥DNA定量：利用qPCR扩增技术测定目标蛋白结合的DNA水平。免疫沉淀复合物的

数量与结合DNA的数量有直接关系。

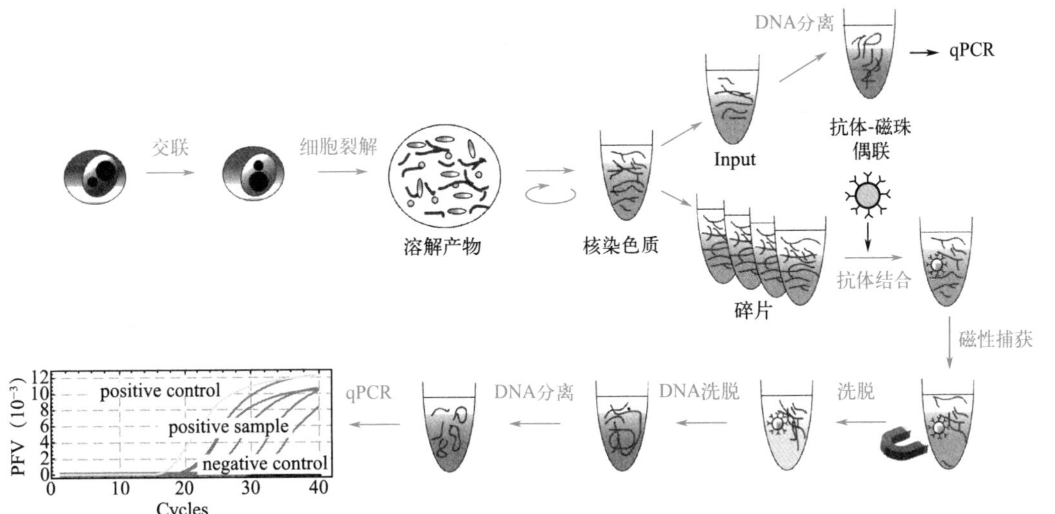

彩图10-14

图10-14 **染色质免疫沉淀流程图**

（3）RNA免疫沉淀（RNA immunoprecipitation，RIP）

与染色质免疫沉淀相似，不同的是该方法是研究RNA-蛋白质相互作用的重要实验，主要是通过抗蛋白质的抗体进行免疫沉淀，然后分析相互作用的RNA分子。其流程图见图10-15所示。

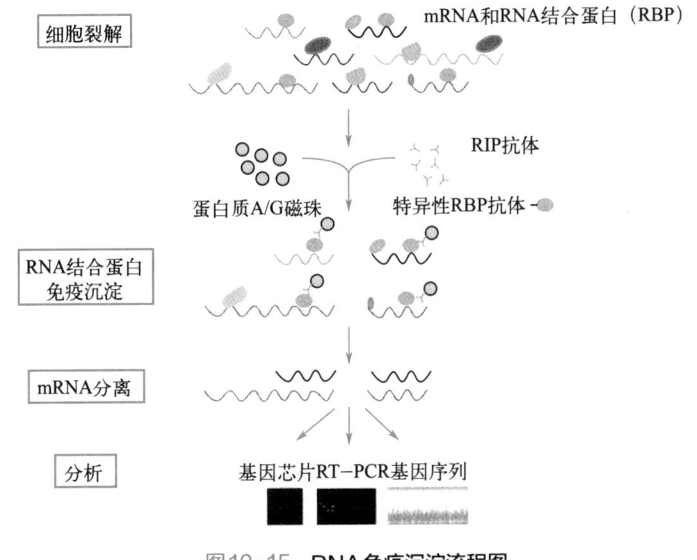

彩图10-15

图10-15 **RNA免疫沉淀流程图**

① 细胞获取：贴壁细胞、悬浮细胞、组织样品的收集方式不尽相同，但最终都是用RIPA裂解液重悬细胞并分装贮存。

② 制备磁珠-抗体：免疫磁珠可以与抗体的Fc片段结合，因此将特定的抗体与磁珠孵育，形成“磁珠-抗体”复合物。

③ RNA结合蛋白免疫沉淀：在含有目的抗原的细胞裂解液中加入制备好的磁珠-抗体，根据抗原与抗体、磁珠抗体的Fc特异性，形成“磁珠-抗体-抗原”复合物；由于磁力的存在，磁力架使磁珠吸附在管壁上，可有效分离出RNA结合蛋白及其结合的RNA。

④ RNA纯化：在复合物中加入蛋白酶K使蛋白质分解，此时重悬后吸上清液进行纯化，所得即为纯化后的RNA，可用于qPCR验证及测序。

2. 技术前沿

（1）蛋白质免疫共沉淀

① 细胞裂解条件优化：为保留细胞内存在的所有蛋白质-蛋白质相互作用，多采用非离子变性剂（NP-40或Triton X-100），裂解条件需根据细胞特异性来优化。

② 降低IgG交叉反应：蛋白质免疫共沉淀中常遇到的问题是来自抗体IgG条带的干扰，IgG的轻重链在25 kDa和50 kDa左右，并且在SDS-PAGE中可能会有<5 kDa的偏移。针对这种情况，可以采用以下几种方法进行优化：①免疫沉淀和蛋白质印迹采用不同来源抗体，若IP抗体为鼠源抗体则WB可以选用兔源抗体；②采用特异性识别IgG轻链或者重链的二抗，如目的蛋白与IgG轻链接近，则可采用重链二抗；③运用交联剂将IP抗体和蛋白A/G-磁珠交联，通过添加不含巯基乙醇的加样缓冲液处理目的蛋白-抗体。

（2）染色质免疫沉淀

基于传统的ChIP开发出了多种新的应用方法，通过将ChIP与其他技术结合，以解决不同的生物学问题。

① ChIP-loop：检测由特定目的蛋白介导的DNA-DNA相互作用。这一操作通过在相对标准的染色体构象捕获（chromosome conformation capture，3C）方案中加入免疫沉淀步骤来实现。相较ChIP或3C而言，ChIP-loop的主要优势为特异性。其一，相较简单的3C检测方法，通过IP去除大量的基因组DNA，能够降低背景噪声。其二，通过对特定目标蛋白进行靶向分析，仅检测到特异性、生物学相关的相互作用。

② ChIA-PET：通过末端配对标签测序法（ChIA-PET）进行的染色体相互作用分析是ChIP和3C技术的混合。ChIA-PET是ChIP-loop的高通量版本，能够通过整个基因组的目的蛋白检测长程染色质相互作用。与同类技术相比，ChIA-PET减少了待测序的DNA量，降低了复杂性，增加了测序反应的特异性。

③ ChIP-exo：对传统ChIP进行细微的修改即可使ChIP-exo实现以单核苷酸分辨率检测蛋白质结合，实现单核苷酸分辨率在许多不同的DNA结合蛋白中保持稳定。ChIP-exo使用限制性酶切和新一代测序技术，以高分辨率确定全基因组蛋白质结合。与传统ChIP相比，ChIP-exo的分辨率和敏感性比其他基于ChIP的技术都要高。

④ ChIP-BS-seq/BisChIP-seq：这是两种几乎相同的技术，都用于结合ChIP和重亚硫酸盐测序。与传统的重亚硫酸盐测序相比，这两种技术的优势是所需用于重亚硫酸盐测序的DNA含量减少。这意味着测序中需要的读数更少，大大降低了成本。但ChIP-BS-seq / BisChIP-seq并不太适合低细胞计数的应用，需要大量的输入样本。

3. 药理学应用示例

动脉粥样硬化（atherosclerosis，AS）是冠状动脉疾病的始动因素之一，血管内皮损伤可导致动脉粥样硬化发病和进展。铁离子、脂质过氧化等产物堆积，是动脉粥样硬化发生与发展过程中血管内皮的典型病理特征，也是细胞铁死亡的经典改变。孕酮受体膜成分2（progesterone receptor membrane component 2，PGRMC2）作为一个定位在内质网与核膜的跨膜蛋白，具有调节脂肪细胞产热的功能，在动脉中表达含量丰富。而长链脂酰辅酶A合成酶4（acyl-CoA synthetase long-chain family member 4，ACSL4）是细胞铁死亡的重要标志性蛋白质，PGRMC2是否可以通过靶向ACSL4抑制血管内皮细胞铁死亡，发挥动脉粥样硬化保护作用尚不清楚。为证明PGRMC2与ACSL4之间的相互结合关系，采取Co-IP实验对二者之间直接结合关系进行验证[13, 14]。

（1）蛋白质检测

培养HUVEC细胞，收集细胞蛋白裂解液，进行超声破碎、蛋白质浓度测定。

（2）样品制备与Western blot测定

准备3个EP管，分别标注为Input组、实验组与IgG组。每个EP管中加入50 μL蛋白质。Input组按比例加入电泳上样缓冲液（loading buffer 6×），100℃煮样5 min，储存于−20℃低温冰箱备用。实验组与IgG组首先加入磁珠（蛋白A/G琼脂糖，Protein A/G Agarose）20 μL，于4℃冰箱垂直摇床混匀2～4 h，结束后低温（4℃）离心5 min（5000 r/min），取上清液移至新准备的EP管中。其次，向EP管中加入15 μL一抗原液，于4℃冰箱垂直摇床上混匀过夜。次日，向EP管中加入磁珠（Protein A/G Agarose）60 μL，于4℃冰箱垂直摇床上混匀6～10 h，结束后进行低温（4℃）离心5 min（5000 r/min），弃上清，留取沉淀，向其中加入1 mL TBST（Tris-HCl缓冲液），涡旋重悬沉淀，进行低温（4℃）离心3 min（5000 r/min），弃上清，重复该步骤8次。最后，向EP管中加入50 μL蛋白裂解液（RIPA组织细胞蛋白裂解液：蛋白酶抑制剂=100：1）与10 μL电泳上样缓冲液（loading buffer 6×），100℃煮样5 min，吸取上清，储存于−20℃低温冰箱备用。

（3）结果与讨论

Co-IP实验结果证明了PGRMC2与ACSL4之间的直接结合关系。这说明PGRMC2可能通过与ACSL4直接结合（图10-16），作为内源性ACSL4抑制蛋白拮抗ACSL4的促脂质过氧化作用，抑制细胞铁死亡。

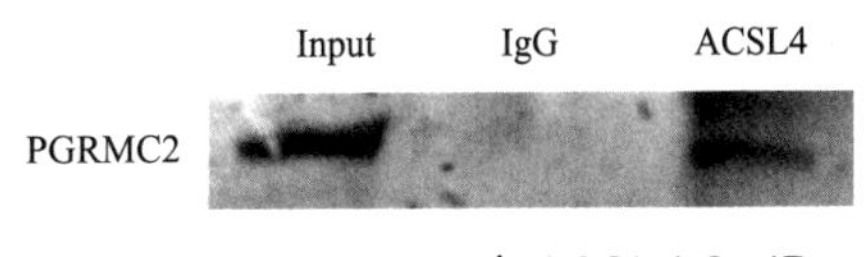

图10-16 PGRMC2与ACSL4 Co-IP结合图

四、免疫荧光

1. 基本原理

免疫荧光（immunofluorescence，IF）技术是在免疫学、生物化学和显微镜技术的基础上发展起来的一项技术。根据抗原抗体反应的原理，将已知抗原或抗体标记上荧光基团，再利用此荧光抗体（或抗原）作为探针检测细胞或组织内的相应抗原（或抗体）。组织或细胞内形成的抗原抗体复合物上含有标记的荧光基团，利用荧光显微镜进行观察，在外来激发光照射下，荧光基团发出明亮荧光，可通过观察荧光所在的组织或细胞，从而确定抗原或抗体的性质和定位，以及利用定量技术测定其含量。该技术流程如下。

（1）细胞准备

用于免疫荧光实验的细胞可以是直接生长在盖玻片的贴壁细胞，也可以是经过离心后涂片的悬浮细胞。对单层生长细胞，在传代培养时，将细胞接种到含盖玻片的培养皿中，待细胞接近长成单层后将盖玻片取出，用PBS洗2次；对悬浮生长细胞，取对数生长期的细胞，用PBS离心洗涤2次，再用细胞离心甩片机制备细胞片或直接制备细胞涂片。

（2）固定

常用固定剂有多种，应根据相应抗原性质和抗体特性选择适当的固定剂。通常固定剂可分为有机溶剂和交联剂两类。其中有机溶剂可去除类脂并使细胞脱水，同时使细胞结构蛋白沉淀，而交联剂如多聚甲醛通常通过自由氨基酸基团形成分子间桥连，从而产生一种抗原相互连接的网络结构。甲醛能与蛋白质中的氨基反应，使蛋白质凝固，因此在医药学上可作为检验时的组织固定剂以及防腐剂等。交联剂比有机溶剂更易保持细胞结构，但因为交联阻碍抗体结合，可能会降低一些细胞组分的抗原性，因此需要增加通透步骤使抗体进入标本。固定完毕后的细胞可置于含叠氮钠的PBS中4℃保存3个月。

（3）通透

使用交联剂（如多聚甲醛）固定后的细胞，一般需要在加入抗体孵育前，对细胞进行通透处理，以保证抗体能够到达抗原部位。通透只在检测细胞内抗原时需要，因为抗体需进入细胞内部。而检测抗原表位位于胞质内区域的跨膜蛋白时同样需要对细胞进行通透。相反，当抗原表位位于膜蛋白的胞外段时，则不需要进行通透。常用通透剂为去垢剂，如Triton X-100、NP-40，以及Tween 20、Saponin、Digitonin和Leucoperm等。Triton、NP-40可部分溶解细胞核膜，适合用于细胞核抗原的检测。TritonX-100是最常用通透剂，但因其可对细胞膜产生破坏，因此不适用于检测细胞膜相关抗原。通透的时间一般在5～15 min。通透后用PBS洗涤3次，每次5 min。

（4）封闭

封闭的主要目的是减少抗体的非特异性结合。

（5）抗体结合

直接免疫荧光法中的一抗和间接免疫荧光法中的二抗都是荧光抗体，因此在这些抗体孵育的时候必须注意避光。此外，为保证结合质量应防止干片。

（6）封片及检测

标记好荧光的细胞原则上可以直接进行观察。但在绝大多数情况下，为了保存结果，以便进一步观察、照相、统计分析等，需做封片处理。常规的方法是采用甘油或中性树脂封片，为了增强封片的效果，往往需要在封片时添加特殊的抗荧光猝灭剂。

2. 技术前沿

（1）间接免疫荧光技术

直接免疫荧光技术是将特异荧光抗体直接滴加于标本上，由抗体与抗原进行特异性结合，显微镜下可见有荧光的抗原抗体复合物。该方法操作简单，特异性高。但每种抗原均需制备相应的特异性荧光抗体，且敏感性低。而间接免疫荧光技术首先将未标记的抗体加到抗原标本上，抗原抗体充分结合后，加上荧光标记的抗球蛋白抗体，从而对标本进行鉴定。该法敏感性高，且只需制备一种荧光抗体便可检测多种抗原。

（2）荧光载体

荧光蛋白可用于检测蛋白质、组织和细胞成分定位以及动态变化。目前已有多种技术可用于构建荧光融合蛋白和提高其表达。最主要的就是将荧光蛋白的基因序列构建到细菌质粒和病毒载体中，然后转入细胞内。基因融合产物的表达可通过检测荧光发射情况观察。

3. 药理学应用示例

细胞自噬是广泛存在于真核细胞内的一种溶酶体依赖性的降解途径。通过吞噬自身细胞质蛋白或细胞器并使其包被进入囊泡，与溶酶体融合形成自噬溶酶体，降解其包裹的内容物，借此实现细胞本身代谢和细胞器更新。LC3为微管相关蛋白1轻链3，是自噬体膜上的标记蛋白分子。细胞内存在两种形式的LC3蛋白：LC3-Ⅰ和LC3-Ⅱ。LC3蛋白合成后，其C端被Atg4蛋白酶切割变成LC3-Ⅰ，LC3-Ⅰ分布于细胞质内。当自噬体形成后，LC3-Ⅰ和磷脂酰乙醇胺偶联形成LC3-Ⅱ并定位于自噬体内膜和外膜上。LC3-Ⅱ始终稳定地保留在自噬体膜上，直到与溶酶体融合，因此常被用来作为自噬体的标记分子[15, 16]。

目前细胞自噬水平的检测方法有很多种，mRFP-GFP-LC3腺病毒通过监测细胞自噬（流）来反应细胞自噬水平。该法采用mRFP-GFP-LC3 串联荧光蛋白腺病毒感染目的细胞，对细胞中LC3进行标记及追踪，通过显微镜成像统计红黄斑点情况来反映细胞自噬水平。

（1）病毒感染

用15 MOI的mRFP-GFP-LC3串联荧光蛋白腺病毒感染心肌细胞，共24 h。

（2）共聚焦显微镜摄片

腺病毒感染24 h后，用PBS洗涤细胞，然后用4%多聚甲醛固定，并用含有4′,6-二脒基-2-苯基吲哚（DAPI）进行核复染，然后在荧光显微镜下观察。

（3）结果与讨论

mRFP-GFP-LC3腺病毒中表达的GFP和mRFP用于标记及追踪LC3，在自噬体与溶酶体融合时，GFP荧光蛋白对酸性敏感，因此GFP荧光将发生猝灭，GFP荧光减弱指示溶酶体与自噬体融合形成自噬溶酶体。通过显微镜成像，红绿荧光融合后出现的黄色斑点指示自噬体，红色斑点指示自噬溶酶体，通过对不同颜色斑点计数可以指示自噬流的强弱。如图10-17所示，细胞转染mRFP-GFP-LC3病毒后，给予氨基酸剥夺处理2 h，出现明显增强的自噬以及自噬流[17]。

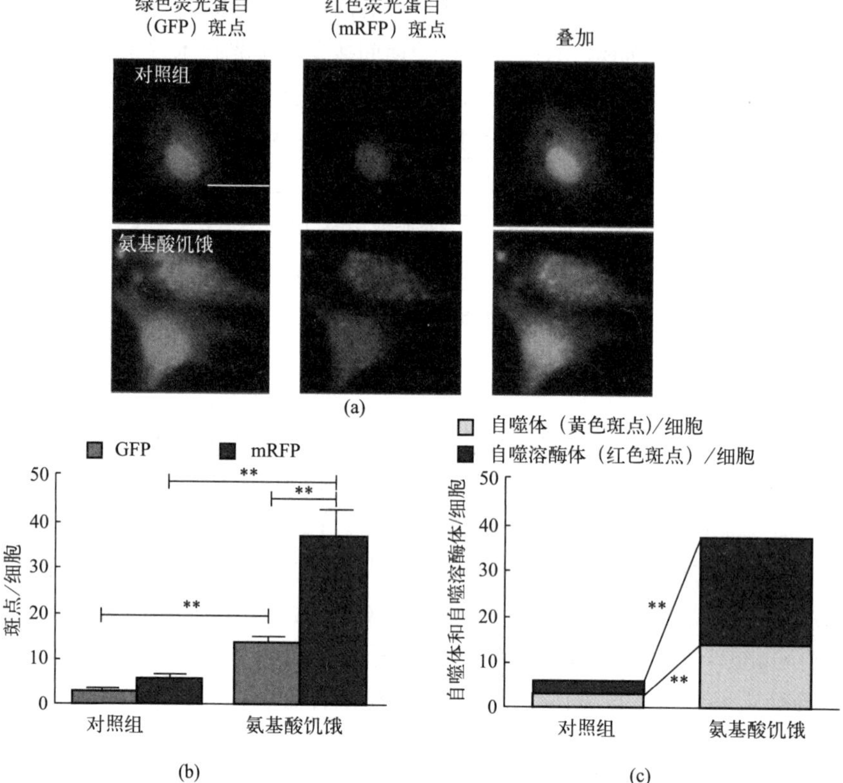

彩图10-17

图10-17 mRFP-GFP-LC3测定心肌细胞自噬水平

（a）用mRFP-GFP-LC3病毒转染心肌细胞24 h，氨基酸饥饿（AAD）处理2 h（荧光LC3斑点的代表图像）；（b）每个细胞中GFP和mRFP的平均斑点数；（c）自噬体的平均数目（叠加图像中的黄色斑点）和自噬溶酶体的平均数目（叠加的图像中红色斑点）

（刘　鑫）

参考文献

[1] Dreher J C, Dunne S, Pazderska A, et al. Testosterone causes both prosocial and antisocial status-enhancing behaviors in human males[J]. Proc Natl Acad Sci USA, 2016, 113(41): 11633-11638.

[2] Krentzel A A, Stephanie P, Patisaul H B, et al. Temporal and bidirectional influences of estradiol on voluntary wheel running in adult female and male rats[J]. Horms Behav, 2020, 120: 104694.

[3] Gong Y, Xiao H, Li C, et al. Elevated T/E_2 ratio is associated with an increased risk of cerebrovascular disease in elderly men[J]. PLos One, 2013, 8(4): 61598.

[4] Dong Y, Chen L, Gao D, et al. Endogenous sex hormones homeostasis disruption combined with exogenous phthalates exposure increase the risks of childhood high blood pressure: A cohort study in China[J]. Environ Int, 2022. 168: 107462.

[5] Konstantinou G N, Cherny C M, Anna N W. Grzyn A. Surgical eye spears for saliva collection and secretory immunoglobulin a measurements[J]. J Oral Sci, 2016, 58(2): 205.

[6] Glyn-Jones S, Palmer A J R, Agricola R, et al. Osteoarthritis[J]. Lancet, 2015, 386(9991): 376-387.

[7] Zhang S, Teo K Y W, Chuah S J, et al. MSC exosomes alleviate temporomandibular joint osteoarthritis by attenuating inflammation and restoring matrix homeostasis[J]. Biomaterials, 2019, 200: 35-47.

[8] Guo L, Li S, Zhao Y, et al. Silencing angiopoietin-like protein 4 (Angpyl4) protects against lipopolysaccharide-induced acute lung injury via regulating Sirtuin/NF-κB pathway[J]. J Cell Physiol, 2015, 230(10): 1135827.

[9] Cheng L C, Xin L, Xue B, et al. MiR-519d suppresses breast cancer tumorigenesis and metastasis via targeting MMP3[J]. Int J Biol Sci, 2018, 14(2): 228-236.

[10] Garwain O, Sun X, Iyer D R, et al. The chromatin-binding domain of Ki-67 together with p53 protects human chromosomes from mitotic damage[J]. Proc Natl Acad Sci USA, 2021, 118(32): e2021998118.

[11] Sean P M, Margaret F P, Alexander C, et al. Atrial natriuretic peptide and treatment with sacubitril/valsartan in heart failure with reduced ejection fraction-science direct[J]. JACC Heart Fail, 2021, 9(2): 127-136.

[12] Rademaker M T, Scott N J A, Yeow K C, et al. Natriuretic peptide analogues with distinct vasodilatory or renal activity: Integrated effects in health and experimental heart failure[J]. Cardiovasc Res, 2020, 117(2): 508-519.

[13] Tuo Q Z, Liu Y, Xiang Z, et al. Thrombin induces ACSL4-dependent ferroptosis during cerebral ischemia/reperfusion[J]. Signal Transduct Target Ther, 2022, 7(1): 59.

[14] Kobiyama K, Ley K. Atherosclerosis[J]. Circ Res, 2018, 123(10): 1118-1120.

[15] Li H M, Liu X, Meng Z Y, et al. Kanglexin delays heart aging by promoting mitophagy[J]. Acta Pharmacol Sin, 2022. 43(3): 613-623.

[16] Liu X, Bai X, Liu H, et al. LncRNA LOC105378097 inhibits cardiac mitophagy in natural ageing mice[J]. Clin Transl Med, 2022, 12(6): 908.

[17] Hariharan N, Zhai P, Sadoshima J, et al. Oxidative stress stimulates autophagic flux during ischemia/reperfusion[J]. Antioxid Redox Signal, 2011, 14(11): 2179-2190.

第十一章 常用生物学分析方法

教学目标

1. 掌握：常用生物学分析方法的基本原理。
2. 熟悉：常用生物学分析方法在药理学、毒理学研究中的应用和优缺点。
3. 了解：常用生物学分析方法研究进展。

随着现代科技的发展，越来越多的分析技术应用于生物学分析中，常见的分析方法有荧光探针、表面等离子体共振、放射元素标记、报告基因、基因测序等。本章主要介绍这些分析技术的原理，并结合应用讨论每种技术的优缺点。

第一节　荧光探针

一、概述

荧光探针主要是由识别基团、连接基团和发射基团三部分组成，这三部分可合为一体，也可以分别是独立的部分。识别基团会特异性识别待测物，从而达到改变探针分子所处的化学环境或者生物环境的效果；发射基团主要是一个荧光团，它的主要作用是将识别基团和客体结合时表现出的一些特征转变成容易感应或者容易检测的信号。连接基团作为一个桥梁，可以连接发射基团与识别基团。根据荧光探针与客体作用后的所表现出的体系荧光信号的变化，将荧光探针分为强度变化型荧光探针和比例计量型荧光探针。而其中强度变化型的探针又可以分为增强型（Off-On）荧光探针和猝灭型（On-Off）荧光探针。

荧光子探针的种类较多，常见的主要有光致电子转移（photoinduced electron transfer，PET）、激发态分子内质子转移（excited-state intramolecular proton transfer，ESIPT）、分子内电荷转移（intramolecular charge transfer，ICT）、聚集诱导发光和荧光共振能量转移（fluorescence resonance energy transfer，FRET）等。本章重点讨论FRET荧光探针的原理、材料和应用。

二、荧光共振能量转移原理

荧光共振能量转移是指在两个不同的荧光基团中，如果一个供体（donor，D）荧光团的发射光谱与另一个受体（acceptor，A）荧光团的吸收光谱有一定的重叠，当这两个荧光基团间的距离大于二者的碰撞直径且供体和受体的基态及第一电子激发态两者的振动能级差相互适应时，就有可能发生由供体荧光团向受体荧光团的非辐射能量转移现象（图11-1）。在光的激发下，供体荧光团由基态变为激发态，产生荧光发射，然后通过偶极-偶极相互作用将能量无辐射的转移到处于基态的受体荧光团，产生电子跃迁和荧光发射。其荧光发射光谱表现为供体荧光团的特征峰强度消失或者减弱，而受体荧光团的发射峰强度出现或增强。因此，实现FRET一般要满足三个因素：①能量供体与能量受体之间的距离为10～100 Å（大于其碰撞半径）；②能量供体的发射波长与能量受体的吸收波长存在重叠；③能量供体和能量受体的能量转移偶极子的方向应具备一定的排列方式。

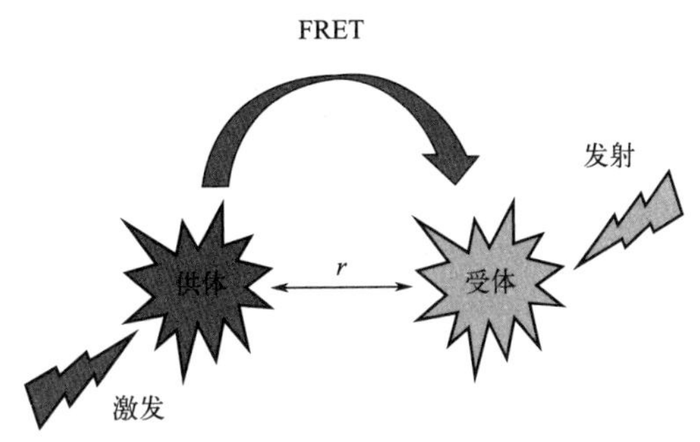

图11-1　FRET荧光探针机理示意

FRET效率与供体-受体间距离的六次方成反比，可用以下公式表示：

$$E = \frac{R_0^6}{R_0^6 + r^6} \tag{11-1}$$

式中，E为荧光共振能量转移效率；r为供体和受体间的平均距离；R_0为能量转移效率达到50%时供体和受体间的距离。E在供体和受体间距离为$0.5R_0$至$2.0R_0$之间的区域中最为突出，其动态范围最大区域在$0.7R_0$至$1.3R_0$之间。

在实际应用过程中，单供体-单受体体系中的FRET效率可以通过以下几种不同的方法确定。

（1）供体猝灭

通过使用供体在受体不存在（D）或存在（DA）时的光谱数据，如发光量子产率（$\varPhi$）、荧光寿命（τ）、荧光发射强度（I）来计算FRET效率：

$$\eta_{\text{FRET}} = 1 - \frac{\varPhi_{\text{DA}}}{\varPhi_{\text{D}}} = 1 - \frac{\tau_{\text{DA}}}{\tau_{\text{D}}} = 1 - \frac{I_{\text{DA}}}{I_{\text{D}}} \tag{11-2}$$

需要注意的是，上式的最后部分（使用荧光发射强度来计算效率）只有在D吸收了激发光强度，并且在存在或不存在受体时的测量参数均相同时才有效。

（2）受体敏化

由于供体荧光的猝灭也可能是通过其他猝灭机制引起的，所以单凭供体猝灭不能确定FRET的发生，而唯一能证明能量从供体转移到受体的可靠证据就是测量供体激发受体后的发光。显然，受体需要具有光致发光能力，因此这种计算方法不适用于采用荧光猝灭剂（如BHQ猝灭剂、氧化石墨烯等）作为受体的FRET体系。

可以通过受体在存在（I_{AD}）和不存在（I_{A}）供体时荧光发射强度的比值来计算FRET

效率。还需要考虑受体在供体的激发波长下的直接激发。尽管这种直接激发可能很弱，但是为了获得可靠的η_{FRET}结果，需要对其进行校正。可以通过从I_{AD}中减去直接激发的I_A，并将校正后的荧光发射强度乘以A和D在激发波长下的摩尔吸收系数（或消光系数）ε_A和ε_D的比值来完成校正。因此，通过受体敏化发光计算FRET效率可以表示为：

$$\eta_{FRET}=\left(\frac{I_{AD}-I_A}{I_A}\right)\left(\frac{\varepsilon_A}{\varepsilon_D}\right)=\left(\frac{I_{AD}}{I_A}-1\right)\left(\frac{\varepsilon_A}{\varepsilon_D}\right) \tag{11-3}$$

（3）供体猝灭和受体敏化

为了实现一次测量就能计算η_{FRET}，可以分析供受体同时存在时，猝灭的供体荧光发射强度和敏化的受体荧光发射强度。由于采用了同时测量的光谱数据，此方法在计算FRET效率方面具有较高的精度。但是，仍然需要校正受体被直接激发引起的发光。因此，需要通过预实验对其进行校正。除此之外，还需要知道供体和受体的发光量子产率（Φ）。在计算η_{FRET}时，需要考虑D和A的激发（荧光发射强度除以量子产率：I/Φ）。在这种情况下，FRET 效率可以定义为导致受体被激发（引起FRET）的供体激发除以所有供体激发（引起FRET 以及所有其他辐射和非辐射失活途径）。可以用以下公式表示：

$$\eta_{FRET}=\frac{(I_{AD}-I_A)/\Phi_A}{\frac{(I_{AD}-I_A)}{\Phi_A}+\frac{I_{DA}}{\Phi_D}}=\left(1+\frac{\Phi_A}{\Phi_D}\frac{I_{DA}}{I_{DA}-I_A}\right)^{-1} \tag{11-4}$$

式中，I_{AD}为受体A在FRET过程中（D存在时）的荧光发射强度，需要对直接激发引起的受体发光（I_A）进行校正；I_{DA}为供体 D在FRET过程中（A存在时）的荧光发射强度；Φ_A和Φ_D分别是A和D的发光量子产率。

三、常见荧光材料汇总

在构建FRET荧光探针中，选择合适的荧光材料至关重要，常见的有机小分子、量子点和荧光蛋白等，每种材料的主要的优缺点总结于表11-1中。

1. 有机小分子荧光材料

由于有机小分子有成熟的商业化试剂，且可供选择的种类多样，其一直是构建荧光探针的首选。但有机荧光染料的斯托克斯（Stokes）位移较窄，长时间的激发容易产生光漂白现象，且由于大部分有机荧光染料的激发和发射波长集中于可见光区域，其在生物成像领域易受生物组织自体荧光干扰。因此，近年来，发展激发波长和发射波长在近红外区域（近红外Ⅰ区：700～950 nm，近红外Ⅱ区：1000～1700 nm）且Stokes位移较大的有机荧光材料，受到研究人员关注。

2. 量子点

半导体量子点是一种半导体纳米晶材料，其激发波长范围宽，并且产生的发射波长分布窄，可以实现一种激发波长同时激发多种不同粒径和材质的多种量子点，实现多种标志物的同时检测，并具有较强的抗光谱漂白能力；由于半导体量子点是稳定合成的化学纳米物质，其光源稳定性好，不易产生荧光猝灭，稳定时间长。目前商用半导体量子点是核-壳结构，常见的有CdSe@ZnS、InP@ZnS、ZnSe@ZnS等量子点。

3. 碳点

半导体量子点具有优异的光学性质，但由于某些含有重金属Cd元素，在生物分析中具有潜在的毒性，而发展无重金属元素的半导体量子点或者碳量子点（carbon quantum dot）有望解决此问题。碳量子点（或碳点）自2004被研究人员发现以来，已成为一种新兴的碳基材料，由于具有独特的化学和物理特性、较高的抗光漂白性能、良好的生物相容性、合成方法简单且绿色低毒性等优良性质，引起了研究者的极大兴趣。

4. AIE类

传统的荧光材料在高浓度会产生聚集导致发光猝灭（aggregated-caused quenching，ACQ）效应，限制了其进一步的应用。2001年唐本忠院士课题组[1]偶然发现了多苯基取代硅杂环戊二烯（噻咯，silole）衍生物在聚集时发光增强的现象，并随后提出“聚集诱导发光”（aggregated-induced emission，AIE）的科学概念，AIE类荧光材料蓬勃发展。基于AIE类材料的荧光标记方法也在生物分析和生物成像领域展现出独特魅力，特别是激发波长和发射波长在近红外区以及具有双光子特性的AIE类材料。

5. 荧光蛋白

荧光蛋白对细胞没有毒性，生物安全性高，最常见的是作为报告基因构建基因工程载体。例如将目的基因与GFP基因连接后，可通过观测融合蛋白的荧光特性来研究目的基因的表达和功能；如果将某种特定细胞利用GFP标记，就可以追踪该种细胞的生长动态过程；同时，如果将某种病原体标记上GFP，通过观察其在宿主内的运动方式和表达时间，可以研究该病原体与其宿主的关系。但荧光蛋白的荧光容易受外界环境干扰。

表11-1 常见的荧光材料优缺点汇总

种类	优点	缺点
有机小分子（如BODIPY类、吲哚花菁类、罗丹明类、香豆素类）	有成熟的商业化试剂，性能稳定，种类多样，标记简单	Stokes位移窄、易光漂白且由于激发波长和发射波长主要集中于可见光区域，导致易受生物组织自体荧光干扰，且浅的组织穿透能力
半导体量子点（如CdSe@ZnS等）	Stokes位移大，发光量子产率高、发射波长窄，在单激发波长下可实现多个发射波长的同时检测	含有重金属元素，生物安全性还需考察，合成方法复杂
碳点（如碳量子点、石墨烯量子点等）	水溶性和生物安全性高，制备方法简单	主要以蓝色光为主，材料制备方法重复性和发光机理理论还需完善
AIE类（如四苯乙烯、苯并噻二唑等）	能够克服传统荧光材料的ACQ效应	制备方法复杂，在聚集状态才会发光
荧光蛋白（GFP、YFP等）	生物相容性高	荧光易受外界环境影响，操作较麻烦

四、应用示例

基于荧光共振能量转移的荧光探针由于具有简单、快速、高灵敏度和特异性等特点而广泛应用于分析检测、化学传感和生物成像等领域。FRET 非常适合评估生物大分子的尺寸、探测与靶标相互作用产生的分子相对构象变化、监测周围环境的变化。使用常见荧光物质的 FRET 生物传感方法已被广泛用于提供实时信息的事件，如钙信号、营养流和新生蛋白质的折叠。FRET 结合单分子检测技术，可预测分子间的距离和研究生物分子空间的变化，捕获常规方法无法提供的分子运动及构象动力学信息，例如单分子对FRET可在单分子水平上研究 DNA/RNA 折叠催化、蛋白质折叠和蛋白质生物过程、蛋白质-蛋白质相互作用等。Wang等[2]通过二硫键（—S—S—）将罗丹明类（激发波长559 nm，发射波长656 nm）和BODIPY类（激发波长480 nm，发射波长512 nm）荧光分子连接一起，制备一种FRET荧光探针用于检测和成像细胞线粒体内的硫醇类物质（谷胱甘肽、半胱氨酸和同型半胱氨酸）。Li等[3]制备了一种可用于检测肿瘤细胞的单核苷酸多态性（single-nucleotide polymorphism）的FRET荧光探针，其中量子点（发射波长605 nm）作为荧光供体，Cy5作为荧光受体。Gong等[4]开发了FRET荧光系统用于动态监测抗癌药物多柔比星（doxorubicin）在体内的释放过程。

FRET荧光探针也可用于一些与病理、药理相关的生物标志物的检测。比如，蛋白激酶的增强表达和活性在肿瘤细胞增殖和癌症进展中至关重要。这些与癌症相关的各种激酶形成错综复杂的相互依赖的信号网络，评估各种激酶抑制剂对这些网络的影响对于了解激酶抑制剂在癌症治疗中的功效至关重要。这些激酶的动态激活可以通过具有高时间分辨率的荧光共振能量转移（FRET）生物传感器进行监测。Water等[5]建立了一种基于FRET生物传感器的高通量成像方法来确定两种乳腺癌细胞HCC1806 和Hs578T中的ERK和AKT活性细胞系。汪龙生等[6]采用荧光共振能量转移（FRET）法观察前列腺素（prostaglandin E2，PGE2）刺激下大鼠FLS环磷酸腺苷（cyclic adenosine monophosphate，cAMP）水平的实时变化，与放射免疫法检测进行比较。FRET检测到FLS在PGE2刺激后1 min，cAMP升高14.93%，且不同批次实验结果差异较小；而放射免疫法检测到cAMP升高7.79%。FRET可检测到PGE2受体拮抗剂对cAMP产生的抑制作用，可观察到1 nmol/L PGE2促进cAMP产生；而放射免疫法检测PGE2产生效应的最低浓度为0.1 μmol/L。由此可见，这种FRET方法检测灵敏、重复性高，为G蛋白偶联受体信号通路研究的可靠技术手段。

第二节　表面等离子体共振

一、概述

表面等离子体共振（surface plasma resonance, SPR）由Wood在1902年提出，是光激励金属表面的自由电子所发生的集体振荡，是一种物理光学现象。直至1983年，Liedburg将SPR技术应用到分析检测研究领域。

将SPR技术应用于生物分析领域具有如下优势：

① 样品无需纯化和标记。在生物分析领域，无标记具有重要意义，生物分子的原有结

构和活性均会受到标记物引入的负面影响，导致检测结果不准确。无标记使得生物分子间的作用信息更加真实。

② 实时监测。实时的跟踪观测生物分子相互作用这一动态连续过程，获得有益信息。不同于传统的平衡态检测，SPR传感器能够对分子间相互作用进行全过程的动态监测，完成显示与记录。

③ 灵敏度高。能够满足生物分析对传感器检测精度的较高要求，通过消逝波完成表面等离子体子激发，检测限可达到纳摩尔级（nmol/L）。

④ 样品用量少。技术无需进行生物样品的过多取样，准确度指标良好。

⑤ 时间短、效率高。

基于自身优势，自1991年第一台商用检测装置问世至今，SPR生物传感器保持着迅猛的发展势头，灵敏度、精确度等性能也在不断地完善和提高，已陆续开发出了各自的商品化检测系统以满足研究和应用需求。

二、表面等离子体共振原理

表面等离子体（surface plasmon）存在于介电常数的实部数值相反的界面（金属和介质分界面）处，是自由电子发生的集体振荡，金属介质界面上的自由电子群受制于金属晶格，电子仅能够沿着平行于表面的方向（轴）进行传播，垂直方向上的振幅急剧衰减。等离子体的振荡也被称为表面等离子体波（surface plasmon wave，SPW），是一种横向磁场模式，金属吸收特性使得电子的运动受到干扰，表面等离子体波在与表面平行的传播方向上，强度会衰减为初始值的$1/e$。强度衰减至初始数值$1/e$时的衰减距离被称为穿透深度，光波长和深度成正比。

发生表面等离子体共振的前提是入射光波与金属表面等离子体子波的波矢和传播方向一致，然而可见光波矢小于SPW波矢，入射光将不能起到激发作用，导致共振无法发生。解决上述问题的主要办法是将光波波矢与SPW完成匹配，经过消逝全反射或者散射完成处理，增加光波矢以达到耦合状态，经常使用的耦合方式包括如下三种：棱镜全反射耦合装置、波导全反射耦合装置和光栅散射耦合装置，其中使用最为广泛的是Kretschmann棱镜耦合装置，原理如图11-2所示，光在玻璃界面发生全内反射时产生的消逝波，能够引发产生表面等离子体共振。

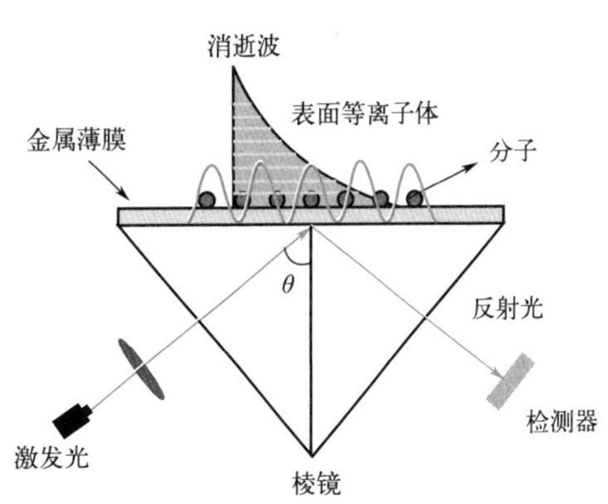

图11-2 Kretschmann棱镜耦合结构

在Kretschmann结构中，可以将光波分为正交偏振光分量（S偏振波与P偏振波），其中S偏振波与分界面平行，无法激励SPW，P分量与分界面的法线间夹角为θ，由边界条件推得，折射光与入射光的波矢在分界面方向上分量相同，P偏振光波矢通过下式进行表示：

$$k_{\mathrm{p}}=\frac{\omega_{\mathrm{c}}}{c}\sqrt{\varepsilon_0}\sin\theta \tag{11-5}$$

式中，ω_c表示入射光角频率；ε_0为棱镜介电常数；c代表真空中光速。仅金属和样品表面的波矢参数能够与入射光完成匹配，发生全反射时，光波电磁场在金属层不会完全消失，而会沿着分界面垂直方向呈指数衰减，从而穿透入金属表面，这种电磁波称之为消逝波，此反射被命名为衰减全反射。

两者发生共振后，入射光部分能量会被吸收，降低了反射光能量，反射光谱共振峰由此出现，金属表面样品介质折射率的差异会最终造成共振峰位置的变化，因此传感器对其表面生物分子的响应非常灵敏，与消逝场和样品间的作用息息相关，在实际研究中，金属薄膜的厚度通常选择50 nm左右。

三、应用示例

基于棱镜耦合结构的SPR传感器主要有波长检测型、角度检测型、强度检测型和相位检测型四种，共振峰的位置与偏移是重要的检测信息。波长检测型SPR传感器是将入射光角度固定，采用多色光光源入射，通过传感器输出波长的改变与分析物建立关系；角度检测型SPR传感器是采用单色光光源入射，入射角度可变，通过传感器输出角度与分析物建立关系；强度检测型SPR传感器是固定波长，且将入射角变化曲线中强度为最大和最小之差的一半所对应的角度时，检测强度随传感器表面检测分子的变化而变化。由于SPR传感器具有非纯化标记、高灵敏度、实时快速等检测优势，多被用于生物分子间相互作用的分析研究，在生物分析领域有广阔空间。下面主要总结SPR在DNA、蛋白质、细胞和药物分析中的主要应用。

1. SPR在DNA分析中的应用

SPR技术能够检测固化探针与分子间的特异作用，通过研究DNA-DNA、DNA-蛋白质、蛋白质-蛋白质间的结合完成分析。比如，电化学表面等离子共振（electrochemical surface plasmon resonance，EC-SPR）能够检测由电化学反应引起的表面折射率变化。Sakaki等[7]使用 EC-SPR 定量分析DNA 探针的浓度和密度；Pathak等[8]使用石墨烯涂层的GaAs SPR 传感器（由SF10 棱镜-Au-GaAs-石墨烯-PBS 溶液组成）检测DNA的杂交情况；Chuang等[9]使用SPR纳米线阵列结合微流控芯片建立了潜伏膜蛋白DNA（latent membrane protein 1 DNA）的定量分析方法，检测下限为2.21 nmol/L。

2. SPR在蛋白质分析中的应用

SPR不会破坏蛋白质结构，不需要进行放大处理，在测定大分子相互作用的同时能够实现动力学参数分析。比如，输入性疟疾是我国疟疾防控的主要危险因素，如何对入境人员进行疟疾快速筛查是急需解决的难题。陈凡等[10]构建了一种SPR蛋白质芯片用于恶性疟疾的快速检测。采用聚乙二醇高分子处理的特异性吸附表面，以恶性疟疾特异性抗原富组氨酸蛋白Ⅱ（histidine-rich protein Ⅱ，HRP2）作为捕获探针，建立疟疾的微阵列芯片，并对芯片的最佳抗原固定浓度、检测的灵敏性和特异性以及抗干扰能力进行了分析。该芯片可成功应用于恶性疟疾的筛查，具有无标记、即时快速的特点，与荧光定量PCR法相比，两种方法在敏感度和特异性方面无统计学差异。杨颖等[11]使用Biacore T200分析系统建立高通量检测蛋白与组蛋白多肽相互作用的表面等离子体共振（SPR）方法。将生物素标记的牛血清白蛋白（BSA）和YEATS2蛋白分别固定在SA芯片的参比和样品通道上，将不同修饰的组蛋白多肽H3K27cr（巴豆酰化）、H3K27ac（乙酰化）和H3K27（未修饰）依次注入芯片表面，所得数据经Biacore T200分析软件处理，计算YEATS2蛋白与多肽相互作用的亲和力。结果表明所优化的SPR方法适用于高通量筛选与特定蛋白质相互作用的组蛋白多肽，并可进行亲和力的检测。

3. SPR在细胞分析中的应用

SPR传感器在活细胞检测中也有重要应用，如细胞识别、活性与数目监测、表面形态学研究、生物毒性刺激等。例如，Genova等[12]使用SPR研究细胞与SARS-COV-2病毒早期相互作用的动力学分析，并考察抗病毒药物羟氯喹（hydroxychloroquine）的活力；Fathi等[13]使用SPR传感器研究人间充质干细胞内皮分化过程早期细胞表面VE-钙黏蛋白生物标志物的表达量；Kang等[14]使用SPR研究培养在等离子纳米结构晶体表面美国加州海兔（*Aplysia californica*）足神经节的形态和动力学。

4. SPR在药物分析中的应用

基于传感器的药物研究主要包括：①药物-蛋白质靶标动力学研究。例如Tao等[15]使用聚多巴胺-聚乙二胺修饰的纤维膜筛选中药车前草（*Plantago depressa* Willd）中抗黄嘌呤氧化酶成分，并使用SPR生物传感器研究药物与酶靶标受体的亲和作用力。②药物筛选。例如Chen等[16]将信号传导与转录激活因子3蛋白（STAT3）固定于SPR芯片表面，用于筛选STAT3抑制剂。③生物活性评价。例如Gassner等[17]将SPR技术用于双特异性抗体的结合活性的考察。该抗体是双靶标特异性抗体，可与VEGF和Ang-2特异性结合，进而诱导肿瘤细胞凋亡。将VEGF固定在生物芯片表面，然后加入双抗，当双抗与生物芯片表面的VEGF结合后，再加入Ang-2，使Ang-2与双抗特异性结合。实验显示，当保持VEGF的偶联浓度以及Ang-2的进样浓度不变时，双抗的进样浓度与Ang2的结合信号之间呈正相关，从而建立了双抗结合活性效价测定的SPR方法。此外，在西妥昔单抗（cetuximab）的质量控制中，SPR技术被用于分子间亲和力的检测以及血药浓度的测定。运用SPR技术可评价依奇珠单抗（ixekizumab）与靶标分子IL-17A的亲和力高低。

第三节　放射元素标记

一、概述

放射元素标记是用放射性核素取代化合物分子的一种或几种原子而使它能被识别并可用作示踪剂的化合物。它与未标记的相应化合物具有相同的化学及生物学性质，不同的只是它带有放射性，因而可利用放射性探测技术来追踪。作为标记的示踪剂需要满足：①应该有足够的稳定性；②可以通过体循环快速清除，以尽量减少潜在的放射性造成的危害；③须具有低毒性。常用分析技术主要有γ放射计数法、定量整体放射性自显影（quatitative whole-body autoradiography，QWBA）、γ-闪烁扫描法（gamma scintigraphy）、正电子发射断层成像（positron emission tomography，PET）、单光子发射计算机断层成像（single-photon emission computed tomography，SPECT）。

二、检测原理

1. γ 放射计数法

γ放射计数法是利用放射性同位素不断地放出特征射线的核物理性质，用现代放射性检测仪器，如闪烁计数仪（scintillation counter），检测特征射线的放射性强度来获得药物参数的一种分析技术。放射性同位素通过衰变释放可被检测的射线信号来进行物质定量和定位，可以避免生物基质的干扰。其稳定有效的直接测定优势、简单的前处理方法和极低的检测限是其他仪器设备和手段无法代替的。γ放射计数法在创新药物研究中具有重要应用，如原药和代谢产物的药代动力学、物质平衡和排泄途径、代谢物谱和代谢物结构、潜在的代谢相互作用和组织分布等。美国FDA建立了完善的γ放射计数法示踪药物临床研究的技术评价体系，颁布了一系列相关法规和指南。除FDA外，EMA也在药物评价指导原则中强烈建议需要进行人体同位素物质平衡试验。用于标记的常见同位素主要有^{14}C、^{3}H、^{32}P、^{35}S、^{125}I、^{131}I等。

2. 定量整体放射自显影

放射自显影（autoradiography）是根据放射性核素示踪原理和射线使感光材料感光的特性，探测放射性核素或其标记化合物在生物组织中分布状态的一种显影技术。其以图像形式表达标记物分布，定位准确、灵敏度高。定量整体放射自显影（quantitative whole-body autoradiography，QWBA）可以一目了然地看出药物在动物体内的分布，已成为药代动力学研究中的重要手段。QWBA可以提供组织和血液中药物相关物质随时间的变化关系，明确放射性物质在器官和组织中的分布、排泄途径和速率、蓄积部位以及药物相关物质是否达到靶组织，为评估人体辐射暴露量提供剂量学数据。美国FDA已将放射性同位素标记药物给药后的药代动力学数据作为新药安全性评价的重要依据，并制定了相关指南。进行QWBA研究常用的放射性核素为^{14}C、^{3}H、^{32}P、^{35}S，它们产生的主要为β射线，且能量较低，一张白纸就能将其阻挡，在实验室中易于进行防护。^{125}I有时也用于QWBA研究，但是其穿透能力更强，所以实验时需要穿戴额外的防护措施。

3. γ-闪烁扫描法

γ-闪烁扫描法通过照相技术提供标记放射性分子在组织和器官中的二维分布，可用于实时在线分析。γ-闪烁扫描法常用的标记元素为^{99m}Tc（technetium-99m）和^{125}I。γ-闪烁扫描法用于分子成像只能获得二维信息，这个局限性可通过单光子发射计算机断层成像（SPECT）和正电子发射断层成像（PET）技术予以解决。该技术在大分子药物的组织分布研究中有明显优势。

三、应用示例

放射性标记法在药代动力学研究中有广泛的应用，特别是追踪和成像药物在体内的分布。比如，芋螺毒素αO-GeXIVA是利用cDNA克隆技术从将军芋螺中鉴定出的一种新型芋螺毒素，由28个氨基酸组成，包含4个半胱氨酸，通过半胱氨酸之间形成二硫键产生3种异构体。其中，GeXIVA[1,2]是活性最强的特异性阻断α9α10乙酰胆碱受体的芋螺毒素，其半阻断剂量为3.8 nmol/L，在慢性压迫性神经痛模型中展现出强于吗啡1000倍的镇痛活性，具有极大的临床药用价值。朱小雨等[18]建立基于放射性^{125}I同位素标记的大鼠组织分布分析方法，以探究GeXIVA[1,2]临床前药代动力学特征和组织分布特征。Cai等[19]在KGF-2表面标记^{125}I结合三氯醋酸-同位素分析法（TCA-RA）研究了其在眼睛中的药代动力学，结果表明KGF-2分布于眼睛的各个组织，其中角膜中放射性水平最高，其次是虹膜、巩膜、睫状体、晶状体、房水、玻璃体和血清。

1. γ放射计数法的应用

近年来，将γ放射计数法与液相色谱和质谱联合使用（HPLC-RAM/MS）更增加了分析方法的适用性，可以应用于整个ADME过程。例如，He等[20]在FGF-21蛋白表面标记^{125}I，结合γ放射计数法和HPLC分析，考察了皮下注射FGF-21蛋白的药代动力学、组织分布及分泌特征。γ放射计数法可高效、灵敏地定量分析药物的浓度，但无法对药物进行成像分析。

2. QWBA的应用

孙杰[21]利用QWBA对^{14}C 尿素在大鼠体内组织分布进行研究。他们取Wistar雌性大鼠5只、每只灌胃给予10 μCi/mL ^{14}C尿素溶液 3 mL 后，分别于 0. 5 h、1 h、3 h、4 h 和5.5 h后处死，使用大型冷冻切片机对其进行整体冷冻切片，测定其冷冻切片各组织放射性强度，并利用图像灰度值进行相对定量。结果表明利用QWBA 技术对组织分布进行研究，以图像形式表达标记物分布，定位准确、灵敏度高，可以快速直观地得到药物在体内的分布情况，为明确药物毒性靶器官提供了有力的证据。QWBA技术可有效可视化药物等分子在生物组织中的分布，但其也存在一定的缺点，比如耗时、耗力，需要制成组织切片和需要消耗大量的动物。因此，有必要发展快速、高通量且能实时对动物体内的药物进行分析的方法。

3. γ-闪烁扫描法的应用

为了解所研制的新型脉冲给药系统——磷酸川芎嗪脉冲塞胶囊能否在体内实现脉冲释药及分析其在体内的崩解释药部位，吴芳等[22]采用γ-闪烁扫描法研究了在含药片中含有放射性同位素^{99m}Tc标记二乙三胺五醋酸（DTPA）的脉冲塞胶囊在犬胃肠道内的崩解释药和转运行为。结果表明，自制的脉冲塞胶囊在间隔一定时间（时滞）后，其中的含药片开始在犬的胃幽门部位或小肠崩解释药，且释药较为迅速，与希望的脉冲释药方式一致。张洁等[23]使用γ-闪烁扫描法考察胸腺肽α1（thymosin alpha 1，Tα1）结肠释放片的体内过程。以^{99m}Tc为标记物制备Tα1结肠释放片，经6名男性健康志愿者口服后，利用γ-闪烁扫描法对Tα1结肠释放片在人体内的胃肠道转运过程和释药部位进行跟踪监测。结果表明，5名肠蠕动正常的志愿者服药6.5 h后，均可观察到药片已到达结肠部位；而1名肠蠕动亢进的志愿者服药4.5 h后可观察到药片已到达结肠部位，随时间延长所有志愿者可观察到释药所致的结肠显影。MiotN等[24]使用^{125}I标记分子结合γ-闪烁扫描法对小鼠黑瘤组织进行成像。

Minamimoto等[24]使用^{18}F核素标记在肿瘤新生血管细胞中高表达的整合素片段FPPRGD2，将标记后的^{18}F-FPPRGD2 作为PET/CT示踪剂注入患者体内，再对患者进行血管生长因子抑制剂贝伐珠单抗的治疗，通过对比治疗前后标记药物的变化来预测药物对肿瘤的治疗效果。郑逢嘉等[25]在小鼠静脉注射^{125}I-抗EGFR单克隆抗体，通过SPECT-CT扫描观察药物在体内的分布情况。

虽然同位素标记技术对药物的研发提供了重要的技术支持，但该方法的缺点也不容忽视。首先，药物经同位素标记后有可能会引起药物体内生物活性和代谢行为的改变；其次，放射性同位素的存在限制了其在人体药代动力学研究中的应用；再者，稳定的同位素标记位点不易确定，并且进入体内后有可能发生标记同位素的脱落，从而难以辨别药物本体及其代谢物，影响结果的准确性；最后，放射性元素的安全性也不容忽视。

第四节　报告基因法

一、概述

报告基因（reporter gene）是一种编码在内源蛋白背景下易被检测出来的蛋白质或酶的基因。报告基因元件通常包括响应元件和报告基因，其中报告基因受响应元件调控编码易检测蛋白质或酶。报告基因法（reporter gene assay，RGA）是利用分子生物手段将报告基因元件融合到宿主细胞中，通过信号诱导，使报告基因在调控序列控制下表达，表达产物可以直接释放信号或者催化特定的酶促反应间接释放信号，通过特定的方法灵敏检测，可以直观地表达出细胞内与基因有关的信号级联的方法。

二、常见报告基因法

目前常用的报告基因可以分为以下几类：①以转运为基础的报告基因，不断地将放射性离子运输进入转导细胞，如氯霉素乙酰转移酶基因（chloramphenicol acetyltransferase，CAT）；②选择性地与放射性或荧光底物相互作用，使底物被捕获并不断积累的酶报告基因，如萤光素酶基因；③不添加底物而发出天然荧光的荧光蛋白，如荧光蛋白基因；④膜锚定受体或抗体，可以特异性地捕获配体、抗原或半抗原，这些配体或半抗原可以通过放射性、磁性或荧光探针标记进行检测（表11-2）。

成功建立一种可靠稳定的检测生物活性的报告基因法，通常需要注意以下几点。

1. 选择合适的细胞系和细胞通路

通常首选具有相应固有受体的细胞系，因为报告基因检测对细胞系的固有信号通路具有选择性，特别是当受体下游的信号通路与生物制药相关的表型变化严格相关时。当所选细胞系缺乏天然受体时，可以转染异位表达基因以及报告基因建立相应细胞通路。

2. 检测所用细胞的稳定性

报告基因检测所用细胞的稳定性可以代表转基因的稳定性，并应通过测量不同代次细胞的生物发光强度和信噪比评价其稳定性，以确保其在质量控制中的持续适用性。要将已建立的细胞应用于实际应用，应仔细进行鉴别、培养条件优化、稳定性试验、细胞库管理和质量控制等综合验证和评价，步骤直接影响方法的稳定性和产品的评价。

3. 优化方法参数

根据生物药物作用机制建立报告基因检测方法后，需要优化方法参数，如细胞密度、孵育时间、生物治疗药物浓度、稀释倍数等。

表11-2 常见报告基因优缺点

报告基因类别	优点	缺点
氯霉素乙酰转移酶基因(CAT)	① 表达产物稳定； ② 在真核细胞中的本底低，结果重现性好且灵敏度高，是真核基因表达调控研究中最早使用的报告基因	① 同位素和薄层色谱系统成本较高； ② 由于依赖放射性元素，存在对操作者和环境的安全性问题
β-半乳糖苷酶基因	① 易于检测，检测方法多样，应用广泛； ② 比较稳定，无需放射性元素	① 在某些细胞中存在较高的内源活性； ② 非化学发光检测灵敏度较低
萤光素酶基因	① 方便快捷，高灵敏度； ② 线性范围较大，背景极低，分析方法相对简单	① 需要高灵敏度的检测光度计； ② 蛋白质相对不稳定
β-内酰胺酶基因	① 易于使用的比色分析分泌型报告蛋白； ② 荧光基质提供高灵敏度，可以用于单细胞分析，允许流式细胞术分析	① 检测仪器较为昂贵； ② 不能原位分析
荧光蛋白基因	① 荧光较稳定、对活细胞无害、检测方法容易； ② 可以在同一个细胞中检测到绿色荧光蛋白和蓝色突变体	① 需要成本较高的显微镜或荧光光度计； ② 低敏感性，线性范围窄
膜锚定受体或抗体报告基因	① 内源蛋白表达，性能稳定且种类多样； ② 可连接不同种信号检测基团	① 需要标记检测基团； ② 需要额外引入识别单元

三、应用示例

1. 用于检测药品生物学活性

近些年随着生物技术药物不断发展，生物药物的复杂结构和功能关系要求对产品进行广泛的表征分析和适当的质量控制。报告基因测定法与生物药物作用机制相关，其在质量控制中得到越来越多的认可。目前各种治疗性细胞因子、激素、抗体等生物技术药物均有采用报告基因法测定其生物活性的报道。例如，干扰素（interferon，IFN）是发挥着控制病毒感染的重要细胞因子家族，具有抗增殖活性，并产生免疫调节反应的作用。重组人源干扰素α、β、γ已经被批准用于治疗病毒性感染，慢性骨髓炎，多发性硬化，慢性肉芽肿性疾病，恶性骨硬化病和癌症。对于治疗性IFN的生物活性检测，中国和美国均推荐使用基于泡状口炎病毒的抗病毒活性测定（antiviral assay，AVA）。然而，由于传统AVA在2级生物安全条件下存在较大的变异，为确保安全可靠，以及基于时间效率等多方面考虑，有学者建立了无病毒、基于细胞分析相对安全稳定的报告基因法进行生物活性检测。《中国药典》2020年版收录了基于干扰素刺激反应元件驱动的萤光素酶测定IFN生物活性的报告基因法，作为生物活性测定第二法。抗VEGF药物已经被批准用于多种适应证的治疗，尤其是癌症，如贝伐珠单抗。其经典的生物活性试验是利用生物治疗药物对人脐静脉内皮细胞（HUVEC）的增殖抑制作用。Li等[26]建立了一种基于HEK293细胞报告基因检测方法，HEK293细胞上血管内皮细胞生长因子受体2（VEGFR2）和萤光素酶稳定表达相关，贝伐珠单抗可以与VEGFR2竞争地结合VEGF。在这种情况下，VEGF和VEGFR2相互作用的减少直接导致了VEGF通过NF-κB-IRES-荧光报告基因检测系统诱导的萤光素酶表达减少，从而导致，抗VEGF/抗VEGFR2单克隆抗体的浓度与萤光素酶强度之间存在极好的剂量依赖性关系。报告基因法不仅在精度、灵敏度和分析简易性方面优于传统HUVEC方法，而且适用于多种VEGF靶向生物治疗，是HUVEC方法的可行补充。孙爽等[27]利用转基因细胞法建立重组人促卵泡激素Fc融合蛋白（rhFSH-Fc）生物学活性检测方法。他们使用CHO-K1-FSHR-CRE-Luc转基因细胞，按一定细胞密度种板，培养16～20 h后吸弃培养基，将rhFSH-Fc倍比稀释加入细胞板，药物作用一段时间后加入萤光素酶检测试剂，通过萤光素酶检测系统对rhFSH-Fc进行生物性活性检测，并对各试验条件参数优化及进行方法学验证。结果表明，该研究所建立的方法操作简便，重复性好，准确性高，可用于rhFSH-Fc产品的常规检测。

2. 用于生物制药各阶段

报告基因法也可用于生物制药的各个阶段：①用于早期候选分子的设计与筛选。由于报告基因法简单快速，可以构建相应的高通量筛选方法。如高通量筛选γ-珠蛋白基因的激活剂，使用萤光素酶双报告基因法，从约15000个化合物的库中筛选得到1072个具有生物学活性的化合物，在此过程中报告基因的检测用时约2 h，极大地提高了药物的筛选效率。②可用于生物制品生产工艺的优化。在生产工艺建立和优化的过程中，经常需要摸索大量实验条件，对不同条件下获得的样品进行检测，随后根据检测结果进一步优化实验条件。这一过程中生物学活性检测往往是限速步骤。报告基因法的引入可以很好地解决这个问题，而且适用于实验设计研究方法。③可以检测到因生产工艺变化带来的对产品生物学活性的微小影响。不同生产工艺会影响蛋白质翻译后修饰，进而造成产品的生物学活性变化。这些变化一般很小，常规活性检测方法由于其方法本身变异度较大，会掩盖掉这些微小差异。因此，在本阶段采用报告基因法进行活性检测，可以使生产工艺的优化和质量研究更加有效。

3. 应用于药物筛选领域

除生物活性检测以外，报告基因法在药物筛选领域也有广泛应用。比如，孕烷X受体（pregnane X receptor，PXR；NR1I2）是一种重要的核受体，其主要功能是调节药物代谢中的酶。此外，最近研究发现PXR在能量稳态、免疫反应和癌症的发展中也发挥重要作用。鉴于PXR的多样生理功能，筛选合适的PXR小分子调节剂是当前药物发现及毒理学研究的热点和难点之一。为此，Lynch等[28]使用稳定的人源hPXR-Luc HepG2细胞系，建立了基于萤光素酶报告基因的药物筛选方法，并从化合物库（10000种）中筛选得到11种潜在的PXR激动剂。Xu[29]和Yu[30]等利用HepG2细胞建立了基于hPXR和hCAR3的药物代谢酶P450报告基因检测方法，用于从植物药提取物及其化学成分中发现新的CYP3A4和2B6诱导剂。该方法原理示意图如图11-3所示。

报告基因法由于具有操作简便、周期短、成本低、高通量、变异度小等优点，正广泛地替代基于动物的生物活性检测方法。但是由于报告基因法需要构建重组细胞系，依然存在一些局限，例如报告基因单位转染率、转染基因能否稳定表达、重组细胞单克隆化等，这些问题需要在方法建立时仔细考察。

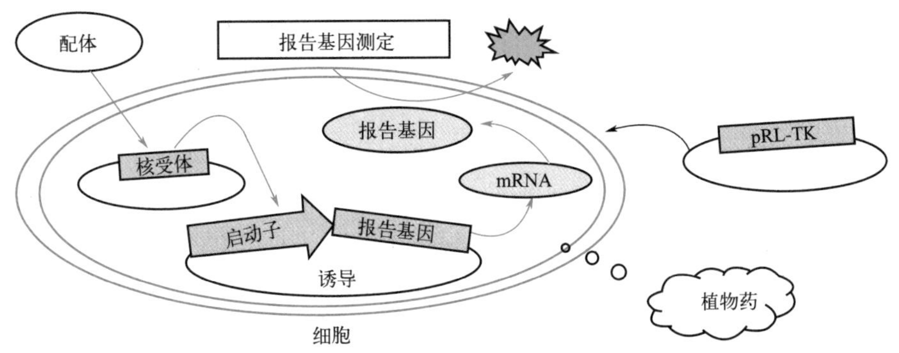

图11-3 hPXR和hCAR3报告基因检测方法原理示意图

第五节 基因测序

一、概述

基因测序从20世纪70年代至今，大概经历了三代技术的发展[31]。第一代DNA测序技术主要指Sanger发明的“DNA双脱氧链末端终止测序法”及同年Maxam和Gilbert建立的“DNA化学降解测序法”。与Sanger测序法比较，Maxam-Gilbert测序法的突出优点是所测的序列来自原DNA分子而不是酶促合成产生的拷贝产物。2005 年以前Sanger测序技术作为主要的基因测序工具，对生命科学做出了巨大贡献。目前它仍在PCR产物、质粒、细菌人工染色体的末端检测、基因分型方面发挥重要作用。随着蛋白质组学时代的到来，面对大量的DNA信息，需要更为高效、高通量、低成本的DNA测序技术，而Sanger测序仪，如目前应用广泛的3730xl DNA测序仪，由于依赖于电泳分离技术，很难进一步提升分离速度，难以实现微型化反应，因此无法大幅度降低测序费用和提高检测通量。以高通量和低成本为特征的第二代DNA测序技术（next-generation sequencing technology）采用一种称为循环芯片测序法（cyclic-array sequencing）的策略，其基本原理就是在DNA芯片上反复进行体外DNA的酶法操作（聚合酶反应或连接酶反应）和图像采集的迭代循环。目前代表性的第二代高通量DNA测序技术平台主要有454 GS FLX sequencer 测序仪、Illumina测序仪（或Solexa测序仪）、SOLiD测序仪等。第二代DNA测序技术的不足之处主要为：① 测序的长度有限，其DNA测序长度在50～400 bp，明显短于Sanger测序法的测序长度（1000 bp）；② 测序的准确率有待提高，其测序技术的准确率要比Sanger测序法低10倍，主要原因是第二代测序技术依赖于PCR的扩增技术。为了进一步加快 DNA 测序速度和降低测序成本，第三代测序技术应运而生。与前两代测序技术有所不同，第三代测序技术是单分子无标记的测序技术。它具有更低的成本、更快的速度、更高的通量、更少的数据量，且无需复杂的后期软件处理等优势。基于纳米孔的测序技术便是典型的第三代测序技术之一。

二、纳米孔测序技术

纳米孔（或通道）是直径小于100 nm的孔状结构。纳米孔测序技术按照材料可分为固态纳米孔和生物纳米孔[32]。其中，生物纳米孔已有商品化产品，如Oxford Nanopore Technologies的微型化测序仪MinION。生物纳米孔也可称为跨膜通道蛋白，包含离子通道和蛋白质孔，可以选择性地运输分子同时检测它们的大小、种类和表面电荷。目前生物纳米孔主要包括α-溶血素（α-hemolysin，α-HL）、耻垢分枝杆菌孔道蛋白A（α-mycobacterium smegmatis porin A，MspA）和噬菌体Phi29连接器等。尽管在准确度方面，生物纳米孔测序技术还不及第一代、第二代测序技术，但低成本、高通量、简单快速等优势，使得个人全基因组测序成为可能。而且化学试剂的选择、纳米孔的选择、算法的升级以及深度测序等提升，将测序准确率大幅度提升，原始精度（raw accuracy）约为92%。虽然生物纳米孔已被证明是非常有潜力的，但它们的确存在一些不足，如固定的大小和有限的稳定性。通常情况下，如果外部环境参数如pH、盐溶液浓度、温度、机械应力等发生变化，纳米孔，特别是脂质双分子层，会变得不稳定。利用固态材料制备纳米孔比生物纳米孔具有明显的优势，如稳定性高、可控的直径和通道长度、可调表面性能以及具有可集成到器件和阵列中的潜力。

由于生物纳米孔自身膜稳定性和持久性等方面存在不足，在一定程度上限制了其发展，而相比于生物纳米孔，固态纳米孔都是在绝缘材料上制备的，因其稳定性高、电流噪声小、易集成以及孔形孔径可控等优势而被广泛地研究和应用。现在固态纳米孔主要包括Si_3N_4、SiC、SiO_2、Al_2O_3、玻璃毛细管、石墨烯、MoS_2以及聚合物纳米孔等，其中，Si_3N_4材料由于其优异的化学稳定性和表面易修饰或功能化自组装等特性，是目前应用最为广泛的固态纳米孔。

三、应用示例

基因测序技术在药物筛选、药物评价等领域展现出独特的优势。比如，Ravn等[33]将基因测序技术和噬菌体展示技术结合，深入分析了单链抗体（single chain antibody fragment，scFV）基因库中的CDR3多样性的特点，并且研究了噬菌体展示技术对目标基因的富集作用。此外，根据基因测序结果提供的重链高频率CDR3序列设计了配对引物，成功地从噬菌体第3轮展示样品中回收到经典体外筛选中易丢失的、最有价值的scFv。该研究首次证实应用高频率CDR3序列分析策略，可以筛选高亲和力的功能抗体，为抗体的筛选提供了新的技术途径。Yao等[34]运用生物纳米孔技术（α-HL纳米孔）研究了抗癌药物多柔比星与DNA的相互作用关系，为评价药物的安全性有效平台。Goldstein等[35]使用Illumina测序仪研究了129种钙通道阻滞剂用于治疗妊娠糖尿病的安全性。基因测序技术在耐药性基因检测中也发挥重要作用，比如王虹等[36]通过宏转录组测序分析老年抗生素相关性腹泻患者肠道菌群组成及耐药通路特点；陈典典等[37]采用二代测序技术研究了碳青霉烯耐药高毒力肺炎克雷伯菌的分子特征。

（王晓杰）

参考文献

[1] Luo J, Xie Z, Lam J W Y, et al. Aggregation-induced emission of 1-methyl-1,2,3,4,

5-pentaphenylsilole[J]. Chem Comm, 2001, (18): 1740-1741.

[2] Wang L, Wang J, Xia S, et al. A FRET-based near-infrared ratiometric fluorescent probe for detection of mitochondria biothiol[J]. Talanta, 2020, 219: 121296.

[3] Li C, Hu J, Luo X, et al. Development of a single quantum dot-mediated FRET nanosensor for sensitive detection of single-nucleotide polymorphism in cancer cells[J]. Anal Chem, 2021, 93(43): 14568-14576.

[4] Gong P, Zhang L, Peng J, et al. Smart "on-off-on" fluorescent switches for drug visual loading and responsive delivery[J]. Dyes Pigments, 2020, 173: 107893.

[5] He J, Wink S, de Bont H, et al. FRET biosensor-based kinase inhibitor screen for ERK and AKT activity reveals differential kinase dependencies for proliferation in TNBC cells[J]. Biochem Pharmacol, 2019, 169: 113640.

[6] 汪龙生, 吴莉, 胡珊珊, 等. 荧光共振能量转移法对细胞cAMP含量的实时检测[J]. 安徽医科大学学报, 2017, 52(11): 1726-1730.

[7] Sakaki T, Masuda K, Zhang Z, et al. Quantitative evaluation of DNA probe density by electrochemical surface plasmon resonance measurement[J]. Sensor Mater, 2022, 34(3): 927-936.

[8] Pathak A, Meena M, Tripathi S. Performance analysis of graphene-coated GaAs SPR sensor for detection of DNA hybridization[J]. Phy Solid State, 2021, 63(3): 453-459.

[9] Chuang C S, Wu C Y, Juan P H, et al. LMP1 gene detection using a capped gold nanowire array surface plasmon resonance sensor in a microfluidic chip[J]. Analyst, 2020, 145(1): 52-60.

[10] 陈凡, 何建安, 董瑞玲, 等. SPR蛋白质芯片在输入性疟疾筛查中的应用. 生物工程学报, 2021, 37(4): 1360-1367.

[11] 杨颖, 胡家, 李蕾, 等. 基于SPR技术高通量检测YEATS与组蛋白多肽相互作用的研究[J]. 山西医科大学学报, 2019, 50(12): 1760-1763.

[12] Genova K P, Dyankov G, Marinov R, et al. SPR-based kinetic analysis of the early stages of infection in cells infected with human coronavirus and treated with hydroxychloroquine[J]. Biosensors, 2021, 11(8): 251.

[13] Fathi F, Rezabakhsh A, Rahbarghazi R, et al. Early-stage detection of VE-cadherin during endothelial differentiation of human mesenchymal stem cells using SPR biosensor[J]. Biosens Bioelectron, 2017, 96: 358-366.

[14] Kang S, Badea A, Rubakhin S S, et al. Quantitative reflection imaging for the morphology and dynamics of live Aplysia californica pedal ganglion neurons cultured on nanostructured plasmonic crystals[J]. Langmuir, 2017, 33(35): 8640-8650.

[15] Tao Y, Chen L, Jiang E. Layer-by-layer assembly strategy for fabrication of polydopamine-polyethyleneimine hybrid modified fibers and their application to solid-phase microextraction of bioactive molecules from medicinal plant samples followed by surface plasmon resonance biosensor validation[J]. Anal Chin Acta, 2021, 1146: 155-165.

[16] Chen L, Lv D, Chen X, et al. Biosensor-based active ingredients recognition system for screening STAT3 ligands from medical herbs[J]. Anal Chem, 2018, 90(15): 8936-8945.

[17] Gassner C, Karlsson R, Lipsmeier F, et al. Beyond conventional dose-response curves: Sensorgram comparison in SPR allows single concentration activity and similarity assessment[J]. J Pharm Biomed

Anal, 2018, 154: 57-65.

[18] 朱小雨，车津晶. GeXIVA[1, 2]临床前药代动力学和组织分布研究检测方法学开发及验证[C]// 中国毒理学会第九次全国毒理学大会论文集, 2019.

[19] Cai J, Dou G, Zheng L, et al. Pharmacokinetics of topically applied recombinant human keratinocyte growth factor-2 in alkali-burned and intact rabbit eye[J]. Exp Eye Res, 2015, 136: 93-99.

[20] He Y, Li Y, Wei Z, et al. Pharmacokinetics, tissue distribution, and excretion of FGF-21 following subcutaneous administration in rats[J]. Drug Test Anal, 2018, 10(7): 1061-1069.

[21] 孙杰，郑钊铖，石劲敏，等. 定量全身放射自显影技术(QWBA)在大鼠组织分布研究中的应用[J]. 毒理学杂志, 2018, 32(5): 390-392.

[22] 吴芳，丁洪，张志荣. 用γ射线显影法研究磷酸川芎嗪脉冲塞胶囊在犬胃肠道内的崩解释药和转运行为[J]. 生物医学工程学杂志, 2006, 23(4): 790-794.

[23] 张洁，张纯，高申，等. 胸腺肽α1结肠释放片在人体内γ-闪烁扫描示踪研究[J]. 第二军医大学学报, 2005, 26(9): 1026-1028.

[24] Miot N E, Papon J, Gardette M, et al. The Use of [^{125}I] Scintigraphic *In Vivo* Imaging in Melanoma-Bearing Mice for a Rapid Prescreening of Vectors to Melanoma Tissue[J]. Cancer Biother Radio, 2009, 24(5): 629-636.

[25] 郑逢佳，贾志君，谢新遥，等. 125I标记重组全人源抗表皮生长因子受体单克隆抗体的制备及其在荷瘤裸鼠体内的分布[J]. 中国临床药理学杂志, 2021, 37(23): 3257-3261.

[26] Li M, Wang S, Zhang Y, et al. An online coupled cell membrane chromatography with LC/MS method for screening compounds from Aconitum carmichaeli Debx. acting on VEGFR-2[J]. J Pharm Biomed Anal, 2010, 53(4): 1063-1069.

[27] 孙爽，王绿音，李晶，等. 基于报告基因的重组人促卵泡激素 Fc 融合蛋白生物学活性测定方法研究[J]. 药物分析杂志, 2022, 22(1): 60-67.

[28] Lynch C, Sakamuru S, Huang R, et al. Characterization of human pregnane X receptor activators identified from a screening of the Tox21 compound library[J]. Biochem Pharmacol, 2021, 184: 114368.

[29] Xu C, Luo M, Jiang H, et al. Involvement of CAR and PXR in the transcriptional regulation of CYP2B6 gene expression by ingredients from herbal medicines[J]. Xenobiotica. 2015, 45(9): 773-781.

[30] Yu C, Chai X, Yu L, et al. Identification of novel pregnane X receptor activators from traditional Chinese medicines[J]. J Ethnopharmacol. 2011, 136(1): 137-43.

[31] Deamer D, Akeson M, Branton D. Three decades of nanopore sequencing[J]. Nat Biotechnol, 2016, 34(5): 518-524.

[32] Wang Y, Zhao Y, Bollas A, et al. Nanopore sequencing technology, bioinformatics and applications[J]. Nat Biotechnol, 2021, 39(11): 1348-1365.

[33] Ravn U, Gueneau F, Baerlocher L, et al. By-passing *in vitro* screening—next generation sequencing technologies applied to antibody display and in silico candidate selection[J]. Nucleic Acids Res, 2010, 38(21): e193-e193.

[34] Yao F, Duan J, Wang Y, et al. Nanopore single-molecule analysis of DNA–doxorubicin interactions[J]. Anal Chem, 2015, 87(1): 338-342.

[35] Goldstein J A, Bastarache L A, Denny J C, et al. Calcium channel blockers as drug repurposing

candidates for gestational diabetes: Mining large scale genomic and electronic health records data to repurpose medications[J]. Pharmacol Res, 2018, 130: 44-51.

[36] 王虹, 王悦之等. 宏转录组测序分析老年抗生素相关性腹泻患者肠道菌群组成及耐药通路特点[J]. 中国微生态学杂志. 2022, 34(4): 413-419.

[37] 陈典典, 曹敬荣, 白向荣, 等. 基于二代测序的碳青霉烯耐药高毒力肺炎克雷伯菌的分子特征分析[J]. 国际检验医学杂志, 2021, 42(24): 2971-2976, 2980.

第十二章
常用基因编辑技术

教学目标

1. 掌握：常用基因编辑技术的基本原理。
2. 熟悉：常用基因编辑技术在药理学、毒理学研究中的应用和优缺点。
3. 了解：常用基因编辑技术的研究进展。

第一节 概述

基因是一段有着特定功能的核酸片段（包括DNA和RNA），是控制生物性状最基本的遗传单位，支持生物体各种生命活动，也是生命健康最重要的内在因素。基因组是生物体所有遗传物质的总和，人类的基因组大约有2.5万个基因，包含了超过30亿个碱基对序列。基因编辑（gene editing）是通过人工手段改变生物体基因组目标基因序列，实现DNA片段的插入、删除或修饰，从而使遗传信息产生特定的改变。

传统基因打靶技术主要基于细胞自发的同源重组反应，为了敲除或转入某个基因，通过显微注射向细胞内注射外源供体DNA（donor DNA），一旦发生同源重组，外源基因便会整合入目的基因序列中，从而打断目的基因的表达。然而，细胞自发同源重组的概率极低，为10^{-5}～10^{-8}，往往需要筛选数量庞大的细胞才能得到所需的克隆基因。由于缺乏特定位点的识别，外源DNA随机整合的风险巨大，且插入片段的长度与同源重组的概率呈负相关，因此实现基因编辑非常困难，需要极为大量的筛选和育种工作，这也限制了传统基因打靶技术的应用[1, 2]。20世纪末至21世纪初，一些特异性人工核酸酶逐渐被发现与改造，精确地对生物体基因组特定目标基因进行修饰的基因编辑技术也逐渐代替了传统的基因打靶技术，成为了基因编辑的主要工具。

基因编辑技术实现目的基因定点编辑通常包含以下三个步骤：①在基因组中找到目标基因序列。基因组中包含大量碱基序列，而通常靶序列长度只占基因组的千万分之一，因此如何准确找到目标基因序列，就需要有非常精准且快速的定位识别系统。②引导DNA发生断裂。当定位到目标基因序列后，人工编辑过的核酸内切酶发挥剪切作用，在目标序列处形成特异性的DNA双链断裂（double-strand break，DSB）。③机体进行DNA的修复。当DSB发生后，机体自身会对DNA双链进行天然的重组修复，而修复方式可分为非同源末端连接（non-homologous end joining，NHEJ）和同源重组修复（homology-directed DNA repair，HDR）。如图12-1所示，当机体通过NHEJ途径进行修复时，细胞不通过同源重组将断裂的DNA双链连接起来，这种修复往往存在易错性，在连接的过程中会随机缺失或插入一些新的DNA片段，插入或缺失通常会产生氨基酸序列的移码突变或终止密码子的过早形成，导致蛋白质编码阅读框的移码或提前终止，从而实现基因敲除。而HDR修复方式通常依赖于与未受损染色单体中同源序列的重组，也可以转而使用实验者提供的外源供体DNA，这就可以对基因进行精确的改变，如果提供两侧各带有一段和目标位点序列一致的同源臂（homologous arm）的DNA片段，细胞就会以外源序列为模板进行DNA修复，便可以实现基因敲入、替换、人源化等操作。

迄今为止，基因编辑技术主要包括：锌指核酸酶（zinc finger nucleases，ZFN）技术、转录激活因子样效应物核酸酶（transcription activator-like effector nucleases，TALEN）技术、成簇规律间隔的短回文重复序列相关蛋白9（clustered regularly interspaced short palindromic repeats-associated protein 9，CRISPR-Cas9）技术以及单碱基编辑（base editor，BE）技术。

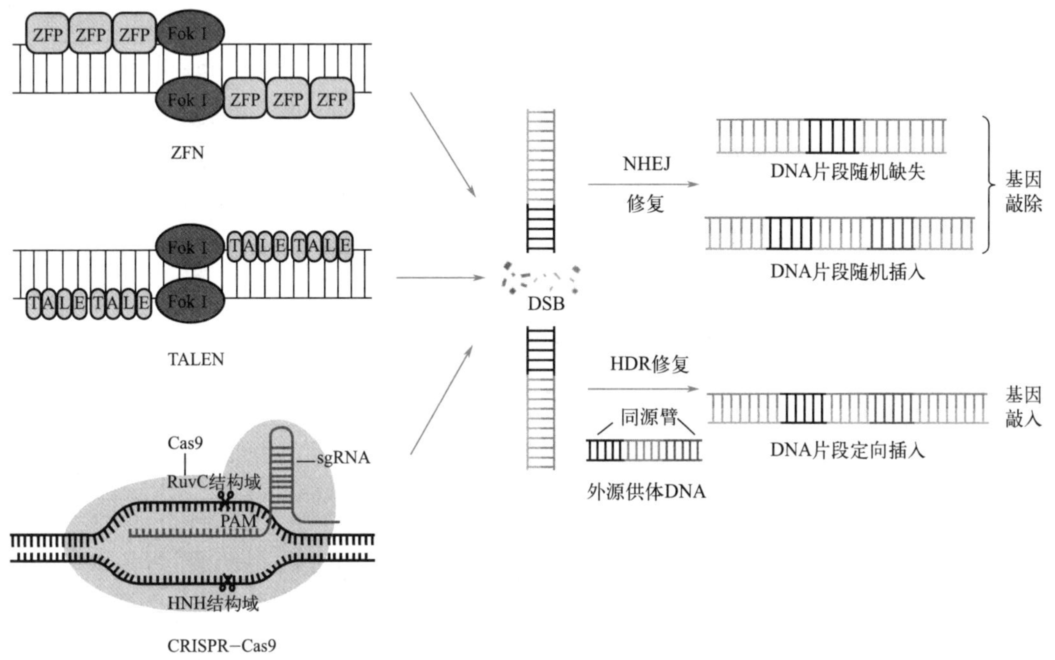

图12-1 三种基因编辑技术（ZFN、TALEN、CRISPR-Cas9）介导的DNA断裂修复

第二节 常用基因编辑技术的基本原理

一、锌指核酸酶技术

锌指核酸酶是一种能定点识别DNA双链并进行切割的重组蛋白，主要由两部分共同组成，一部分是DNA结合的锌指蛋白（zinc finger protein，ZFP）结构域，另一部分则是限制性内切酶Fok Ⅰ的剪切结构域。

锌指蛋白是真核生物中普遍存在的基因转录调控因子，能够介导蛋白质与核酸、小分子或其他蛋白质的特异性相互作用，在细胞分化、胚胎发育等方面发挥重要作用。锌指核酸酶技术（ZFN）中的ZFP结构域通常由3～6个Cys_2-His_2类型的锌指蛋白串联而成，其基本骨架多来自于人或小鼠的天然锌指蛋白ZIF268，每个锌指蛋白由30个氨基酸残基组成，包含一个α螺旋和两个β折叠结构，同时螯合一个锌离子。α螺旋中的1、3、6位氨基酸能特异性识别并结合不同的碱基，因此每个锌指蛋白可以准确识别并结合DNA单链上的三个连续碱基，多个串联的锌指蛋白形成的ZFP结构域则可以靶向一段特异的碱基序列，具有很强的特异性与可塑性。

Fok Ⅰ剪切结构域来源于细菌的ⅡS限制性内切酶，其特点是能切割距其识别位点有一定距离的任意双链DNA，但其本身并不具有特异性识别位点，因此当每个Fok Ⅰ单体与锌指蛋白相连并构成一个ZFN后才能识别特定的切割位点。由于Fok Ⅰ只有形成二聚体时才能行使剪切功能，所以当两个ZFN与各自目标位点特异性结合且两个位点在DNA双链上的距离和方向符合一定要求时（如图12-2所示），两个Fok Ⅰ剪切结构域会形成活性二聚体结构，在位点的间隔区发生切割，产生DSB切口，随后机体通过NHEJ或HDR等方式进行修复，在修复过程中出现自发性错误或人为引入变化，就可以产生基因组DNA序列的改变，从而实现基因定点编辑。

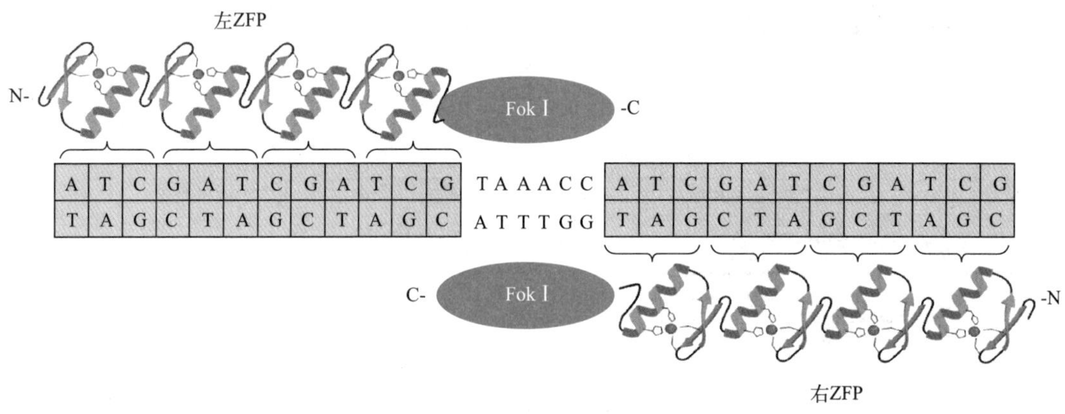

图12-2 锌指核酸酶结构示意图

二、转录激活因子样效应物核酸酶技术

转录激活因子效应蛋白（transcription-active-like effector，TALE）最早发现于植物致病

菌属中的黄单胞杆菌，其类似于真核生物的转录因子，可以通过特异性识别DNA序列调控宿主植物的内源基因表达，从而使得植物的易感性大大增加。将TALE蛋白与FokⅠ酶剪切结构域结合建立了新一代基因编辑技术——转录激活因子样效应物核酸酶（TALEN）技术。

TALE蛋白N端为转录信号，C端为核定位信号，中部则包含一段长片段、串联重复序列，这段重复序列为TALE蛋白家族特有，也是其DNA结合结构域的重要组成部分。典型的TALE蛋白DNA结合结构域包含15.5～19.5个重复序列串联单元，单元之间以α螺旋-环-α螺旋的方式连接，最后一个单元通常只包含20个氨基酸，因此也被称为半重复序列单元。每个重复序列单元常包含33～35个氨基酸，除了第12和13位氨基酸之外其余序列均相对固定。第12和13位氨基酸称为重复可变双残基（repeat variable di-residue，RVD），每个RVD能与一个特定的核苷酸识别并结合。研究表明，RVD与DNA碱基有以下配对：HD识别C碱基、NI识别A碱基、NG识别T碱基、NH识别A或G碱基，因此RVD决定了每个重复单元识别的特异性。TALE蛋白的重复单元之间彼此不受影响，多个串联的重复单元就能识别并结合一段连续的DNA序列，如图12-3所示。

将顺序不同的TALE重复单元序列连接，再与FokⅠ编码序列融合即可构建TALEN人工核酸酶。当一对TALEN识别并结合靶向DNA上下游序列，两个目标位点间的距离与方向合适，FokⅠ酶二聚化就能实行剪切功能，对目标序列发生切割产生DSB，通过NHEJ或HDR修复，实现基因的敲除或敲入。

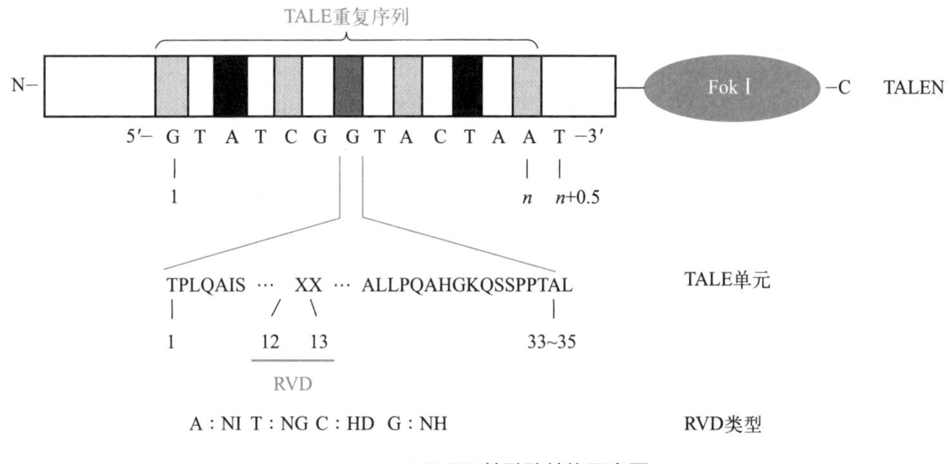

图12-3 TALEN核酸酶结构示意图

三、成簇规律间隔的短回文重复序列相关蛋白技术

CRISPR是在原核生物如细菌和古细菌基因组中发现的由一系列高度保守的重复序列（repeat）和间隔序列（spacer）交叉排列组成的规律间隔的成簇短回文重复序列。重复序列的长度通常在25～50 bp之间，由于具有回文序列可形成发卡结构，重复序列被长度为26～72 bp的独特间隔序列隔开，间隔序列来源广泛，与原核生物对外源基因的识别相

关。在重复序列和间隔序列上游还存在一段富含AT碱基的前导序列，长度为300～500 bp，其功能类似于启动子，可启动CRISPR序列的转录，转录产生的非编码RNA称为CRISPR RNA（crRNA）。Cas（CRISPR-associated）基因位于CRISPR序列附近，能编码产生参与外源DNA识别剪切的Cas蛋白，与CRISPR共同组成CRISPR-Cas系统。

CRISPR-Cas系统是细菌与古细菌长期演化而来的天然适应性免疫系统，可分为三个阶段：适应，表达，干扰。当病毒入侵时，微生物会敏锐地捕捉到外来的遗传物质片段，整合入自身的基因组CRISPR间隔序列中，随后转录翻译为较长的前体crRNA（Pre-crRNA），在Cas蛋白与反式激活RNA（transactivating crRNA，tracrRNA）的作用下加工形成较短的成熟crRNA，随后结合相关Cas蛋白，形成crRNA-Cas蛋白复合体，通过碱基互补配对能识别并结合外源基因，引导Cas蛋白精确切割外源病毒DNA，从而抵御并阻断病毒侵害。

CRISPR-Cas系统主要分为三种，其中Ⅰ型与Ⅲ型系统需要多种Cas蛋白参与才能介导目标DNA的断裂，而Ⅱ型系统相对简单，只需要Cas9蛋白参与就能实现外源DNA的断裂，因此CRISPR-Cas9系统是应用最为广泛的CRISPR技术。

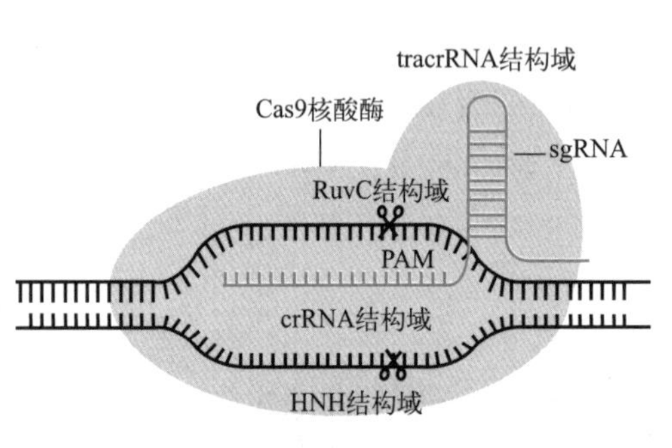

图12-4　CRISPR-Cas9结构示意图

在CRISPR-Cas9系统中，成熟的crRNA通过碱基互补配对与tracrRNA形成特殊的双链RNA结构，指导Cas9蛋白切割目标DNA。进一步对crRNA-tracrRNA双链RNA复合物的结构进行改造，发现由crRNA与tracrRNA组合而成的单链向导RNA（single guide RNA，sgRNA）可有效介导Cas9蛋白对靶向基因的识别和切割，因此CRISPR-Cas9系统可简化为sgRNA和Cas9核酸酶两个部分，如图12-4所示。

sgRNA由人工合成，长度为60～80个核苷酸，一段是与靶序列互补的crRNA，其向导序列长度通常为20 nt左右，通过碱基互补靶向目的DNA序列，另一段是介导与Cas9蛋白结合的tracrRNA茎环，因此sgRNA不仅能识别特定基因序列，还能结合并引导Cas9核酸酶。

目前使用最广泛的Cas9核酸酶是源自化脓性链球菌的spCas9，其他的Cas9核酸酶类型还有源自金黄色葡萄球菌的SaCas9、嗜热链球菌的St1Cas9、脑膜炎奈瑟菌的CjCas9等。作为CRISPR-Cas9系统的核心部件，Cas9核酸酶包含三个RuvC核酸酶结构域、一个HNH核酸酶结构域和一个羟基端的Protospacer临近基序（protospacer adjacent motif，PAM）结合域。Cas9核酸酶的三个RuvC结构域与一个HNH结构域分别对应切割DNA的一条链。PAM是一种短而保守的序列，一般长度为2～5 nt，广泛存在于各种生物的基因组中，以NGG或NAG的形式出现（N代表ATCG中任意碱基），在人类基因组中平均每8 bp就会出现一个PAM，其存在的意义在于使细菌能区分自我和外源DNA，以避免出现自身免疫，PAM结构域对于Cas9与DNA的结合以及Cas9的活性至关重要[3]。因此，sgRNA靶向的序列必须在DNA链3′端含有以NGG或NAG结尾的PAM序列。

当sgRNA靶向目的基因序列时，Cas9核酸酶便会被招募结合基因位点，通过PAM对

DNA双链进行识别并切割，产生特异性DSB，随后经由NHEJ或HDR修复，实现基因的定点编辑。

四、单碱基编辑技术

基因编辑技术对DNA双链进行切割产生DSB，其中不可避免地激活NHEJ修复途径，出现较高频率的非预期碱基改变与脱靶切割。因此，如何在不引入双链断裂的情况下进行精确的基因编辑便成为新的研究方向。2016年，研究人员首次报道了基于CRISPR-Cas9与胞嘧啶脱氨酶融合形成的单碱基编辑技术[4]。单碱基编辑技术将Cas9核酸酶与胞嘧啶脱氨酶融合，在不引入DNA双链断裂也不需要同源重组模板的情况下，在一定的突变窗口内实现安全、高效、精准的单碱基转换。随着研究的进一步深入，更多的单碱基编辑工具被开发与完善，目前已开发的单碱基编辑器包括：可将胞嘧啶（C）替换成胸腺嘧啶（T）的胞嘧啶碱基编辑器（cytosine base editor，CBE），将腺嘌呤（A）替换成鸟嘌呤（G）的腺嘌呤单碱基编辑器（adenine base editor，ABE），以及最新开发的可进行胞嘧啶（C）到鸟嘌呤（G）碱基转换的编辑器（C-to-G base editor，CGBE）。

CBE的原理是通过将胞嘧啶脱氨酶与切口酶活性的nCas9相连接成融合蛋白，同时在融合蛋白中引入尿嘧啶糖基化酶抑制剂（uracil glycosylase inhibitor，UGI），如图12-5所示，当sgRNA与靶位点序列互补配对时，nCas9对PAM位点识别，融合蛋白结合并识别目标位点，胞嘧啶脱氨酶将非互补链中目标位点的碱基C脱氨基转变为碱基U，融合蛋白中的UGI通过抑制碱基U糖基化引起的碱基错配切除修复，使得U可在随后的复制过程中被DNA聚合酶识别为T，从而实现C-T（或互补链G-A）的转换。

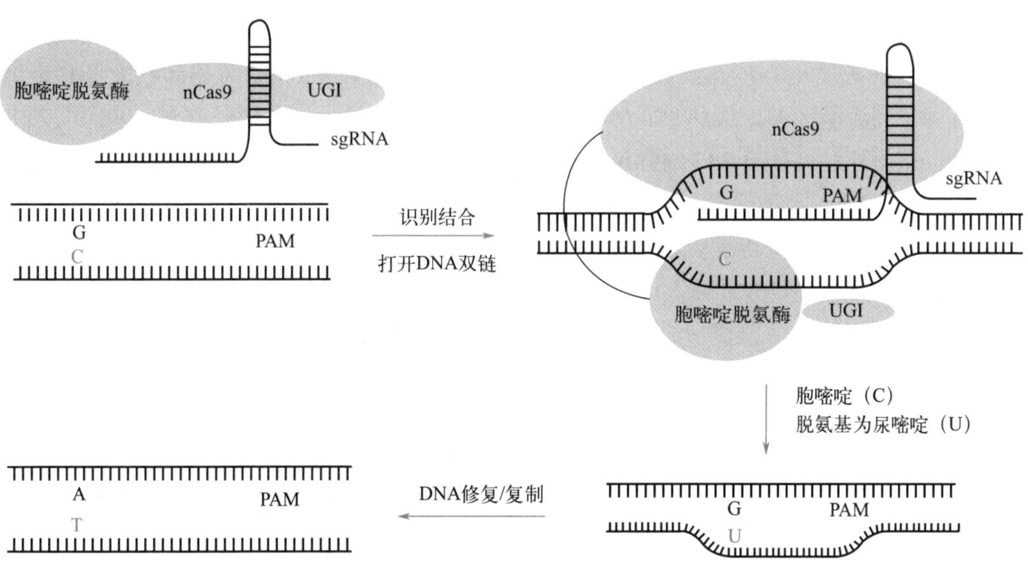

图12-5　单碱基编辑技术CBE的原理

ABE与CBE相似，通过融合腺嘌呤脱氨酶与nCas9，当定位目标序列后，将碱基A脱氨变为肌苷I，在DNA复制过程中I被识别为G进行读码，实现A到G的替换。而CGBE通过将CBE系统中的UGI替换为嘧啶-*N*-糖基化酶（uracil-*N*-glycosylase，UNG），目标位点的碱基C脱氨基为碱基U，碱基U在UNG的作用下去除，在DNA修复和复制过程中以G代替，实现C到G的转换。

单碱基编辑技术不仅可以实现定点碱基的转换，对特定基因进行突变或修正，还可以通过在目标基因的开放阅读框中改变遗传密码子出现错义突变或提前出现终止密码子（TAA、TGA和TAG）阻断翻译的方式来实现基因敲除。

第三节　基因编辑技术的应用和优缺点

一、ZFN技术

随着对锌指和Fok Ⅰ结构的深入了解，研究人员利用ZFN技术在多个物种中实现了基因的敲除或外源性基因的敲入。ZFN技术首先应用于线虫、果蝇等简单模式生物的基因编辑中，随后在拟南芥等植物和动物细胞中实现高效编辑并发展成熟[5]。基于ZFN技术的不断完善和对大鼠胚胎干细胞的研究，人类首先在大鼠中利用ZFN技术实现了基因敲除，随后研究人员利用ZFN技术对小鼠受精卵进行基因编辑，并获得了具有生殖能力的基因敲除小鼠，开启了ZFN技术在哺乳动物中的应用[6]。

1. 基因敲除

P糖蛋白（P-glycoprotein，P-gp）是一种分子质量为170 kDa的跨膜糖蛋白，表达于各种组织以及生物屏障中，如小肠、肝脏、肾、血脑屏障等，参与了大量化合物的外排。P-gp既能与药物结合，又能与ATP结合，由ATP供能将药物转出细胞外，降低细胞内的药物浓度。在人类中，P-gp由*ABCB1*（*MDR1*）基因编码，而在啮齿类动物大鼠和小鼠中，有两个同源基因*Mdr1a*和*Mdr1b*。研究人员利用ZFN技术设计靶向*Mdr1a*基因的ZFN mRNA，在体外利用NIH 3T3细胞进行筛选，得到特异性识别结合能力最优的ZFN，将筛选出的ZFN mRNA显微注射至大鼠受精卵中，通过假孕母鼠得到*Mdr1a*基因敲除大鼠，这也是第一批ZFN技术基因编辑动物模型[6, 7]。研究结果表明，在44只活产大鼠中有30只在*Mdr1a*基因处出现了缺失或插入，显示出了ZFN技术高效的基因编辑效率。同时，P-gp特异性底物洛哌丁胺、茚地那韦的药代动力学研究表明，P-gp在*Mdr1a*基因敲除大鼠中的血脑屏障和肠道转运功能丧失。进一步研究表明，ZFN技术构建的*Mdr1a*基因敲除大鼠是验证中枢神经药物靶标和确定P-gp在药物吸收和处置作用中的良好动物模型。

芳烃受体（aryl hydrocarbon receptor，AHR）是一种由配体激活的转录因子，在哺乳动物的多种组织中表达，包括肝、肾、胸腺、心脏、大脑等，其一般表达于细胞核外，当被配体激活时，AHR便会进入细胞核内，结合芳烃受体核转位蛋白（aryl hydrocarbon receptor nuclear translocator，ARNT），并进一步结合AHR上游转录调控元件，激活一系列基因的表达，如药物代谢酶CYP1A1、CYP1A2、CYP1B1等，参与配体的降解。AHR可被多种天然以及人造化合物激活，大量环境污染物如卤代芳烃、2,3,7,8-四氯二苯并对二噁英（TCDD）

等均为AHR配体。研究表明，暴露于这些污染物中会产生肝毒性、生殖毒性、致畸性等影响。研究人员利用ZFN技术靶向*Ahr*基因第二外显子构建了*Ahr*敲除大鼠模型，在基因和蛋白质水平均验证了*Ahr*的缺失，同时在TCDD急性给药7天后，观察到野生型大鼠显著的胸腺退化与肝脏重量增加，而*Ahr*敲除大鼠没有出现相应表型，证明*Ahr*敲除大鼠在*Ahr*功能上的丧失[8]。与同源重组方法构建的*Ahr*敲除小鼠相比，*Ahr*敲除大鼠没有发生血管发育异常和肝功能障碍，而是出现了明显不同的肾脏病变，这表明*Ahr*在不同啮齿类物种组织发育、体内平衡中的作用存在差异。

2. ZFN技术的优缺点

作为第一代基因编辑技术，基于ZFB出色的DNA识别能力与FokⅠ核酸酶的切割效率，ZFN技术的出现极大程度提高了基因编辑的效率。由于ZFN整体较小（约40 kDa），这使得其与多种递送方式相兼容，无论是质粒还是腺病毒、慢病毒等载体，都能够很容易地进行连接递送，因此ZFN可以广泛应用于生物体的定点基因编辑。

但与此同时也发现了ZFN的一些缺陷：锌指结构对于碱基对识别的特异性会受其相邻锌指模块和序列的影响。为了克服这个困难，研究人员必须通过噬菌体表面展示、酵母或细菌单/双杂交的方法为每一个新的DNA序列（靶标）筛选出结合能力最强的ZFN。锌指蛋白识别DNA序列的特性，使得基因组中能够用于编辑的位点数量非常有限，对于基因敲除而言，虽然不会造成太大的影响，但其极大程度限制了基因敲入的可能性。锌指蛋白对于DNA的，结合水平与特异性较低，且细胞毒性较大，这使得ZFN技术编辑效率难以达到较高水平。

二、TALEN技术

自TALE蛋白识别DNA的作用机制被解析后，TALEN技术得到了快速的发展和应用。由于其基因编辑效率较高且制作成本较低的优势，TALEN技术逐渐取代ZFN技术，成为基因编辑的新一代工具。TALEN强大的编辑能力，使得其几乎可以在任意物种中实现基因的靶向修饰，现已有大量研究报道了利用TALEN靶向大鼠、小鼠、斑马鱼、拟南芥、水稻、果蝇等不同物种的基因进行基因编辑[9]。这也使其在模拟人类疾病动物模型、基因治疗以及生物技术等诸多领域发挥重要的作用。

1. 基因敲除

磺酰脲受体1（sulfonylurea receptor 1，SUR1）是胰岛β细胞上磺酰脲类药物（sulfonylurea，SU）的主要功能受体，当SUR与SU结合时可刺激胰岛β细胞分泌胰岛素。研究表明，磺酰脲类药物可以通过改善胰岛素抵抗来降低血糖，这也被称为磺酰脲类药物的胰腺外降糖活性，但是其活性仅在体外得到证实，体内的作用尚未确定。研究人员利用TALEN方法构建了*Sur1*敲除大鼠，用于研究磺酰脲类药物的胰腺外降糖活性[10]。通过高脂饮食和低剂量链脲佐菌素（streptozotocin，STZ）诱导*Sur1*敲除大鼠产生2型糖尿病（type 2 diabetes mellitus，T2DM），研究发现格列美脲等磺酰脲类药物可通过增加糖原合酶激酶3（glycogen synthase kinase 3，GSK3）的磷酸化并降低肝糖原合酶（glycogen synthase，GS）的磷酸化，使肝糖原合成增加和糖异生减少，从而改善胰岛素抵抗，此外格列美脲显著增加了*Sur1*敲除大鼠的肌肉和脂肪中葡萄糖转运蛋白GLUT4的表达，促进葡萄糖的摄取和利用，发挥磺酰脲类药物的胰腺外降糖活性。基于格列美脲对*Sur1*敲除大鼠的作用，磺酰脲类药物治疗糖尿病的机制进一步完善，也有助于设计出更优的糖尿病干预治疗方案。

2. 基因敲入

糖皮质激素在各种病理生理过程中发挥重要的作用，如代谢稳态和血压调节、能量摄入、葡萄糖和脂质稳态等，糖皮质激素过量会导致高血压、肥胖、糖尿病和库欣综合征。糖皮质激素的作用主要由糖皮质激素受体（glucocorticoid receptor，GR）介导，这是一种由*Nr3c1*基因编码的核受体。GR突变会导致家族性或散发性糖皮质激素抵抗综合征（primary glucocorticoid resistance syndrome，PGRS），其特征是皮质醇对下丘脑-垂体-肾上腺轴的负反馈减少，促肾上腺皮质激素（adrenocor-ticotropic hormone，ACTH）和皮质醇的分泌增加。在临床观察中发现，GR的突变与高血压的发生有密切的关系，目前已鉴定人类35种GR的突变，其中大多数是杂合错义突变导致GR部分功能丧失。研究人员设计了靶向大鼠*Nr3c1*的TALE蛋白，通过转染多种TALE蛋白在C6胶质瘤细胞中表达进行体外筛选，得到了高特异性的TALE蛋白，随后将TALE蛋白序列与FokⅠ序列连接得到TALEN表达载体，同时针对GR突变（*pA476T*）设计了同源重组模板，将TALEN mRNA和线性化同源重组模板共同显微注射至大鼠受精卵中，共得到58只大鼠，其中的10只发生了*Nr3c1*基因的改变，编辑效率为17%（10/58），其中9只为GR敲除大鼠，1只为GR突变基因敲入大鼠（1.7%）[11]。研究进一步发现当GR基因缺失纯合或突变纯合后，大鼠均出现死亡的情况，杂合子大鼠出现PGRS，伴随着肾上腺增生、血浆醛固酮和皮质醇水平升高，与人类GR突变相似。当GR敲除大鼠接受高盐饮食后，出现了盐敏感型高血压，同时酶溶性环氧化物水解酶（soluble epoxide hydrolase，sEH）保持升高，表现出脂肪酸代谢紊乱，特别是亚油酸和花生四烯酸途径的失调，随后基于该大鼠模型进一步证明sEH可能是治疗GR突变型高血压的潜在药物靶标[12]。这也证明了GR基因敲除与敲入大鼠是用于研究GR基因功能的良好动物模型。

3. TALEN技术的优缺点

与ZFN技术相似，TALEN也需要针对不同DNA序列重新设计靶向蛋白质，但由于一个锌指蛋白需要识别三个连续碱基，而一个TALE模块识别一个碱基，且模块间相互独立几乎不产生影响，因此TALEN在设计时具有更高的灵活性与便捷性。此外，TALEN切割目标位点的特异性由两个TALE蛋白识别序列共同决定，这使得TALEN技术在识别目标序列上具有极高的靶向性，不易发生非目标位点的切割。TALEN与ZFN均使用FokⅠ作为切割模块，基于识别目标基因方式的不同，TALEN较ZFN有更高的编辑效率，且脱靶效应大大降低，产生的细胞毒性也较ZFN更低。

TALEN技术最大的难点就在于TALEN表达载体的构建。TALE结构域较大，可达600～800个氨基酸（1800～2400 bp编码序列），且序列高度重复，使用常规的PCR、酶切连接等分子克隆技术均较难实现，需要通过特殊的载体酶切等手段进行TALE模块的连接。与此同时，TALEN整体较大，难以通过质粒、腺病毒、慢病毒等载体进行递送。且由于半重复序列单元的存在，TALEN对应的目标序列通常需要以T碱基开始，因此在一定程度上限制了靶序列的选择。

三、CRISPR-Cas9技术

CRISPR-Cas9系统在体外重构优化后，其合成高效且简便，这使得其广泛应用于动物模型构建、农作物遗传育种以及基因治疗。基于sgRNA高特异性的目标基因识别能力与Cas9核酸酶强大的DNA切割能力，CRISPR-Cas9技术具有极高的编辑效率，虽然出现的时间较晚，但是快速推进了基因编辑领域的研究与发展，使其成为了基因编辑的主流技术。

1. 基因敲除

细胞色素P450（cytochrome P450，CYP）在内源性分子和外源性物质的生物转化中发挥着重要作用，几乎75%的药物是经由CYP介导的代谢进行生物转化的，主要的CYP亚型CYP3A4/5、CYP2C9/19、CYP2D6、CYP1A1/2和CYP2E1参与了其中近95%的药物代谢。

CYP2E1作为最保守的CYP亚型，是CYP2E亚家族的唯一成员，参与大量卤化麻醉药、镇痛药、抗抑郁药、抗菌药、抗癫痫药等临床药物的代谢。不仅如此，CYP2E1在酒精代谢和氧化应激途径中起着关键作用，参与多种疾病的发生发展。同时，多种致癌物也可通过CYP2E1介导的肝脏代谢被激活。研究人员通过设计靶向大鼠*Cyp2e1*基因第一外显子的CRISPR-Cas9系统，实现*Cyp2e1*基因的移码突变，构建了*Cyp2e1*敲除大鼠模型[13]。*Cyp2e1*敲除大鼠在蛋白质水平缺失CYP2E1的表达，同时未表现出生理功能的缺陷。CYP2E1特异性底物氯唑沙宗在大鼠体内的药代动力学研究显示，氯唑沙宗在*Cyp2e1*敲除大鼠体内较野生型大鼠发生了显著的代谢差异。*Cyp2e1*敲除大鼠不仅可以用于研究CYP2E1在外源化合物代谢、毒性和致癌性中的作用，还可以确定CYP2E1在药物相互作用中的关键作用，为药物临床评价提供强大的研究工具。

CYP1A2作为CYP重要亚型之一，在肝脏中特异性表达，占CYP在肝脏中总含量的13% ～15%，代谢约9%的临床药物和体内多种内源性物质的生物转化，同时与环境中大量毒性化合物的活化与失活相关。研究人员利用CRISPR-Cas9技术靶向大鼠*Cyp1a2*基因，在*Cyp1a2*第二外显子处实现大片段缺失，通过蛋白质验证，成功构建了*Cyp1a2*敲除大鼠模型[14]。研究表明*Cyp1a2*敲除大鼠在体内代谢CYP1A2特异性底物咖啡因的能力显著下降，且敲除大鼠肝脏中的核受体LXR被激活，体内胆固醇含量显著升高，出现高胆固醇血症伴随着肝脏脂质沉积和损伤，证实CYP1A2在体内胆固醇生物转化中起着重要作用。

CYP3A4是人体肝脏和肠道中最丰富的CYP亚型，参与了大量毒素、致癌物、胆汁酸、类固醇激素等内源性物质以及50%以上临床使用药物的Ⅰ相代谢。人类的*CYP3A4*对应啮齿类动物的*Cyp3a1*和*Cyp3a2*，由于*Cyp3a*基因的复杂性与基因编辑技术的限制，一直尚未有成功构建*Cyp3a*敲除大鼠模型的报道，直至CRISPR-Cas9技术的出现，其出色的多靶标编辑能力为CYP多基因敲除大鼠模型的构建提供了极大的帮助。研究人员利用CRISPR-Cas9技术设计了靶向*Cyp3a1*和*Cyp3a2*基因序列的sgRNA，通过显微注射将sgRNA与Cas9 mRNA注射至大鼠受精卵中，经由假孕母鼠产生了14只大鼠，9只大鼠出现了*Cyp3a1*或*Cyp3a2*基因的缺失，其中4只为*Cyp3a1/2*双基因敲除大鼠，展现出CRISPR-Cas9技术高超的多靶标基因编辑效率。*Cyp3a1/2*双基因敲除大鼠在蛋白质水平完全缺失Cyp3a1/2，CYP3A特异性底物硝苯地平在*Cyp3a1/2*双基因敲除大鼠体内代谢受到了显著的抑制[15]。基于*Cyp3a1/2*双基因敲除大鼠，研究人员证实CYP3A是多烯紫杉醇抑制厄洛替尼体内和体外生物转化的关键因素[16]。

CYP2J2主要表达于肝脏与心脏中，除参与临床药物代谢外，还介导了体内花生四烯酸（arachidonic acid，AA）、亚油酸、维生素D_3等内源性物质的代谢。在大鼠中存在CYP2J3、CYP2J4和CYP2J10亚型，且与人CYP2J2具有高度同源性。研究人员利用CRISPR-Cas9技术实现了大鼠体内*Cyp2j3/10*双基因敲除，在测定敲除大鼠体内*Cyp2j3/10*表达缺失时发现*Cyp2j4*的表达也显著降低，同时CYP2J的底物阿司咪唑在敲除大鼠体内代谢显著降低。进一步研究发现，AA在*Cyp2j3/10*敲除大鼠中代谢失衡，使得敲除大鼠体内心肌损伤标志物CK-MB显著升高，这提示*Cyp2j3/10*敲除大鼠出现心肌损伤，为后续CYP2J2介导的药物代谢和相关疾病研究提供帮助[17]。

药物在体内发挥药效不仅与药物代谢酶的作用紧密相关，还与药物转运蛋白的功能密切相关。不同于ZFN技术仅单一敲除*Mdr1a*，研究人员利用CRISPR-Cas9技术设计了靶向大鼠*Mdr1a*和*Mdr1b*的sgRNA，通过显微注射至大鼠受精卵，成功构建了*Mdr1a/b*双基因敲除大鼠模型，对研究P-gp在药物转运、毒性与耐药性中的作用具有重要意义[18, 19]。此外，利用CRISPR-Cas9系统成功构建的*Slco1b2*敲除大鼠，不仅是研究OATP1B介导的药物转运的有力工具，还是研究高胆红素血症相关疾病的动物模型[20, 21]。

2. 基因敲入

血脑屏障（blood-brain barrier，BBB）是脑部毛细血管选择性阻止外源物质进入脑循环，从而保持脑内环境稳定的基本结构，其相邻内皮细胞之间高度紧密连接，同时表达大量外排转运蛋白，是体内最具限制性功能的屏障。BBB允许脑组织所需的营养物质正常通过，阻止有害物质进入中枢神经系统（central nervous system，CNS），作为选择性屏障，在保护CNS的同时，也使得绝大部分CNS候选药物难以透过BBB，导致临床CNS活性药物较少。有机阴离子转运多肽（organic anion transporting polypeptide，OATP）1A2（OATP1A2）作为血脑屏障中重要的摄取转运体，介导了其底物从血液到脑内的摄取，参与CNS药物在BBB中的转运。Oatp1a4是OATP1A2在啮齿类动物中的亚型，具有72%的序列同源性，其在脑内皮细胞中大量表达，对于有机阴离子化合物具有广泛的底物特异性。在*Oatp1a4*敲除小鼠的研究中，匹伐他汀、瑞舒伐他汀、牛磺胆酸盐和赭曲霉毒素A的血脑转运均显著低于野生型小鼠，这表明Oatp1a4可以介导其底物在BBB中的转运。但由于OATP1A2与Oatp1a4在底物识别之间存在种属差异，Oatp1a4无法在小鼠体内代表OATP1A2的全部功能，因此这限制了*Oatpla4*敲除小鼠模型在OATP1A2介导的药物跨BBB转运研究中的应用。研究人员通过使用CRISPR-Cas9技术设计了靶向*Oatp1a4*第四外显子的sgRNA，与Cas9序列共同连接至载体质粒，构建了含有人*OATP1A2*序列的同源DNA模板，将载体质粒与同源DNA模板共同显微注射入小鼠受精卵中，通过HDR修复在小鼠*Oatp1a4*启动子下游引入*OATP1A2*编码序列，生成*OATP1A2*人源化的小鼠品系[22]。在成活的79只小鼠中有5只小鼠通过基因型鉴定发生了*OATP1A2*基因的插入，插入效率为6.3%，表现出了CRISPR-Cas9高效的靶向基因插入的能力。在mRNA和蛋白质水平上，人源化*OATP1A2*小鼠仅表达OATP1A2不表达Oatp1a4，且免疫组化结果显示OATP1A2在人源化小鼠中与野生型小鼠的Oatp1a4在BBB中具有相同蛋白质定位，在使用原位脑灌注技术评估短期BBB的透过能力时，OATP1A2特异性底物佐米曲普坦在人源化小鼠中分布容积较野生型升高1.6倍，且对OATP1A2抑制剂橙皮苷显示出敏感性，由此表征OATP1A2人源化小鼠的成功构建，为进一步研究转运蛋白的物种差异和评估药物血脑屏障转运效率提供了良好的小鼠模型。

3. 基因治疗

迪谢内肌营养不良（Duchenne muscular dystrophy，DMD）是一种严重的神经肌肉疾病，全世界每3500～5000名男性新生儿中就有1名患这种疾病，这是由于X染色体上*DMD*基因的隐性突变所致。这种突变会导致DMD蛋白缺失，从而使得细胞膜完整性受到破坏，DMD患者从出生起血清肌酸激酶水平升高，出现行动迟缓与进行性肌肉无力，由于持续地肌肉退化，患者会出现心力衰竭或呼吸衰竭，最终导致过早死亡。科研人员利用CRISPR-Cas9技术靶向小鼠*Dmd*基因23号外显子，通过小鼠受精卵的NHEJ随机修复使得终止密码子提早形成，构建了*Dmd*敲除小鼠模型[23]。在成活的小鼠中，约80%发生了*Dmd*基因的缺失，*Dmd*敲除小鼠血清肌酸激酶水平显著升高，同时握力测试显示出肌肉功能逐渐下降，这说明*Dmd*敲除小鼠作为DMD疾病模型具有很好的表型。当*Dmd*敲除小鼠出现功能性缺失后，研究人员进一步利用CRISPR-Cas9技术，通过腺相关病毒（adeno-associated virus，AAV）载体在*Dmd*敲除小鼠的肌肉、腹腔和静脉中递送sgRNA、Cas9与同源重组DNA模板，在小鼠体内进行*Dmd*基因的修复。在全身治疗后，*Dmd*敲除小鼠通过免疫染色与蛋白质印迹检测，发现骨骼肌和心脏中出现了不同程度的肌营养不良蛋白质重新表达，握力测试显示出肌肉功能的恢复，且随着时间推移，小鼠肌营养不良蛋白质阳性肌纤维的修复效率不断增加，说明CRISPR-Cas9编辑成分持续表达，也证明CRISPR-Cas9介导的基因编辑不仅是基因修饰的有效工具，更可作为一种治疗手段应用于遗传性疾病。

输血依赖性β地中海贫血（transfusion-dependent β-thalassemia，TDT）和镰状细胞病（sickle cell disease，SCD）是全球常见的单基因疾病，每年约有60000名TDT患者和300000名SCD患者被诊断发现。TDT患者的β-珠蛋白合成受阻，导致无效红细胞的产生，而SCD患者的血红蛋白异常聚合导致红细胞变形。这两种疾病的患者需终身输血治疗，CRISPR-Cas9技术的出现为TDT和SCD患者提供了一种新的治疗手段。研究人员利用CRISPR-Cas9系统对患者的$CD34^+$造血干细胞/祖细胞（hematopoietic stem and progenitor cell，HSPC）的*BCL11A*基因进行编辑，重新激活细胞的胎儿血红蛋白（fetal hemoglobin，HbF）表达，代替缺陷且不足的成人血红蛋白（adult hemoglobin，HbA），脱靶检测后将HSPC回输至TDT和SCD患者体内。在接受基因编辑HSPC治疗后，患者骨髓和血液中可检测到高水平基因编辑表达，HbF水平持续增加并稳定在较高水平，目前已不需要接受输血治疗[24]。

CRISPR-Cas9技术不仅可应用于遗传性疾病的治疗，在非遗传性疾病中也实现了突破。年龄相关性黄斑变性（age-related macular degeneration，AMD）是成人失明的重要原因，其主要的病理学特征是脉络膜新血管的生成，而血管生成因子*VEGFA*基因的高表达是AMD病变的主要原因。研究人员利用CRISPR-Cas9系统靶向*VEGFA*基因，将设计好的Cas9核糖核蛋白（ribonucleoprotein，RNP）导入AMD病变小鼠眼中，使小鼠视网膜色素上皮细胞中*VEGFA*基因失活，有效减少了脉络膜新血管的生成面积，这说明CRISPR-Cas9介导的基因治疗可有效改善AMD疾病的进程，为非遗传性退行性眼部疾病的局部治疗提供新的手段[25]。

4. 药物靶标筛选

识别疾病相关作用靶标是药物研发过程中至关重要的一步，基于sgRNA合成的高效性，CRISPR-Cas9技术为药物靶标筛选和鉴定提供了高通量且无偏好性的方法。CRISPR-Cas9系统可在细胞水平对基因组进行大规模定点编辑，使得目标基因获得或丧失功能，以揭示基因的生理功能，通过药物筛选处理，进而可高效获得药物的作用靶标。

基于对人类基因组的研究，研究人员构建了靶向18080个基因，包含64751个sgRNA的全基因组范围CRISPR-Cas9敲除（Ge CKO）文库，利用Ge CKO文库可对癌细胞和多能干细胞进行活性相关基因评价，实现在人类细胞中进行正向及负向的选择性筛选，利用Ge CKO文库在A375黑色素瘤模型中进行维罗非尼耐药基因的研究，高通量筛选出多个靶标基因*NF1/2*、*MED12*、*CUL3*、*TADA2B*、*TADA1*等与肿瘤耐药相关，大大提高了药物靶标发现的效率[26]。

基于全基因组sgRNA文库，利用CRISPR-Cas9技术慢病毒转染的方式大规模靶向敲除HAP1细胞内基因，筛选药物作用靶标，进一步发现烟酰胺磷酸核糖基转移酶是癌症治疗新药KPT-9274的主要作用靶标[27]。此外，研究人员基于相同原理利用CRISPR-Cas9技术靶向敲除胰管腺癌细胞的4000余个基因，对包括表观遗传因子、转录因子和核蛋白在内的相关基因进行研究，抗性筛选后将存活的细胞收集，分别在体内和体外利用胰管腺癌治疗药物曲美替尼进行筛选，通过对sgRNA进行检测，进而筛选出了多个有效药物作用的靶基因，为曲美替尼的联合用药和胰管腺癌治疗提供帮助[28]。

5. CRISRP-Cas9技术的优缺点

前两代基因编辑技术对DNA位点的识别均基于蛋白质与DNA的相互作用，而CRISPR-Cas9系统是基于一段与目标DNA片段相匹配的sgRNA引导核酸酶识别靶位点，提高了Cas9核酸酶的特异性。sgRNA设计较为简便，且分子量小，因此可以同时设计多个sgRNA靶向多个基因，使得CRISPR-Cas9技术拥有多靶标基因编辑的能力。此外，Cas9以单体蛋白的形式发挥其切割功能，而FokⅠ核酸酶必须二聚化才具有割切功能，也就使CRISPR-Cas9避免了复杂精细的蛋白质设计和组装的需要。因此与需要使用繁琐试剂盒的ZFN和复杂克隆方法生产TALE蛋白的TALEN技术不同，CRISPR-Cas9技术只需要sgRNA的合成与Cas9核酸酶就能用于基因编辑，这使得其易用性大大提高，并且操作较为简单，极大程度缩短了实验周期，并且减少了实验费用。

但由于生物基因组的复杂性和RNA识别允许存在一定错配，sgRNA可能会与非靶标DNA序列产生部分匹配，导致非特异性和非预期的基因编辑（脱靶）现象的出现。sgRNA与靶序列相结合的向导序列长度有限（20 nt左右），能够配对的DNA片段在基因组里可能出现数个，但如果将sgRNA的向导序列设计过长，则有一部分会失去功能，造成识别障碍。并且在局部不配对的情况下，sgRNA也有可能与相似的DNA序列结合，导致切割错误的基因，sgRNA在靠近PAM的位点存在一段长度为8～12 nt的种子（seed）序列，如果种子序列发生任何错配，则会导致靶标切割效率大大降低甚至完全消失。对于基因组庞大的生物体而言，一旦出现脱靶效应，其后果不仅仅是编辑效率降低，更会导致出现许多未知的改变，出现错误的表型，从而影响生物体的正常生理功能。因此sgRNA的设计与优化选择是CRISPR-Cas9系统中最重要的一项工作，在使用CRISPR-Cas9技术对生物体基因编辑后，需要对与目标序列相似的预测位点进行基因检测，排除脱靶效应的影响。CRISPR-Cas9应用的另一限制就在于PAM序列。由于Cas9蛋白需要识别目标位点的PAM序列，而常用的Cas9的PAM序列为NGG或NAG，因此要求靶序列必须含有相应的PAM序列，这也就导致并非所有序列都可进行编辑。

四、单碱基编辑技术

通过CRISPR-Cas9技术对DNA进行切割，同时提供ssDNA为模板通过HDR精确引入点突变的效率较低（通常低于10%），而利用单碱基编辑技术对动植物基因进行点突变，可实现高于50%的编辑效率，并可同时对多个靶标进行编辑[29]。目前已知人类约2/3的遗传疾病都是由于单碱基突变造成的，由于单碱基编辑（BE）系统在不造成DNA双链断裂的前提下引入碱基的转换，从而避免了DSB造成的靶标与非靶标序列的非预期突变，这为基因治疗提供了极大的帮助。

1. 基因治疗

大量基因突变与肝脏代谢疾病具有紧密联系，苯丙酮尿症（phenylketonuria，PKU）是一种被广泛研究的常染色体隐性遗传代谢性肝病。PKU患者苯丙氨酸羟化酶（phenylalanine hydroxylase，PAH）活性的缺乏引起L-苯丙氨酸代谢降低，导致全身性高苯丙氨酸血症。*Pah*基因中存在点突变的Pah^{enu2}小鼠与PKU患者有着相似表型，是研究PKU疾病的良好模型。研究人员利用CBE系统对Pah^{enu2}小鼠的*Pah*基因突变位点进行修复，基因修复后Pah^{enu2}小鼠Pah活性恢复，且恢复效率在RNA水平可达到63%，小鼠体内黑色素重新合成，体重增加，表明BE技术具有治疗苯丙酮尿症的潜力[30]。

高胆固醇血症是一种以血液中胆固醇水平非常高为特征的疾病，会导致患冠心病的风险增加。即使他汀类药物治疗非常有效，但仍有较大的冠心病残留风险，同时许多患者还对他汀类药物治疗不耐受。PCSK9作为低密度脂蛋白受体的拮抗剂可以发挥调节胆固醇的作用，有望成为预防冠心病的治疗靶标。研究人员构建了靶向*PCSK9*基因的胞嘧啶碱基编辑（CBE）系统，利用AAV载体递送至小鼠胚胎中，使得肝细胞中*PCSK9*基因提前产生终止密码子，阻断PCSK9的表达，成功降低了小鼠模型中的胆固醇水平[31]。

酪氨酸血症Ⅰ型（tyrosinemia type 1，HT1）是一种罕见的常染色体隐性遗传代谢病，由体内延胡索酰乙酰乙酸水解酶（fumarylacetoacetate hydrolase，FAH）的活性缺陷导致酪氨酸分解代谢异常引起。HT1患者在出生后几天至几周内发病，病情进展迅速，出现急性肝功能衰竭，如果未接受治疗，多在1岁内死亡。研究人员利用BE技术靶向小鼠*Fah*的上游基因*Hpd*，使*Hpd*基因提前终止表达，从而阻止小鼠体内酪氨酸代谢过程中有毒物质的产生，成功治愈HT1小鼠，有望成为治疗HT1的新途径[32]。

此外，由于CRISPR-Cas9技术在β地中海贫血患者治疗中可能存在脱靶效应，研究人员利用BE系统高效编辑γ-珠蛋白基因启动子，重新开启β地中海贫血患者细胞内γ-珠蛋白的表达，显著促进患者红细胞的成熟，有望成为治愈β地中海贫血的基因治疗手段[33]。近些年来的研究也不断证实了单碱基基因编辑技术用于临床治疗遗传性疾病的可行性。

2. 单碱基编辑技术的优缺点

BE技术对基因进行编辑不需要引入DNA双链的断裂，也不需要同源重组模板，有效规避了DNA断裂后NHEJ修复随机性大和HDR修复效率较低的问题，因此极大提高了基因定点编辑的效率。且由于DNA双链不发生断裂，BE技术的脱靶效应大大减小，这使得其在基因治疗中展现出了较大的优势。

但BE技术识别DNA序列的方式依旧是基于CRISPR-Cas9系统，因此PAM位点对基因编辑的限制依旧存在。此外，由于胞嘧啶脱氨酶可以潜在编辑目标序列4～5个核苷酸范围窗口内的任意胞嘧啶碱基，导致BE技术存在一定错误编辑的可能性。通过突变脱氨酶、降低酶活等方式可缩小BE系统的活性窗口至1～2个核苷酸。为了更好地分析比较各种基因编辑技术的优缺点，表12-1进行了总结。

表12-1 基因编辑技术的优缺点

基因编辑技术	ZFN	TALEN	CRISPR-Cas9	BE
识别方式	锌指蛋白 （蛋白质-DNA）	TALE蛋白 （蛋白质-DNA）	sgRNA （RNA-DNA）	sgRNA （RNA-DNA）
内切酶	Fok Ⅰ核酸酶	Fok Ⅰ核酸酶	Cas9核酸酶	—
优点	靶向递送效率高	特异性高 设计灵活度高 靶向结合效率高	设计简便 成本低 单/多靶标基因编辑效率高	脱靶率低 单碱基精准转换
缺点	核酸酶设计成功率低 脱靶率高 细胞毒性大 不适合靶向多个目的基因	组装难度高 靶向递送效率低 不适合靶向多个目的基因	脱靶率高 PAM位点存在限制	PAM位点存在限制 临近序列的非靶向碱基编辑

第四节 基因编辑技术展望

自第一代ZFN技术至第三代CRISPR-Cas9技术的出现和革新，基因编辑技术发展迅速，对生物体进行基因编辑的效率与精确性也在不断提高。单碱基编辑技术的突破也大大拓宽了基因编辑技术的应用领域。目前基因编辑技术不仅可用于基因的调控与表达研究、细胞或动物模型的构建、药物靶标的筛选，更是在基因治疗领域有着广阔的发展前景，为基因遗传性疾病、艾滋病以及癌症等提供全新的治疗方法。

传统发现新药的主要方法是以分子和合成化学为基础，在已有的数以百万计的化合物中筛选出可能有效的化合物。随着药理学研究的不断深入，根据靶向受体有针对性地开发药物或改造化合物，使得药物开发具有了更高的效率，同时随着基因重组等技术的突破，大分子药物也逐渐发挥出其出色的疗效。然而，人类对于疾病的认识依旧十分有限，大量的受体或靶标尚未被发现，多种疾病无法通过传统的药物治疗，即使有药物也需要长期持续给药，且药物本身存在的特异性和亲和力的个体差异，使得治疗效果因人而异。而基因编辑技术介导的基因疗法有望从源头出发，通过改变疾病发生和发展过程中的基因表达，实现疾病的治疗。目前基因疗法已在遗传性疾病、肿瘤、免疫及代谢等基因异常相关的疾病治疗中发挥出明显的优势，其一次治疗就能达到很好的效果，且副作用较少，有望成为部分疾病的首选治疗方案。

尽管基因编辑技术在各个领域都展现出了巨大的应用前景，发挥了难以替代的作用，但目前诸多方面仍面临着巨大挑战。例如，基因编辑技术不可避免的脱靶效应，脱靶效应可能带来的未知改变，以及其影响是无法准确预测的，因此如何降低各项技术的脱靶效应，并提高脱靶检测的灵敏度是解决脱靶效应最重要的两大问题。研究人员已开发出几种可行性策略来降低脱靶效应：①改进CRISPR-Cas9系统中的sgRNA设计，在保证结合位点识别效率的基础上，截短sgRNA的长度，降低其序列中GC碱基的含量，同时利用数据库筛选相似序列，提高sgRNA识别的精确度，减少脱靶发生的可能性。②提高核酸酶的特异性，通过对核酸酶进行改造与优化，如将FokⅠ剪切结构域与失活的SpCas9融合、利用点突变改造Cas9核酸酶、在Cas9特定位点修饰使其特异性激活等，都可极大提高核酸酶的靶向活性。③减少DNA修复过程中NHEJ途径或不产生DNA双链的断裂，如使用单切口酶活性的突变体和单碱基编辑技术等。

早期的脱靶检测通过软件预测与测序相结合，利用软件预测潜在的脱靶位点，对预测脱靶位点进行PCR扩增，使用Sanger测序、NGS测序等方式筛选非特异性结合，容易造成部分脱靶位点的遗漏。随着测序技术的进步和多种核酸酶的开发利用，目前脱靶效应的检测方法有：利用Cas9蛋白在体外消化DNA的特性开发的Digenome-seq技术，利用T7EⅠ酶、Surveyor酶等对错配碱基切割的酶切法，利用dCas核酸酶对靶序列和非靶序列结合测序的Chip-seq技术，以及基于染色体易位原理的HTGTS检测法等。这些基于精准测序技术的检测方法大大提高了检测脱靶效应的灵敏度，为减少脱靶效应提供了帮助。

定向的精确基因编辑在DNA发生断裂后主要由HDR进行修复，而HDR主要在细胞分裂的S期和G_2期，但由于NHEJ在各个细胞周期中都可进行，当DSB发生时细胞常以NHEJ修复为主。NHEJ修复方式随机性较大，因此容易产生非预期的错误编辑。提高DSB修复精确性及修复效率的关键在于对NHEJ和HDR修复途径的调节选择，提高HDR修复效率可通过改变同源模板供体序列，如调整模板两端同源臂的长度、使用AAV生成的单链DNA供体等方式。此外，还可通过抑制介导NHEJ途径的蛋白质活性或使用小分子试剂激活HDR途径中关键蛋白质的方式进一步提高HDR的修复效率。

基因编辑的效率与核酸酶递送至细胞核内的效率息息相关。核酸酶的分子量较大，因此需要特定的核酸酶递送系统，如病毒、质粒、mRNA和蛋白质等系统，但这些递送系统都存在着一定的不足，这也限制了基因编辑技术的应用，如表12-2所示。目前常用的递送系统有：①质粒递送，其编辑效率、插入突变、脱靶效应与免疫反应均较为均衡；②病毒载体，具有最高的编辑效率和插入突变的能力，但其产生的免疫反应和脱靶效应较为明显，其中腺病毒载体和慢病毒载体应用也十分广泛，但其载量有限，对递送物质的大小存在要求；③mRNA或蛋白质递送系统，需要借助电穿孔、显微注射或脂质体的方式，将mRNA或蛋白质复合物转入细胞核中，虽然插入突变的能力最弱，但其起效最快且脱靶效应最低，免疫反应也较缓和。因此如何在保证递送效率的基础上，减少脱靶效应与免疫反应仍是后续提高基因编辑精确度和效率的方向。

表12-2 基因编辑技术递送系统的优缺点

递送方式	病毒	质粒	mRNA	蛋白质
插入突变效率	高	中	低	低
持续时间	长期	中期	中期	短期
脱靶效应	高	中	中	低
免疫反应	高	中	中	低

基因编辑技术具有强大的应用潜力，在植物育种和人类病理学领域带来生物技术革命，更为人类胚胎细胞的基因编辑提供了强大的工具，为了解胚胎发育、治疗或预防疾病提供便利，同时也带来了相关的伦理问题。以CRISPR技术为代表的基因编辑技术可以在基因层面对胚胎细胞进行改造，不仅可将预期的基因修饰带给后代，由于潜在的脱靶效应还可带来非预期的改变，一旦出现误用或是滥用，对于人类的繁衍和生活方式都将产生巨大的危害。目前世界各国对于基因编辑技术缺乏完善的法律条款，基因治疗的监管依旧存在部分空白。如何在符合伦理的要求下，将基因编辑技术合理利用仍需引起重视。

基因编辑技术的快速发展极大地加快了分子生物学、植物学、生命科学与医学等领域的研究工作，为了解基因功能、植物育种、细胞与动物模型构建、药物设计筛选、疾病治疗提供了巨大潜力。虽然目前仍面临着潜在的脱靶效应和免疫反应等副作用的问题，但基因编辑技术的不断发展与完善正在逐步解决这些问题。相信在不久的将来，基因编辑技术会更加精准、简便、高效地进行定点基因编辑，在更多的研究领域造福人类。

（黄盛博、王　昕）

参考文献

[1] Wu S, Ying G, Wu Q, et al. A protocol for constructing gene targeting vectors: generating knockout mice for the cadherin family and beyond[J]. Nat Protoc, 2008, 3(6): 1056-1076.

[2] Fujitani Y, Yamamoto K, Kobayashi I. Dependence of frequency of homologous recombination on the homology length. Genetics, 1995, 140(2): 797-809.

[3] Sander J D, Joung J K. CRISPR-Cas systems for editing, regulating and targeting genomes[J]. Nat Biotechnol, 2014, 32(4): 347-355.

[4] Komor A C, Kim Y B, Packer M S, et al. Programmable editing of a target base in genomic DNA without double-stranded DNA cleavage[J]. Nature, 2016, 533(7603): 420-424.

[5] Bak R O, Gomez-Ospina N, Porteus M H. Gene editing on center stage[J]. Trends Genet, 2018, 34(8): 600-611.

[6] Cui X, Ji D, Fisher D A, et al. Targeted integration in rat and mouse embryos with zinc-finger

nucleases[J]. Nat Biotechnol, 2011, 29(1): 64-67.
[7] Chu X, Zhang Z, Yabut J, et al. Characterization of multidrug resistance 1a/P-glycoprotein knockout rats generated by zinc finger nucleases[J]. Mol Pharmacol, 2012, 81(2): 220-227.
[8] Harrill J A, Hukkanen R R, Lawson M, et al. Knockout of the aryl hydrocarbon receptor results in distinct hepatic and renal phenotypes in rats and mice[J]. Toxicol Appl Pharmacol, 2013, 272(2): 503-518.
[9] Tesson L, Usal C, Menoret S, et al. Knockout rats generated by embryo microinjection of TALENs[J]. Nat Biotechnol, 2011, 29(8): 695-696.
[10] Zhou X, Zhang R, Zou Z, et al. Hypoglycaemic effects of glimepiride in sulfonylurea receptor 1 deficient rat[J]. Br J Pharmacol, 2019, 176(3): 478-490.
[11] Ponce de Leon V, Merillat A M, Tesson L, et al. Generation of TALEN-mediated GRdim knock-in rats by homologous recombination[J]. PLoS One, 2014, 9(2): e88146.
[12] Vanderriele P E, Wang Q, Merillat A M, et al. Salt-sensitive hypertension in GR(+/−) rats is accompanied with dysregulation in adrenal soluble epoxide hydrolase and polyunsaturated fatty acid pathways[J]. Int J Mol Sci, 2021, 22(24): 13218.
[13] Wang X, Tang Y, Lu J, et al. Characterization of novel cytochrome P450 2E1 knockout rat model generated by CRISPR/Cas9[J]. Biochem Pharmacol, 2016, 105: 80-90.
[14] Sun D, Lu J, Zhang Y, et al. Characterization of a novel CYP1A2 knockout rat model constructed by CRISPR/Cas9[J]. Drug Metab Dispos, 2021, 49(8): 638-647.
[15] Lu J, Shao Y, Qin X, et al. CRISPR knockout rat cytochrome P450 3A1/2 model for advancing drug metabolism and pharmacokinetics research[J]. Sci Rep, 2017, 7: 42922.
[16] Qin X, Lu J, Wang P, et al. Cytochrome P450 3A selectively affects the pharmacokinetic interaction between erlotinib and docetaxel in rats[J]. Biochem Pharmacol, 2017, 143: 129-139.
[17] Lu J, Chen A, Ma X, et al. Generation and characterization of cytochrome P450 2J3/10 CRISPR/Cas9 knockout rat model[J]. Drug Metab Dispos, 2020, 48(11): 1129-1136.
[18] Liang C, Zhao J, Lu J, et al. Development and characterization of MDR1 (*Mdr1a/b*) CRISPR/Cas9 knockout rat model[J]. Drug Metab Dispos, 2019, 47(2): 71-79.
[19] Xu Y, Lu J, Yao B, et al. P-glycoprotein mediates the pharmacokinetic interaction of olanzapine with fluoxetine in rats[J]. Toxicol Appl Pharmacol, 2021, 431: 115735.
[20] Ma X, Shang X, Qin X, et al. Characterization of organic anion transporting polypeptide 1b2 knockout rats generated by CRISPR/Cas9: a novel model for drug transport and hyperbilirubinemia disease[J]. Acta Pharm Sin B, 2020, 10(5): 850-860.
[21] Ma X, Qin X, Shang X, et al. Organic anion transport polypeptide 1b2 selectively affects the pharmacokinetic interaction between paclitaxel and sorafenib in rats[J]. Biochem Pharmacol, 2019, 169: 113612.
[22] Sano Y, Mizuno T, Mochizuki T, et al. Evaluation of organic anion transporter 1A2 knock-in mice as a model of human blood-brain barrier[J]. Drug Metab Dispos, 2018, 46(11): 1767-1775.
[23] Nelson C E, Hakim C H, Ousterout D G, et al. *In vivo* genome editing improves muscle function in a mouse model of Duchenne muscular dystrophy[J]. Science, 2016, 351(6271): 403-407.
[24] Frangoul H, Altshuler D, Cappellini M D, et al. CRISPR-Cas9 gene editing for sickle cell disease and beta-thalassemia[J]. N Engl J Med, 2021, 384(3): 252-260.
[25] Kim K, Park S W, Kim J H, et al. Genome surgery using Cas9 ribonucleoproteins for the treatment

of age-related macular degeneration[J]. Genome Res, 2017, 27(3): 419-426.

[26] Shalem O, Sanjana N E, Hartenian E, et al. Genome-scale CRISPR-Cas9 knockout screening in human cells[J]. Science, 2014, 343(6166): 84-87.

[27] Neggers J E, Kwanten B, Dierckx T, et al. Target identification of small molecules using large-scale CRISPR-Cas mutagenesis scanning of essential genes[J]. Nat Commun, 2018, 9(1): 502.

[28] Szlachta K, Kuscu C, Tufan T, et al. CRISPR knockout screening identifies combinatorial drug targets in pancreatic cancer and models cellular drug response[J]. Nat Commun, 2018, 9(1): 4275.

[29] Kim K, Ryu S M, Kim S T, et al. Highly efficient RNA-guided base editing in mouse embryos[J]. Nat Biotechnol, 2017, 35(5): 435-437.

[30] Villiger L, Grisch-Chan H M, Lindsay H, et al. Treatment of a metabolic liver disease by *in vivo* genome base editing in adult mice[J]. Nat Med, 2018, 24(10): 1519-1525.

[31] Carreras A, Pane L S, Nitsch R, et al. *In vivo* genome and base editing of a human PCSK9 knock-in hypercholesterolemic mouse model[J]. BMC Biol, 2019, 17(1): 4.

[32] Rossidis A C, Stratigis J D, Chadwick A C, et al. *In utero* CRISPR-mediated therapeutic editing of metabolic genes[J]. Nat Med, 2018, 24(10): 1513-1518.

[33] Wang L, Li L, Ma Y, et al. Reactivation of gamma-globin expression through Cas9 or base editor to treat beta-hemoglobinopathies[J]. Cell Res, 2020, 30(3): 276-278.

第十三章 常用医药大数据分析

教学目标

1. 掌握：常用药理学数据分析方法的基本原理。
2. 熟悉：常用数据库在药理学中的发展与应用。
3. 了解：定量药理学与模型引导以及人工智能、大数据在药理学研究中的应用。

第一节 概述

从体外到体内，从分子到机体，从个体到群体，从观测到模拟、预测、验证，基于剂量（浓度）-暴露（药代动力学）-效应（药效学）关系的深入探讨，数据分析贯穿药理学各研究领域，并且成为阐释彼此间内在规律的关键纽带。因此，药理学数据分析涉及的内容与应用包括但不限于：①药效学；②药代动力学；③药效学-药代动力学模型引导（定量药理学）；④数据库；⑤人工智能；⑥大数据等，在新药研发、临床合理用药、决策咨询等领域发挥支撑作用。

一、药效学

药效学（pharmacodynamics，PD）主要研究药物对机体的作用效果、作用机制及作用规律等内容，一般可分为受体动力学、效应器官动力学和整体药效学。随着研究的深入，药效学的研究对象已经包括细胞、分子、基因等领域，分子药理学、药物基因组学、药物代谢组学、表观遗传学等的进一步发展，全面拓展了药效学的研究内涵，但也面临着更多的要求和挑战。其中，药效学数据分析的内容包括药物与受体相互作用、药物效应-剂量-体内暴露的关系、药效强度的经时动态变化、联合用药药效强度变化的规律等。因此，如何应用更简便、更先进的数学模型等技术手段来探讨、阐释药效学领域的问题，是PD数据分析的关键。

二、药代动力学

药代动力学（pharmacokinetics，PK）主要研究机体对药物的作用，采用数学方法定量研究药物在体内的吸收、分布、代谢和排泄的特征，阐释药物在体内经时量变过程的规律。药代动力学在新药研发和药物临床合理应用中发挥重要作用。其中，药代动力学数据分析的方法包括房室模型/非房室模型药代动力学（经典PK）、生理药代动力学、群体药代动力学、药效学-药代动力学模型引导等；药代动力学数据分析涉及的领域包括创新药物药代动力学、特殊人群药代动力学（肝功能损害患者、肾功能损害患者、儿科人群等）、特殊药物药代动力学（治疗性蛋白质药物、纳米药物、抗菌药物、细胞治疗产品等）、特殊制剂药代动力学（改良型新药调释制剂、经皮制剂等）等。因此，如何应用、发展更简便、更科学的数学模型等技术手段来探讨、研究药代动力学领域的问题，并与药物制剂、机体/群体特征紧密结合并阐释其药效学，积极推进创新药成药性研究、临床用药方案合理精准制定，是PK数据分析的关键。

三、药理学数据分析涉及的概念

1. 数据

数据（data）也称为观测值，是人类进行实验、测量、观察、调查等的结果，是对客观事物的逻辑归纳，用于反映客观事物的未经加工的原始材料。数据可以是连续的值，取值范围是连续的变量或者数值，比如声音、图像等，称为模拟数据（analog data）；数据也可以是离散的，取值范围是离散的变量或者数值，如符号、文字等，称为数字数据（numerical data）。

2. 医药数据

医药数据（medical data）是指在医药研发、生产、流通、应用等相关环节产生的各种数据。数据来源包括但不限于卫生防疫、疾病防治、医疗健康等诸多领域。

3. 数据管理

数据管理（data management）是指对数据的组织、编码、定位、存储、检索和维护等，是数据质量的前提和保障，以保证及时、完整、真实、可溯源。数据质量是评价药理学研究结果的基石。

4. 数据分析

数据分析（data analysis）是随着数学与计算机科学的发展而发展的。其是指采用适当的数学方法、统计分析方法对收集来的各种数据进行计算、分析。其目的是把隐藏在原始观测数据中的信息集中和提炼出来，以期找出或发现所研究对象的内在规律。

数据分析中所处理的数据可分为定性数据和定量数据。定性数据是指只能归入某一类，而不能用数值进行测量的数据，包括定类数据（表现为类别，但不区分顺序，如民族、性别、种属等）、定序数据（表现为类别，但区分顺序，如不良反应程度分级、疾病分级等）。定量数据是指能够用数值尺度来记录的数据，比如年龄、身高、体重、血药浓度、血糖、血压等。

5. 药理学数据管理与分析

（1）药理学数据管理

为了保障结果的准确可靠、科学可信，国内外均出台了一系列的法规、规定和指导原则，用以规范医药领域数据管理的流程，特别是临床试验阶段。随着科技进步，特别是计算机、软件、网络等的发展，为药理学数据的规范化管理提供了可靠的技术支撑。数据管理涉及但不限于相关人员的职责、资质和培训，管理系统的要求，数据的标准化，数据管理工作的实施，数据质量的保障和评估等内容。其中，临床试验数据管理之前，必须由数据管理部门根据项目实际情况制定数据管理计划（data management plan，DMP）。数据管理计划应包括：病例报告表（case report form，CRF）的设计与填写、数据库的设计、数据接收与录入、数据核查、数据质疑的管理、数据更改的记录、医学编码、试验方案修改时的CRF变更、实验室及其他外部数据、数据盲态审核、数据库锁定、数据备份与恢复、数据保存、数据保密及受试者的个人隐私保护等内容，并遵照实施。

（2）药理学数据分析

在药理学研究与应用实践中，数据分析可帮助科研人员找出关键信息、发现规律，为后续工作提供合理建议并做出决策判断。药理学数据分析通过有组织有目的地收集数据、管理数据、分析数据，并形成研究结果和结论的过程。整个过程需要质量管理体系的支持。药理学各研究领域、各研究技术与方法均需要运用适当的数据分析，以提升其有效性、可行性，阐释科学性、合理性。因此，数据分析在药理学中具有不可替代的作用和越来越重要的地位。

随着研究对象的不同，药理学的研究领域不断拓展，如整体药理学（基础药理学、临床药理学）、器官药理学、细胞药理学、受体药理学、分子药理学、遗传药理学、网络药理学、分析药理学等。其中，分析药理学与其他药理学领域密切相关。近年来，计算机、医药领域进一步得到迅速发展，数据的可靠性、准确性、稳定性等持续提高，数据抓取、数据交互、数据关联、数据追踪、数据挖掘、数据仿真与模拟等不断电子化、集成化、智能化，基于数据、数据集、数据库、大数据等应用发展的数据分析方法，在药物靶标发现、药物作用机制、药物非临床/临床评价和临床精准合理用药等药理学领域得到广泛应用，在阐释药理学领域中的科学问题等方面起着越来越关键的作用。

第二节　药理学研究设计与统计分析

一、药理学与数理统计

在药理学研究中，将所观察的原始数据通过不同方法进行深入分析，获得描述性的统计学指标及其可靠程度与波动范围，从而得到科学合理的结论，为指导后续研究与应用提供精确依据。因此，数理统计具有决定性意义。以下将概述数理统计中的关键概念[1]。

1. 基本概念

（1）总体、个体与样本

总体指根据研究目的确定的全体研究对象。个体是指组成整体的每一个研究对象。样本是指总体中有代表性的一部分。

（2）概率

概率是反映某一事件发生的可能性的大小，统计学常采用p值表示。设E是随机试验，

S是其样本空间，对于E的每一事件A赋予一个实数，记为$p(A)$，即为事件A的概率。$p(A)$是一个集合函数，需满足的条件有：①非负性，对于每一个事件A，有$p(A) \geqslant 0$；②规范性，对于必然事件，有$p(\Omega)=1$；③可列可加性。

（3）误差

误差通常包括系统误差、测量误差、随机误差。

① 系统误差：指由于仪器、试剂或研究人员操作等原因，引起研究结果出现倾向性差异。这种误差应尽量避免。

② 测量误差：指由于测量或观察等条件的不同引起的差异。例如，时间、温度、湿度、仪器类型、研究方法等。这种误差没有固定倾向性，且不可避免，但应基于可行性、规范性加强控制，保障结果可靠。

③ 随机误差：指随机抽样样本的指标与总体的指标存在的差异。在研究中，系统误差可避免，测量误差控制在可接受范围，但由于研究个体的差异，随机误差不可避免。随机误差是药理学研究中最主要的误差。观察指标、样本量、随机抽样方法等是药理学研究设计的核心内容。

2. 平均数、标准差、方差、极差、变异系数

（1）平均数

平均数指一组观测值的平均水平和集中度的统计指标，如算术均数、几何均数、中位数等。算术均数最为常用，指在一组数据中所有数据之和再除以这组数据的个数，适用于观测值大小分布比较对称时的计算。

（2）标准差

标准差是反映一组观测值（一个数据集）的离散程度的统计指标，考虑到每一个观测值的大小，如整体标准差（σ）等。σ指各数据偏离平均数的距离的平均数，是离均差平方和平均后的方根，可反映稳定度。平均数相同的，标准差未必相同。

（3）方差

方差（S^2）是在概率论和统计学中衡量随机变量或一组数据时离散程度的度量。统计中的方差（样本方差）是每个样本值与全体样本值的平均数之差的平方和的平均数。

（4）极差

极差（R）即范围误差或全距，是用来表示一组数据中最大值与最小值之间的差距，即最大值减最小值后所得的数据。

（5）变异系数

变异系数（CV）是原始数据标准差与原始数据平均数的百分比，也是反映一组观测值的离散程度的统计指标。

变异系数与标准差、方差和极差相似，都是反映一组数据离散程度的统计指标。

综上，反映一组数据的特征可通过上述统计指标来描述。

3. 标准误、可信区间

（1）标准误

标准误（standard error，SEx）是描述样本均值对总体均值的离散程度的统计指标，即样本平均数的标准差。标准误可用于衡量样本均值和总体均值的差距。SEx越小，样本均

值和总体均值差距越小；SEx越大，样本均值和总体均值差距越大。Sex也可用于预测样本数据准确性。SEx越小，样本均值和总体均值差距越小，样本数据越能代表总体数据。

（2）可信区间

可信区间（confidence interval，CI）指预先设定一定的概率或可信度（$1-\alpha$），用一个区间来估计总体参数所在的范围。预先给定的概率（$1-\alpha$）称为可信度或者置信度（confidence level），一般取95%或99%。

4. *t*检验与卡方检验

（1）*t*检验

*t*检验是用*t*分布理论来推论差异发生的概率，从而比较两个平均数的差异是否显著。*t*检验的应用条件：①数据来自正态分布总体；②随机样本；③进行均数比较时，要求两样本总体方差相等，即具有方差齐性。进行*t*检验，*p*越小，越说明两者具有差异，甚至有统计学意义。涉及多组间比较时，需要采用方差分析进行数据分析。

（2）卡方检验

卡方检验可用于统计样本的实际观测值与理论推测值之间的偏离程度。卡方值越大，二者偏离程度越大；若两个值完全相等时，卡方值就为0。卡方检验适用于分类变量。

5. 方差分析

方差分析（analysis of variance，ANOVA）主要用于两个及两个以上样本均值差别的显著性检验。由于多种因素的影响，研究中所得的数据呈现动态变化。引起数据变化的原因包括：①实验条件（不同处理造成的组间差异，是研究中施加的对结果形成影响的可控因素）；②随机误差（如测量误差造成的差异或个体间的差异，这种组内差异是不可控的因素）。通过分析研究不同来源的变异对总变异的贡献大小，确定可控因素对研究结果影响力的大小。

6. 回归分析

（1）直线回归

直线回归是研究两个连续变量*X*和*Y*之间的数量依存关系，又称为简单回归。

（2）多重线性回归

多重线性回归是简单直线回归的拓展，通过回归方程研究分析一个因变量与多个自变量之间的数量依存关系。其基本原理为：利用观察或收集到的因变量和自变量的一组数据建立一个线性函数模型，采用最小二乘法（method of least square），寻找合适的系数，使得模型的理论值与观察值之间的离均差平方和最小。

进行多重回归分析时通常会面临多重共线性（multi-colinearity）问题。多重共线性是指自变量之间存在近似的线性关系。在实际应用中，当共线性趋势非常明显时，多重共线性会严重影响对模型的拟合，其解决方法主要有：①增大样本含量；②结合多种自变量筛选的方法，拟合模型，建立一个优化的逐步回归方程；③去除专业上认为次要的，或者是缺失值比较多、测量误差较大的共线性因子。

（3）非线性回归

当变量之间不是线性关系，而呈现非线性关系时，应该采用非线性回归方法进行分析处理。非线性回归是寻找因变量和一组自变量之间关系的非线性模型的方法，通过使用迭代算法，可估计自变量和因变量之间具有任意关系的模型。非线性回归线性化通常是将非线性回归方程式转变为线性回归方程式，模拟出参数后，再用逆变换将线性回归方程转化为非线性回归方程。

二、药理学研究设计与统计分析

1. 药理学研究设计与方法

（1）药理学研究设计原则

① 代表性（representativeness）：指从统计学角度考虑，样本的抽样应符合总体规律，即研究对象应能代表总体特征。例如，临床研究的受试者应能代表目标人群的总体特征，受试者的纳入、排除标准要明确疾病类型、疾病进程与程度、药物作用特点等多种因素。

② 随机性（randomization）：指研究对象在接受处理前都有相同的概率进入试验组或对照组，可排除分组中的偏性，均衡干扰因素，避免组间的系统误差，为统计分析提供良好的可比性数据来源。药理学研究中各组受试对象的分组要求均衡。随机化是指每位受试者均有同等的机会被分配到试验组或对照组中的实施过程或措施，随机化过程不应受研究者和/或受试对象主观意愿的影响。只有在相当例数的情况下，随机才有意义。随机的方法有区组随机、分层随机、动态随机等。随机化的方法和过程包括随机分配表的产生方法、随机分配遮蔽的措施、随机分配执行的人员分工等，应在研究方案中阐明。

③ 合理性（rationality）：指研究设计既要符合学科领域的专业要求又要符合统计学的要求，同时还要具有可行性。例如，样本的采集量、采集频次并不是越多越好，观察指标、观察频次也不是越多越好，应首先考虑受试对象的安全性、伦理性，再从科学性角度考虑其必要性；检测方法的选择，既要考虑仪器设备的先进性、准确性和精密度、稳定性，还要充分考虑仪器设备以及研究人员等的可及性、可行性。

④ 重复性（replication）：指药理学研究的结果应能够被重复验证。研究开始前，研究方案设计时要注意排除偏性（即系统误差）；研究开展中应尽可能避免或降低各种主客观误差。需要对各种误差有充分认识，采用合适的方法进行应对，才能保障研究结果的重复性。

（2）药理学研究设计的一般考虑

① 对照的选择：对照是保障研究质量的主要方法之一，可尽可能避免无关变量因素对研究结果的影响，增强研究结果的可接收度。因此，对照是药理学研究的基本设计方法，常见有以下几种不同情况。

a. 空白对照：指不施加任何处理因素的对照组。

b. 阴性对照：指一定不会出现阳性结果的对照组。阴性对照和空白对照的区别在于，空白对照不采取处理因素，阴性对照采取处理因素（比如生理盐水或安慰剂等）。

c. 阳性对照：指使用公认的、效果好的方法干预的对照组。

② 盲法的选择：盲法是避免研究中获得随机化分组信息的重要措施，可避免因研究过程中相关方知道分组信息而产生的偏倚。

a. 非盲：所有相关人员都可能知道分组、用药等处理信息。其优点是简单、易行，依从性好；缺点是可能产生偏倚。

b. 单盲：仅受试对象或研究人员一方对分组、用药处于盲态。此时，未盲一方的偏倚依然存在。

c. 双盲：受试对象、研究人员对分组、用药均处于盲态。相关各方均不知道分组、用药的具体情况，以保证观察数据的获取、数据管理与统计评价等不偏不倚、客观地进行。

③ 剂量的选择：在药理学研究中，不同研究类型、不同研究阶段、不同研究对象，剂量的确定至关重要。药效学、药代动力学、毒理学之间的剂量彼此相关，为阐释剂量-暴露量-效应关系提供充分信息。表13-1举例了部分药理学研究的剂量选择。

表13-1 **药理学研究的剂量选择**

类型研究	剂量选择
预试验	预期的最大或最低剂量
药效对比试验	中效剂量
解毒或拮抗试验	高效剂量
协同试验	低效剂量
不同剂量整体试验	最好为等比数列（如2倍、3倍），不建议为等差数列。剂量递增的临床研究基于安全性考虑，低剂量时比例逐步降低，在接近高剂量时剂量递增比例约30%
不同剂量离体试验	最好为等比数列（如3倍、10倍）
不同剂量整体毒性试验	最好为等比数列，如1.2～1.5倍递增或0.70～0.85倍递减

注：中间剂量（M）=（$H \times L$）$^{1/2}$，H为高剂量，L为低剂量。

④ 剂量换算：不同物种之间可根据体表面积或体内药物暴露量进行剂量换算。换算的剂量只是探讨后续剂量的起点，继而进行其他剂量的设计考虑，真正安全有效的剂量需要在研究中不断探索。随着生理药代动力学等模型的发展，不同种属之间剂量换算得到重视，近年来，越来越多的创新药人体首次研究中，初始剂量等设计开始参考根据实验动物（特别是灵长类动物）数据进行预测的结果。剂量换算的准确性受到动物种属、品系、年龄、性别、药物类别、观察指标、换算方法等的影响。

药物剂量的单位常见的有mg、mg/kg、mg/m^2。肝肾功能、基础代谢率、血液循环、清除率等与体表面积密切相关，因此，相对而言，剂量换算时，剂量单位mg/m^{2}比mg/kg更可靠、更合理，即进行剂量换算时，应考虑体表面积因素。

$$D_b = D_a\,(K_b/K_a)\,(W_a/W_b)^{1/3}$$

式中，D_a、D_b分别为动物a、b的剂量（mg/kg）；K_a、K_b分别为动物a、b的体型系数；W_a、W_b分别为动物a、b的体重。

（3）药代动力学、药效学参数预测

药理学参数预测日益成为药物开发的重要手段。随着生理药代动力学、药代动力学-药效学模型等的发展，根据分子结构、细胞转运与代谢、小动物药代动力学、大动物及人体等药理学数据，分别外推（预测）后续相应研究中的药代动力学、药效学参数，得到越来越广泛的认可。

异速缩放可基于多物种的数据估算出方程参数，然后进行其他物种数据的预测。有时由于物种数据有限，可预先指定方程参数，再进行其他物种的预测。传统的药代动力学异速缩放固定了参数随体重的缩放系数（如清除率的缩放系数为0.75，表观分布容积的缩放系数为1），忽略了种属间代谢等差异，结果不一定准确。已经有多种方法和技术优化从动物到人类参数的预测。比如不使用固定缩放系数，将体重作为协变量纳入该物种的群体药代动力学（population pharmacokinetics，PPK）模型中，利用模型来计算PK参数和体重之间缩放系数，开放PK参数估算的体重缩放比例。

（4）种属的选择

不同种属的动物具有不同的生理特点，对不同作用机制药物的敏感性也存在差异。表13-2列举了部分动物的生理特点与药物敏感性。

表13-2 实验动物的生理特点与药物敏感性

实验动物	生理特点	药物敏感性
犬	无汗腺； 消化系统与人相似，呕吐反应敏感； 神经系统发达	对促进汗腺分泌的药物不敏感，对促进唾液分泌的药物较敏感； 对催吐药敏感； 对儿茶酚胺类药物和其他药物反应迟钝。 可作为隐睾症、卵巢、肿瘤、前列腺炎、妊娠毒血症等研究的重要实验动物，尤其对内源性和外源性类固醇避孕药极为敏感，如对它长期施用孕酮或在结构上与其相似的有关激素，可引发早期乳腺肿瘤
大鼠	肝脏再生能力极强； 无胆囊； 无呕吐反射。 血压：对药物反应敏感。 感觉器官：视觉灵敏，对光照较敏感，嗅觉灵敏，对噪声较敏感。 应激反应：垂体-肾上腺系统功能发达，应激反应灵敏	对利胆药及有明显肝肠循环的药物与其他动物差别较大。不适合进行胆囊结石或胆囊功能的药物研究。可用于胆道结石（胆管结石）及其与肝脏胆汁分泌关系的药物研究。 对抗凝血药特别敏感； 对血管阻力药敏感，但对强心苷类药不敏感。 对催吐药不敏感，不适宜作呕吐试验。 适宜做条件反射试验。 对缺乏维生素及氨基酸敏感，因能自行合成维生素C，故对缺乏维生素C不敏感
小鼠	咽无扁桃体； 骨髓无黄骨髓； 皮肤无汗腺	对抗凝血药特别敏感； 对催吐药不敏感
兔	口服药吸收差； 感觉器官灵敏； 对射线敏感； 对体温变化灵敏； 刺激性排卵动物	对催吐药不敏感；不适合进行胃肠动力学药物研究。 对儿茶酚胺类药物和其他药物反应灵敏，适于做肠肌药物的试验。未妊娠兔的离体子宫对α受体兴奋药十分敏感，可使之强烈收缩。 对抗胆碱类药物（阿托品、莨菪碱等）极不敏感，有明显耐受性（黑色家兔，特别不敏感，但新西兰家兔除外）
猫	刺激性排卵动物； 循环系统发达，血压稳定，血管壁较坚韧； 呕吐反应灵敏； 反射功能发达，瞬膜反应敏锐	对强心苷类药很敏感； 对催吐药敏感； 对儿茶酚胺类药物和其他药物反应迟钝

续表

实验动物	生理特点	药物敏感性
豚鼠	体温调节能力差； 不能合成维生素C； 对过敏原有敏感的反应	对多种抗菌素特别敏感，投药后容易引起死亡和肠炎，尤其是青霉素，不论剂量多大，给药途径如何，均可引起小肠和结肠炎症甚至死亡，对青霉素的敏感性比小鼠高1000倍； 对组胺类药物极敏感，很适合做平喘药和抗组胺药的研究；对人型结核杆菌高度敏感，常用作抗结核病药物的药理学研究； 对维生素C的缺乏很敏感，适于维生素C缺乏的研究

2. 药理学研究统计分析[1]

（1）关于统计结果的考虑

① p 值：以 p 值为统计指标时，$p<0.05$，统计结论应为“有统计学意义”，不宜表达为“有显著差异”；$p>0.05$ 时，统计结论应为“无统计学意义”，不宜表达为“无显著差异”；p 值在0.05附近，特别是略小于0.05，最好增加例数重做试验，以得出更真实的结果。有时要考虑统计方法是否合理，即在例数和 t 值相同时，单侧检验的 p 值小于双侧检验。

② 优效性、非劣效性、等效性

a. 优效性（单侧检验）：干预措施的效果优于对照组（阴性对照、空白对照、阳性对照、低剂量对照等）。

b. 非劣效性（双侧检验）：试验/干预方法的效果不差于对照组（阳性对照）。或如果试验组比对照组差，其差值也在可接受的范围内。

c. 等效性（双向单侧检验）：干预措施的效果与对照组（阳性对照）相等（差异未超出等效标准）。

其中，非劣效性检验、等效性检验与优效性检验不同，优效性检验只能判断组间优劣，不能判断组间等效。

（2）计数资料统计分析方法

计数资料指质反应资料、定性资料或枚举资料。

① 两组阳性率的统计分析：最常用的统计方法为卡方（χ^2）检验（2×2），其他方法有分层卡方（Cochran-Mantel-Haenszel，CMH）检验、t 检验、u 检验、G检验、Fisher直接概率法等。Fisher直接概率法最准确，但计算最复杂。

② 配对计数资料的统计分析：最常用的统计方法为配对卡方检验（2×2）。

③ 多批计数资料的统计分析：CMH检验可用于多种统计分析。多批次试验2×2资料也常用CMH检验进行分析。多批次试验资料不宜当作同一批数据鉴定相加后进行卡方检验。

④ 等级资料的统计分析：等级资料主要指结果存在等级关系，如反应类型有痊愈、显效、有效、无效；−、±、+、++、+++等。其常用的统计方法有Ridit法、简单计分法、等级序值法等。

（3）计量资料统计分析方法

计量资料指量反应资料、定量资料。每一研究对象具有一定量数据，信息量比计数资料更为丰富。计量资料选择统计分析方法时，应充分考虑数据“是否有离群值？分布是否偏态？是否方差齐性？是否需要转换（如对数化）？是否配对设计？是否存在不确定值？是两组还是多组？选择单侧还是双侧检验？”等情况。

① 两组均数的统计分析：常用t值法、t'值法。

应用t值法的数据要求：a.应舍弃离群值（均值±3倍标准偏差）；b.符合正态分布；c.方差齐性。

② 配对计量资料的统计分析：常用配对t值法。

应用配对t值法的数据要求：a.应舍弃离群值；b.符合正态分布；c.配对数据差值均数与处理前后均数之差相等，必须用差值计算标准差；d.有必要再设对照组，以消除干扰因素影响。

③ 两组计量资料的非参数统计分析：常用参比差值法。适合两组数据任一组数据具有偏态分布或有不确定值的统计分析。

④ 多批计量资料的统计分析：常用方差分析法，该方法可计算批间差异，分析两组均数的统计学意义。

⑤ 前后计量资料的统计分析：研究观察指标在各种处理前后的变化在药理学研究中比较常见。

应用前后计量资料的统计分析要求：a.应比较两组处理前数据，以显示分组均衡具有可比性；b.考虑基线效应，应进行变化值分析；c.考虑基线效应以及变化值占基线效应的比率，应进行变化率分析；d.仅实测值分析，未考虑基线值，只有参考价值；e.前后配对t检验只能反映各组自身情况，不可用于组间分析。

3. 荟萃（Meta）分析[2]

（1）Meta分析概述

Meta分析（Meta-analysis）即荟萃分析，指用于比较和综合针对同一科学问题研究结果的统计学方法，其结论是否有意义取决于纳入研究的质量，常用于系统综述中的定量合并分析。与单个研究相比，通过整合所有相关研究，可更精准地估计医疗卫生保健的效果，并有利于探索各研究证据的一致性及研究间的差异性。而当多个研究结果不一致或都无统计学意义时，采用Meta分析可得到接近真实情况的统计分析结果。

（2）Meta分析的方法

常见的Meta分析方法有：间接证据比较的Meta分析、合并了直接与间接证据比较的网状Meta分析、单个病例数据（individual patient date，IPD）的Meta分析、前瞻性Meta分析（prospective meta-analysis，PMA）、序贯Meta分析（sequential meta-analysis）/试验序贯分析（trial sequential analysis，TSA）等。

（3）Meta分析的软件

常用的Meta分析软件有Stata、R语言、SAS、SPSS、RevMan（review manager）、CMA（comprehensive meta-analysis）等。

第三节 定量药理学与模型引导

定量药理学（pharmacometrics）是近年来在传统药代动力学基础上发展起来的一门交

叉学科，涉及药代动力学、药效学、药代动力学-生物标志物-药效学模型，以及统计学、电脑编程等众多领域。定量药理学的研究内容主要包括：①定量描述、阐释和预测药代动力学（药物在体内的吸收、分布、代谢和排泄过程）以及药效学（药物在体内的效应过程）特征；②定量分析药代动力学、药效学相关的不确定因素；③运用数据及模型对药物研发和临床合理应用提供决策依据。其中，群体药代动力学和药效学、药代动力学-药效学（pharmacokinetics/pharmacodynamics，PK/PD）模型是近年发展的热点。定量药理学对于创新药物研发与临床合理用药具有重要意义。模型引导的药物研发策略贯穿创新药物研发以及临床合理用药的全过程[3]。

模型引导的药物研发通过采用建模与模拟技术对生理学、药理学以及疾病过程等信息进行整合和定量研究，进而指导新药研发和临床合理用药。建模与模拟技术已应用于药物研发与临床应用的多个阶段，在相关关键决策环节发挥着重要的作用。

一、群体药代动力学/药效学分析

1. 定义

群体药代动力学是在目标人群中筛选影响药代动力学的生理、病理等因素，并结合具有临床意义的影响因素，进行给药方案调整。

群体药代动力学主要考察药物在目标人群的药代动力学过程，群体药效学主要考察药物在目标人群的暴露与效应的关系。群体药代动力学和药效学分析是定量药理学的基础。

与个体分析不同，群体药代动力学和药效学可充分利用临床稀疏采样（每个研究对象仅需采1个或数个样本）的数据进行分析，估算相应特征参数，更有利于实际患者人群（包括特殊人群，如危重症患者、老年人、新生儿、孕产妇等）的研究。

2. 基本原理

群体PK/PD 是将群体分析理论与药代动力学、药效学理论和实践相结合，定量研究药物剂量-暴露-效应的经时变化及变异程度，以及引起PK/PD变异的因素（协变量）。协变量可包括人口学统计资料（如年龄、性别、体重指数、种族、基因型等）、生理和病理学因素（如肝肾功能）、合并用药以及生活方式（如吸烟、嗜酒）等。群体PK/PD模型描述了目标群体的药代动力学、药效学参数的典型特征及其变异性。

（1）个体模型

个体模型描述个体数据。通常由经典的药代动力学-药效学模型（结构模型）与统计学模型组成。其中，统计学模型用于表征模型预测值与个体观测值差异。

（2）群体模型

在个体模型基础上，增加个体间变异的模型。群体模型可阐释群体典型值和变异程度，包含了个体模型，以及个体间变异相关参数和反映群体特征的子模型。

（3）非线性混合效应模型

该模型可同时考察固定效应和随机效应，并反映模型参数的分布、集中趋势、离散程度等。

① 结构模型

a. 药代动力学结构模型：包括吸收模型，如零级、一级、渐进、混合、Weibull吸收等模型；处置模型，如一房室、二房室、三房室等模型。

b. 药效学结构模型：包括直接效应模型、效应室模型、翻转模型等。

② 固定效应　固定效应指特定的可检测的模型参数，其来源或影响相对固定、明确。如清除率、分布容积、吸收速率、绝对生物利用度等。固定效应还包括可影响药代动力学、药效学的因素（协变量），如研究对象的生理（种族、性别、年龄、体重、基因）、病理（疾病类型、并发症、肝肾功能）以及其他因素（如合并用药、饮食、饮酒、吸烟）。

③ 随机效应　指未知的难以检测或不可观测的因素，用于量化固定效应参数无法解释的变异或模型预测误差。随机效应主要分为个体内变异、个体间变异、场合间变异，一般假设均符合正态分布。

a. 个体内变异：又称为残差变异，指个体预测值与实际观测值的偏离。

b. 个体间变异：指个体参数值与群体典型值的偏离。

c. 场合间变异：指个体的药代动力学或药效学参数在不同研究阶段中的变异。如不同给药周期或采样周期中清除率的变异等。

3. 研究内容

群体PK/PD在经典PK/PD模型基础上，结合统计学、数学模型，考察药物的PK/PD群体特征。群体特征包括群体平均值或典型值，以及不同个体的多方面差异（生理、病理）引起的变异。

（1）群体PK/PD在药物研发领域的作用

① 优化临床给药方案：充分利用新药研发各阶段数据，对多种数据进行汇总，进行群体PK/PD分析，更准确地阐释PK/PD特征，明确PK/PD变异的因素，并基于不同给药方案选择进行研究模拟，优化临床给药方案。

② 相互作用研究：药物与药物之间、食物与药物之间的相互作用，是临床研究重要考察方向，群体PK/PD可分析相互作用的发生机制。

③ 制定新药研发策略：将群体PK/PD分析与疾病进展模型、临床研究设计等技术进行结合应用，是制定新药研发策略的核心依据。

（2）群体PK/PD在临床合理用药的应用

基于临床用药相关数据，对群体PK/PD进行建模与仿真分析，有助于给药方案选择、制定或调整，还可对长期用药患者进行依从性评估。

群体PK/PD模型结合最大后验贝叶斯法（maximum a posteriori-Bayesian，MAPB）已有许多应用案例，并在多个领域得到成功应用，是目前新药研发、精准用药领域中最成熟、应用最为广泛的技术手段。

二、药代动力学－药效学模型

药代动力学和药效学是经时进行的密切相关的动力学过程。PK、PD结合建模，可同时联合探讨机体对药物的作用以及药物对机体的作用，从而更为全面准确地阐释药物效应随剂量（浓度或暴露）经时变化的规律。PK/PD模型的关联方式主要有以下类型。

1. 直接连接和间接连接

（1）直接连接PK/PD模型

直接连接PK/PD模型指给药后血药浓度与作用部位的药物浓度能迅速达到平衡，血药浓度与药物效应间具有明确的连接关系，药物峰浓度和最大效应同步，效应没有滞后现象，血药浓度可直接作为药物效应的输入函数建立PK/PD模型。

（2）间接连接PK/PD模型

间接连接PK/PD模型指给药后血药浓度与作用部位的药物浓度没有直接的相关性，药物效应明显滞后于血药浓度，PK/PD需要经过一定的时间方可达到动态平衡。采用效应室的药物浓度作为药物效应的输入函数建立PK/PD模型。

直接连接模型和间接连接模型均反映药物效应与其作用部位的药物浓度直接相关，只是血药浓度与作用部位的药物浓度的相关性不同。

2. 直接效应和间接效应

（1）直接效应PK/PD模型

直接效应PK/PD模型指药物到达作用部位后可以立即产生效应，没有效应延迟或提前的现象。

（2）间接效应PK/PD模型

间接效应PK/PD模型指药物效应与其作用部位的浓度没有直接的相关性，相对于药物浓度等暴露参数具有一定的延迟，其药物浓度-效应曲线分别呈现顺时针滞后环或逆时针滞后环特征。

3. 非时间依赖性和时间依赖性

（1）非时间依赖性PK/PD模型

非时间依赖性PK/PD模型指药物的效应只取决于作用部位的药物浓度，药效学参数不随时间而发生变化。大部分药物可以通过这种模型描述。

（2）时间依赖性PK/PD模型

时间依赖性PK/PD模型指作用部位的药物浓度相同的情况下，不同的时间可以产生不同的药物效应。如增敏或耐受等现象。

三、模型引导分析

1. 模型引导的药物研发

模型引导的药物研发（model-informed drug development，MIDD）是指通过采用建模与模拟等技术对生理学、药理学以及疾病过程等信息进行整合和定量分析研究，从而指导新药的研发和决策。通过预测药物效果，提高药物研发效率与质量，并减少不必要的受试者暴露，保障受试者安全。

药物研发过程中，常用的模型种类包括但不限于：群体药代动力学（population pharmacokinetics，PopPK）模型、药代动力学/药效学（PK/PD）模型、群体药效学

（population pharmacodynamics）模型、暴露-效应关系（dose-exposure-response）模型、基于生理的药代动力学（physiologically based pharmacokinetics，PBPK）模型、疾病进展（disease progression）模型、基于模型的荟萃分析（model-based meta-analysis，MBMA）等。

在创新药上市前整个临床研究过程中，建模与模拟等技术在多个关键决策中发挥重要作用。通过模型引导的药物研发模式（图13-1），不断积累数据，尽早分析暴露-效应关系及其影响因素，为选择最佳人群/亚人群、最佳用法用量、最佳给药时间等提供依据，有助于后续研发和注册[4]。

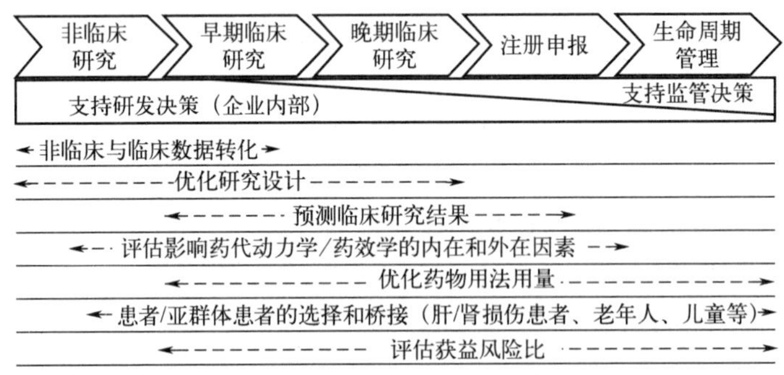

图13-1 **建模与模拟技术在药物研发生命周期中的应用示意图**

建模与模拟主要体现为模型预测结果与实测研究结果的循环递进和相互补充验证。模型分析与实测研究是一个有机整体，其关系应遵循“学习与确认”循环，通过已有信息建立模型，预测相关研究结果，然后根据后续实测数据验证模型分析结果的可靠性，判断后续研究方向。随着研发过程的推进，对模型不断更新和完善，为后续研究提供关键信息。

2. 模型引导的精准用药[5,6]

模型引导的精准用药（ model-informed precision dosing，MIPD）是通过数学建模与模拟技术，将患者、药物和疾病等相关信息进行整合分析，为患者精准合理用药提供依据。与经验用药比较，MIPD基于患者生理、病理、遗传、疾病等特征制订给药方案，可显著提高药物治疗的安全性、有效性、经济性和依从性。随着临床精准用药（个体化用药）需求的日益增长，建模与模拟等技术在临床治疗中越来越受到重视，并广泛应用。基于建模与模拟等技术，构建药物剂量-暴露-效应关系数学模型，经时定量反映药物、人体和疾病之间的关系，可为实现精准用药提供科学依据。

临床精准用药常用的模型包括但不限于：群体药代动力学（PopPK）模型、药代动力学/药效学（PK/PD）模型、群体药代动力学/药效学（population pharmacokinetic/pharmacodynamic）模型、基于生理的药代动力学（PBPK）模型、人工智能（artificial intelligence，AI）等。同时，新理论和新技术方法为临床精准用药提供了更多的手段，如定量系统药理学（quantitative systems pharmacology，QSP）、基于模型的荟萃分析（MBMA）、药物经济学模型（pharmacoeconomic modeling，PM）等。不同的建模分析技术具有不同的特点，且其发展程度、数据要求以及临床应用条件均有差异。

在解决临床实际问题时，有时可多种模型技术联用，如：①将机器学习与群体药代动力学结合，利用ML筛选更理想的协变量，提高模型预测的准确性；②若目标人群的PK/PD信息较少，可利用更为机制性的建模方法（如PBPK、QSP等）进行预测和给药方案的制订等。

MIPD在药物治疗领域较广泛的应用主要包括抗感染、器官移植术后抗免疫排斥、抗癫痫、抗精神病、抗血栓等。国内外专家共识或治疗指南推荐，针对抗菌药物万古霉素和伏立康唑、免疫抑制剂他克莫司、A型血友病的凝血因子Ⅷ治疗等，建议应采用群体PK/PD模型结合最大后验贝叶斯法（MAPB）的方法进行给药方案的设计和调整。

第四节 数据库在药理学中的发展与应用

数据库是存放数据的仓库，是一个按数据结构来存储和管理数据的计算机软件系统。数据库的存储空间很大，可以存放百万、千万甚至数亿条数据。数据库是数据管理的新方法和技术，具有能更合适地组织数据、更方便地维护数据、更严密地控制数据和更有效地利用数据等优点。

在药理学研究中，数据库是非常重要的基础软件平台之一。药物研发是在高风险领域，首先应考虑的是受试者的安全和首次上市的速度，依靠人工研究的方法，在时间和经费方面具有非常不利于研究的缺点，而且存在安全性等风险。因此，随着研究的深入，数据库不断完善，不断更新优化，极大地促进了药物研发与临床应用的蓬勃发展。数据库层出不穷，选择高水平的数据库是药理学研究的重要前提。

一、综合性数据库

生物医药领域中，随着数据库集成化，专业细分数据库不断向综合性数据库发展。药理学相关的综合性数据库，往往综合了药物化学、药理学、药物靶标、代谢酶、转运体等多种内容，为信息查询等提供了更为便捷的条件。

1. DrugBank

DrugBank数据库是由加拿大卫生研究院、阿尔伯塔大学资助的综合型免费药物和药物靶标数据库。数据涵盖范围以美国、加拿大和欧洲为主。数据库内容可以下载到本地（高级检索需要注册Advanced Search）。

DrugBank综合了药物（即化学、药理学和药学）数据与综合药物靶标（即序列、结构和途径）等信息，包含化合物（小分子化合物、蛋白质多肽药、保健品、试验药物）以及与药物相关的蛋白质（如药物靶标、代谢酶、转运体）序列。

该数据库查询包含以下信息：药品类型、药品简介、化学结构、药品成分、临床研究、药物靶标、代谢酶、转运体、载体、药品图片、批准情况、批准的处方药、国外上市商品名、药物相互作用、制造商、包装商等。DrugBank已被广泛应用于药物、药物结构数据、药物对接或筛选、药物代谢预测、药物靶标预测等信息检索。

2. PharmaPendium™

PharmaPendium™是Elsevier公司旗下的用于检索化合物在临床前、临床、上市后的代谢酶或转运体、药代动力学和安全性参数的数据库。其内容涵盖FDA批准文件（1938年至今）、EMA EPARS（1995年至今）、FDA顾问委员会会议文档、美国药物有效性评价（DESI）文档、Meyler药物副作用和相互作用百科全书、Mosby药物咨询数据库以及相关的药学文献。相关数据都经过了标准化、结构化处理，可以进行精确检索和分析，同时每一条数据都有原文的出处，可以进行下载和整理分析，确保可以追溯、查询、校验。

PharmaPendium™涵盖药物毒理学、药代动力学等广泛信息，可帮助获得药物非临床和临床研究数据，以及药物上市后的临床数据（特别是安全性信息），为新药研发初期及时详细了解到可预见的风险等提供重要支持。

目前该平台模块包括：药代动力学数据、代谢酶与转运体数据、药物安全数据、FDA不良事件报告系统、化学结构检索模块、药效数据检索模块、药物活性数据检索模块等。可供检索、筛选的药物代谢酶和转运体参数包括：药物名称；产生的代谢物；CYPs；第二阶段酶；C_{int}；K_{m}；V_{max}；转运体和对转运体的影响；药物作为底物、诱导剂、抑制剂；DDI研究；伴随药物；剂量；通路；物种等。

凭借可检索的FDA/EMA药物批准文件和可比较的药物安全性、药代动力学、疗效、代谢酶及转运体数据，PharmaPendium™可用于：①更准确地对候选药物的毒性进行风险评估。②详细地评估候选药物的PK参数和属性。③更准确地评估应当使用的最佳动物模型，以及研究成果如何运用到临床中。④快速评估潜在的药物相互作用风险。⑤提高向监管当局成功提交的概率。⑥通过优化样本容量、主要/次要终点和研究设计的选择，改良临床试验设计。

在药物安全和相互作用方面，PharmaPendium™可提供基于监管的比较数据，通告上市前及上市后的药物安全性动向，可帮助：①查找并导出上市后安全数据，以提高PV报告要求。②识别安全信号以及上市后表现明显的药物相互作用问题。③预测药物相互作用问题，以确保更有效的风险管理策略。④预测临床研究和上市后存在的潜在安全风险。

3. KEGG数据库

KEGG（Kyoto Encyclopedia of Genes and Genomes）是由日本京都大学和东京大学联合开发的综合数据库，是基因组测序和其他高通量实验技术生成的大规模分子数据集的整合和解读的突出参考知识库，可用来查询代谢途径、酶（或编码酶的基因）、产物等，也可通过BLAST比对查询未知序列的代谢途径信息。KEGG主要通过Web界面进行访问，同样也可通过本地运行的Perl或Java程序进行访问，使用方便。KEGG是一个数据库资源，可进一步细分为16个主要的数据库。其中，KEGG PATHWAY数据库是一个代谢通路集合的数据库，包含以下几方面的分子间相互作用和反应网络：

① 新陈代谢：包括糖代谢、能量代谢、脂质代谢、核苷酸代谢、氨基酸代谢等相关通路。

② 遗传信息加工：包括转录、翻译、折叠、分选、降解、复制和修复等相关通路。

③ 环境信息加工：包括膜转运、信号转导、信号分子相互作用等相关通路。

④ 细胞过程方面：包括运输和代谢、细胞生长和死亡、细胞群落、细胞运动等相关

通路。

⑤ 生物体系统方面：包括免疫系统、内分泌系统、循环系统、消化系统、神经系统等相关通路。

⑥ 人类疾病方面：包括肿瘤、免疫性疾病、神经变性疾病、心血管疾病、内分泌代谢性疾病、药物抗性等相关通路。

⑦ 药物开发方面：包括抗感染药、抗肿瘤药、神经系统药物等相关通路；另外还包含靶向药物的相关通路，比如G蛋白偶联受体通路、核受体通路、离子通道通路、转运体通路、酶通路等。

4. CDDI：药物早期研发情报数据库

CDDI（Cortellis Drug Discovery Intelligence）是专门为制药行业的研究人员打造的可靠、翔实的事实型数据库。数据库中包含具有生物学活性的物质以及化药/生物制品逾63万多个；数据库可以根据多个模块（作用靶标，药理数据，药代动力学数据，药物相互作用，临床研究等）检索，该库可以集成报告、动画解说、靶标通路图等多样的形式进行展示输出。

CDDI通过将多源生物、化学和药理学数据集成到一个药物情报平台，其主要：①专注于制药和药物开发情报；②识别、验证和确定目标和生物标志物；③了解代谢途径，预测毒性事件。应用CDDI可加速临床前开发，避免后期失败；通过广泛、深入和全面的研发情报来源确定药物提交成功的可能性，这些情报来源已通过科学家为研究人员构建的解决方案进行人工策划、验证和共享。

5. 药融云

药融云是一家以全球生物医药大数据为核心载体的全球生物医药一站式服务平台。目前发布了企业版和个人版，可全面服务于创新药、仿制药、原料药及生物医药产业链各环节。

药融云以生物医药大数据库为核心载体，提供：①医药数据库服务；②原料药产业链专用数据平台；③园区、企业信息化与数字化服务；④医药行业深度咨询服务。

药融云可提供大数据挖掘、分析服务及创新性大数据解决方案，驱动数据价值从传统业务支持转向商业决策。其数据库包括：全球药物研发数据库（8万多）、中国药品审评数据库（20万多）、全球上市药品数据库（160万多）、原料药数据库（3万多）、一致性评价数据库（12万多）、医疗器械数据库（17万多）、合理用药数据库（9万多）、全球临床试验数据库（25万多）、全球药品销售数据库等。

二、药效学数据库

1. GeneCards®：人类基因数据库

GeneCards®是一个可搜索的综合数据库，可提供关于所有注释和预测的人类基因的全面的、用户友好的信息。该数据库自动集成了来自约150个网络来源的基因中心数据，包括基因组、转录组、蛋白质组、遗传、临床和功能等信息。

GeneCards®关联的数据库有：MalaCards（The human disease database）、Pathcards（human biological pathway unification database）、GeneLoc、GeneCaRNA（The human ncRNA database）。

除了单个基因的详细“卡片”视图，GeneCards®还提供了两个功能强大的工具（GeneAlaCart和GeneAnalytics），用于处理基因集。

2. GEO：基因表达数据库

GEO（Gene Expression Omnibus）是由美国国立生物技术信息中心（National Center for Biotechnology Information，NCBI）创建并维护的基因表达数据库。作为国际公共知识库，GEO记录和免费提供由研究机构提交的微阵列、下一代测序和其他形式的高通量功能基因组数据，涵盖了目前已经发表的论文中涉及的基因表达检测的数据。

GEO是一个公共功能基因组数据存储库，支持符合MIAME的数据提交，接受基于数组和序列的数据，可帮助用户查询和下载实验和策划的基因表达谱。

GEO的主要目标：①提供一个强大的、多功能的数据库，有效地存储高吞吐量的功能基因组数据；②提供简单的提交过程和格式，支持来自研究机构的完整且注释良好的数据存储；③提供用户友好的机制，允许用户查询、定位、审查和下载感兴趣的研究和基因表达谱。

3. TTD：治疗靶标数据库

TTD（Therapeutic Target Database）是一个提供关于已知和探索的具有治疗价值的蛋白质和核酸靶标相关信息的数据库，包括靶向疾病、介导的生物学通路和针对这些靶标的相应药物等信息。该数据库的全部数据均有参考文献来源。

TTD数据库的核心是靶标数据，其余所有信息均围绕靶标展开。

① 治疗靶标分为成功靶标（至少对应一种批准的药物）、临床试验靶标（对应临床试验药物，但没有批准的药物）、专利记录靶标（在专利和后续文献中引用）和文献报道的靶标、基于化学结构的活性优化靶标等。

② 针对靶标的结合靶向结合药物，分为Approved Drugs、Clinical Trial Drugs、Prodrugs以及Nature-derived Drugs等。

4. TCGA：癌症基因数据库

TCGA癌症基因组图谱项目（The Cancer Genome Atlas）由美国国家癌症研究所（National Cancer Institute，NCI）和美国人类基因组研究所（the National Human Genome Research Institute）开始于2006年。

TCGA是一个具有里程碑意义的癌症基因组计划，对超过20000种原发癌症进行了分子特征分析，并与33种癌症类型的正常样本进行了匹配，包含转录组表达、基因组变异、甲基化、临床等非常丰富的数据。作为目前最大的癌症基因数据库，庞大的样本量、多样化的数据类型以及规范的数据格式使其成为癌症研究中的首选数据库。TCGA已经提高了诊断、治疗和预防癌症的能力，将继续公开供研究界的任何人使用。

5. ChEMBL：生物活性分子数据库

ChEMBL数据库是欧洲生物信息研究所开发的一个靶标与生物活性药物数据库，包含了临床试验药物和批准药物的治疗靶标和适应证。可以查询到某个靶标已报道的化合物及其活性信息，也可以查询某个化合物在哪些靶标做过的生物活性测试及其数据，数据都来源于各种已报道的文献，能够进行溯源。

ChEMBL是一个人工策划的具有类药物性质的生物活性分子数据库。它汇集化学、生物活性和基因组数据，以帮助将基因组信息转化为有效的新药。

其中，UniChem是化学结构与EMBL-EBI化学资源之间的大型非冗余数据库。可优化基于结构的超链接在化学资源之间构建和维护的效率，维护EBI化学资源之间的交叉引用。这些资源包括初级化学资源（ChEMBL，ChEBI和SureChEMBL），以及其他可能包含一些小分子信息的资源。

ChEMBL有关小分子及其生物活性的信息来自多种核心药物化学期刊，并与已批准的药物和临床开发候选药物的数据（如作用机制和治疗适应证）相结合。生物活性数据与其他数据库的数据进行交换，如PubChem BioAssay和BindingDB等。

6. PharmGKB：药物遗传学和药物基因组学数据库

PharmGKB（Pharmacogenetics and Pharmacogenomics Knowledge Base）是目前最权威最完善的药物基因组专用数据库。PhramGKB由美国国立卫生研究院（the National Institutes of Health，NIH）创建，收录了有关人类遗传变异如何影响对药物反应的信息，可以提供遗传、基因组、分子和细胞表型数据和临床等信息。

PharmGKB的信息包括但不限于心血管、肺、癌症、通路、代谢和转运研究领域的临床和基本药代动力学和药物基因组学研究数据，可帮助研究人员了解不同个体的基因变异对药物作用体现出的不同反应。

PharmGKB包含了关于基因（20000条以上）、疾病（3000条以上）以及通路（53条）的可搜索数据，还包含470个基因变异（SNP数据）影响药物代谢的详细信息。

三、药代动力学数据库

1. VARIDT：药物转运体数据库

药物的吸收、分布和排泄在很大程度上由其转运体（DT）决定。转运体的变异性包括：①表观遗传调控和遗传多态性；②物种/组织/疾病特异性DT丰度；③调节DT活性的外源因子。转运体变异性数据对于非临床、临床研究与应用，特别是精准医疗具有重要意义。

VARIDT（Variability of Drug Transporter Database）是基于TTD（Therapeutic Target Database）和ClinicalTrials.gov发布的已批准和临床研究的药物信息，由浙江大学开发的药物转运体数据库。该数据库首次发现经FDA批准的所有药物仅被177个转运体转运，同时发现了89个新型转运体，这些转运体的发现对药物的ADME研究打开了新的窗口，有助于发展新的研究方向。

VARIDT首次全面提供了药物转运体可变性的各方面信息：

① 转运体的基因多态性和表观遗传学调控，包括DNA甲基化、组蛋白修饰及miRNA和lncRNA的调控，这些信息在药物耐药性、药物个体差异及临床治疗优化中发挥关键作用。

② 转运体表达的物种、组织和疾病特异性，这些信息对平衡药物疗效与安全性、衔接临床前研究与临床试验、预测疾病与药物的相互作用具有重要意义。

③ 影响转运体的外源性因素，包括膳食成分、环境物质、小分子/生物药等，为了解药物相互作用机制和改善用药安全提供参考依据。

VARIDT可对药物转运体和药物两大方面进行检索，用户可通过药物转运体名称、转运体家族、药物名称、ICD-11（《国际疾病分类》第十一次修订本）定义的疾病分类等信息搜索相应关键词即可。VARIDT为药物的基础和临床研究提供了大数据支持，实现了对药物转运体可变性信息的交叉分析，可用于研究影响药物转运体各因素间的交互作用，同时为进一步开发新的临床药物治疗策略和实现“精准医疗”提供参考。

2. INTEDE：药物代谢酶相互作用组数据库[7]

药物代谢酶（drug metabolizing enzyme，DME）是药物安全性和有效性的关键决定因素，DME的相互作用组已引起广泛关注。相互作用组的主要类型有微生物组-DME相互作用（MICBIO）、异种生物-DME相互作用（XEOTIC）和宿主蛋白-DME相互作用（HOSPPI）。每种类型的相互作用数据对于药物代谢至关重要，多种类型的集体考虑对未来精准医疗的实践具有重要意义。

INTEDE（Interactome of Drug-Metabolizing Enzyme）数据库特点如下：

① 首次使用其代谢药物确认了相应独特的DME。

② 针对新确认的DME，全面收集了所有类型的相互作用，从而实现了多种类型之间的串扰分析，可助力于揭示疾病病因和优化临床治疗。

③ 提供了目前最为全面的DME数据（不仅全面扩大了人体DME的数量，而且首次提供了人体微生物DME的信息）及其所代谢药物的详细信息。

④ 多角度对DME相互作用组进行系统描述，并通过单一DME组合成有机整体。

⑤ 实现DME不同类型相互作用间的交叉分析，为揭示耐药和药物不良反应机制等提供重要的数据基础。

INTEDE所描述的所有DME中，约43.3%已具备开展交叉分析的数据条件。基于INTEDE所提供的庞大、相互关联且结构化的数据，并结合浙江大学药学院朱峰课题组前期开发的药物靶标数据平台、人体微生物群系数据平台等和与曾苏教授课题组联合开发的药物转运体数据平台，将最终有力推进药物ADMET的前沿科学研究。

四、中医药数据库

1. TCMSP：中药系统药理学数据库与分析平台

TCMSP（Traditional Chinese Medicine Systems Pharmacology Database and Analysis Platform）是一个独特的中草药系统药理学平台，可挖掘药物、靶标和疾病之间的关系。TCMSP药物靶标来自HIT数据库和预测算法SysDT，疾病信息来自TTD数据库和PharmGKB。该数据库平台包括活性成分的鉴定、化合物、靶标和药物靶标网络以及相关的药物靶标-疾病网络，以及天然化合物的药代动力学特性，涉及口服生物利用度、药物相似度、肠上皮通透性、血脑屏障、水溶解度等。该数据库可为研究人员从各种传统中草药中寻找候选药物提供的新资源。

2. NPASS：自然产物活性和物种来源数据库

药物的发现和发展很大程度上受益于自然。超过50%被批准的药物是天然产物或天然产物衍生物。据估计，已分离出的天然产物约有100万种，其中许多已进行了研究分析，以评估其定量的生物活性。

NPASS（Natural Product Activity and Species Source）集成整合了天然产物的物种来源、通

过实验衍生的定量活性等数据，将天然产物与生物目标连接起来，可提供天然产物的物种来源和生物活性方面的详细信息。该数据库收录了3万余种不同的天然产物（即化合物），它们来自2万多个物种（包括植物、细菌、后生动物、真菌等）。数据库收录的靶标共约6000个（其中约50%是蛋白质靶标），包括其他种类的靶标（如有机体和细胞系）。除了分离的天然产物外，NPASS记录还包括许多生物（整个生物或某些部分）在传统中药（traditional Chinese medicine，TCM）和其他传统药物中的化学成分及其生物活性。

3. HERB：本草组鉴

HERB数据库是一个集高通量实验数据和参考文献挖掘数据于一体的天然药物数据库平台，其收集的中药和化合物综合性较强。该数据库可提供中药材、中药材活性成分、靶基因、疾病、高通量实验和参考数据挖掘的浏览、搜索、查看、下载等功能。

五、生物信息学数据库

1. UniProt：蛋白质数据库

UniProt（Universal Protein）是目前全世界最强大的一种蛋白质数据库，包含蛋白质序列、功能信息、研究论文索引，整合了EBI（European Bioinformatics Institute）、SIB（the Swiss Institute of Bioinformatics）、PIR（Protein Information Resource）三大数据库资源，信息最广，资源最丰富。

通过EMBL、GenBank、DDBJ等公共数据库得到原始数据，处理后存入UniParc的非冗余蛋白质序列数据库。UniProt作为数据仓库，再分别给UniProtKB、Proteomes、UNIRef提供可靠的数据集。其中，UniProtKB数据库中Swiss-Prot是由TrEMBL经过手动注释后得到的高质量非冗余数据库，是更为常用的蛋白质数据库。

UniProt数据库主要子库包括：

① UniProtKB/TrEMBL：自动翻译蛋白质序列，预测序列，未验证的数据库。

② UniProtKB/Swiss-Prot：高质量的、手工注释的、非冗余的数据库。

③ UniParc：非冗余蛋白质序列数据库。

④ Proteomes：为全测序基因组物种提供蛋白质组信息。

⑤ UniRef：聚类序列减小数据库，加快搜索的速度。

2. STRING：蛋白质相互作用STRING数据库

STRING是已知和预测的蛋白质-蛋白质相互作用的数据库。STRING的相互作用包括直接（物理）和间接（功能）联系，它们来自计算预测、生物之间的知识转移以及其他（主要）数据库的相互作用信息。

STRING中的交互主要有五个来源：①Genomic Context Predictions；②High-throughput Lab Experiments；③（Conserved）Co-Expression；④Automated Textmining；⑤Previous Knowledge in Databases。

STRING数据库目前涵盖了来自5000余种生物的约2500万种蛋白质。

3. Metascape：基因功能注释分析数据库

Metascape是一个功能强大的基因功能注释分析数据库，能帮助用户将当前流行的生物信息学分析方法应用到批量基因和蛋白质的分析中，以实现对基因或蛋白质功能的认知。只需在Metascape网页经几步简单的操作，就可以对大批量的基因或蛋白质进行注释、富集分析以及构建蛋白质-蛋白质相互作用网络。并且构建的蛋白质相互作用网络还可以直接导出给Cytoscape使用，绘制美观、可发表的蛋白质相互作用网络图。

Metascape能够将流行的生物信息学分析应用到基因和蛋白质列表中，以便做出有效的数据驱动的基因优先级决策。可以从基因和蛋白质标识符列表中提取丰富的注释，识别统计上丰富的通路，并构建蛋白质-蛋白质相互作用网络。

Metascape还可分析多个基因列表。有别于其他流行的生物信息学数据库，Meta分析是其提供的一个重要的独特功能。

六、其他药理学相关数据库

随着药理学研究的发展，各种数据越来越丰富，相应数据库涉及药理学研究的各个领域。列表13-3汇总了部分药理学相关数据库。

表13-3 部分药理学相关数据库汇总

数据库类型	数据库名称	数据库简介
动物疾病模型数据库	国家人类疾病动物模型资源库	平台本身自主研发和收集了多物种人类疾病动物模型的资源，并进行数据库开放共享。提供现有动物模型数据以及基于疾病类型的检索，内容包括模型简介、疾病概述、实验动物种类背景、模型制作方法、模型表型数据、模型评价与验证、保存方式等信息
	药智网动物模型数据库	目前由两部分来源：①人类疾病动物模型，包括人类常见重要疾病，共21个大类397种动物模型。②南京大学模式动物研究所，提供转基因小鼠动物模型信息。数据库可通过疾病搜索与动物资源搜索进行查询或联合检索，每个数据条目都有详尽的描述信息和应用范围，为采购决策和研发提供信息
细胞模型数据库	ATCC	ATCC（American Type Culture Collection）是世界上最大的生物资源中心。可提供以下类别生物标准品：细胞株（3000多种）；菌株（15000多种）；动植物病毒株（2500多种）以及重组物质等。ATCC具有丰富的细胞培养经验，可查询细胞的具体来源、培养体系操作、细胞形态图和注意事项等，还提供专业的细胞培养指南教程供细胞培养者学习
	Cellosaurus	该瑞士数据库收录10万以上细胞系，STR位点信息齐全，细胞标注了基因突变情况。可获得细胞来源、倍增时间、基因表达情况、HLA分型、相关疾病以及亚种信息，还可获得细胞的微卫星DNA信息
	HCA	人类细胞图谱（human cell atlas，HCA）计划，旨在建成人体发育、生理、病理的完善和精细的参照系，建立全息生命信息网络。现已收录34个组织、295位供体、4500000个单细胞的测序数据，并在持续更新中。HCA数据库目前主要聚焦在正常组织，数据结果以项目列表形式呈现，主要是项目的一些基本信息（项目名、物种类型、测序平台等）以及细胞的相关信息（细胞的种群结构，或者单细胞参考图），可以提供元数据和矩阵下载用于与疾病患者数据对比，揭示致病机制

续表

数据库类型	数据库名称	数据库简介
人类疾病相关数据库	Malacards	该数据库是人类疾病及其注释的综合汇编。当前版本包括来自70多个来源的2万余种疾病的信息。每一种疾病均会显示一张带有关于该疾病的各种注释信息的“疾病卡”，集成了各种信息：疾病别名和分类、疾病状态差异表达的基因、相关疾病、症状与表型、疾病的解剖学背景、疾病相关基因、疾病相关通路、信息来源、疾病相关的基因变异、治疗疾病的药物、遗传试验、论文、疾病概要
	SC2disease	SC2disease数据库由西北工业大学开发建立，用于各种类型的疾病分析。能为研究人员提供各种疾病的各种细胞类型准确的基因表达谱资源，浏览特定的基因的表达情况、搜索细胞类型标记、寻找多种疾病的生物标志物、比较处于疾病和非疾病状态的各种类型细胞的表达谱。SC2disease数据库来源于大量的人类研究，可为研究人员提供基因、细胞和疾病层面的生物标记物百科全书
	OMIM	OMIM（Online Mendelian Inheritance in Man）数据库侧重于疾病表型与其致病基因之间的关联。数据库包括所有已知的遗传病、遗传决定的性状及其基因，除了描述疾病的临床特征、诊断、鉴别诊断、防治外，还提供已知有关致病基因的连锁关系、染色体定位等信息

第五节　人工智能在药理学研究中的应用

随着人工智能的核心要素（算法、算力及数据）的突破，特别是近年来计算机技术尤其是机器学习的快速发展，生物医药领域技术的长期积累和良好的市场前景，积极推动了人工智能在药理学等领域中的应用。

人工智能技术现已贯穿从药物靶标发现到药物上市、临床应用的全部过程，虽然其在药物靶标发现与确证、虚拟筛选与先导化合物优化、非临床研究、临床研究和临床应用等各个阶段都具有一定的先验理论和实际案例，但仍存在着诸多相关挑战和问题。

一、定义

1. 人工智能

人工智能（artificial intelligence，AI）是研究、开发用于模拟、延伸和扩展人的智能的理论、方法、技术及应用系统的一门新的科学。AI泛指模仿人类思维和认知功能的机器及相关技术。

人工智能作为二十一世纪三大尖端技术（基因工程、纳米科学、人工智能）之一，近三十年来获得了巨大的发展，在很多学科领域获得了广泛应用，并取得了丰硕的成果。

2. 机器学习

机器学习（machine learning，ML）涉及概率论、统计学、算法复杂度理论等多种学科，它通过专门研究计算机如何模拟或实现人类的学习行为，不断获取新知识或技能，重新组织已有知识结构，不断完善机器智能化性能。机器学习是人工智能的核心，是使机器智能化的根本途径。其主要内容如下：

① 如何在经验学习中改善具体算法性能的研究。

② 对能通过经验自动改进计算机算法的研究。

③ 基于现有数据或以往经验，优化计算机程序的性能标准。

3. 深度学习

深度学习（deep learning，DL）指通过学习样本数据的内在规律和表达层次，最终让机器像人一样能够识别文字、图像和声音等数据，且具有分析能力。深度学习是机器学习研究中的一个新领域。通过深度学习，发展机器学习，使其更接近或达到人工智能水平。

深度学习在搜索技术、数据挖掘、机器翻译、自然语言处理以及医药研究等众多相关领域均取得了很大进步。

4. 人工智能与药物研发

人工智能技术应用于药物研发已经引起国内外研究机构和制药行业的高度重视。随着数据化程度不断突破，在药物研发的靶标发现和确证、药物先导化合物的发现和优化、药效学、药代动力学和毒性评价等各个阶段，科研人员应用AI技术来解决药物研发中的挑战，积极提高药物研发的效率与质量。AI具有前景广阔的赋能潜力，将成为未来药物研发的关键核心技术。当前，AI技术在药物发现、非临床研究和临床研究等领域均有一定应用。

5. 虚拟筛选

虚拟筛选（virtual screening，VS）也称计算机筛选，指在进行生物活性筛选之前，利用计算机分子对接软件（AI）模拟靶标与候选药物之间的相互作用，计算彼此间的亲和力，降低实际筛选化合物数量，提高先导化合物的发现效率。

二、人工智能在药物研发中的应用

AI 技术可模拟药理学中常见的非线性关系，能解决有大量数据的复杂问题，因而得到重要的应用。Scikit-learn、TensorFlow、PyTorch、DeepChem、AMPL和cando.py等开源库的完善，积极促进了药物和AI的交叉发展[8,9,10,11,12]。

1. 人工智能用于药物虚拟筛选

应用AI 技术进行药物虚拟筛选的主要方法有：①基于配体的药物虚拟筛选方法，即通过分析已知活性分子的特征，对比待测化合物与已知活性化合物的相似性，预测其药理学性质；②基于受体结构的药物虚拟筛选方法，即模拟化合物与蛋白质靶标之间在三维空间上的相互作用，预测化合物对靶蛋白的作用方式。

（1）基于配体的药物虚拟筛选方法

AI在基于配体的药物虚拟筛选方法中不断取得进展。基于配体的药物AI筛选方法不仅适用于预测药物和靶蛋白的相互作用，也可用于预测化合物的理化性质、药代动力学性质和对基因表达谱的影响等方面。其过程与内容包括：

① 从数据库或文献中收集已知活性化合物的信息，并训练数据。训练数据可从采用的开放数据库获得，如ChEMBL、PubChemBioassay等。

② 根据分子结构选择合适的表示方法。将分子结构转化成数据（分子表示），通过计

算机进行处理，要尽可能完整、有效地表达化合物的信息。目前分子表示常用的方法包括：简化分子线性输入规范（simplified molecular input line entry specification，SMILES）、分子描述符、分子指纹等。

③ 建立生物活性和分子表示之间的关系模型，预测待测化合物的生物活性。通常假定相似的化合物能够与相应的靶标产生作用，以此构建相应AI模型。另外，也可根据化合物诱导基因表达谱，以及化合物对细胞、组织或个体的表型作用等，评价化合物的生物活性。常用的AI算法见表13-4。

表13-4 建立生物活性和分子表示之间关系的常用AI算法

AI 算法	应用
基于正则化最小二乘回归的KronRLS模型	可预测药物和靶蛋白作用的连续值，不受限于有活性和无活性的简单分类
SimBoost	利用回归树预测药物和靶蛋白的相互作用，并考虑基于特征和基于相似性的相互作用
深度学习，如：基于卷积神经网络(convolutional neural network，CNN)的WideDTA、DeepDTA[44]、DEEPScreen，基于图卷积神经网络的PADME，基于递归神经网络的DeepAffinity等	预测药物-靶标相互作用

④ 预测化合物的吸收、分布、代谢、排泄和毒性（absorption，distribution，metabolism，excretion，and toxicity，ADMET）特性。良好的ADMET特性是化合物具有成药性的前提。基于ADMET的预测，可为先导化合物进一步优化提供关键依据。部分基于AI的ADMET预测工具见表13-5。

表13-5 部分基于AI的ADMET预测工具

名称	应用
CypReact	预测 CYP450 反应产物
FAF-Drugs4	预测 PK 性质
MetStabOn	预测化合物代谢稳定性
SwissADME、HitDexter	预测理化性质和 PK 性质
vNN-ADMET、ADMETlab	预测 ADMET 性质
DeepTox、TOP	预测化合物毒性
hERG-Att	预测 hERG 阻断能力

为进一步提高ADMET性质预测的准确性，可通过深度神经网络算法探索结构特征（包括处理小分子和蛋白质结构）的有效提取，加快药物早期检测和筛选过程，大大减少研发投入和风险。

⑤ 相对于基于受体结构的虚拟筛选，基于配体的虚拟筛选方法计算量小、速度快，更适合大规模、高通量的筛选。但基于配体的筛选存在缺陷，即相似结构的化合物可能表现

出明显不同的活性，此时往往需要不同的方法进行补充，从而提高预测结果的可靠性。

（2）基于受体结构的药物虚拟筛选方法

基于受体结构的虚拟筛选方法是以靶蛋白的三维结构为基础，研究靶蛋白结合位点的特征性质及其与小分子化合物之间的相互作用模式，根据与结合能相关的亲合性函数对蛋白质和小分子化合物的结合能力进行评价，从大量的化合物分子中筛选出结合模式比较合理的、预测得分较高的化合物，用于后续的生物活性研究。其常用的方法有分子对接、药效团筛选或形状相似性筛选。基于受体的虚拟筛选通常选取多样性较好的小分子数据库，如ZINC数据库，其收录了ChemBridge、Enamine和PubChem等众多化合物数据。

AI在基于受体结构的虚拟筛选中的应用主要有：

① 优化分子对接算法。AI可优化分子对接的评分函数，在高通量的分子对接中具有一定优势。许多评分函数没有考虑溶剂化和熵效应、蛋白质柔韧性、结合的停留时间等因素，往往会影响虚拟筛选分子对接的准确性、稳定性。随着训练样本的增加，AI的准确性不断提升，可优化并超越传统的评分函数。常用的AI模型包括随机森林模型、卷积神经网络。

② 预测蛋白质结构。已测定的蛋白质结构可从PDB等数据库获取，采用AI技术可从蛋白质一级序列预测其三维结构。常用的技术有：①基于卷积神经网络AI模型的AlphaFold；②AlQuraishi开发的基于循环几何神经网络的模型。它们均取得了较理想的准确率和计算速度。另外，还可应用AI预测靶标的成药性，或从蛋白质的三维结构寻找活性口袋。AI技术积极助力基于受体结构的虚拟筛选方法的发展。

其中，AlphaFold是DeepMind开源的人工智能系统。2021年，DeepMind团队在*Nature*发文，描述了AlphaFold对人类蛋白质组的准确结构预测，其数据集涵盖了人类蛋白质组近60%氨基酸的结构位置预测，且预测结果具有可信度。这是人类在认识自然的科学探索中的一个里程碑。作为人工智能中的佼佼者，AlphaFold主要应用于医疗保健和生命科学领域，在加速药物的发现与研究等方面具有巨大潜力。

2. 人工智能生成先导化合物

随着数据库、AI算法的深入发展，当AI模型自身能够生成化合物的结构，具备创造“化合物库”的能力时，AI技术可以生成潜在的先导化合物。

将已知活性分子作为训练集，通过AI工具分析总结其特征信息，并生成相似的新分子，即AI生成先导化合物。常用的模型包括递归神经网络（recurrent neural network，RNN）、生成式对抗网络（generative adversarial network，GAN）、变分自编码器（variational auto-encoder，VAE）以及与强化学习技术相结合的方法等，详见表13-6。

表13-6 **部分人工智能工具生成先导化合物**

名称	应用
RNN、GAN	主要用于产生具有期望生物活性的分子
VAE	不仅可以生成化合物分子，还可以针对特定的期望性质优化化合物的结构
RNN	设计了类视黄醇X受体（retinoid X receptor，RXR）和过氧化物酶体增殖物激活受体（peroxisome proliferator activated receptor，PPAR）的激动剂

续表

名称	应用
GENTRL	生成DDR1激酶的抑制剂
长短期记忆人工神经网络（RNN变体）	p300/CBP靶标抑制剂
REINVENT	生成潜在的药物分子

3. 人工智能预测药物理化性质

药物的理化性质，如溶解度、分配系数（log*P*）、电离度和内在通透性等，均可间接影响药物的药代动力学特征和靶向受体。不同的AI工具可预测物理化学性质。通过在复合优化过程中产生的大量数据集训练ML程序，基于药物设计的算法（包括分子描述、势能测量、分子周围的电子密度和三维原子坐标等），通过深度神经网络（deep neural network，DNN）生成可行的分子，从而预测其理化性质。这在各种化合物性质与活性预测方面展现出了显著优势。

4. 人工智能开发靶标药物

（1）新药物靶标选择

采用网络（拓扑）方法，通过寻找将蛋白质/基因连接到特定属性的不同网络路径，归因新的蛋白质-表型或蛋白质-功能之间的联系。这类AI/ ML技术日益发展，数据集成的进步结合新的AI/ML算法和疾病因果关系建模，改变研究方式，非常适合于大数据（如组学数据集、表型和表达数据、疾病关联等）。其中，MetaPath可确定引起疾病的遗传变异或异常的组合（包括已知或未知的致病基因的情况），可为目标选择和优先排序建立无偏性的方法，可用于对新药物靶标进行优先排序。

（2）靶标药物的发现或生成

寻找、确定和制备目标分子药物的靶标是新药研发的关键。药物靶标是指药物在体内的结合位点，包括生物大分子（如基因座、受体、酶、离子通道和核酸等）。

采用传统方法发现和验证大量分子的靶标，工作量大，负担重，效率低。利用AI技术可以组合设计并评估编码的深层知识，可完全应用于靶标药物的发现或生成。研究人员通过分析靶标选择性结合均衡小分子的可能性，确定最易化学处理的靶标。如Exscientia系统可从每个设计周期的现有数据资源和研究数据中学习，通过AI药物研发平台，基于疾病靶标开发创新小分子药物，其时间和成本约为传统方法的1/4。

5. 人工智能挖掘药物

基于多种算法，人工智能可以从医药学、物理学、化学等科学领域的大量论文、专利、临床研究信息和非结构化信息中挖掘出有价值的信息。

药物挖掘的关键在于快速高效地组织和连接相关信息，并发现潜在药物的能力。AI技术通过自然语言处理算法的深度学习与优化，强化分析和理解各种来源信息，并进一步学习、探索、创建、翻译和综合相应信息，产生有价值的新结论。通过自动提取医药学信息，发现相关关系并筛选出相应的候选（潜在）药物，进一步聚焦对某些疾病可能有效的分子结构，有针对性更有效地研发新药。如Benevolent AI使用AI算法建模可将早期药物研发的时间缩短4年，并可能将药物研发的平均效率提高60%。

6. 人工智能预测药物晶型

多晶型现象指一种物质可以存在2种或以上不同晶体结构。不同晶体结构的物理化学性质存在差异，直接影响药物研发的成败。因此，药物晶型预测在药物研发中具有重要作用。

通过AI技术可有效地动态配置药物晶型，完全预测小分子药物所有可能的晶型，更有效地选择合适的药物晶型，显著缩短研发周期、降低成本。

7. 人工智能预测疾病生物标志物

疾病的发生、发展和结局的规律和机制受众多因素影响。基于生物信息学、病理生物学、临床信息等大量数据，通过AI技术可预测生物标志物和疾病的相关性，为后续疾病的治疗、药物研发提供科学依据。例如IBM Watson，作为人工智能的突出代表，可基于相关文献的广泛学习，构建模型，预测RNA结合蛋白（RNA binding protein，RBP）与肌萎缩侧索硬化（amyotrophic lateral sclerosis，ALS，俗称渐冻症）的相关性，并成功鉴定。

8. 人工智能预测上市药物新适应证

老药（上市药物）新用是临床工作者一直重点关注的领域。基于现有临床应用药物的各种信息，通过AI技术可发现其潜在的新适应证。例如IBM Watson for Drug Discovery，可通过其强大的文献阅读和认知推理能力，快速筛选出相关药物，并按最佳匹配顺序排列，获得数种候选药物，继而进行后续测试验证。

9. 人工智能应用于临床试验

无效的受试者招募和选择，以及在试验期间无法有效监测受试者，是临床试验高失败率的主要原因。AI/ML技术已开始在临床试验设计的关键步骤中部署，从研究准备到执行各阶段，显著提高试验成功率。

（1）临床试验匹配

IBM Watson开发了一个临床试验匹配系统，采用大量结构化和非结构化患者电子病历数据以及丰富的可用试验数据，为患者创建临床发现的详细档案，以与试验合格标准进行比较。该系统整合了所有需要考虑的复杂方案标准，无须手动排序和分析复杂的登记标准，并使临床医生能够优化对合格患者或对特定试验合格患者的临床试验搜索。筛查效率的提高和更有效的患者招募，有助于提高临床试验的入组目标。该系统还可以帮助管理和跟踪患者的整个招募过程，并在网络上近实时共享进展。

（2）预测临床试验结果

基于AI/ML模型技术，预测临床试验结果（通过分析复合反应、副作用等来预测成功的可能性），可提高成功率，进一步降低临床试验成本。例如，基于DL的模型被用于预测Ⅰ/Ⅱ期临床试验的结果。该技术可预测药物诱导途径的激活和相关副作用，即副作用概率和通路激活分数用于训练模型，以预测临床试验结果。也可使用单独的模型预测生物利用度和靶向相关特性（如①组织选择性；②化学特征与靶向特征相结合预测临床药物毒性）。

（3）其他

如虚拟生理人，旨在开发电子方法，以支持虚拟临床试验。这类AI/ML框架的开发可用于在不同空间和时间尺度上合成患者的生理和病理信息，最终目的是为诊断、预后、行为学和治疗计划等生成患者特定或亚人群特定的预测。

三、人工智能在个体化用药中的应用

人工智能在药物治疗中最常见的应用是为患者匹配最佳药物或药物组合，预测药物-靶标或药物-药物相互作用，优化治疗方案。

随着基因组等领域的进展，大量与疾病、健康组织、动物和细胞系相关的基因组和转录组数据更为丰富，越来越多的定量构效关系（quantitative structure-activity relationship，QSAR）可以对药物分子进行定量和分类表征。人工智能和并行处理等算法，目前取得显著发展，许多生物医学信息丰富的数据库突飞猛进，并创建多种计算工具和基于人工智能的软件包，研究人员据此开发药物决策支持系统等平台，帮助预测患者特定的药物治疗，优化剂量和药物计划，以确保患者最大可能的治疗成功和生活质量。

1. 药物联合治疗：协同作用预测

（1）单一疗法

对特定患者疾病（特别是常见新病例的复杂和孤儿疾病），理想药物的预测有许多治疗策略。单一药物决策支持系统考虑患者的所有相关医疗信息（包括基因组学和/或蛋白质组学数据），结合药物特征，预测药物与蛋白质、DNA、RNA、microRNA等生物分子的相互作用。例如：IC_{50}值预测模型，其预测值和研究值确定的遗传关系之间可达79%的一致性，支持其在研究环境之外的适用性；依赖药物化学结构和治疗相似指数的模型，通过使用SVM（一种ML方法）架构可预测新的和意外的药物-靶标相互作用。

（2）联合疗法

联合疗法对治疗复杂疾病有效，但可能增加毒性。基于人工智能的模型已被开发用于预测许多疾病的协同药物组合，包括传染病和癌症。例如基于高精度射频结构，利用药物和分子结构的联合筛选研究数据，可开发抗疟药物协同作用的预测模型。该模型预测20种药物组合具有协同作用，并进行了研究测试，其中9种组合显示出协同作用（排名最高的组合预期增效概率约62%）。

2. 药物联合治疗：药物-药物相互作用预测

药物-药物相互作用（drug-drug interactions，DDIs）是药物联合治疗时必须考虑的主要因素。DDIs预测对药物的治疗选择和给药过程非常重要，可助于减少不良反应和最大限度地提高给药效率。由于可能的药物组合数量巨大，许多DDIs直到临床应用才发现，因此，开发用于预测DDIs的AI方法非常有必要性。

目前还没有预测新型DDIs的标准方法。但开发和采用这种方法是非常必要的。基于生物学、化学和药代动力学等数据，人工智能模型被开发用于DDIs的先验检测。其中，采用ML通过计算两个分子的靶标、途径和结构的相似性等进行DDIs预测。由于每增加一种新的因素以及每增加一种药物，所需计算能力的指数增长将带来的巨大不确定性，大多数研究预测不超过两种药物的组合。如利用NB、SVM和逻辑回归ML技术，通过整合药物-药物组合的表型、治疗、基因组和结构相似性相关数据，可开发基于ML的DDIs预测模型。

3. 人工智能系统的剂量控制和药物方案优化

个体化用药是指根据患者的个体特征，结合药代动力学、药效学以及临床药物治疗指南等依据，制定个体优化的合理治疗方案。合理控制给药剂量和给药时机是实施个体化用药方案的必要条件。理想的给药方案使体内药物浓度保持恒定的平衡，高于最低有效浓度，但低于最低毒性浓度。

个体化用药通常涉及相对复杂的计算过程，与传统的基于个体、群体药代动力学研究的方法比较，AI算法在处理大样本量、挖掘协变量间的深度联系及处理复杂非线性关系等方面具有强大的能力。目前，国内外已开发了多种AI算法用于辅助临床个体化合理用药。

个体化用药是临床诊疗中的关键组成，基于AI技术开发相关系统（如iPharma个体化精准用药系统），可提高临床精准用药的水平，减少药物不良反应发生，并不断学习、不断优化，逐渐完善，提高整体临床医疗水平，为更多的患者带来获益。

（1）开发方案预测疗效

利用蒙特卡罗树启发方法可开发一个用于优化替莫唑胺剂量参数和肿瘤缩小时间的模型。基于AI技术，结合替莫唑胺的药代动力学、绝对中性粒细胞计数的最低点、骨髓抑制作用、生理因素等数据，开发的方案预测肿瘤平均收缩7.66倍，95%置信区间为7.36～7.97，有待在真实患者中进行验证。

（2）一般疾病随时间剂量反应的预测

准确预测疾病对药物的反应（如肿瘤体积），对最大限度地提高药物有效性，同时阐明疾病进展程度（药物敏感性、剂量和给药时间的关系），减少不必要的毒性，具有非常重要的作用。一种用于预测一般疾病随时间剂量反应的循环神经网络模型——循环边际结构网络（recurrent marginal structural network，RMSM）被开发。基于肿瘤体积，肿瘤生长速率，辐射剂量、敏感度和照射时间，化疗剂量及敏感性和偏差项等数据，采用AI建模估计无偏治疗反应和多步骤预测性能的能力。该模型首先对给定患者当前疾病状态的表示进行编码，然后使用解码器预测在一定时间内使用选定药物方案的治疗反应。

第六节　大数据在药理学中的发展及应用

一、定义

1. 大数据

大数据（big data）又称为巨量资料，是指传统数据处理应用软件不足以处理的大或复杂的数据集。大数据可来自各种来源的大量非结构化或结构化数据。在学术领域，大数据的出现积极促进了广泛主题的新型研究。

2. 医药大数据

医药大数据是指在医药相关领域产生的大或复杂的数据集，包括但不限于卫生防疫管理、疾病防治、医疗健康管理，以及药物的研发、生产、流通等环节产生的大数据。随着电子化、信息化持续发展，医药领域每时每刻都产生着大量形式多样的数据。基于医药大数据，通过科学、有效地利用这些数据，可实现病例共享、流行病发病预测、药物作用预测以及个体化精准医疗等，对真实世界研究、合理制定治疗方案、预防和预测疾病的发生，提高疾病防治水平、促进药物研发等具有越来越重要的作用。

3. 医药大数据分析

大数据的获得往往并没有事先通过统计学的抽样方法；它只是反映观察和追踪发生的事情相关的各种数据。大数据通常包含的数据超出传统软件在可接受的时间内处理的能力，因此，对各种大数据进行分析统计既是方法挑战，也是技术发展。随着技术的进步，新数据交流更便捷更广泛，以及全球大多数政府对数据高透明度的要求，大数据分析在现代研究中的作用越来越突出。医药大数据分析，由于其专业性、特殊性、重要性，已成为研究热点，日益受到重视。

二、大数据在药物研发中的应用

由于海量数据集、数据库、人工智能技术的迅猛发展，现代药物研发已经发展到大数据时代。随着药物研发相关数据集的动态、异构和大型化等创新建模，结合人工智能方法（如深度学习），大数据建模和分析为药物疗效和安全性等研究提供了新的解决方案。相关模型为从化学结构到体外、体内和临床研究结果的连续性及相关性分析等提供了更深刻的思路。新数据挖掘、管理和管理技术等为后续建模研究提供了关键支持[13]。

现有的人工智能计算模型，如基于定量构效关系（QSAR）方法的模型，可用于快速预测大量针对各种生物终点的新化合物，可预测简单的理化性质（如log*P*和溶解度），在预测机制简单的新化合物药代动力学性质方面相对准确，但对于复杂生物特性（如药物疗效和副作用）的模型却很不理想。QSAR建模研究存在训练集小、训练集中的研究数据错误和缺乏研究验证等关键问题，这表明只有化学结构信息和目标活性的训练集难以预测化合物的复杂生物特性。

随着组合化学的巨大进步，大型化学文库已成为新化学开发程序的主要来源，同时促进了高通量筛选（high throughput screening，HTS）技术的发展。高通量筛选是一种使用快速和标准化的方案筛选数千到数百万种化合物的过程。目前，高通量筛选通常与机器人方法相结合，大大降低了成本，为大数据的发展环境做出了重要贡献。

1. 药物研发中的大数据

基于HTS和组合化学合成，现代筛选程序产生了大量的生物数据（如药物对特定靶标的反应）。在临床研究和其他由生物学数据驱动的药物研发领域，大数据正在获得越来越广泛的认可。但对新计算技术的需求（如数据挖掘/生成、管理、存储和管理等），给研究领域带来了前所未有的挑战和机遇。

近年来，在各筛选中心发展高通量筛选技术的同时，出现了许多大数据共享平台。

（1）PubChem

PubChem是一个关于化学结构及其生物学特性的公共存储库。它包括3个子数据库：BioAssay库用于存储生化实验数据；Compound库用于存储整理后的化合物化学结构信息；Substance用于存储机构和个人上传的化合物原始数据。其更新的大量PubChem生物测定数据构成了一个公开可访问的化合物大数据资源，包括大多数药物和候选药物，以及各种目标反应信息。

（2）ChEMBL

ChEMBL是一个包含许多化合物的结构、功能、ADME和毒性数据的数据库，同时还包含了大量手工整理的文献数据。目前，该数据库包含针对12000多个靶标测试的220多万种化合物，产生了1500万对化合物-靶标对的活性数据。

（3）DrugBank

DrugBank是一个公开的数据库，包含所有已批准的药物及其机制、相互作用和相关靶标。

（4）DrugMatrix

DrugMatrix是专注于药物毒理学基因组的数据库。

（5）BindingDB

BindingDB是一个在网络上可访问的药物靶标结合数据的公共资源库。其包含的靶标被认为是药物靶标的蛋白质/酶。

2. 大数据建模的挑战

（1）活性反应与非活性反应

基于HTS产生的大数据通常是活性反应比非活性反应要少得多，特别是对于药物。在基于480万种独特化合物药理学的早期回顾中，当对1036个靶标进行测试时，只有27.5万种化合物显示出一种（或多个）活性反应，即约94%的测试结果为阴性。在公开的大数据集中，化疗药物反应最活跃，这也提示了该类药物在临床上普遍的副作用和脱靶效应。

（2）缺失数据和偏态数据

数据缺失是大数据建模的常见问题。由于QSAR模型的预测误差，在建模过程中引入了不确定性。当处理异构和复杂数据（如临床数据）时，需要采用先进的统计方法，如多重填补法（multiple imputation，MI）和Adhoc法。为了反映HTS数据的偏置性质，在建模过程中应该重视活动结果而不是非活动结果。使用机器学习方法建模需要使用各种方法（如缩减采样），对偏态训练集进行预处理，以平衡活动和非活动结果。

3. 人工智能与大数据在药物研发中的发展

（1）线性回归

在药物发现的早期阶段（如在20世纪90年代之前），线性回归是模型开发的常用计算方法，用于建模的化学描述符仅限于化学结构特征（原子类型和片段描述符）。

（2）人工智能

新型化学描述符的发展（如拓扑描述符和分子指纹），极大增加了训练集计算的描述符的大小/类别，人工智能在药物研发方面取得了长足进展。描述符的选择被集成到建模（如遗传算法和模拟退火）过程中，而不是使用所有可用的描述符。

（3）机器学习

20世纪90年代到21世纪，机器学习方法常常基于k近邻、支持向量机和随机森林等非线性建模算法开发。这些方法在建模研究中频繁使用。同时，模型验证被重视，并作为建模重要组成部分。开发的模型不仅显示自相关性，而且需要通过交叉、外部和/或试验等方法进行验证。

（4）人工神经网络

21世纪初，QSAR建模和相关研究（如对接）进一步完善了AI技术。硬件计算能力的进步和药物生物数据的可用性发展，促进了新型建模技术（如大规模网络）的应用。

人工神经网络（artificial neural network，ANN）是一种受生物神经网络（如人脑中的神经网络）启发的机器学习算法，专注于变量选择过程。通过几个变量作为输入信息（如化学描述符），ANN方法以网络的形式通过关系（以权重量化）连接，形成数百个人工神经元。ANN代表了一种极好的机器学习方法，用于构建变量和目标生物活动之间的非线性关系。

（5）深度神经网络、深度学习与多任务学习

2010年左右，图形处理器（graphics processing units，GPUs）和云计算等硬件里程碑式的开发使用，直接促进了神经网络建模研究。AI技术发展了具有许多隐藏层的深度神经网络（deep neural network，DNN），以解决语音识别等挑战性的问题。

2015年谷歌DeepMind一个基于具有13个隐藏层的DNN的AI程序首次掌握并挑战了围棋游戏，并同时发表深度学习里程碑论文。

随着深度学习被应用到生命科学中，越来越验证其识别生物系统中复杂模式的能力。在药物发现方面，深度学习方法表现出明显优于其他机器学习方法。如默克公司支持的QSAR机器学习挑战以及基于DNN的计算毒性模型DeepTox等。

基于DNN的多任务学习是一种允许多个相关任务（生物学相关终点，即具有类似机制的生物活性）同时建模的方法。通过减少过拟合、解决数据偏差问题和从相关任务中识别变量，显示出优于传统QSAR模型的性能。DNN模型的高性能证明了使用深度学习方法建模大型数据集并选择有意义的特征的强大优势。

4. 临床大数据挖掘

医学公共数据库中出现了许多高质量的研究，如监测、流行病学和最终结果（surveillence，epidemiology and end result，SEER）、国家健康和营养检查调查（national health and nutrition examination survey，NHANES）、癌症基因组图谱（the cancer genome atlas，TCGA）和重症监护医学信息库（medical information mark for intensive care，MIMIC）等。由于这类大数据往往具有高度的维度异质性、时效性、稀缺性、不规则性等特征，其价值没有得到充分利用。

在整个医疗行业中，各种类型的医疗数据都在高速生成，在医疗领域应用大数据有助于提高医疗质量，优化医疗流程和管理策略。大数据趋势正在从民用医学转向军事医学。例如，美国正在探索使用其最大的医疗保健系统（军事医疗保健系统）为合格退伍军人提供医疗保健的潜力。

（1）数据挖掘

数据挖掘（data mining，DM）即数据库中的知识发现，是指提取隐藏在大量不完整、有噪声、模糊和随机的实际应用数据中的潜在有用信息和知识的过程，是数据库技术、统计学、机器学习（ML）和模式识别交叉的多学科领域。数据挖掘技术已成为医学研究的一个前沿领域，在建立疾病预测模型、评估患者风险、辅助临床决策等方面表现出色，在临床大数据研究中具有独特的优势。机器学习（ML）是数据挖掘中的主要分析方法。研究人员可通过公共数据库获得大量高质量的医学数据，并参与医学数据挖掘过程，通过生成的结果进一步指导临床实践。

（2）数据挖掘的模型

数据挖掘的模型有预测性模型和描述性模型。预测性模型用于预测其他感兴趣变量的未

知值或未来值，主要是指根据其他属性的变量值估计特定属性的变量价值；而描述性模型通常用于寻找描述人类可以解释的数据的模式，通常会产生一些具有相同或相似属性的集合。

（3）数据挖掘的方法

数据挖掘的方法主要取决于分析中是否存在因变量（标签）。

① 监督学习：带有因变量（标签）的预测是通过监督学习生成的，可通过使用线性回归、广义线性回归、比例风险模型（Cox回归模型）、竞争风险模型、决策树、随机森林（random forest，RF）算法和支持向量机（support vector machines，SVM）等来执行。监督学习中为了防止模型过拟合，数据集通常可分为训练集（用于训练模型或确定模型参数）、验证集（用于执行模型选择）和测试集（用于验证模型性能）。

a. 决策树：它是一种基本的分类和回归方法，其生成的结果类似于流程图的树状结构，可解释变量之间的强交互作用，在临床得到良好应用。如乳腺癌患者预后的预测、肾结石的诊断、心脏骤停风险的预测以及2型糖尿病风险因素的探索等。

b. RF算法：它是基于决策树集合的集成学习方法的应用。自举方法用于从训练集中随机检索样本集，自举方法生成的决策树构成“随机森林”，并基于此从集合平均数或多数投票中得出预测。其最大优点是在每个决策树节点对预测变量进行随机抽样，可降低森林中树之间的相关性，从而提高集合预测的精度。如将RF应用于医院医疗系统中存储的大数据，可为重症监护中的预测分析提供新的数据驱动方法。

c. SVM　它是一种相对较新的分类或预测方法，代表了一种不需要假设数据分布的数据驱动方法。可识别分离边界（称为超平面），以帮助分类案例。它适合高维数据或小样本数据对案例进行分类和预测，是检测慢性和复杂疾病患者的一种很有前景的分类方法。如心力衰竭患者药物依从性预测模型、糖尿病发病预测模型等。

d. 竞争风险模型：它是基于数据分布假设的经典统计模型，其中Kaplan-Meier边际回归和Cox比例风险模型广泛用于临床研究中的生存分析。在临床医学研究中，通常多个终点共存、相互竞争，生成具有竞争力的风险数据。

② 无监督学习：常见的无监督学习方法包括主成分分析（principal component analysis，PCA）、关联分析和聚类分析等，不涉及标签，主要应用于数据聚类、关联分析和主成分分析。

a. 聚类分析：分类算法需要提前“知道”关于每个类别的信息，所有要分类的数据都应有相应的类别。当数据无法满足上述条件时，可应用聚类分析来解决问题。聚类通过静态分类过程将相似的对象放入不同的类别或子集。其常用的集群技术包括分区群集、分层聚类、按密度聚类、根据网格聚类等。

b. 关联规则：关联规则可发现大量数据中项目集之间有意义的关联和相关性。识别关联规则包括：列出集合中的所有高频项；基于高频项生成频繁关联规则。因此，在获得关联规则之前，必须使用特定算法计算频繁项集。如Apriori算法基于先验原则，即在数据库事务中查找满足最小规则集和限制或其他限制的所有相关调整项。

c. 主成分分析（PCA）：它是一种广泛使用的数据挖掘方法，旨在以可解释的方式降低数据维度，同时保留数据中的大部分信息。PCA是描述性的，不需要对数据分布进行假设，是一种适应性和探索性的方法。在数据分析过程中，其主要步骤包括原始数据的标准化、相关系数矩阵的计算、特征值和特征向量的计算、主成分的选择以及综合评价值的计算。PCA常与其他统计方法相结合。在临床研究中，多重共线性现象易导致偏离多变量分析，因此，可通过PCA构建回归模型，将原始自变量替换为每个主成分作为新的自变量进行回归分析。这种方法常用于营养流行病学的饮食模式分析。在研究临床疾病的亚型和异质性时，PCA可消除可能破坏聚类结构的噪声变量，提高聚类分析结果的准确性。

③ 数据挖掘过程：数据挖掘过程分为如下几个步骤。

a. 根据研究目的选择数据库。

b. 数据提取和集成，包括下载所需数据和合并来自多个来源的数据。

c. 数据清理和转换，包括删除不正确的数据，填充缺失的数据，生成新变量，转换数据格式，并确保数据一致性。

d. 数据挖掘，包括通过传统统计或ML提取隐含的关系模式。

e. 模式评估，侧重于提取数据的关系模式的有效性参数和值。

f. 结果评估，包括将提取的数据关系模型转换为可理解的知识。

(4) 重要医学公共数据库

部分数据库见表13-7[14]。

表13-7 部分重要医学公共数据库

数据库	领域	国家	建立时间	费用
Surveillance, Epidemiology, and End Results (SEER)	Tumor	USA	1973	Partially free
Medical Information Mart for Intensive Care (MIMIC)	Intensive medical	USA	2001	Free
National Health and Nutrition Examination Survey (NHANES)	Children and adults health	USA	1999	Free
Global Burden of Disease (GBD)	Epidemic trends and burden of disease	Global	1988	Free
UK Biobank (UKB)	Health-related genetic data and phenotypic data	UK	2006	Partially free
The Cancer Genome Atlas (TCGA)	Cancer genomics	USA	2006	Free
Gene Expression Omnibus (GEO)	Sequencing and gene expression	USA	2000	Free
International Cancer Genome Consortium (ICGC)	Cancer genomics	Global	2008	Free
China Kadoorie Biobank (CKB)	Chronic diseases	China	2004	Partially free
Comparative Toxicogenomics Database (CTD)	Environmental chemicals and human health	USA	2004	Free
Paediatric Intensive Care (PIC)	Paediatric Intensive	China	2010	Free
Biologic Specimen and Data Repositories Information Coordinating Center (BioLINCC)	Cardiovascular, pulmonary and hematological	USA	2009	Free

续表

数据库	领域	国家	建立时间	费用
China Health and Nutrition Survey (CHNS)	Health and nutrition	China	1989	Partially free
China Health and Retirement Longitudinal Study (CHARLS)	Ageing and health	China	2011	Free
eICU Collaborative Research Database (eICU-CRD)	Intensive medical	USA	2018	Free
Health and Retirement Study (HRS)	Aging health and social support	Global	1992	Free

5. 临床研究

结合风险的指导，使用DL模型进行预测可避免的出院再入院、临床试验参与选择、优化患者选择和招募等，且通常与更有效的患者监测相配合，或访问患者个人数据的医疗设备并告知医疗决策。

三、药理学研究中的其他大数据领域

1. 卷积神经网络与图像建模

卷积神经网络（CNN）是一种特殊的网络建模方法，用来模拟视觉皮层内的图像。在视觉皮层中，单个神经元只对接受区中的刺激做出反应。不同的神经元可以部分重叠，覆盖整个感受野。CNN体系结构的构造方式之一是隐藏层特别擅长筛选多维输入（如从图像的数千像素中获得红、绿、蓝饱和度值）。在训练过程中，CNN方法使用预定义尺寸的内核和网格扫描图像，并学习识别某些关键特征（如人脸的线条和轮廓）。CNN方法是图像/语音识别、视频分析、语言理解和其他相关应用的基础，并成为非常受欢迎的深度学习方法之一，在医药大数据得到广泛应用。

（1）临床诊断

CNN已被用于癌症、阿尔茨海默病和心脏病等临床诊断中的图像建模。如基于组织学图像和基因组生物标记数据预测患者的癌症预后。

（2）药物发现

CNN可应用于分析研究药物检测获得的图像数据（如HTS结果）。

（3）预测配体与蛋白质的相互作用

由于其在图像识别方面的独特优势，CNN还被用于识别三维实验图像和虚拟图像，以预测配体与蛋白质的相互作用。如作为一种文本挖掘技术从生物医学文献中提取药物-药物相互作用数据。

（4）识别分子特征

CNN可被用作从药物分子图中识别分子特征的新方法。药物分子被处理为具有原子特征的二维图，再利用CNN将输入的分子图转换为新的分子特征。

（5）其他

CNN与其他计算方法相结合，以实现特定的目标。如与空间变换器网络（spatial transformer network，STN）模块结合，使神经网络可主动根据特征映射本身在空间上的转换特征，避免额外的训练或优化。使模型方法在平移、缩放、旋转及其他泛化变形等学习过程中不变性。

2. 个性化医疗及医疗保健

一种药物通常与多个靶标相互作用，包括靶标上和靶标外，从而显著影响药物的疗效和引发副作用。药物分子对个体生物系统（如患者）的干扰由各种遗传、表观遗传和环境等因素决定。为了识别这些隐藏的不同层级信息，个性化医疗被设计成对每一患者的个体特征做出反应。

个性化医疗在很大程度上依赖于对个体患者的独特特征（如分子和基因特征）的科学阐释，特别是这些特征如何使患者易受疾病影响和对治疗方法敏感。

随着在20世纪90年代末开始的生物标记研究的深入，数百种基因已被确定为与人类疾病相关。患者的遗传变异已被应用于区分个体对数十种治疗的反应，并产生相应大数据（如人类基因组计划）。计算建模已经成为个性化医疗非常重要的工具之一。

药物靶标预测、代谢网络建模和群体遗传学模式识别，是个性化医疗依赖计算建模的最新进展。

（1）精准医疗计划

在NIH精准医疗计划推动下，大量数据、数据集、数据库、大数据生成，已经出现许多共享计划以及计算建模，以支持精准医疗的扩展。如美国国家癌症研究所（National Cancer Institute）的基因组数据共享计划（genome data commons program），旨在提供一个数据存储库，实现跨癌症基因组研究的数据共享。

（2）医疗保健研究和服务

由于技术进步、公共政策努力和社区参与，生物医学大数据越来越多的以机器学习（ML）准备的数字格式提供，基于AI/ML等技术，大数据可通过开发用于临床研究和实践的数据驱动应用程序来创新和改进医疗保健研究和服务。

① 大数据的来源：基于患者登记册、大型流行病学研究、电子健康记录、电子健康应用、行政索赔、临床试验存储库、移动健康设备和分子数据库（如基因组、转录组、蛋白质组、代谢组和微生物组数据），患者登记处、国家和国际健康调查以及大型队列研究等收集的大量数据构成了医疗保健领域的大数据[15,16]。

② 大数据的可能用途

a. 帮助描述疾病的自然历史、流行病学和负担，并获取治疗地点以及治疗和结果的地区或国家差异。

b. 评估患者护理的安全性、质量和价值，并可有助于开发有关疾病机制或治疗方法的新方法。如疾病病程和治疗反应的预测模型、疾病异质性特征、药物安全性和开发、精确医学和护理成本效益等。

c. 改进监管机构对医疗产品和药物的监控。

d. 在大型医院中检测临床恶化的高风险患者，从而使干预措施能够降低死亡率。如在视网膜眼底照片中检测糖尿病视网膜病变。

e. 用于指导完善医疗（如透析护理）的政策。

f. 早期疾病预测。大数据科学可通过实现早期疾病预测，为疾病预防提供机会，并通过促进个性化治疗和患者参与数据驱动的治疗决策。

g. 产生创新应用，用于临床和研究实验室。

整体而言，大数据在医疗保健部门的应用目前尚处于早期阶段，但在了解疾病和提高医疗护理质量等方面的潜力巨大。

（钟国平）

参考文献

[1] 孙瑞元，郑青山. 数学药理学新论[M]. 北京：人民卫生出版社，2004.

[2] Arya S, Schwartz T A, Ghaferi A A. Practical guide to Meta-analysis[J]. JAMA Surg, 2020; 155(5): 430-431.

[3] 焦正. 基础群体药动学和药效学分析[M]. 北京：科学出版社，2019.

[4] 国家药品监督管理局. 模型引导的药物研发技术指导原则，2020.

[5] 中国药理学会定量药理专业委员会（焦正，等）. 模型引导的精准用药：中国专家共识（2021版）. 中国临床药理学与治疗学，2021, 26(11): 1215-1228.

[6] 国家药品监督管理局. 创新药临床药理学研究技术指导原则，2021.

[7] Yin J Y, Li F C, Zhou Y, et al. INTEDE: interactome of drug-metabolizing enzymes[J]. Nucleic Acids Res, 2021, 49(D1): 1233-1243.

[8] 刘润哲，宋俊科，刘艾林，等. 人工智能在基于配体和受体结构的药物筛选中的应用进展[J]. Acta Pharmaceutica Sinica, 2021, 56(8): 2136-2145.

[9] 刘伯炎，王群，徐俐颖，等. 人工智能技术在医药研发中的应用[J]. 中国新药杂志，2020, 29(17): 1981-1986.

[10] 宋学武，高慧儿，张弋. 基于人工智能的机器学习算法在个体化用药领域的应用进展[J]. 中国新药与临床杂志，2021, 40(10): 683-686.

[11] Eden L R, Igor F T. Artificial intelligence in drug treatment[J]. Annu Rev Pharmacol Toxicol, 2020, 60: 353-369.

[12] Alex Z, Quentin V, Tudor I O. Will artificial intelligence for drug discovery impact clinical pharmacology[J]? Clin Pharmacol Ther, 2020, 107(4): 789-785.

[13] Zhu H. Big data and artificial intelligence modeling for drug discovery[J]. Annu Rev Pharmacol Toxicol, 2020, 60: 573-589.

[14] Wu W T, Li Y J, Feng A Z, et al. Data mining in clinical big data: the frequently used databases, steps, and methodological models[J]. Mili Med Res, 2021, 8: 44.

[15] Navchetan K, Sanchita B, Atul J B. Big data in nephrology[J]. Nat Rev Nephrol, 2021, 17: 676-687.

[16] Pablo O, Silvio D, Nicolas J, et al. Big data in IBD: a look into the future[J]. Nat Rev Gastroenterol & Hepatol, 2019, 16(5): 312-321.

Analytical Pharmacology

分析药理学

D典型案例

第十四章
基于化学蛋白质组学的药物靶标发现

教学目标

1. 掌握：基于化学蛋白质组学的药物靶标发现方法的原理和流程。
2. 熟悉：化学蛋白质组学技术在药物靶标发现研究中的应用。
3. 了解：药物靶标发现技术开发的历史沿革。

第一节 概述

一、新药研发策略和药物靶标发现

在20世纪分子生物学普及之前，人们的观念中并没有靶标这一概念，因此早期的药物发现方法本质上与远古时代的偶然尝试没有太大的区别，即通过观察某种自然提取或人工合成的化合物对人体产生的影响，进而根据“表型”判断是否具有治疗效果。这种对药物作用靶标和机制上认知的缺失造成了药物临床应用历史上出现很多悲剧，例如沙利度胺导致的“海豹儿”事件。随着分子生物学的建立和发展，人们逐渐能够从分子水平上理解疾病发生的机制。这让从事药物研发的科学家，可以针对人体发生病变的“靶标”，指向性地设计化合物去纠正靶标异常的功能，从而治疗疾病。因此，现行的新药研发策略主要是基于已知的靶标开发高效、高选择性的药物，这种基于靶标的方法的优点是药物的作用机制明确，并且开发的效率高，运行成本低。在明确靶标的基础上，可以应用晶体学、计算机建模、生物化学、结合动力学、分子药理学、基因组学和突变分析等技术阐明药物如何与靶标相互作用，明确药物-靶标的构效关系（structure-activity relationship，SAR），指明药物结构优化的方向。但是，该策略的问题是药物靶标的确定和验证是药物开发过程中最耗时、最繁琐的过程，而且通过分子生物学、药理学研究所确定的单一治疗靶标往往不能保证围绕单靶标所开发的药物治疗疾病的有效性。这在发病机制复杂、多种病因协同作用的疾病如肿瘤、神经退行性疾病、非酒精性脂肪肝炎（nonalcoholic steatohepatitis，NASH）、炎症性结肠炎、病毒感染等中尤为显著。此外，针对单一靶标设计的药物实际上可能存在未被阐明的脱靶效应，即药物除了结合已知的靶标外，还能与体内多个非目标靶标的蛋白质发生相互作用继而导致毒副作用的产生。例如，治疗消化不良的5-羟色胺受体激动剂西沙必利和治疗过敏性鼻炎的H_1受体拮抗剂阿司咪唑均会引起心律失常，原因是这两种药物除了作用于靶向的受体外，还会抑制心肌细胞的hERG（human ether-*à*-go-go-related gene）钾离子通道[1]。另一个经典的案例是葡萄牙制药公司研发的脂肪酸酰胺水解酶抑制剂BIA 10-2474因脱靶效应导致了5名临床Ⅰ期临床试验受试者产生神经系统损伤，其中1名健康受试者死亡[2]。那么这种基于靶标进行药物研发的策略究竟是否有效？事实上，在1999—2008年基于靶标的药物发现所获得FDA批准的药物数目仅有17个，甚至不及基于表型筛选的原创新药（28个）[3]。这使得学术界和产业界对基于靶标的药物发现策略进行了反思，提出虽然靶标策略具有明确的分子机制和构效关系等优势，但是也限制了药物发现的范围。反之，基于表型的药物发现策略要求活性化合物能缓解症状、治疗疾病，允许它们通过未知的作用途径调节细胞和机体，这有助于发现新的、可成药的治疗靶标和信号通路靶标。例如，通过大鼠初级运动神经元的存活表型进行筛选，发现了靶向运动神经元存活基因2（survival motor neuron gene 2，SMN2）的RNA剪切修饰剂Risdiplam[4]。因此，诺华、葛兰素史克等大型制药公司开始在细胞和动物等疾病模型上进行大规模的表型筛选，以获得安全和有效的先导化合物。从历史发展的角度，尽管这样的研发策略似乎又回到了起点，但是近十年来，生物技术日新月异的发展使得我们现在具备揭示具有活性的先导化合物调控表型作用的靶标，并围绕靶标进行结构优化的能力，进而建立了新的、整合“表型筛选-靶标发现和验证-先导化合物优化”等环节的基于表型的药物发现研究模式。在该研究链条中，小分子靶标发现是至关重要的一环；而化学蛋白质组学这项蓬勃发展的技术正是当前揭示活性分子作用靶标最为高效和可靠的途径。下面将具体介绍该技术的原理及其在药物靶标发现研究中的应用。

二、基于化学蛋白质组学的药物靶标发现

蛋白质是构成生物系统的重要活性成分，是生命活动的主要执行者。目前上市的大部分药物也是通过调控蛋白质的活性、修饰或表达水平而发挥疗效的。基于生物医学领域对于细胞、组织或机体内全部蛋白质种类、丰度、定位、翻译后修饰等进行整体分析的需求，澳大利亚科学家Marc Wilkins在1994年首次提出了“蛋白质组”这一概念——它对应于基因组，目标是表征基因组所能表达的全部蛋白质。蛋白质组学被细分为定量蛋白质组学、翻译后修饰组学、蛋白质-蛋白质互作组学、空间分辨的蛋白质组学（研究膜、核、线粒体等亚细胞器中的蛋白质组）、临床蛋白质组学、质谱成像等众多分支。具体涉及细胞增殖、分化、死亡和机体的发育、衰老等生理学和包括肿瘤、炎症、心血管疾病、神经退行性疾病等病理变化过程中关键信号传导通路的发现，也为揭示疾病的诊断、药物治疗和预后的生物标记物奠定了基础。

在近几十年逐渐形成的蛋白质组学各细化方向中，有一条独特的分支。它是化学与蛋白质组学融合所形成的交叉研究领域——化学蛋白质组学（chemical proteomics或chemoproteomics）。这是一门研究在分子水平上系统表征结合特定目标小分子（包括药物）靶标蛋白质组的技术方法和应用的学科，甚至具有揭示小分子结合靶标的拓扑结构的

能力。基于化学蛋白质组学的靶标发现方法主要分为两类：一类是依赖于富集手段的靶标捕获法[5]。这类方法要求将研究的活性小分子如化学药物和天然产物固定于基质上或者衍生化为探针，通过富集手段以实现在复杂的样品中钓取并鉴定结合的靶标蛋白。另一类是不依赖于富集手段且不需要对配体进行化学改性的技术，其中代表性的药物亲和性反应靶标稳定性（drug affinity responsive target stability，DARTS）[6]、限制性蛋白酶酶解（limited proteolysis，LiP）[7]、细胞热迁移分析（cellular thermal shift assay，CETSA）[8]、热蛋白质组分析（thermal proteome profiling，TPP）[9]、蛋白质氧化速率稳定性（stability of proteins from rates of oxidation，SPROX）[10]、溶剂诱导蛋白沉淀（solvent-induced protein precipitation，SIP）[11]、靶标响应可及性变化谱（target responsive accessibility profiling，TRAP）[12]等方法，都是保留了目标小分子的天然、原始的结构，依赖小分子结合其靶标蛋白后引起靶标蛋白的某些生物物理特征发生改变，进而筛选和判定靶标。得益于这些方法的发展（见图14-1），许多活性分子的新靶标被发现，例如科学家们采用TPP的方法发现抗疟疾药物奎宁的作用机制之一是通过靶向并抑制恶性疟原虫的嘌呤核苷磷酸化酶（purine nucleoside phosphorylase，PNP）从而达到抗疟效果[13]；又如采用Kinobeads技术阐明激酶抑制剂结合的激酶谱，发现靶向EGFR和MET的激酶抑制剂卡博替尼能够结合和抑制突变型的fms样酪氨酸激酶FLT3（fms-like tyrosine kinase 3），从而用于开展治疗与FLT3突变相关的、罹患恶性急性髓细胞白血病患者的临床试验[14]。因此，化学蛋白质组学已经成为了药物靶标发现领域的支撑性技术，帮助阐明了众多药效明确而靶标不明的（候选）药物的作用机制，极大地提升了基于表型的药物研发速度和效率。

1999年
ABPP
2008年
SPROX
2009年
DARTS
2013年
CETSA
2014年
LiP−MS
2014年
TPP
2019年
SIP
2020年
TRAP

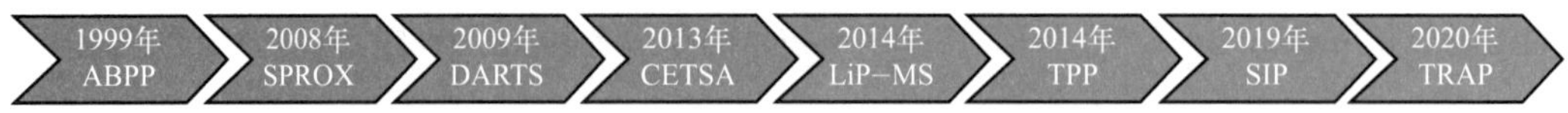

图14-1 **化学蛋白质组学方法发展沿革**

第二节 基于化学改性的化学蛋白质组学技术

化学蛋白质组学的先驱者是美国斯克里普斯研究所的Benjamin F. Cravatt教授和斯坦福大学的Matthew Bogyo教授。他们在20世纪末逐步建立了基于活性的蛋白质分析（activity-based protein profiling，ABPP）这一研究领域。其最初目的是基于酶的配体设计类似物探针用于结合靶标的富集，从而评价复杂样品中酶的活性和发现新的酶等用途。此后该技术经不断拓展，被应用于药物的靶标发现和基于靶标的新配体筛选等方面。此类技术包括直接捕获靶标的方法，通过对目标配体（药物等）进行化学修饰等改性手段获得反应性探针，再通过直接捕获靶标和蛋白质组学分析获知药物的结合靶标；而后基于配体本身和配体衍生的探针能够相互竞争性地结合靶标蛋白，又发展出竞争性的靶标发现方法，其原理是根据加入配体前后活性探针富集到的靶标蛋白丰度的改变，间接得到配体的结合靶标信息。这避免了对于目标配体的结构改造，能获得更加真实的药物靶标信息。下面将结合应用介绍基于化学改性和探针合成进行靶标发现的化学蛋白质组学技术。

一、直接捕获靶标发现技术

1. 基于探针的化学蛋白质组学技术

化学蛋白组学探针的基本结构包括目标配体（如药物）与靶标结合部分的核心结构、富集基团或报告基团以及连接二者的连接链[15]（图14-2）。根据目标小分子与其结合靶标的不同作用方式，探针中配体部分的设计分为两类：第一类是能够直接与靶蛋白发生共价结合的配体（如药物）；第二类是药物等配体与靶蛋白以非共价的形式结合，这需要在不改变活性的前提下引入额外的共价反应性基团，例如光激活基团双吖丙啶等。根据亲水性的差异，探针中间部分的连接链主要包括疏水的烷基链和亲水的聚乙二醇链。根据功能和后续研究需求的差异，探针的报告基团通常使用生物素或荧光基团。对于生物素类的报告基团可以利用链霉亲和素包被的磁珠等固相介质对共价结合了探针的靶标蛋白进行富集，然后通过质谱检测识别靶标；使用荧光基团则能对靶蛋白进行荧光标记，再基于凝胶成像对靶标进行显影，还能够可视化药物等配体在细胞内结合靶标蛋白的空间定位。

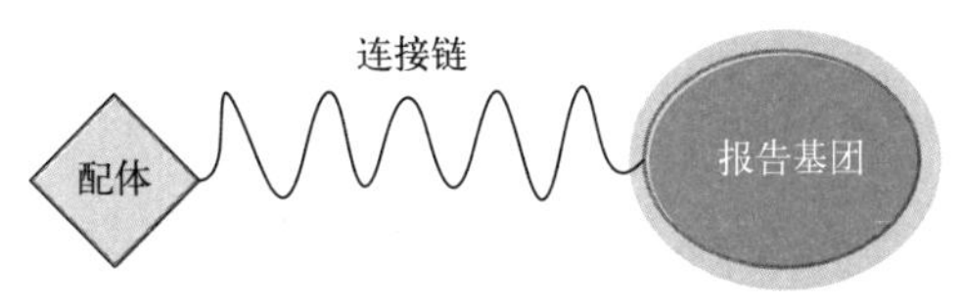

图14-2　化学蛋白质组学探针的代表性结构

为了尽可能不改变配体的原有结构，保留其与靶标结合的状态，这要求在设计探针时尽量使用简单的结构作为富集或报告基团。美国著名化学家Sharpless[16]在2001年正式提出了点击化学（click chemistry）这一合成概念，即用碳杂键（C-X-C）连接小单元结构产生新的化合物结构，并且具有产率高、有立体选择性、反应起始原料易得、反应条件简易、产品分离简单等特点。这类反应中最为经典的是Sharpless[17]和Meldal[18]又开发出的铜催化叠氮炔烃环加成反应[Cu(Ⅰ)-catalyzed azide alkyne cycloaddition，CuAAC]，这一反应可以在温和的条件下进行，极大地拓展了点击化学在生物学领域的应用。Bertozzi[19]进一步开发了无需铜催化的炔烃-叠氮点击化学反应（将普通炔烃替换为环辛炔），有效地避免了外源金属造成的细胞毒性，使其更加完美地应用于生物正交化学领域。鉴于三人在“点击化学和生物正交化学”方面所做出的卓越贡献，三位科学家共同获得了2022年诺贝尔化学奖。也正是随着该项化学技术的发展，科学家们提出将化学蛋白质组学探针中的报告基团替换为反应惰性、体积较小的点击化学反应基团，如炔基。这有利于使探针保持配体原有的化学结构和生物学活性，增加探针结合和标记靶标蛋白的效率，捕捉小分子配体的真实结合靶标。

完成探针的设计后，如图14-3中所示，后续的主要流程包括：①将携带点击化学反应基团的探针与细胞或组织样品中的蛋白质进行孵育并标记靶标；②使用铜催化的炔烃-叠氮环化反应对结合靶标的探针进行荧光基团或其他可检测基团的标记，也可以将探针连上生物素等富集基团，再进行靶标富集实验；③进行凝胶电泳、免疫印迹检测（针对连接荧光基团或生物素基团的探针），平行进行定量蛋白质组学实验，对探针结合的靶标蛋白质组进行鉴定和筛选[20]。

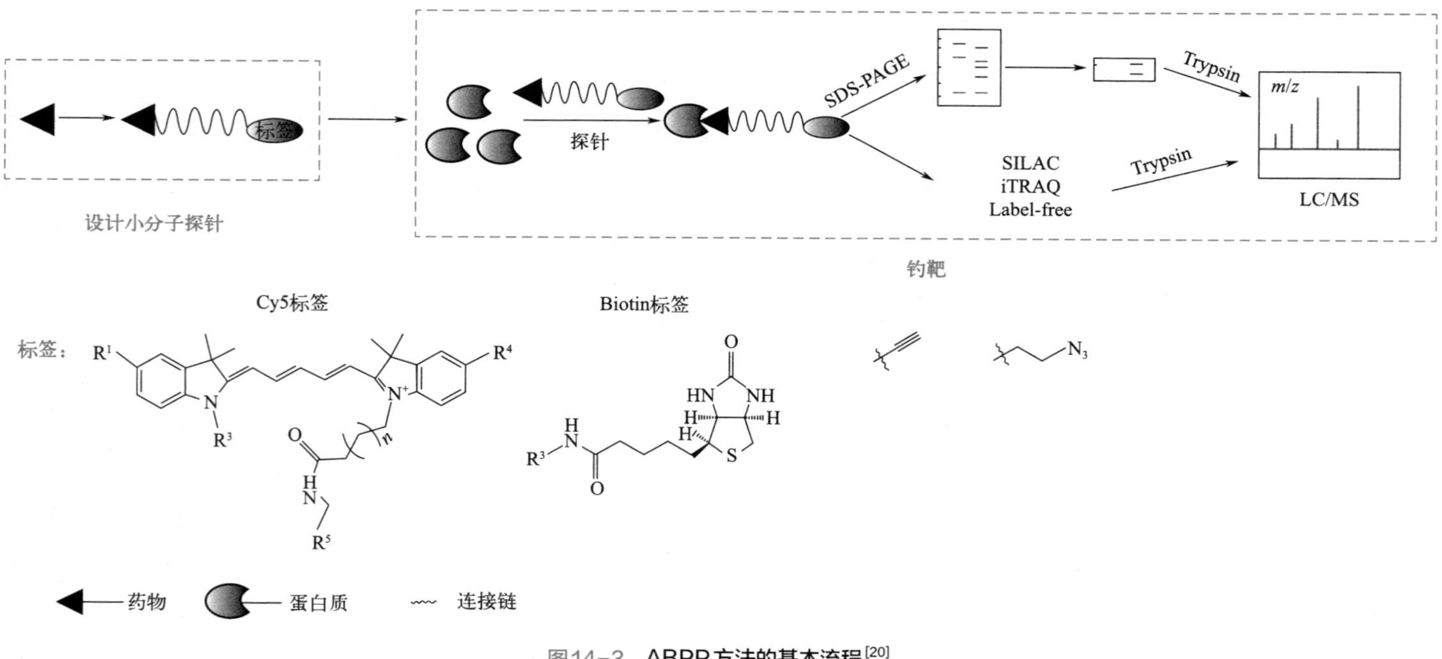

图14-3 ABPP方法的基本流程[20]

设计小分子探针，利用探针对靶标进行标记，使用基于凝胶电泳的方法对探针连接的靶标进行分离和成像或基于蛋白质组学技术对靶标进行富集和鉴定

2. 基于化学蛋白质组学探针的靶标发现应用

基于化学蛋白质组学探针的靶标发现技术已经广泛用于阐明化学药物、天然药物和内源性代谢物的靶标组。本节将介绍其揭示二甲双胍的药效机制，以及发现内源性脂质结合药物靶标从而阐明脂质代谢调控药效的新机制这两个研究案例。

（1）老药新用——二甲双胍

众所周知，新药研发周期长、成功率低，以小分子药物为例，从体外细胞模型上筛选有活性的化合物，到最终的临床应用，需要长周期的成药性评价等艰难历程，而已经获批上市的“老药”的药物安全性和代谢性质已经获得验证。因此，对老药的新靶标的发现和新适应证的开发是药物靶标发现的临床转化中非常重要的一类应用。

二甲双胍是治疗2型糖尿病的经典药物，但是随着近年对二甲双胍其他药理作用的逐步探索，发现其能够靶向多种器官，发挥增加脂肪消耗、缓解脂肪肝的作用，甚至对恶性肿瘤也有一定的抑制效果，被称为“明星”药物，但其作用的靶标尚不明确。以往的研究中报道了二甲双胍能够通过激活AMPK（adenosine 5′-monophosphate-activated protein kinase）行使上述的诸多功效，然而对于它激活AMPK的机制仍不明确。为了回答这一科学谜题，林圣彩团队利用化学蛋白质组学探针，试图揭示二甲双胍激活AMPK的作用靶标[21]。首先，研究人员发现在小鼠原代肝细胞上给予临床剂量的二甲双胍会导致溶酶体v-ATPase（vacuolar H^+-ATPase）的功能被抑制，推测二甲双胍在溶酶体中可能存在潜在靶标。接着，他们设计了包含光激活基团和炔烃基团的二甲双胍探针，将小鼠胚胎成纤维细胞（mouse embryonic fibroblast，MEF）中提取的溶酶体裂解，加入二甲双胍探针孵育，经光激活后使得探针共价结合其邻近的靶标蛋白，再利用点击化学反应，将生物素基团连接于探针上，继而利用链霉亲和素与生物素的高亲和力对生物素化探针连接的靶标蛋白进行富集，利用质谱鉴定到367个结合蛋白。其中113个蛋白质通过探针富集后的蛋白质印迹（Western blot）实验得到验证，再对这113个蛋白质分别进行基因敲除，发现了*PEN2*敲除后再给予低剂量的二甲双胍对AMPK的激活效果以及对v-ATPase的抑制作用消失；此外，在PEN2的免疫共沉淀实验中又发现了v-ATPase的辅助蛋白ATP6AP1。通过后续生物学实验，研究人员们发现了二甲双胍通过结合PEN2，与ATP6AP1形成复合物，导致v-ATPase活性受到抑制从而激活AMPK的调控机制[21]。图14-4为二甲双胍及其靶标发现流程。

蛋白质
UV
蛋白质
点击化学
蛋白质

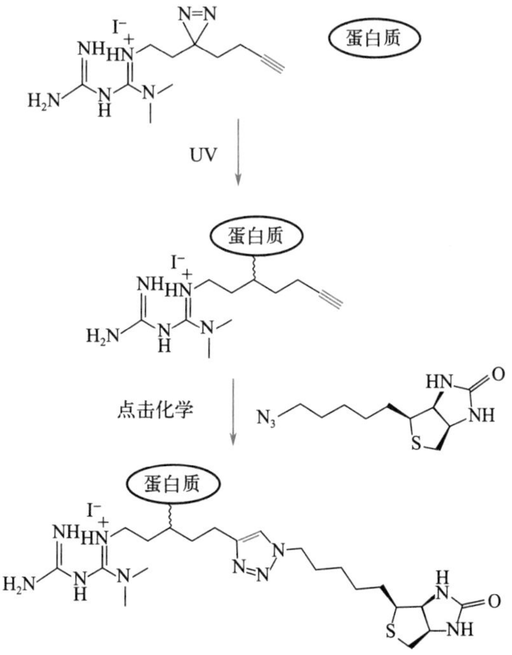

图14-4 二甲双胍及其靶标发现流程[21]

（2）内源性脂质的靶标发现

人体内具有调控生理、病理进程效果的内源性代谢物是药物设计的模板，而揭示其靶标是挖掘新药物靶标的途径。Niphakis等[22]基于花生四烯酸等脂质设计了探针以阐明其相互作用靶标。探针的结构包括花生四烯酸的核心结构，可光激活的双吖丙啶基团和可发生点击化学反应的炔烃基团。图14-5（a）中展示了在不同位点引入双吖丙啶和炔烃基团的花生四烯酸探针AA-DA、AEA-DA和A-DA。获得探针后，将探针与HEK293T细胞裂解液预孵育，经光激活后使得探针连接靶标，再利用点击化学反应使探针连接生物素，使得靶标通过探针携带上生物素基团，再利用链霉亲和素进行靶标的富集，经质谱鉴定，发现了数百个靶标蛋白。其中酶和转运体占总靶标蛋白的57%，更有四分之一的蛋白质被认为是经典的药物靶标。那么花生四烯酸等脂质确实能结合药物靶标吗？研究人员进一步利用脂质探针与经典药物如FK866（NAMPT抑制剂）、Avasimibe（AOAT1抑制剂）、Ro 48-8071（LSS抑制剂）等进行竞争性实验［如图14-5（b）］。首先，利用定量蛋白质组学技术——细胞培养条件下稳定同位素标记技术（stable isotope labeling with amino acids in cell culture，SILAC）得到轻重标标记的A549细胞，在轻标组中只给予脂质探针，在重标组中同时给予脂质探针和药物分子，经光激活后使得靶标连接探针，再将两组细胞裂解并混合，经质谱分析比较各组轻重标比例（SILAC ratio），发现由于共孵育的药物的竞争，脂质探针富集的药物靶标的丰度降低，从而确证了花生四烯酸等脂质可以竞争性地结合药物靶标，从而影响药物的治疗效果，展示出调控脂代谢对疾病治疗的潜力[22]。

二、竞争性靶标发现技术

尽管基于目标配体的探针直接捕获靶标的方法应用广泛，但是该技术要求对目标配体（如药物）的结构进行修饰，有影响配体与靶标的结合从而导致发现假阳性靶标的风险。因此，研究人员们提出了基于探针的竞争性靶标发现策略，规避直接捕获策略需要的化学改性。其原理是将配体（如药物）和配体衍生化的探针共同孵育后，由于两者竞争性地结合靶标，将使得探针与药物共孵育组相较于单一孵育探针组所富集到的靶标的丰度显著下降，从而间接地获得药物的结合靶标信息。以下将介绍竞争性的靶标发现策略用于激酶抑制剂药物的研究示例。

激酶是重要的药物靶标。近二十年来，美国FDA批准的小分子激酶抑制剂共有71种（如图14-6），主要用于治疗肿瘤以及类风湿关节炎等[23]。由于激酶类药物的设计多数靶向激酶的ATP结合口袋，而激酶的ATP结合口袋结构较为类似，这就使得激酶抑制剂类药物易于产生脱靶以及作用靶标不明确等问题。另一方面，针对已知激酶靶标设计的药物可能通过作用于其他的未知激酶靶标发挥功能，而明确新的药效靶标意味着发现新靶向药物的潜力。因此，阐明激酶抑制剂的真实作用靶标意义重大。

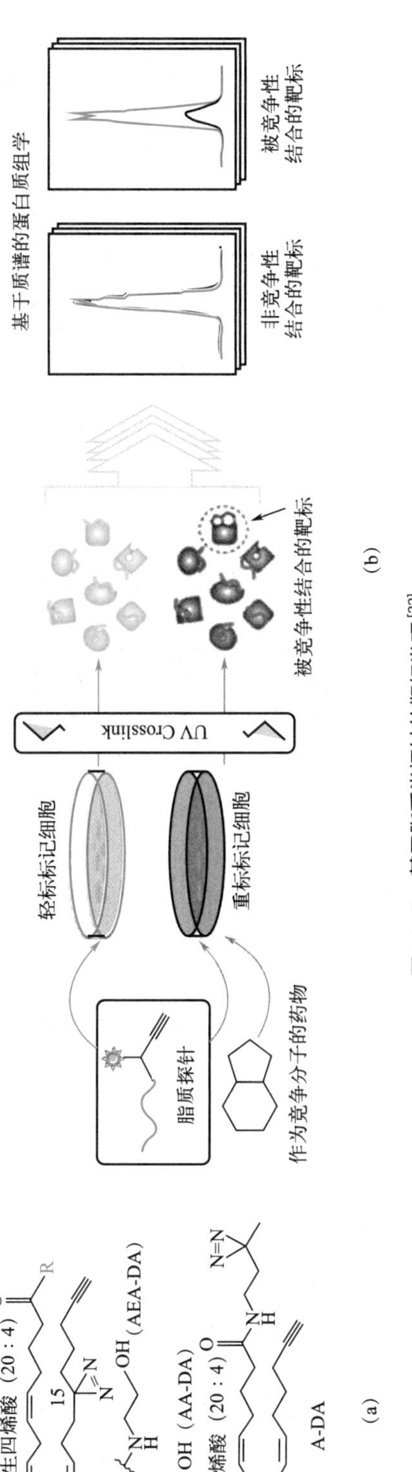

图14-5 **基于脂质类探针的靶标发现**[22]

（a）花生四烯酸及酰胺衍生的探针；（b）脂质探针用于可配体蛋白发现的工作流程

彩图14-5

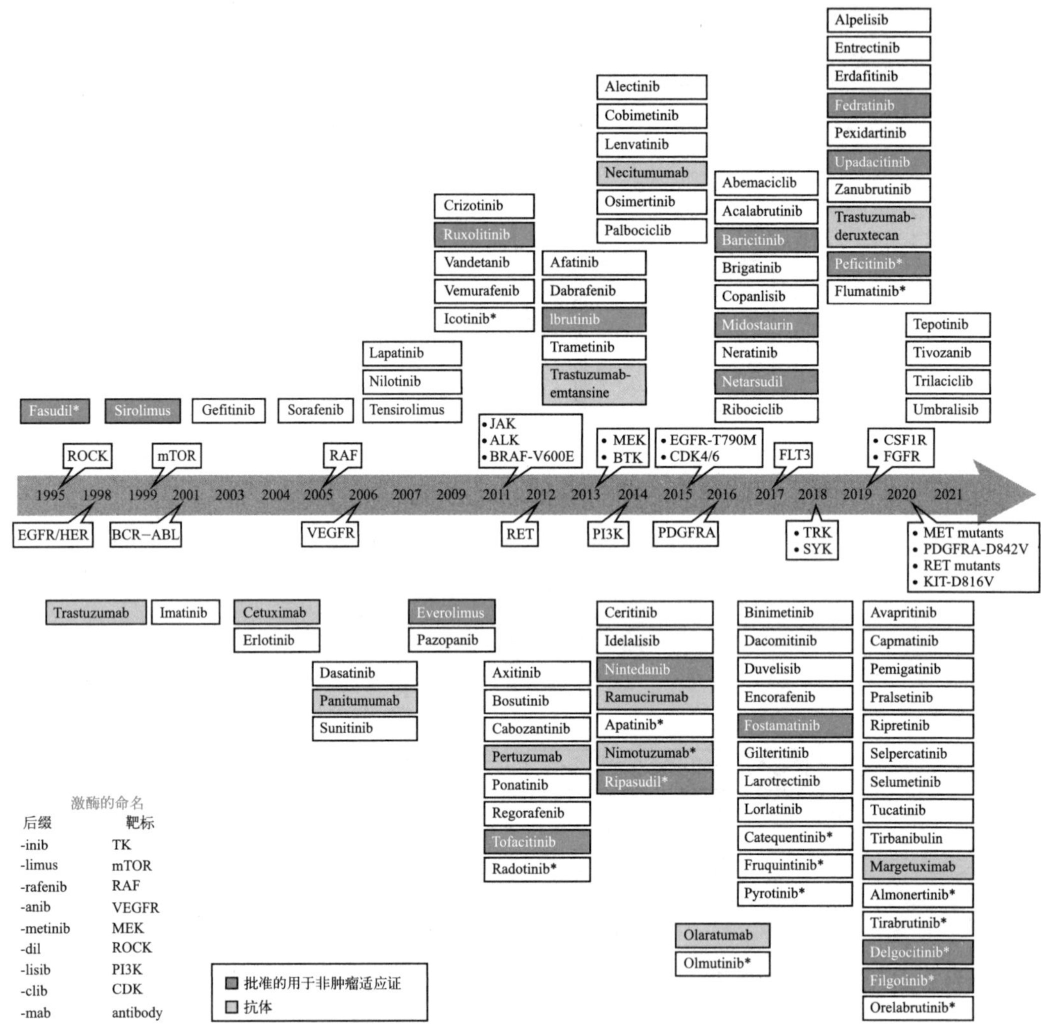

图14-6　**历年来美国FDA批准的激酶抑制剂（包括小分子和抗体）**[23]

为了高效地揭示激酶抑制剂类药物的靶标，Bantscheff等[24]开发了kinobeads技术。其工作原理是将多种广谱激酶抑制剂分别固定在磁珠等固相基质上，再进行组合。这使得磁珠能够结合样品中多种激酶的ATP结合口袋，实现对整个激酶（蛋白质）组的覆盖。那么如何进一步用于特定激酶抑制剂的靶标发现呢？首先，向对照组加入kinobeads富集激酶组，而向实验组同时加入梯度浓度的激酶抑制剂和kinobeads。由于激酶抑制剂会与kinobeads竞争性地结合它靶向的激酶，这将导致实验组中kinobeads富集到的特定激酶亚群的丰度降低；通过定量蛋白质组学技术高通量地筛选出随着共孵育的激酶抑制剂浓度升高由kinobeads富集的蛋白质丰度呈剂量依赖性降低的激酶，这些激酶即为抑制剂的直接结合靶标。通过拟合剂量——kinobeads富集的丰度曲线可评价抑制剂与其靶向的激酶的结合亲和力，实现从全激酶组的水平揭示激酶抑制剂在复杂的细胞体系中结合的激酶靶标（图14-7）[25]。

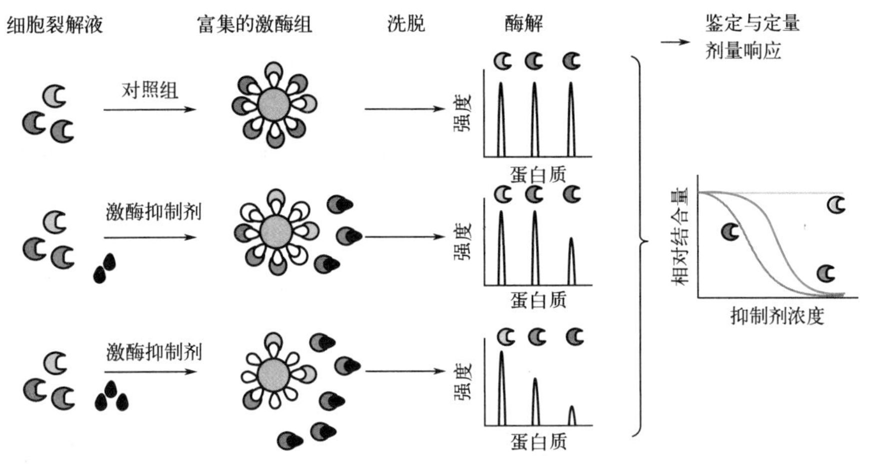

彩图14-7

图14-7 Kinobeads技术发现靶标示意图[25]

基于Kinobeads技术，2017年Klaeger等[14]在*Science*上系统性地描绘了243个激酶抑制剂（包括上市和处于临床研究阶段的药物）靶向的激酶谱（图14-8）。研究发现激酶抑制剂主要靶向包括PKA（protein kinase A）、PKG（protein kinase G）、PKC（protein kinase C）的AGC激酶组，CAMK（Ca^{2+}/calmodulin-dependent protein kinase）激酶组，CK1（casein kinase 1）激酶组，包括CDK（cyclin-dependent kinase）、MAPK（mitogen-activated protein kinase）、GSK（glycogen synthase kinase）的CMGC激酶组，以及传统的酪氨酸激酶组（tyrosine kinase）等。另外，该激酶谱图展示了靶向EGFR、MEK等抑制剂的高选择性，而靶向酪氨酸激酶的抑制剂的选择性相对较差。这项大规模的激酶抑制剂全激酶谱的研究对于深入理解激酶类药物的作用机制，避免药物毒副作用的发生以及老药新用等方面都有着重要的参考价值。

挖掘激酶谱的信息能够指导老药新用的转化研究[14]。例如，聚焦靶向MET/VEGFR的上市药物卡博替尼（cabozantinib），它在临床上用于甲状腺髓样癌和晚期肾细胞癌的治疗，而通过Kinobeads技术展示出卡博替尼对突变型的fms样酪氨酸激酶3（fms-like tyrosine kinase 3-internal tandem duplication，FLT3-ITD）也有较好的亲和力。这引导研究者转而思考运用卡博替尼治疗以FLT3-ITD突变为特征的急性髓系白血病患者亚群（acute myeloid leukemia，AML）的潜力。如图14-9，对于不同AML细胞株分别给予卡博替尼、两种突变型FLT3的抑制剂奎扎替尼（quizartinib）和克莱拉尼（crenolanib）作阳性对照以及戈伐替尼（golvatinib，靶向MET/VEGFR）作阴性对照，结果表明表达突变型FLT3的AML细胞系（MOLM-13、MV-4-11、MM-6和KASUMI-1）对卡博替尼、奎扎替尼和克莱拉尼均敏感，且较戈伐替尼更敏感；而表达野生型FLT3的细胞（OCI-AML3、HL-60、KG-1a和THP-1）对上述抑制剂均不敏感。上述结果共同提示卡博替尼是突变型FLT3的抑制剂。此外，在异种移植MOLM-13细胞的小鼠模型上，与未经治疗的对照组相比，卡博替尼显著抑制了接种MOLM-13细胞的生长，小鼠的存活率显著提高，证明已上市药物的新靶标的发现具有临床应用于新靶标关联的疾病治疗的“老药新用”的潜力[14]。

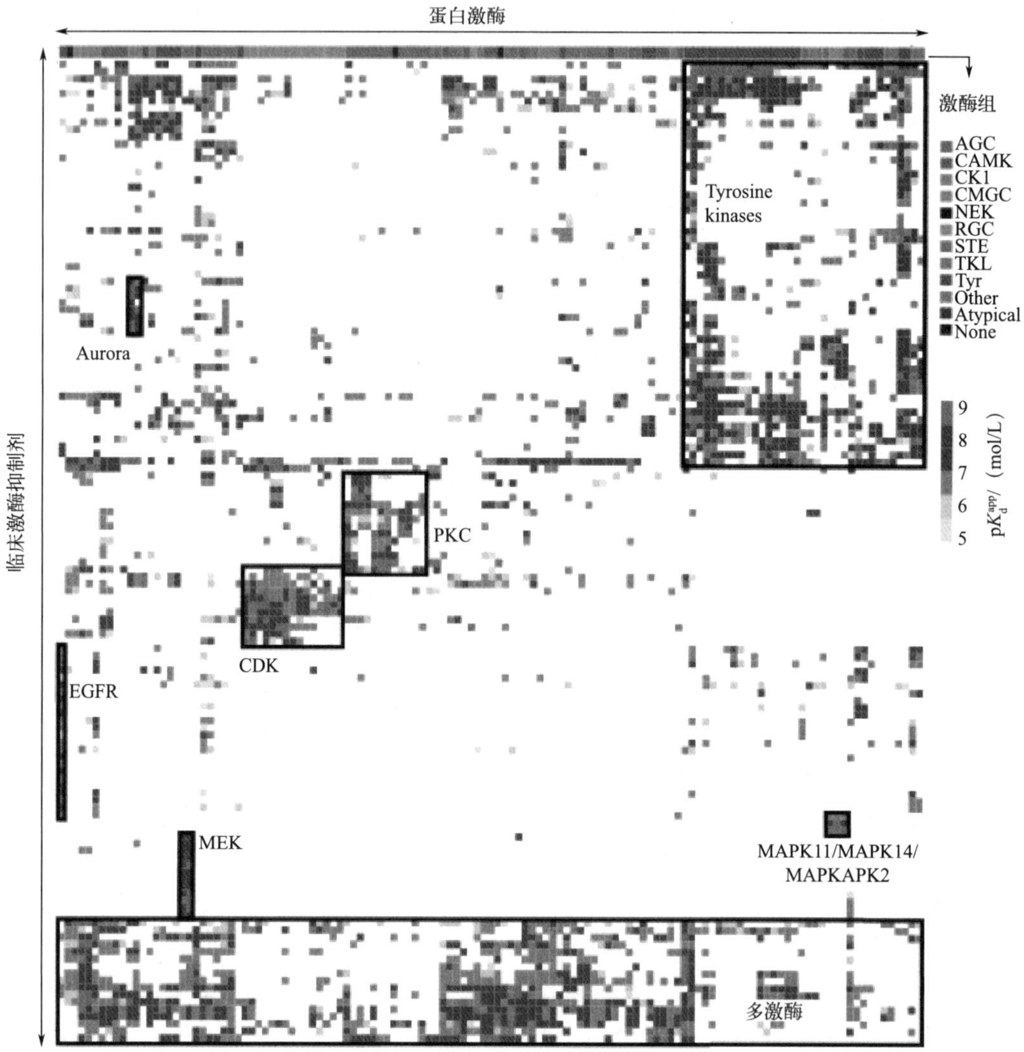

蛋白激酶
临床激酶抑制剂
激酶组
AGC
CAMK
CK1
CMGC
NEK
RGC
STE
TKL
Tyr
Other
Atypical
None
9
8
7
6
5
pK_d^{app} /（mol/L）
Tyrosine kinases
Aurora
PKC
CDK
EGFR
MEK
MAPK11/MAPK14/MAPKAPK2
多激酶

彩图14-8

图14-8 243个激酶药物所靶向的全激酶组[14]

MOLM-13
MV-4-11
活细胞/%
100
50
0
克莱拉尼
卡博替尼
奎扎替尼
戈伐替尼
DMSO
−9
−8
−7
−6

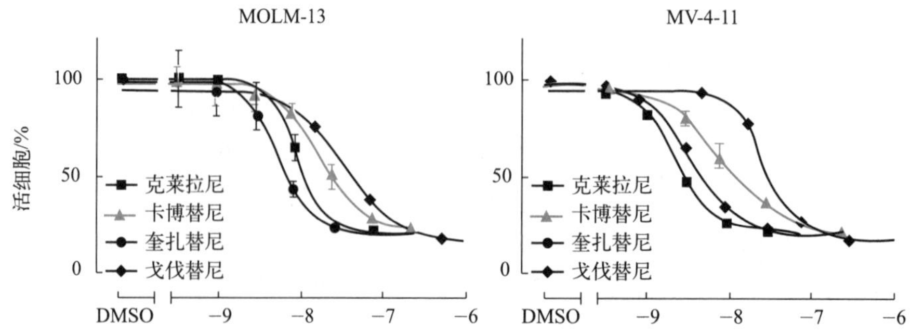

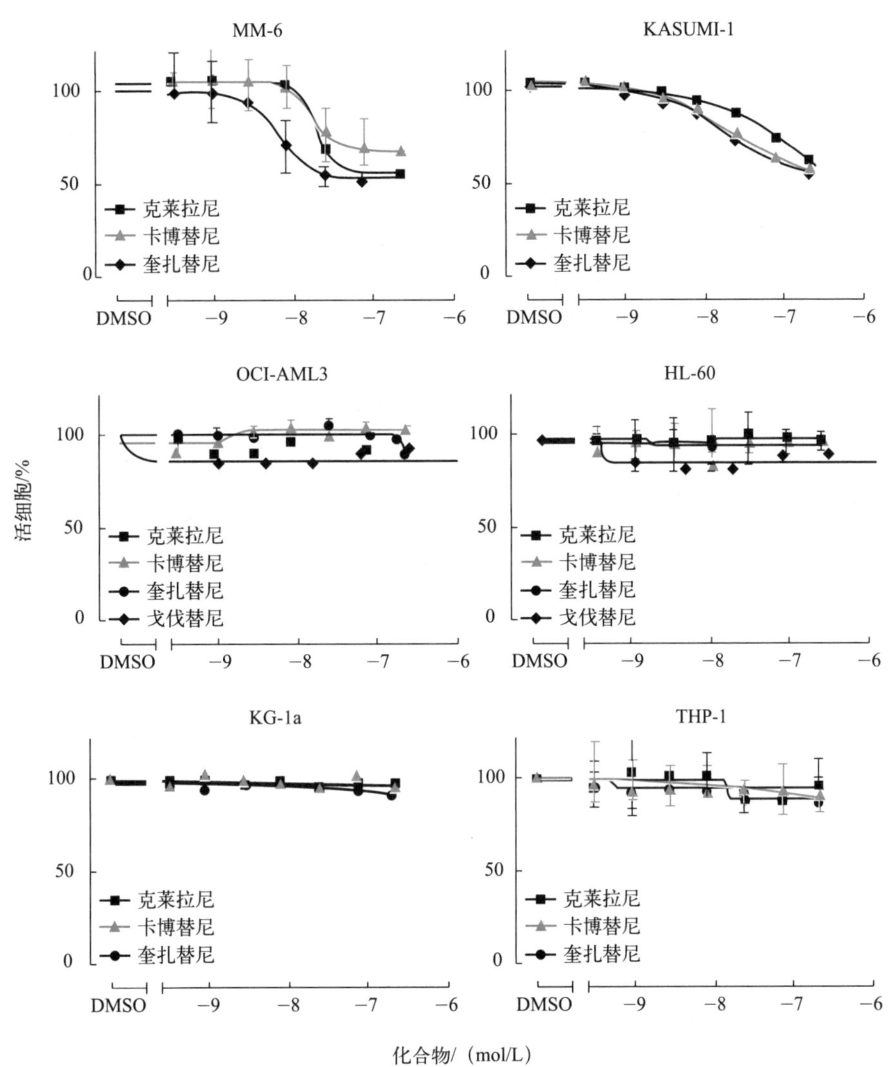

图14-9 **卡博替尼（cabozantinib）、奎扎替尼（quizartinib）、克莱拉尼（crenolanib）三种FLT3突变型抑制剂以及MET/ VEGFR抑制剂戈伐替尼（golvatinib）对FLT3突变型和野生型的细胞存活率的影响**[14]

第三节 不基于化学改性的化学蛋白质组学技术

通过化学改性将药物等活性小分子固定化或衍生化可能因改变药物的化学结构干扰小分子与其真实结合靶标之间的相互作用。为了解决这一问题，出现了多种不依赖对目标分子进行化学改性的靶标发现方法。在本节中，将主要介绍DARTS、LiP、TPP、TRAP等技术，它们不需要对目标小分子进行结构改造和衍生化，而是通过监测小分子原始结构所影响的蛋白质的特定理化性质进行靶标筛选。然而，这类方法所确定的靶标未必是活性分子的直接结合靶标，因而与本章第二节所介绍的方法具有很好的互补性。

一、基于酶解稳定性的化学蛋白质组学靶标发现技术

1. DARTS技术及应用

在2009年，加州大学洛杉矶分校的Jing Huang团队首次报道了药物亲和性反应靶标稳定性（DARTS）技术[6]，该技术筛选靶标的原理是小分子配体与靶蛋白结合后，诱导靶标的构象发生变化，提高靶蛋白的稳定性，增强对蛋白酶水解作用的抗性。具体实验流程（图14-10）包括：将小分子药物或对照溶剂与含有靶标蛋白的细胞裂解液共孵育一定时间后，加入蛋白酶进行酶解。由于小分子药物与靶标结合后靶标蛋白对蛋白水解酶的敏感性降低，从而可以通过比较分别孵育药物或对照溶剂的细胞裂解液的十二烷基硫酸钠聚丙烯酰胺（SDS-PAGE）凝胶电泳的结果，识别出药物处理组中颜色加深即丰度增加的蛋白质条带。再通过胶内酶解质谱技术鉴定，即可得到药物结合后对酶解抵抗性增加的靶标[26]。DARTS技术所分析的样品包括重组蛋白和复杂的细胞裂解液，但是不适用于活细胞。蛋白水解酶可以使用链霉蛋白酶（pronase）、枯草杆菌蛋白酶（subtilisin）、嗜热菌蛋白酶（thermolysin）等，甚至是多种蛋白酶的混合物，核心原则是对非靶标蛋白进行充分水解，从而对比出配体结合对靶标蛋白的保护。

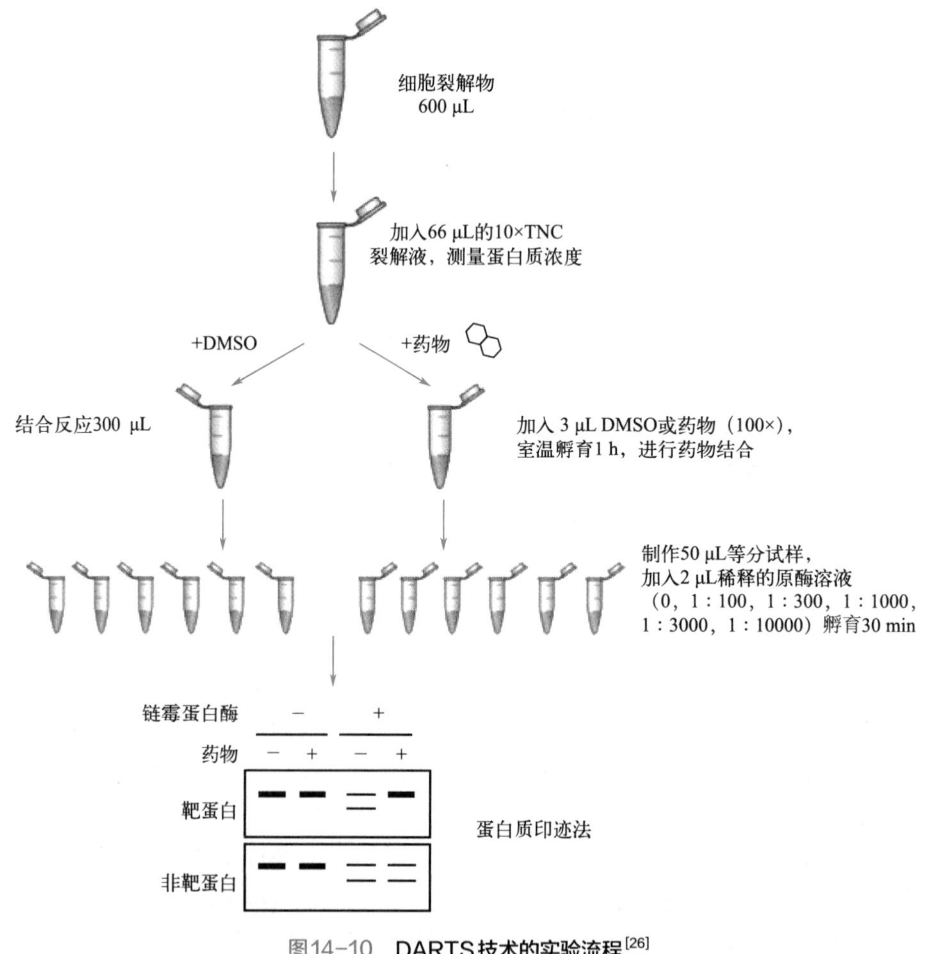

图14-10 DARTS技术的实验流程[26]

DARTS的优势在于：①无须对目标活性小分子（药物、代谢物等）进行任何标记和衍生化；②整个实验过程中无须洗涤，故适用于低亲和性的靶标发现；③药物和靶标结合后可能改变靶标及其相互作用蛋白质对水解的抵抗性，所以该方法所鉴定的靶标实际上包括小分子直接结合的靶标及其蛋白复合物。其不足之处包括：①需要对药物处理组和溶剂对照组的蛋白质混合物进行凝胶染色及可视化，不适用于低丰度靶标的发现；②通过染色的凝胶确定条带的丰度变化发现靶标，通量低，并且识别靶标的定量依据不够精准；③少数蛋白质很难被蛋白酶消化，不适合用该技术；④受化合物与靶蛋白结合力强弱的影响，结合力弱时假阳性会增加；⑤切胶鉴定靶标，受到质谱检测灵敏度的限制。

DARTS的可行性首先得到了模型药物-靶标的验证。Lomenick等[6]将大环内酯抗生素免疫抑制剂FK506和雷帕霉素作为目标配体，将其与明确的结合靶标FKBP12共孵育后，以枯草杆菌蛋白酶酶解，通过蛋白质印迹实验观察FK506和雷帕霉素是否使得其靶标FKBP12产生了对枯草杆菌蛋白酶酶解的抵抗。实验确证了当配体药物存在时，经过枯草杆菌蛋白酶酶解后FKBP12的条带仍然清晰，而孵育了PI3K抑制剂而非FKBP12配体的渥曼青霉素（wortmannin）的阴性对照组中FKBP12被充分酶解而无可见条带保留[6]。

接着，研究者们将DARTS技术用于研究药理活性确切但是靶标不明的天然药物，选择白藜芦醇为研究对象。将酵母细胞BY4742的裂解液与白藜芦醇共孵育30 min后，经嗜热菌蛋白酶酶解，酶解后的样品通过凝胶电泳分离后银染，发现在分子质量15～20 kDa区间的条带在DMSO对照组和药物处理组之间有明显的丰度差异，经质谱鉴定后发现该条带富集了真核翻译启动因子（eukaryotic translation initiation factor-4A，EIF4A）和多种核糖体蛋白。随后以蛋白质印迹实验验证白藜芦醇确实可以提高EIF4A的稳定性，证实了EIF4A是白藜芦醇的新作用靶标[6]。

事实上，除了用于阐明化学药物和天然产物的靶标，DARTS技术还被用于一些具有驱动或遏止疾病、调节生理功能的重要内源性代谢物结合靶标的发现[27]。例如，2014年Chin等率先发现提高线虫体内代谢物*α*-酮戊二酸（*α*-ketoglutarate，*α*-KG）的水平可以延长其寿命，然而其作用靶标和机制未知。鉴于对*α*-KG靶标的发现有可能揭示出延缓衰老、延长寿命的关键节点，研究人员利用DARTS技术鉴定出*α*-KG的潜在结合靶标——线粒体的ATP合成酶β亚基，并利用蛋白质印迹技术在HeLa细胞和线虫样品中确认了*α*-KG对该蛋白质的稳定作用，通过生物化学实验，进一步揭示*α*-KG可以抑制ATP合成酶β亚基的活性，降低ATP含量和氧消耗量，并增加线虫和哺乳细胞的自噬，提出了*α*-KG通过抑制ATP合成酶β亚基参与的线粒体电子传递链复合物V的功能而延长线虫寿命的机制[27]。这为未来深入研究抗衰老及相关疾病的药物研发提供了新方向。

2. LiP技术及应用

2014年，苏黎世联邦理工学院生物系的Paola Picotti课题组首创了限制性蛋白酶酶解（LiP）技术[7]。该技术原理和DARTS类似，都是基于配体结合靶标后对蛋白水解酶的抗性发生变化，再在全蛋白质组水平筛选靶标。其流程包括（图14-11）：将细胞中提取的蛋白质等量分成四组，①和②加入对照溶剂，③和④加入小分子药物共孵育。然后在①和③中加入蛋白酶K（proteinase K）进行非特异性酶解，继而在变性条件下进行胰酶消化，②和④只加入胰酶进行酶解，将得到的肽段样本进行质谱分析，比较药物处理组和溶剂对照组

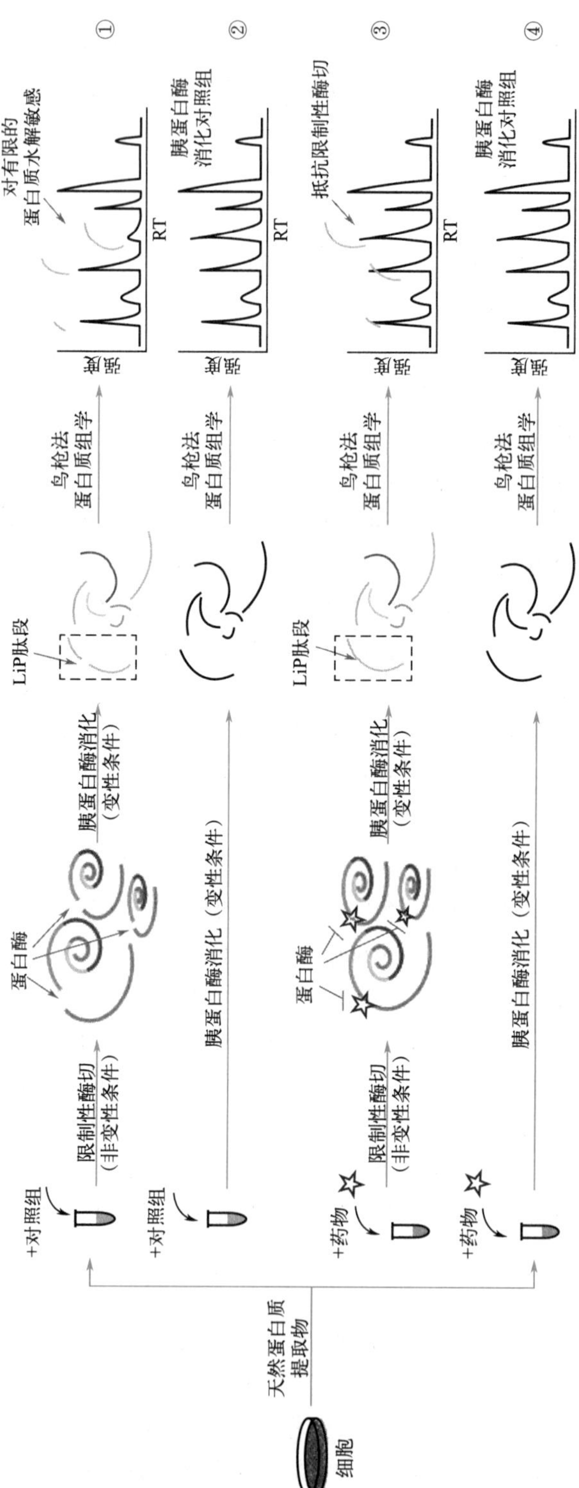

图14-11 基于小分子药物－靶标互作的LiP-MS的工作流程图[28]

彩图14-11

的蛋白质水解模式，进而发现水解保护的LiP肽段（虚线框中）[28]。本实验中，②和④作为对照，用于校正蛋白质丰度。

开发LiP技术的初衷是检测复杂生物样品中目标蛋白的构象变化。Feng等[7]将生理状态下未折叠的单体形式的人源突触核蛋白（M-α-Syn）与病理状态下转变为纤维化的淀粉样突触核蛋白（F-α-Syn）加入到酵母蛋白提取液（作为复杂的生物样品系统背景）中，按照酶：底物质量比为1：100加入蛋白酶K，在水解5 min后终止反应，随后向样品加入胰蛋白酶进行蛋白质组的常规酶解步骤，再经脱盐处理后进入质谱分析。对LiP处理后获得的蛋白质组学数据进行分析发现，M-α-Syn和F-α-Syn构象变化最明显的区域是N端和纤维核区域，例如代表性的全酶切肽段TVEGAGSIAAATGFVK在F-α-Syn样品中的丰度远高于M-α-Syn组，而半酶切肽段如AATGFVK在M-α-Syn组中的丰度远高于F-α-Syn组，由此可以见处在淀粉样核区域的TVEGAGSIAAATGFVK从M-α-Syn无序状态（易于被PK酶切）转变为F-α-Syn中富含β折叠的状态（不易被酶切），体现了LiP技术能够从复杂样本中识别α-Syn的构象变化。

考虑到小分子药物与靶标结合后也会引起蛋白质构象的变化，Piazza等[29]运用LiP技术发现小分子的结合靶标。首先，运用LiP技术进行模型药物免疫抑制剂雷帕霉素的靶标发现，分别在酿酒酵母和HeLa细胞中进行测试，成功筛选到了已知靶标——FRP1蛋白（酿酒酵母体系中）和FKBP1A蛋白（HeLa细胞体系中），并确认了筛选出的肽段包含已知的结合位点，证明了LiP技术用于鉴定药物靶标的可行性。将LiP技术用于发现具有杀菌作用的先导化合物BAYE-004在灰霉菌*B. cinerea*中的未知作用靶标，成功揭示了该化合物通过抑制*B. cinerea*中的酪蛋白激酶Ⅰ同源物Bcin06g02870来抑制真菌生长的机制[29]。

近年来，LiP技术的应用在药物靶标发现领域愈发广泛，尤其是天然药物的靶标发现研究。贯叶金丝桃素是一个抗肥胖的候选药物，它的已知作用机制包括通过线粒体棕色脂肪解偶联蛋白1（uncoupling protein 1，UCP1）依赖的通路刺激AMPK和PGC-1α有效促进产热，而运用LiP技术则发现贯叶金丝桃素与脂肪细胞孵育后引起45个靶标对酶解的抵抗性发生变化。这些蛋白质主要富集于线粒体代谢途径，参与ATP结合、电子转移活性、ATP活性等生物过程。后续的药理学研究表明敲低LiP揭示的候选靶标二氢硫辛酰胺*S*-乙酰转移酶（dihydrolipoamide *S*-acetyl-transferase，DLAT）可以促进AMPK的磷酸化并减弱贯叶金丝桃素诱导的UCP1的表达上调，同时也通过微量热泳动、分子对接、免疫印迹等实验证实DLAT是贯叶金丝桃素的直接结合靶标，从而阐明了贯叶金丝桃素抗肥胖的新机制[30]。

LiP技术的优势和DARTS的不同在于：①相比较DARTS等技术鉴定的是结合靶标，LiP技术基于肽段水平进行靶标筛选，可识别小分子结合所影响的大致区域，从而获得小分子-结合靶标的拓扑结构信息；②借助定量蛋白质组学技术，实现高通量、大规模的蛋白质组检测；③无须凝胶进行可视化比较，适用于中丰度的靶标蛋白发现；④可识别多种类型的蛋白质和小分子相互作用模式，包括变构、酶-底物和药物-靶标的相互作用；⑤应用拓展至检测在一系列应激条件下蛋白质的结构变化[29,31]。当然，该方法也面临着一些挑战：①对靶蛋白的识别需要基于该蛋白质具有一定的序列覆盖度，所以该方法不适用于低丰度蛋白质；②构象变化的肽段中不包含LiP所识别的、抵抗酶解的位点时，无法用该方法检测；③实验过程中产生的半酶切肽段的复杂性伴随着分析和计算的难度增加；④小分子一旦诱导靶标蛋白发生结合区域以外的结构变化，则不能通过LiP技术推测其精确的结合位点[28]。

二、基于热稳定性的化学蛋白质组学靶标发现技术

基于热稳定性的靶标发现技术在药物靶标发现的研究中得到了广泛的应用，其中最经典的是CETSA和TPP技术。

1. CETSA技术及应用

在2013年，Pär Nordlund团队首次将细胞热迁移分析（CETSA）技术用于鉴定细胞中药物的结合靶标[8]。其原理是药物与靶标结合会改变靶标的拓扑结构，增加蛋白质对加热导致的沉淀的抵抗性。因此，通过量化分析在加入药物后哪些蛋白质的熔解温度T_m（可溶性蛋白质组分的丰度降低至未加热组的一半时所对应的加热温度）发生了显著变化，即可认为是该药物的候选靶标。除了细胞裂解液，CETSA被证实能够用于分析完整细胞和组织样本中的药物靶标[8]。

CETSA的实验流程（图14-12）如下：将细胞（组织）中蛋白质与药物或对照溶剂分别进行共孵育，两组样品分别进行等分，使用不同温度加热处理等分的生物样品，将每个样品中的可溶性蛋白质进行离心后，弃除沉淀组分，对各温度下加热处理后的可溶性蛋白质进行相对定量，绘制蛋白质的热熔曲线，判定T_m发生显著偏移的蛋白质即为药物靶标。对目标蛋白质的定量检测方法有两种：一种是使用蛋白质印迹对各温度下目标蛋白质进行相对定量，比较给予药物后是否引起了目标蛋白质热熔曲线的偏移。另一种是通过均相化学发光检测（amplified luminescent proximity homogeneous assay screen，AlphaScreen）技术对目标蛋白质进行高通量的检测，能够用于评价多种候选药物对目标蛋白质热熔曲线的影响，助力药物筛选。

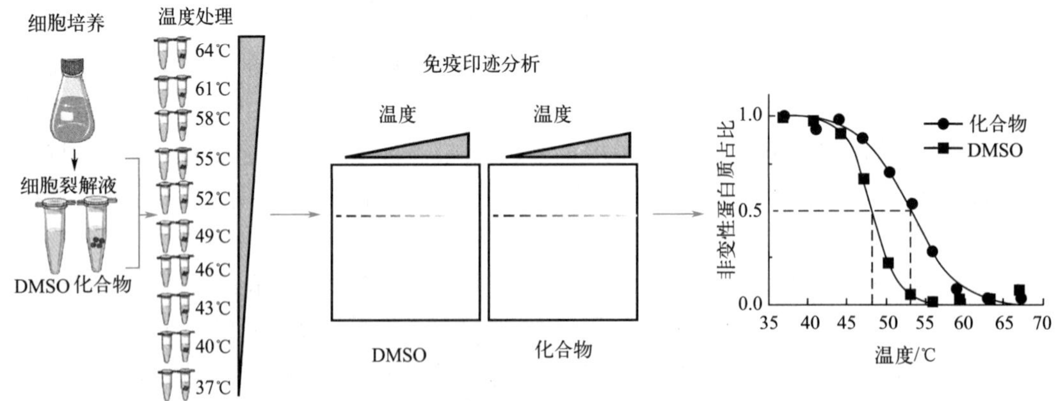

图14-12 基于蛋白质印迹定量检测的CETSA实验流程[32]

基于蛋白质印迹的定量策略较为常用。例如，Martinez等[8]将哺乳动物细胞裂解

液与模型药物（CDK2的抑制剂AZD-5438；CDK6的抑制剂PD03392991；BRAF^{V600E}的抑制剂AZ628和SB590885）共孵育并加热处理后，确证药物的已知靶标均显示出热熔曲线的偏移，提示热稳定性增加，证实CETSA技术能够用于药物的靶标确证（图14-13）。

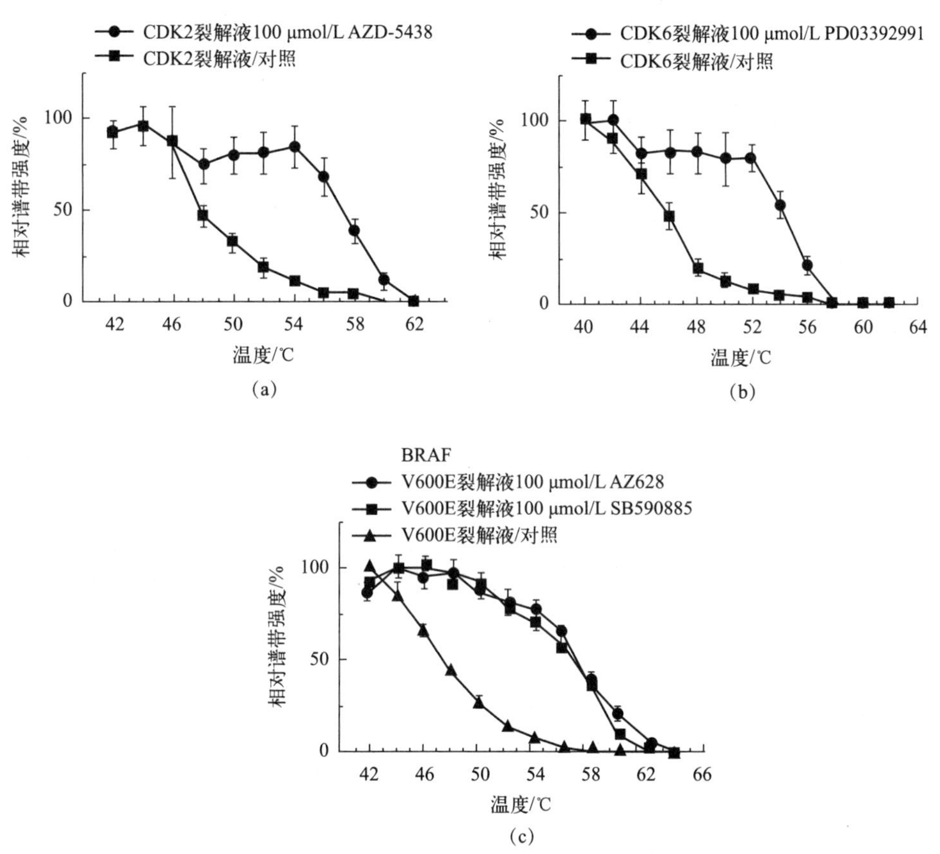

图14-13 细胞裂解液中四种抑制剂对应的已知靶标CDK2、CDK6、BRAF^{V600E}的热熔曲线[8]

Martinez等[8]进一步研究CETSA技术是否能用于动物组织中的药物靶标发现。TNP-470是一种用于治疗实体瘤抗血管生成的候选药物，它通过共价修饰甲硫氨酰氨肽酶2（MetAP-2）的231位点的组氨酸抑制MetAP-2的活性，影响血管内皮生长因子（VEGF）的分泌和表达继而抑制肿瘤血管新生，对抗肿瘤生长[33]。在给予小鼠皮下注射TNP-470 4 h后，提取肝脏和肾脏组织，将通过组织提取获得的全蛋白质等分并使用不同的温度处理，使用蛋白质印迹对离心获得的可溶性组分定量分析（图14-14）。实验结果确证了给药组的肝脏

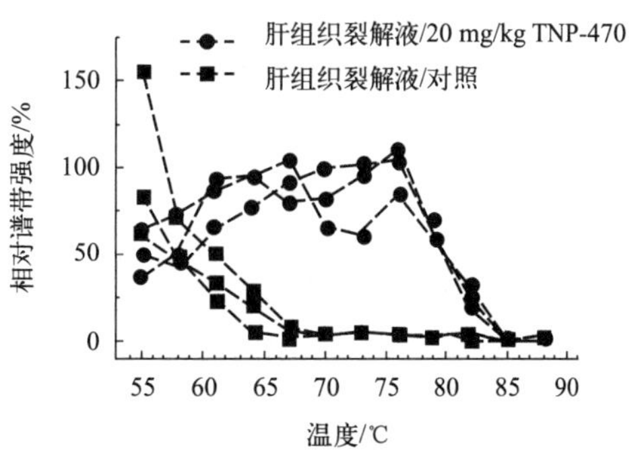

图14-14 小鼠组织样本中TNP-470药物对应靶标MetAP-2的热熔曲线（n=3）[8]

蛋白提取物中已知靶标MetAP-2的T_m显著提高，证实了CETSA技术用于组织中药物靶标发现的潜力[8]。

除了运用蛋白质印迹技术进行靶标热稳定性的评价，2014年 Jafari等[34]提出AlphaScreen技术可用于高通量的CETSA实验。AlphaScreen主要在微孔板（如96孔板、384孔板）中进行。其核心技术是研究人员开发的供体微珠和受体微珠（图14-15）。供体微珠带有光敏感物质（酞菁）以及捕获抗体，捕获抗体负责结合目标蛋白质的抗体；受体微珠包被可产生荧光信号的噻吩衍生物和蛋白A（常应用于抗体亲和纯化的蛋白质，与识别目标蛋白质的另一种抗体相结合）。当目标蛋白质存在时，抗体对目标蛋白质的亲和作用会拉近供体微珠和受体微珠；而在680 nm激发光的诱导下，供体微珠上包裹的酞菁会催化周围的氧分子转换成激活形式的单线态氧，并与受体微珠上的噻吩衍生物发生反应，在520～620 nm产生光信号。因此，检测此光信号可指征样品中目标蛋白质的浓度，从而实现对样品中目标蛋白质丰度的高通量检测，用于绘制给予多个候选药物之后目标蛋白质热熔曲线的变化。

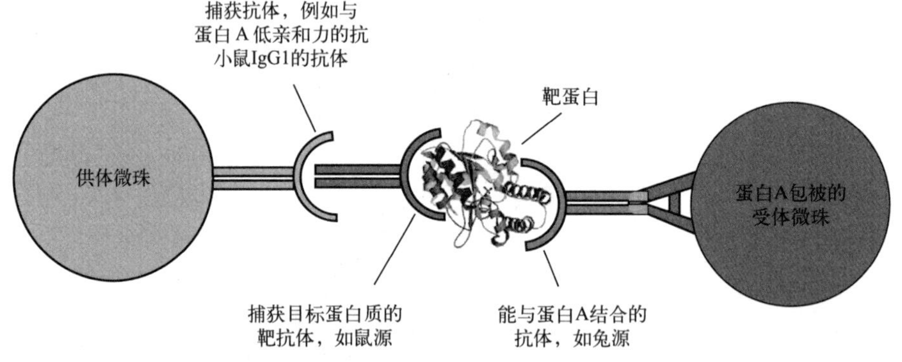

彩图14-15

图14-15 AlphaScreen实验原理[34]

Jafari等运用AlphaScreen技术，以人源p38α激酶作为研究对象，通过CETSA实验进行抑制剂的筛选。首先，在384孔板上分别使用10 μmol/L和50 μmol/L两种浓度的352种不同化合物（包括已知的p38α激酶抑制剂SB203580和AMG-548）处理细胞，并50℃加热，利用AlphaScreen筛选发现与对照组（DMSO）相比，在孵育SB203580和AMG-548后细胞中p38α蛋白质的丰度提高了16倍和18倍，并且呈现剂量依赖性，证实已知抑制剂能增加其靶标p38α的热稳定性（图14-16）。此外，在50 μmol/L剂量组还筛选到将p38α的热稳定性提高约4倍的两种化合物CBK200177和CBK107148，证实了使用AlphaScreen技术可实现高效评价候选药物在复杂的细胞环境中与靶标蛋白的结合，提高高通量筛选的潜力[34]。

2. TPP技术及应用

CETSA技术的早期应用中对目标蛋白的丰度检测是通过蛋白质印迹等手段完成的。这不仅局限于对已知药物靶标的验证，导致无法高通量、大规模地发现药物潜在的新靶标，并且制约于目标蛋白质的抗体获得。在2014年，Savitski等[9]将定量蛋白质组学技术与CETSA技术相结合，发展了高通量的靶标发现方法——热蛋白质组分析（TPP）技术。TPP技术同样基于蛋白质-配体结合后靶标蛋白的热稳定性提升这一原理，因此实验流程（图14-17）

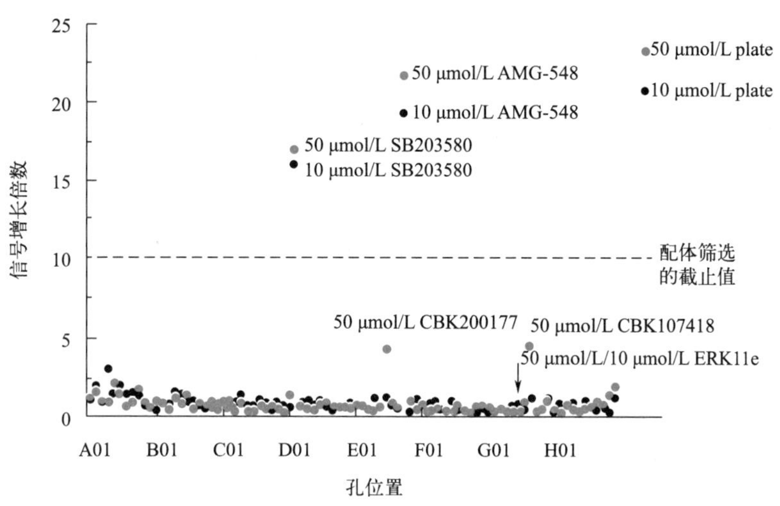

图14-16 **基于CETSA和AlphaScreen技术高通量筛选p38α激酶配体**[34]

A01～H01孔对应352种不同化合物，纵坐标为50 ℃处理后，与溶剂组相比化合物组p38α蛋白热稳定的变化倍数

与CETSA技术类似，包括通过加热得到细胞或组织中的可溶性蛋白成分后，利用定量蛋白质组学技术对在各温度处理下的目标蛋白质丰度进行定量，绘制蛋白质的热熔曲线，从中筛选稳定性显著提升的蛋白质，据此判定为药物的候选靶标。

Savitski等运用TPP技术对已知靶标为BRAF（丝氨酸/苏氨酸激酶）的激酶抑制剂维莫非尼和阿来替尼进行研究，除了确证二者均可显著提高BRAF的热稳定性以外，还发现它们的脱靶蛋白——血红素生物合成途径中的铁螯合酶（ferrochelatase，FECH）。这一发现解释了维莫非尼导致原卟啉（生物合成途径中血红素的前体）在皮肤中积累，阻碍血红素的形成，致使约50%的群体出现光毒性的致毒机制[9]。研究提示，TPP技术对药物脱靶机制的阐明可以指导研究人员对副作用强的药物或先导化合物进行结构优化，以降低药物毒性。

TPP技术同样广泛运用于天然产物的靶标发现。例如，奎宁是一种从金鸡纳树树皮中分离出来的经典抗疟疾药物。自1820年奎宁被分离出来，虽然在临床抗疟的治疗中一直被广泛应用，但靶标仍旧未知。2019年Dziekan等[35]运用TPP技术于奎宁在恶性疟原虫裂解物和被恶性疟原虫感染的红细胞中的靶标发现研究，揭示奎宁的潜在靶标是恶性疟原虫中的嘌呤核苷磷酸化酶（PNP）。结合酶学和生物物理学的体外试验进一步证实，奎宁结合在PNP酶的活性位点（亲和力约nmol/L级别），并且能通过抑制PNP的活性阻断核糖核苷中的磷酸分解，杀死疟原虫，为全新抗疟药物的研发提供了新靶标。

CETSA和TPP这两种基于热稳定性的药物靶标发现方法的应用已经从可溶性蛋白质发展到表面蛋白质的靶标发现[36]，分析的样品范围从活细胞到生物组织，研究用途从靶标确证到新靶标的发现。但其也有局限：①配体与较大的蛋白质结合时，热稳定性可能变化较弱，产生假阴性的结果；②CETSA/TPP分析侧重于整个蛋白质的全局热稳定性变化，缺少配体-靶标结合的结构信息，无法确定结合位点；③对于某些热稳定性较差或极好的蛋白质，不适用此方法。

彩图14-17

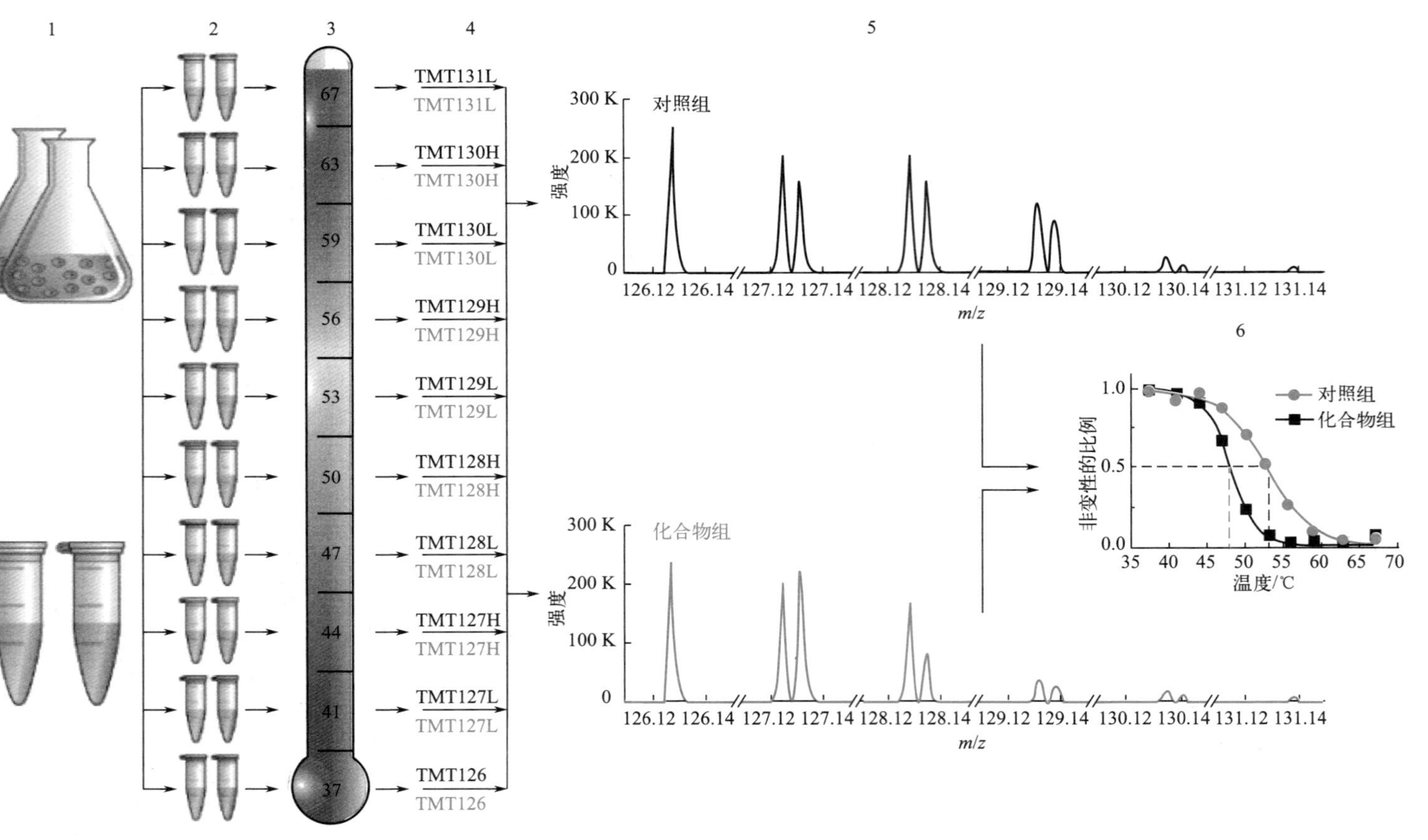

图14-17 **TPP技术工作流程图**[9]

将对照组和化合物组的样品分别均分10等份，在不同温度加热后离心取上清获得可溶性蛋白并酶解成肽段，对不同温度处理后蛋白质丰度进行定量，绘制各蛋白质热熔曲线，筛选药物孵育后T_m显著变化的蛋白质为候选靶标

三、基于氧化稳定性的靶标发现技术

除了前述的方法，2008年Fitzgerald及其同事[10]首次提出SPROX技术，它通过评价蛋白质与药物结合后抵抗变性剂盐酸胍的稳定性增加与否来判定靶标，而评价稳定性的依据则是蛋白质携带的蛋氨酸残基被氧化的程度。SPROX的基本流程如下：先将蛋白质样品与药物或对照溶剂分别孵育，随后加入系列浓度的变性剂盐酸胍，等蛋白质达到折叠与展开的平衡后，添加过氧化氢使其与蛋白质中甲硫氨酸的侧链反应而产生亚砜修饰，再用过量的甲硫氨酸终止反应，对含氧化甲硫氨酸的肽段进行定量分析，绘制对照组和给药组中各蛋白质在系列浓度的盐酸胍处理后氧化程度的变化曲线，将由于配体孵育引起氧化程度降低、稳定性明显提高的蛋白质判定为候选靶蛋白（图14-18）。

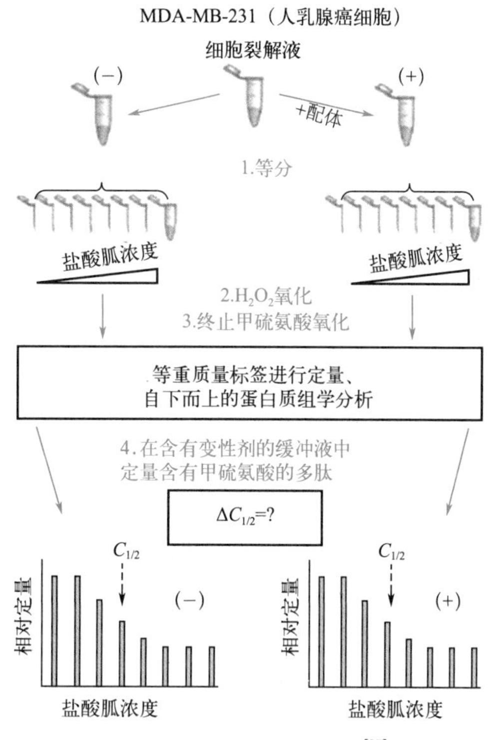

图14-18 SPROX流程图[37]

其基本流程为：细胞裂解液分别与对照溶剂和目标药物孵育，将每组等分成八份，向每份中加入系列浓度的盐酸胍（GdmCl），过氧化氢催化反应后补充甲硫氨酸以终止反应，通过定量蛋白质组学技术，定量给予各盐酸胍浓度的组别中甲硫氨酸被氧化的肽段的丰度，绘制蛋白质组水平的氧化稳定性曲线

SPROX已应用于药物和天然产物的靶标发现。例如，研究人员以缺氧条件下生长的人乳腺癌细胞MDA-MB-231为模型，利用稳定同位素标记绝对和相对定量技术（isobaric tags for relative and absolute quantitation，iTRAQ）标记试剂结合SPROX技术（图14-18）对具有抗癌活性的天然产物三白脂素A进行靶标鉴定，筛选出候选靶标细丝蛋白A（filamin A，FLNA）。FLNA影响缺氧诱导因子HIF-1α的转录活性，而HIF-1α对肿瘤生长和血管生成具有关键作用。因此，三白脂素A的抗肿瘤机制可能是因结合FLNA而抑制HIF-1α功能。该机制的提出为开发靶向缺氧信号通路的药物提供了思路[37]。SPROX方法的局限性在于需要检测和定量含蛋氨酸的肽段，而蛋白质组中蛋氨酸残基的频率较低约2.5%，因此迄今为止大多数基于SPROX技术进行靶标发现的研究所覆盖的蛋白质组只有500～1500个肽和<800个蛋白质，也因此对高丰度靶标蛋白的检出具有偏向性。

基于游离形式的蛋白质和药物结合形式的蛋白质对有机溶剂诱导的沉淀具有不同的抵抗性这一原理，Zhang等[11]于2019年开发了溶剂诱导蛋白沉淀方法（the solvent-induced protein precipitation，SIP）。基本流程（图14-19）是将对照组和给药组均等分，向等分样品中分别加入不同体积的有机溶剂混合物（丙酮：乙醇：乙酸=50：50：0.1）诱导蛋白质沉淀，再离心获得可溶性蛋白质组分，通过蛋白质印迹或蛋白质组学定量法比较对照组和给药组的可溶性蛋白的丰度，判定给药后丰度增加的蛋白质为候选靶标。

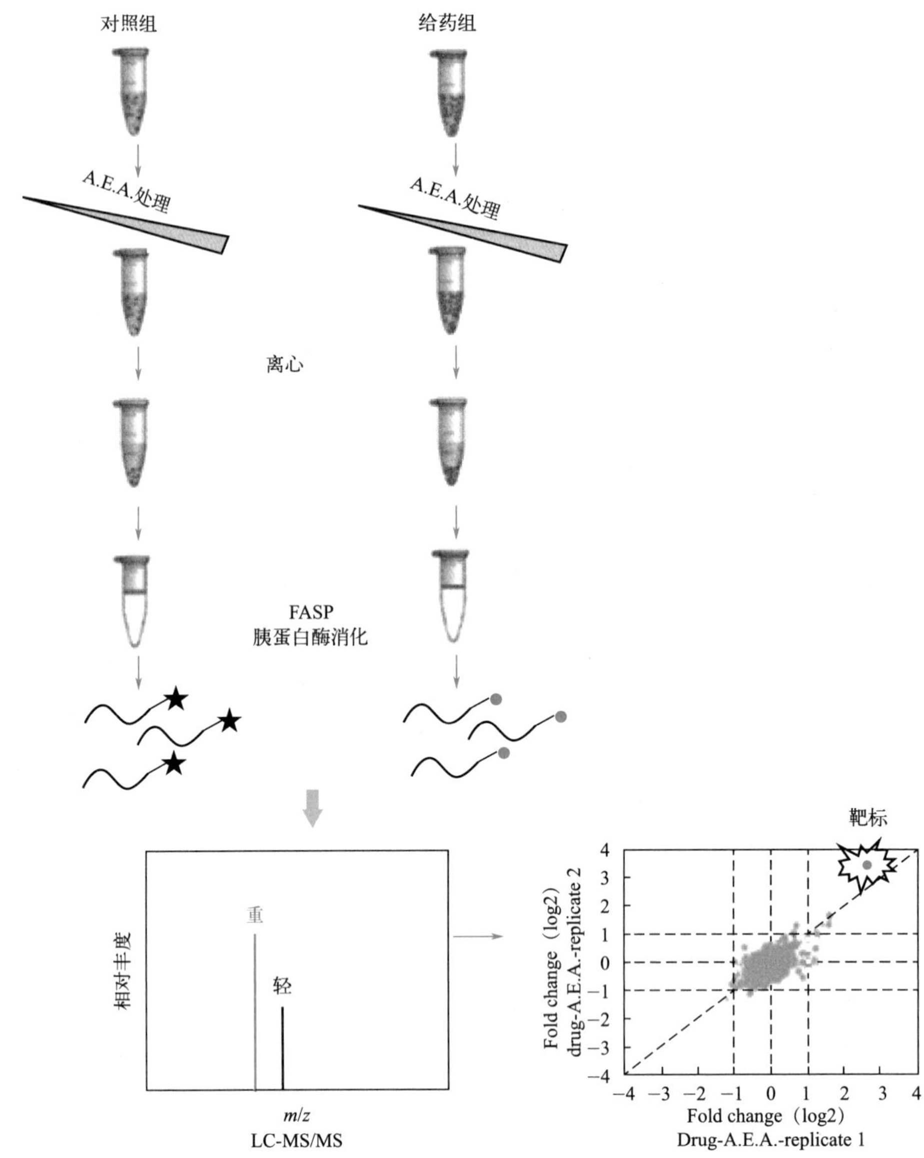

图14-19 SIP流程图[11]

SIP被应用于抗生素格尔德霉素的靶标发现[11]。格尔德霉素是HSP90的抑制剂，能够结合HSP90的ATP/ADP结合口袋，但在临床上表现出了严重的肝毒性。因此，Zhang等[11]研究人员尝试利用SIP揭示格尔德霉素的脱靶机制。他们发现与对照组相比，格尔德霉素处理组的NDUFV1蛋白对抗溶剂诱导的沉淀展现出最为显著的稳定性提升。亲和力检测表明格尔德霉素与NDUFV1的相互作用比其与已知靶标HSP90AB1的相互作用强10倍以上。NDUFV1蛋白是线粒体膜呼吸链NADH脱氢酶的核心亚基，可结合黄素辅因子氧化NADH，介导活性氧的产生。鉴于以往研究已证明活性氧是格尔德霉素诱导肝毒性的重要因素，研究人员推测格尔德霉素由于结合其脱靶蛋白NDUFV1，诱导活性氧的增加而造成肝毒性。

四、基于氨基酸可及性变化的靶标发现方法

除了利用药物-靶标的相互作用引起靶标蛋白的生物物理属性发生改变这一原理进行靶标发现外，研究人员还提出：通过监测药物结合靶标后蛋白质对化学试剂的可及性变化进行靶标的发现和筛选。

事实上，利用化学试剂来标记蛋白质的溶剂可及表面上的氨基酸残基，再利用质谱技术对携带被标记的氨基酸残基的肽段进行鉴定和定量，继而指示蛋白质在相应位置发生的构象变化是结构质谱领域的一个经典手段。2021年，John R. Yates团队首次基于该原理，开发了共价蛋白质谱技术（covalent protein painting，CPP）[38]用于研究阿尔茨海默病和路易体痴呆患者的脑部样本。对疾病样本中蛋白质表面的赖氨酸残基进行共价修饰后，比较赖氨酸标记的肽段的丰度较正常样本组的变化，即可指征蛋白质中赖氨酸化学可及性的改变，提示相应结构域折叠状态的变化。研究发现，疾病样本中β-微管蛋白以及琥珀酸脱氢酶两种蛋白质的赖氨酸可及性均发生显著变化，提示除了已知的β淀粉样蛋白沉积以外，上述蛋白质的构象改变可能与疾病的发生发展也存在关联。

考虑到药物与靶标的结合同样会诱导构象的改变或由于增加药物结合位点的空间位阻而导致蛋白质赖氨酸残基对化学标记试剂的可及性发生改变，该方法具有被发展为新的化学蛋白质组学技术用于发现活性分子靶标的潜力。2019年，Zhou等[39]基于该原理，在重组蛋白水平描绘了配体结合诱导膜蛋白受体的赖氨酸发生可及性变化的图谱，并借此推测配体结合位点和靶标变构区域。2023年，郝海平、叶慧团队首次报道了在细胞等复杂体系中，勾勒小分子配体结合后全蛋白质组水平赖氨酸可及性变化的全景图，并且用于配体靶标发现的新技术——靶标响应可及性变化谱（target responsive accessibility profiling，TRAP）[12]。与CPP原理相似，TRAP技术要求在不改变蛋白质构象的情况下，对各个蛋白质的活性赖氨酸进行共价标记，再采用定量蛋白质组学技术分析药物孵育后携带共价修饰赖氨酸残基的肽段的丰度变化，判定显著变化的肽段为靶标响应性肽段，而对应的蛋白质即为候选靶标［图14-20（a）］。该方法的优势在于：一方面通过多通道串联质谱标签（tandem mass tag，TMT）试剂进行定量蛋白质组学分析，实现高通量的赖氨酸化学可及性检测，发现配体的结合靶标；另一方面，通过分析药物结合后蛋白质赖氨酸残基的可及性变化，能够捕捉到药物等配体结合靶标的具体位点或诱导靶标变构的位点，助力解析药物结合靶标的拓扑结构。

为了验证TRAP方法的可行性，Tian等[12]选定了特异性结合PKM2的临床前药物TEPP-46，分别在重组蛋白体系以及细胞裂解液中运用TRAP分析了给予溶剂组和药物组中含标记赖氨酸肽段的丰度变化，判断赖氨酸的可及性改变，进而筛选靶标。研究发现由于TEPP-46结合靶标PKM2的位置邻近305位赖氨酸［图14-20（b）］，因此携带共价修饰K305位点的PKM2肽段在给药后丰度显著下降，提示该位点的可及性显著改变［图14-20（c）］。这一变化不仅可在重组蛋白体系中被观察到，也在HCT116、A549细胞裂解液［图14-20（d）］中被捕捉，证实TRAP技术用于复杂样本中药物靶标发现的能力。

彩图14-20

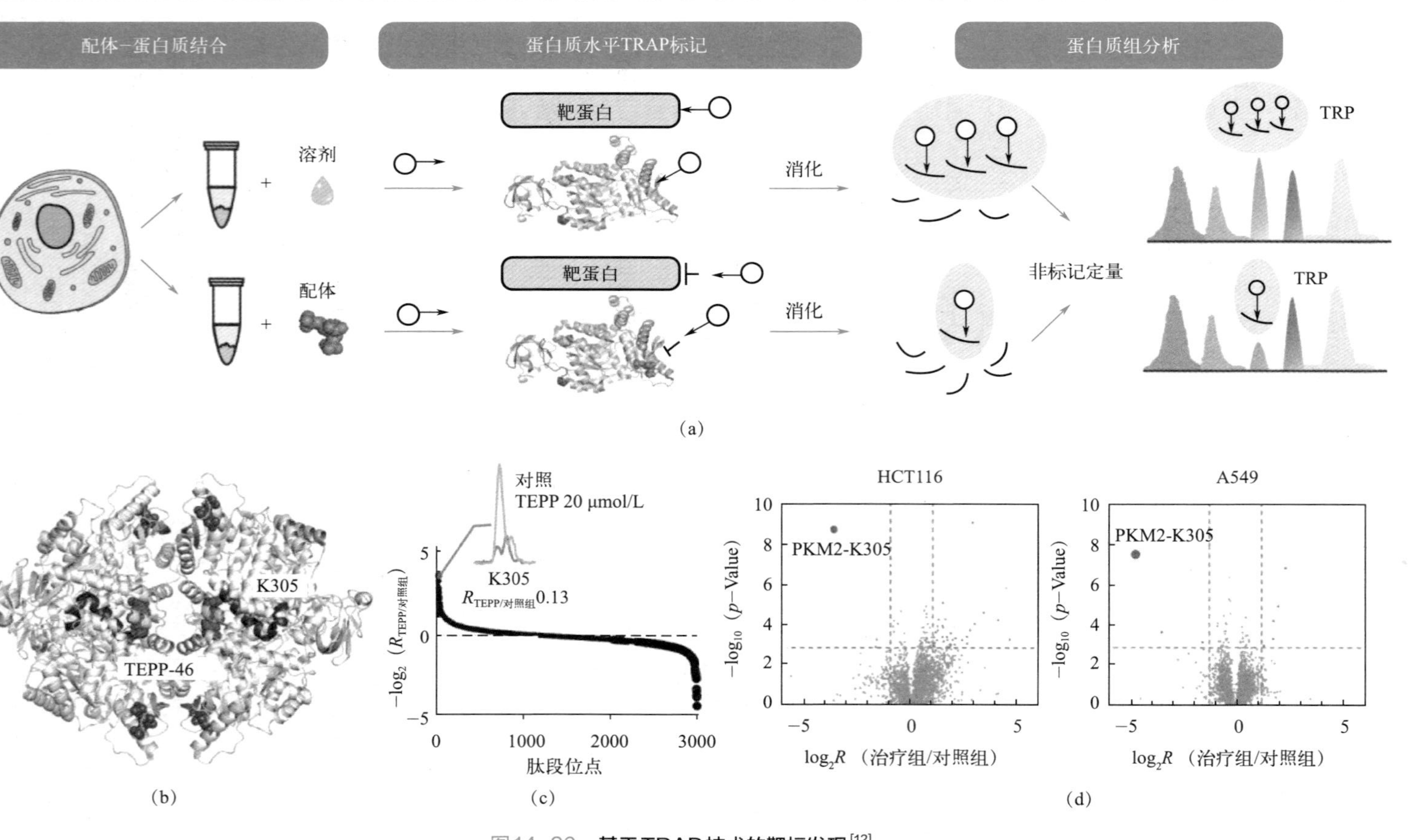

图14-20 基于TRAP技术的靶标发现[12]

（a）TRAP原理图；（b）小分子TEPP-46与蛋白PKM2的晶体结构示意图（PDB：3U2Z）；（c）含PKM2-K305位点的肽段可及性变化显著；（d）在HCT-116和A549细胞裂解液中筛选TEPP-46靶标蛋白的火山图

既然TRAP技术能够识别化学药物靶标，它是否也适用于天然药物？传统中药中的活性成分雷公藤红素被人们发现具有改善高脂饮食诱导的小鼠代谢综合征的作用，但是它通过何种靶标蛋白发挥功效的机制尚不明确。2021年Zhu等[40]研究人员利用TRAP筛选到雷公藤红素的结合靶标CAP1，并通过后续生物实验阐明了雷公藤红素缓解高脂饮食模型诱导的代谢综合征的具体机制。在TRAP实验中，研究人员通过给予单核细胞对照溶剂DMSO和雷公藤红素后，收集细胞，并用非变性的方式制备细胞裂解液，在蛋白质水平对赖氨酸的侧链氨基进行还原烷基化标记后，采用蛋白质组学技术分析，发现雷公藤红素孵育后CAP1中携带标记赖氨酸的H^{273}-R^{294}肽段的丰度下降达19%，表明对应区域的化学可及性显著降低［图14-21（a）］，提示CAP1是雷公藤红素的候选靶标，而该肽段是雷公藤红素结合CAP1的潜在位点。再利用其他蛋白质组学手段如TPP方法进行了辅助验证，确认给予雷公藤红素后CAP1的热稳定性显著增加；另一方面，利用研究分子相互作用的经典生物物理技术，例如等温热滴定，再次确证雷公藤红素结合重组CAP1。

随后，研究人员深入研究雷公藤红素结合CAP1与其药效的关联。前期研究报道了机体在肥胖状态下脂肪组织会产生抵抗素，而CAP1正是表达在单核细胞膜上的抵抗素受体，两者结合会激活cAMP-PKA-NF-κB信号通路，释放促炎因子，恶化脂肪组织的炎症情况并加剧肝脏胰岛素抵抗，造成代谢综合征[41]。因此，研究人员通过分离细胞膜和免疫沉淀技术验证了雷公藤红素能显著抑制细胞膜上的CAP1与抵抗素的结合［图14-21（b）］，并在THP-1细胞上分别构建了稳定敲除和过表达CAP1的细胞系，发现敲除*CAP1*后cAMP-PKA-NF-κB信号通路受到抑制，而CAP1过表达时该信号通路被激活，进而提出雷公藤红素通过阻碍CAP1与抵抗素的结合而抑制下游通路中促炎因子的表达，减弱炎症反应，改善代谢综合征的药效机制［图14-21（c）］[40]。

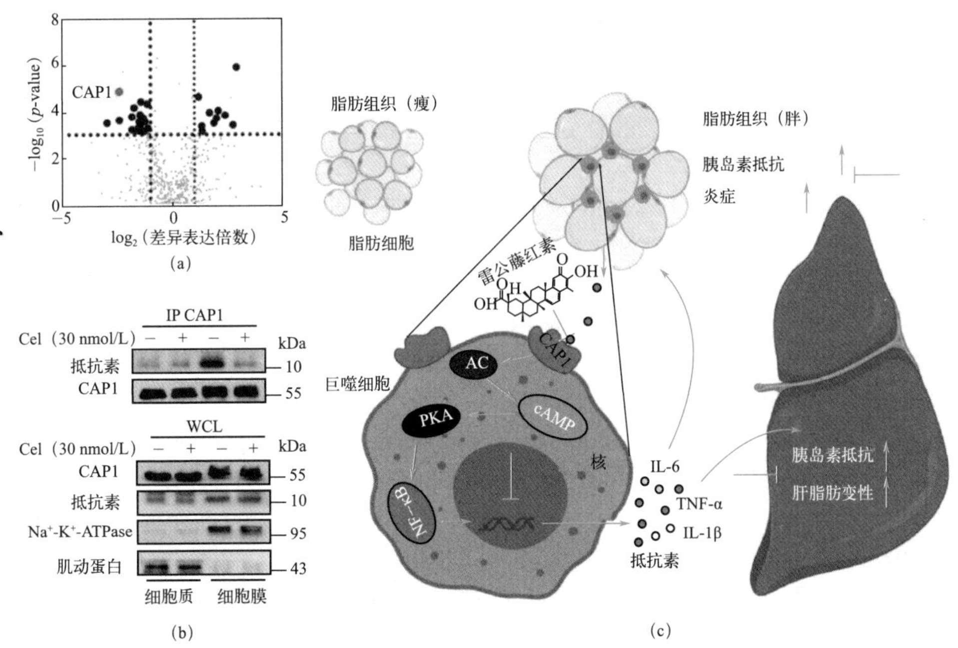

图14-21 雷公藤红素治疗代谢综合征机制示意图[40]

（a）TRAP方法筛选雷公藤红素靶标的火山图；（b）免疫共沉淀实验证明雷公藤红素抑制细胞膜上CAP1与抵抗素的结合；（c）雷公藤红素缓解代谢综合征的机制

第四节 展望

近年来，随着生物质谱技术的飞速发展，蛋白质组学的发展也日新月异，尤其在药物靶标蛋白的发现、药物作用机制的探寻、病变基因的挖掘中发挥关键作用。在药物靶标发现的研究中，新兴的化学蛋白质组学技术不仅可以确证活性分子如化学药物和天然药物的已知结合靶标，还能高通量、高准确度地发现未知的靶标，从而揭示药物发挥作用的真实机制，并围绕靶标进行先导化合物的筛选，助力新药发现。这对于具有多结合靶标特征的天然产物和激酶抑制剂等化学药物的意义重大，有助于指导围绕新发现的靶标开展老药新用的临床试验，以及基于毒副作用进行药物和先导化合物的结构改造。此外，随着精准医疗（precision medicine）时代的到来，精准检测患者病灶部位的靶标能被何种小分子药物高亲和力、高特异性地结合，是预判患者对药物治疗的个体响应的重要依据。因此，监测人体内药物-靶标蛋白的结合是药物靶标发现技术向临床转化的一个重要方向。

目前，蛋白质组学已经成为了药物靶标发现与药物转化研究中的支撑性技术，相信随着生物质谱与蛋白质组学的飞速发展，这些先进的工具在未来能够更好地助力生命科学的机制探索和药物研发，揭示疾病发生、发展的机制，挖掘和确证出更多的、新的药物靶标。

（叶　慧）

参考文献

[1] Campillos M, Kuhn M, Gavin A C, et al. Drug target identification using side-effect similarity[J]. Science, 2008, 321(5886): 263-266.

[2] van Esbroeck A C M, Janssenet A P A, Cognetta A B, et al. Activity-based protein profiling reveals off-target proteins of the FAAH inhibitor BIA 10-2474[J]. Science, 2017, 356(6342): 1084-1087.

[3] Swinney D C, Anthony J. How were new medicines discovered?[J] Nat Rev Drug Discov, 2011, 10(7): 507-519.

[4] Vincent, Nueda A, Lee J, et al. Phenotypic drug discovery: recent successes, lessons learned and new directions[J]. Nat Rev Drug Discov, 2022, 21: 899-914.

[5] Kawatani M, Osada H. Affinity-based target identification for bioactive small molecules[J]. Med Chem Comm, 2014, 5(3): 277-287.

[6] Lomenick B, Hao R, Huang J, et al. Target identification using drug affinity responsive target stability (DARTS)[J]. Proc Natl Acad Sci U S A, 2009, 106(51): 21984-21989.

[7] Feng Y, Franceschi G D, Kahraman A, et al. Global analysis of protein structural changes in complex proteomes[J]. Nat Biotechnol, 2014, 32(10): 1036-1044.

[8] Martinez M D, Jafari R, Ignatushchenko M, et al. Monitoring drug target engagement in cells and tissues using the cellular thermal shift assay[J]. Science, 2013, 341(6141): 84-87.

[9] Savitski M M, Reinhard F B M, Franken H, et al. Tracking cancer drugs in living cells by thermal profiling of the proteome[J]. Science, 2014, 346(6205): 1255784.

[10] West G M, Tang L, Fitzgerald M C. Thermodynamic analysis of protein stability and ligand binding using a chemical modification- and mass spectrometry-based strategy[J]. Anal Chem, 2008, 80(11): 4175-4185.

[11] Zhang X, Wang Q, Li Y, et al. Solvent-induced protein precipitation for prug target discovery on the proteomic scale[J]. Anal Chem, 2020, 92(1): 1363-1371.

[12] Tian Y, Wan N, Zhang H, et al. Chemoproteomic mapping of the glycolytic targetome in cancer cells[J]. Nat Chem Biol, 2023, 19(12), 1480-1491.

[13] Dziekan J M, Yu H, Chen D, et al. Identifying purine nucleoside phosphorylase as the target of quinine using cellular thermal shift assay[J]. Sci Transl Med, 2019, 11(473).

[14] Klaeger S, Heinzlmeir S, Wilhelm M, et al. The target landscape of clinical kinase drugs[J]. Science, 2017, 358(6367): eaan4368.

[15] Speers A E, Cravatt B F. Chemical strategies for activity-based proteomics[J]. Chembiochem, 2004, 5(1): 41-47.

[16] Kolb H C, Finn M G, Sharpless K B. Click chemistry: diverse chemical function from a few good reactions[J]. Angew Chem Int Ed Engl, 2001, 40(11): 2004-2021.

[17] Rostovtsev V V, Green L, Fokin V, et al. A stepwise huisgen cycloaddition process: copper(I)-catalyzed regioselective "ligation" of azides and terminal alkynes[J]. Angew Chem Int Ed Engl, 2002, 41(14): 2596-2599.

[18] Tornøe C W, Christensen C, Meldal M. Peptidotriazoles on solid phase: [1,2,3]-triazoles by regiospecific copper(I)-catalyzed 1,3-dipolar cycloadditions of terminal alkynes to azides[J]. J Org Chem, 2002, 67(9): 3057-3064.

[19] Jewett J C, Bertozzi C R. Cu-free click cycloaddition reactions in chemical biology[J]. Chem Soc Rev, 2010, 39(4): 1272-1279.

[20] Wang S, Tian Y, Wang M, et al. Advanced activity-based protein profiling application strategies for drug development[J]. Front Pharmacol, 2018, 9: 353.

[21] Ma T, Tian X, Zhang B, et al. Low-dose metformin targets the lysosomal AMPK pathway through PEN2[J]. Nature, 2022, 603(7899): 159-165.

[22] Niphakis M J, Lum K, Cognetta A, et al. A global map of lipid-binding proteins and their ligandability in cells[J]. Cell, 2015, 161(7): 1668-1680.

[23] Attwood M M, Fabbro D, Sokolov A V, et al. Trends in kinase drug discovery: targets, indications and inhibitor design[J]. Nat Rev Drug Discov, 2021, 20(11): 839-861.

[24] Bantscheff M, Eberhard D, Abraham Y, et al. Quantitative chemical proteomics reveals mechanisms of action of clinical ABL kinase inhibitors[J]. Nat Biotechnol, 2007, 25(9): 1035-44.

[25] Reinecke M, Heinzlmeir S, Wilhelm M, et al. Kinobeads: a chemical proteomic approach for kinase inhibitor selectivity profiling and target discovery[J]. Target Discovery and Validation: Methods and Strategies for Drug Discovery, 2019: 97-130.

[26] Lomenick B, Jung G, Wohlschlegel J A, et al. Target identification using drug affinity responsive target stability (DARTS)[J]. Curr Protoc Chem Biol, 2011, 3(4): 163-180.

[27] Chin RM, Fu X, Pai M Y, et al. The metabolite α-ketoglutarate extends lifespan by inhibiting ATP synthase and TOR[J]. Nature, 2014, 510(7505): 397-401.

[28] Pepelnjak M, de Souza N, Picotti P. Detecting protein-small molecule interactions using limited proteolysis-mass spectrometry(LiP-MS)[J]. Trends Biochem Sci, 2020, 45(10): 919-920.

[29] Piazza I, Beaton N, Bruderer R, et al. A machine learning-based chemoproteomic approach to identify drug targets and binding sites in complex proteomes[J]. Nat Commun, 2020, 11(1): 4200.

[30] Chen S, Liu X, Peng C, et al. The phytochemical hyperforin triggers thermogenesis in adipose tissue via a Dlat-AMPK signaling axis to curb obesity[J]. Cell Metab, 2021, 33(3): 565-580, 567.

[31] Piazza I, Kochanowski K, Cappelletti V, et al. A map of protein-metabolite interactions reveals principles of chemical communication[J]. Cell, 2018, 172(1-2): 358-372, 23.

[32] Wase N, Black P, DiRusso C. Innovations in improving lipid production: Algal chemical genetics[J]. Prog Lipid Res, 2018, 71: 101-123.

[33] Yin S Q, Zhang C M, Wang J J, et al. The development of MetAP-2 inhibitors in cancer treatment[J]. Curr Med Chem, 2012, 19(7): 1021-1035.

[34] Jafari R, Almqvist H, Axelsson H, et al. The cellular thermal shift assay for evaluating drug target interactions in cells[J]. Nat Protoc, 2014, 9(9): 2100-2122.

[35] Dziekan J M, Yu H, Chen D, et al. Identifying purine nucleoside phosphorylase as the target of quinine using cellular thermal shift assay[J]. Sci Transl Med, 2019: 11 (473): eaau3174.

[36] Kalxdorf M, Ina Gunthner, Becher I, et al. Cell surface thermal proteome profiling tracks perturbations and drug targets on the plasma membrane[J]. Nat Methods, 2021, 18(1): 84-91.

[37] Geer Wallace M A, Kwon D Y, Weitzel D H, et al. Discovery of manassantin a protein targets using large-scale protein folding and stability measurements[J]. J Proteome Res, 2016, 15(8): 2688-2696.

[38] Bamberger C, Pankow S, Martinez B S, et al. Protein footprinting via covalent protein painting reveals structural changes of the proteome in Alzheimer's disease[J]. J Proteome Res, 2021, 20(5): 2762-2771.

[39] Zhou Y, Liu Z, Zhang J, et al. Prediction of ligand modulation patterns on membrane receptors via lysine reactivity profiling[J]. Chem Commun(Camb), 2019, 55(30): 4311-4314.

[40] Zhu Y, Wan N, Shan X, et al. Celastrol targets adenylyl cyclase-associated protein 1 to reduce macrophages-mediated inflammation and ameliorates high fat diet-induced metabolic syndrome in mice[J]. Acta Pharm Sin B, 2021, 11(5): 1200-1212.

[41] Lee S, Lee H C, Kwon Y W, et al. Adenylyl cyclase-associated protein 1 is a receptor for human resistin and mediates inflammatory actions of human monocytes[J]. Cell Metab, 2014, 19(3): 484-97.

第十五章 代谢调控与药物靶标的发现和转化

教学目标

1. 熟悉：代谢流、空间分辨的代谢组学、单细胞代谢组等代谢组学技术创新。
2. 了解：代谢组学技术在抗肿瘤药物靶标发现中的应用。
3. 了解：代谢组学技术在肠-脑相关疾病的药物靶标发现中的应用。

第一节 概述

随着分析技术和信息科学的发展，运用代谢组学手段研究疾病的发生、发展机制，并从中确证药物靶标的研究在药物研发领域的重要性日益凸显。代谢组学研究囊括（非）靶向代谢组学、代谢流、单细胞代谢组、质谱成像等多种新兴的技术手段，是用于研究生物体系中包括氨基酸、糖类、脂肪酸和核苷酸等小分子代谢物的种类及丰度变化等规律，从而反映生物体的生理、病理情况下代谢动态的一门学科。与其他组学技术相比，代谢组学在治疗疾病的药物靶标发现过程中主要有以下几个优势：①代谢组学研究所需的样本易于获取（血、尿、粪便、组织等），并且仅需微量的样本即可；②代谢组学分析具有较高的灵敏度，易于捕捉机体、细胞等细微的代谢变化；③代谢组学所覆盖的代谢物的范围广、通量高，处理和操作手段相对简便。因此，运用代谢组学对疾病状态下的组织、细胞等靶部位所包含的代谢物进行全轮廓或对特定通路进行靶向性的测定，能够明确驱动疾病发生、发展的病理机制，从中明确具有治疗潜力的靶标，进而针对靶标蛋白进行先导化合物的筛选和评价，助力新药研发，已经成为药物研发管线的有效策略。

近年来，代谢组学领域不断涌现技术变革，是治疗疾病的药物靶标发现研究的“助推器”，其中应用最广泛的是代谢流（metabolic flux）技术。本章的第二节详细介绍了代谢流技术的原理，即通过稳定的同位素示踪剂，追踪代谢物通过特定代谢通路代谢生成下游产物，从而揭示病理状态下特定的代谢途径的流量分配，精确指征示踪剂所靶向的特定代谢通路的活跃程度。代谢流技术目前已广泛应用于多种慢性重大疾病的病因病机的探究、治疗靶标的发现。最新的突破包括通过口服或静脉注射等递送方式，实现对体内稳定同位素标记的代谢物的追踪，进而分析活体的代谢流量，有助于疾病的诊断及个体化治疗；此外，通过联用质谱成像技术，能够获得空间分辨的代谢流量的信息，帮助理解真实的疾病体系中特定空间位置的代谢通路的活动规律；另一方面，代谢组学技术已经成功拓展至单细胞及亚细胞器分辨的层面，对深入探究细胞间以及细胞内部的代谢异质性具有重要意义。

基于代谢组学领域日新月异的发展，研究人员运用代谢组学技术对癌症、心血管疾病、神经退行性疾病等多种疾病发生、发展进程中的代谢变化规律进行研究。研究表明：一方面，疾病进展中具有显著变化的代谢物可以作为标志物辅助疾病的诊断；另一方面，小分子代谢物可以作为信号分子，调节信号通路进而驱动疾病的进程。因此，调控机体的内源性代谢通路，进而影响致病性信号通路的传导是具有潜力的疾病治疗策略。因此，本章第三、四节列举了在临床治疗和药物研发领域，通过代谢组学技术捕捉病理状态下机体异常的代谢变化，并结合分子生物学手段，明确影响疾病发生、发展的关键代谢物的致病机制，发现代谢酶是有效的治疗靶标的案例；以及运用代谢组学评价针对该类代谢酶为靶标进行先导化合物的设计和优化，推进创新药研发的实例。

第二节　新兴的代谢组学技术及其应用

近年来，代谢组学技术发展日新月异，取得了代谢流技术及空间分辨的代谢组学技术等方法学的突破；其研究的对象从细胞等体外模型发展到人体、动物等体内水平，而分析的精细程度也从群体细胞水平拓展到单细胞乃至于单细胞器的水平。本节主要介绍这些新兴的代谢组学技术，以及运用这类技术在生物医学领域和药物靶标发现研究中的代表性发现。

一、代谢流技术

1. 代谢流技术的原理

代谢组学测定代谢物的水平，表现的是一个静态的结果。然而，代谢物的浓度不仅取决于代谢物的生成，也受到其分解、代谢等消耗过程的影响。因此，对于复杂的机体代谢网络，对代谢物浓度的测定无法精准地体现其参与的代谢通路的活跃程度，而对代谢通路活性的测定恰好是描绘机体代谢状态的要素。为了精准地表征代谢通路的活跃程度这一动态指标，研究者们提出了代谢流量这一概念，用单位时间内的物质流量来量化代谢通路的活性，而测定代谢流量的技术则称为代谢流（metabolic flux）技术。

代谢流技术的开发依赖于同位素示踪，在给予细胞等体系含有同位素标记的原料代谢物后，在不同时间点采集原料所代谢生成的下游产物，记录和分析其同位素标记模式。同位素标记模式能够指征该原料的代谢流向，并计算具体代谢途径上的代谢流量，从而体现生物体特定代谢通路的活跃程度。代谢物的同位素标记模式通过其质量同位素分布（mass isotopomer distribution，MID；或称为mass distribution vector，MDV）体现，MID表示代谢物各个同位素峰的丰度比例（如图15-1）。以碳原子为例，一个有n个碳原子的代谢物可以有0～n个标记为^{13}C的碳原子，因此该代谢物的质量可以从M+0增加到M+n。当机体在病理状态下，假定特定代谢途径的活性发生变化，则相应产生的代谢物的MID也会发生变化。因此，代谢流技术可以用于探究疾病关联的代谢通路的异常活跃或抑制状态。

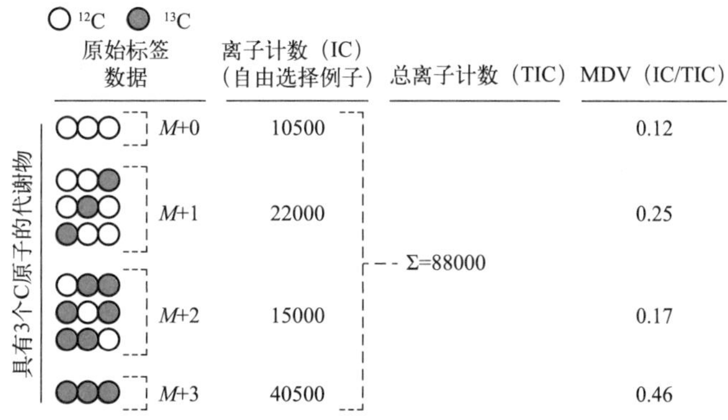

图15-1 **MID示意图**

在同位素标记的模式下，每个形式的同位素分布比例称为MID。不同的同位素标记形式［（M+0）～（M+n）］对应于特定代谢途径来源的产物，其比重的高低可以帮助判别代谢途径的活性程度（*Curr Opin Biotechnol*, 2015, 34: 189-201）

代谢物能够以不同的代谢途径产生相同的代谢物，使用传统的代谢组学技术无法区分具体的代谢途径所催化生成代谢物的流量差异，但是合理的使用同位素示踪能够使不同代谢途径所产生的下游代谢物掺入不同数量或不同元素的同位素标记，从而区分不同代谢通路的流量，进而精准地分析特定代谢通路的活跃程度。例如，代谢流研究中经典的示踪剂之一[U-^{13}C]-葡萄糖通过糖酵解产生M+3的丙酮酸，丙酮酸继而可以通过丙酮酸脱氢酶（pyruvate dehydrogenase，PDH）或丙酮酸羧化酶（pyruvate carboxylase，PC）途径，分别进入三羧酸循环（tricarboxylic acid cycle，TCA 循环）。M+3的丙酮酸由PDH催化产生M+2的TCA循环代谢物，而通过PC则产生M+3的TCA循环代谢物。因此，通过分析TCA循环代谢物的M+2和M+3的MID，可以判断丙酮酸进入TCA循环的不同途径之间的流量分配（如图15-2）。利用这一手段，美国哈佛医学院Elia等[1]发现，肿瘤微环境中的乳酸会改变T细胞的代谢，表现在给予[U-^{13}C]-葡萄糖后，T细胞TCA循环中M+2形式的代谢物增加，M+3形式减少，说明乳酸的存在减少了丙

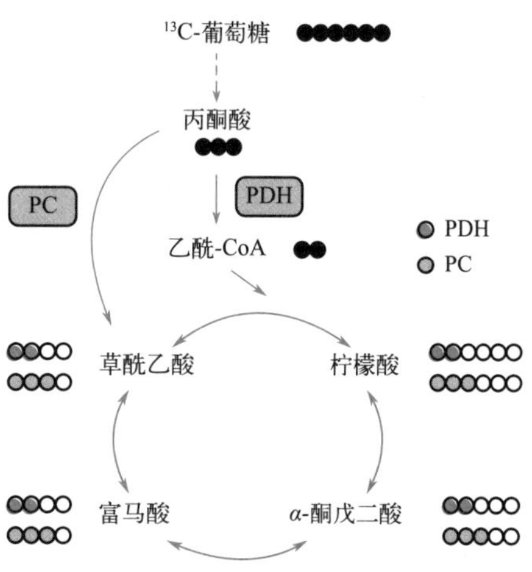

图15-2 **使用同位素技术区分丙酮酸通过PDH或PC途径进入TCA循环（深黑色、浅灰色和蓝色均代表掺入的^{13}C原子）**

彩图15-2

酮酸以PC依赖的催化途径进入TCA循环的流量，转向偏好由PDH催化进入TCA循环的代谢途径。因此，探究疾病（例如癌症）状态下MID的变化有利于我们更好地理解疾病的发生发展过程中所依赖的代谢通路，从而锁定有潜力的治疗靶标。

代谢流技术除了使用统一的代谢前体物质进行示踪，分析下游的代谢通路的流量，还能使用同一代谢前体物质的不同原子进行同位素标记，追踪不同的下游代谢通路。例如，支持细胞（例如肿瘤细胞）快速增殖的代谢原料谷氨酰胺，不仅可以作为碳源对细胞供能，还能够提供氮源参与核苷酸的生物合成。具体为谷氨酰胺通过谷氨酰胺酶（glutaminase，GLS）以*α*-酮戊二酸（*α*-ketoglutarate，*α*-KG）的形式进入TCA循环。因此，可以使用[U-^{13}C]-谷氨酰胺将TCA循环的中间代谢产物进行^{13}C标记。另一方面，谷氨酰胺由磷酸核糖焦磷酸酰胺基转移酶（phosphoribosyl pyrophosphate amido transferase，PPAT）催化，参与从头合成核苷酸的生物合成途径。因此，利用[U-^{15}N]-谷氨酰胺则能够对其参与合成的下游核苷酸进行^{15}N标记（如图15-3）。因此，使用[U-^{13}C]和[U-^{15}N]-谷氨酰胺可以分别追踪其参与的TCA循环和核苷酸合成途径的代谢流量。

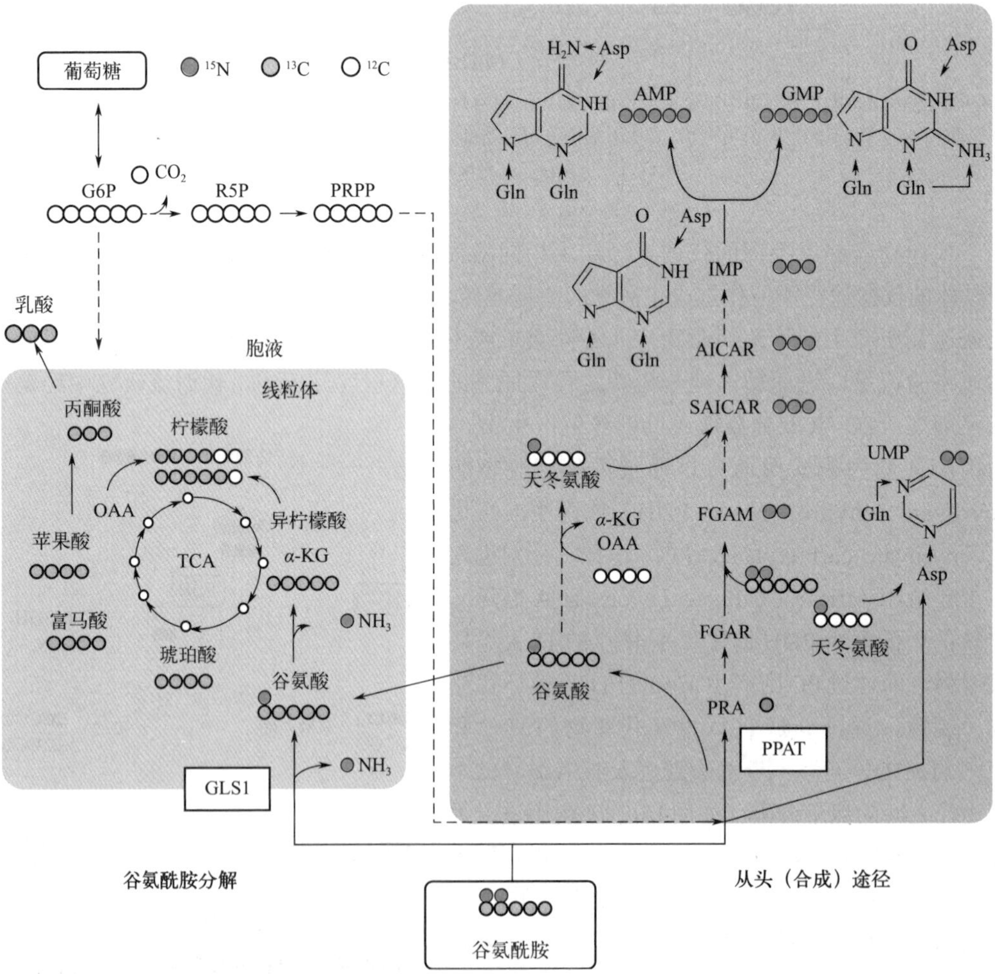

彩图15-3

图15-3　[U-^{13}C]/[U-^{15}N]-谷氨酰胺代谢示意图[2]

利用上述掺入不同同位素的谷氨酰胺，日本九州大学的Kodama等[2]分析了恶性转化过程中细胞的代谢变化。研究人员首先用含人*c-myc*的逆转录病毒感染正常人二倍体成纤维细胞产生的转化细胞（transformed cell，TSM细胞）获得了具有微弱锚定非依赖性的生长能力，但不具备致瘤性的细胞模型。在三维培养TSM细胞后，进行二维培养和扩增，重复三次后依次得到锚定非依赖性生长的细胞（anchorage-independent growth-1/2/3，AIG-1/2/3）。从TSM到AIG-1/2/3，其锚定非依赖性生长能力递增，*c-myc*基因的表达也逐步上调，其中AIG-3具有成瘤能力，其恶性程度最高。针对构建的恶性转化的AIG-3细胞模型中，研究人员分别使用[U-^{13}C]和[U-^{15}N]-谷氨酰胺追踪其代谢流向，发现与TSM细胞相比，AIG-3细胞中α-KG的^{13}C标记程度显著降低，而核苷酸从头合成途径中的次黄嘌呤核苷酸（inosine monophosphate，IMP）中的^{15}N标记程度显著增加（如图15-4），说明在恶性转化过程中，谷氨酰胺参与TCA循环这一代谢途径的流量降低，而对核苷酸从头合成的贡献度增加。该范例展现出利用同一代谢物的不同原子进行同位素示踪，可以描绘肿瘤细胞恶性转化为例的众多病理变化进程中不同代谢途径的活跃程度的变化，提示致病的代谢机制。

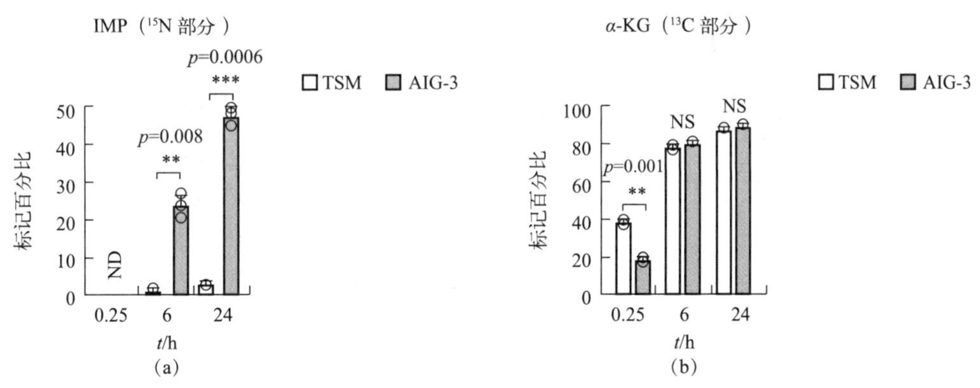

图15-4 **恶性转化过程中的谷氨酰胺下游代谢物的标记情况**[2]

此外，在生物化学反应中，某些代谢酶可以催化可逆反应，而运用传统的酶活性试剂盒难以对代谢流向进行判断，而使用代谢流技术则可以很好地区分同一个代谢酶介导的不同代谢流向的活跃程度。例如，异柠檬酸脱氢酶（isocitrate dehydrogenase，IDH）为TCA循环中的关键限速酶，其介导的柠檬酸和α-KG的相互转化，分别代表了谷氨酰胺的氧化和还原羧化这两种代谢流向。如图15-5（a），使用[U-^{13}C]-谷氨酰胺能够对IDH介导的两种代谢流向加以区分，表现为氧化途径下柠檬酸形成M+4的同位素峰，而还原羧化途径下柠檬酸形成M+5的同位素峰。哺乳动物细胞中的IDH有三种亚型，包括还原型烟酰胺腺嘌呤二核苷酸磷酸（reduced nicotinamide adenine dinucleotide phosphate，NADPH）依赖的IDH1/2，及还原型烟酰胺腺嘌呤二核苷酸（reduced nicotinamide adenine dinucleotide，NADH）依赖的IDH3。其中NADPH是细胞中重要的辅因子，通过维持氧化还原稳态与参与脂肪酸合成，促进肿瘤细胞的快速增殖。由IDH1/2介导的柠檬酸和α-KG的穿梭可以实现NADPH在线粒体和胞浆中的运输［如图15-5（a）］，维持细胞中NADPH池的稳态以满足肿瘤细胞对NADPH的需求。中国药科大学的Shao等[3]通过代谢流技术揭示了多种肿瘤细胞在胞浆中NADPH的含量受到挑战时，依赖定位线粒体的IDH2进行NADPH供给的补偿机制。具体地，研究人员首先干预乳腺癌细胞MCF-7胞浆中生成NADPH的代谢酶ME1，使用[U-^{13}C]-谷氨酰胺进行代谢流示踪，发现柠檬酸的MID发生了显著变化，表现为M+4的同位素比例显著降低而M+5同位素比例显著上升［图15-5（b）］，说明在胞浆NADPH不足的情况下，肿瘤细胞代偿性地激活线粒体IDH2介导的还原羧化代谢，依赖柠檬酸与α-KG的穿梭，将线粒体的NADPH运送至胞浆中，以弥补胞浆中NADPH的缺失，提示联合靶向ME1-IDH2抑制NADPH的生成而对抗肿瘤生长和转移的治疗策略。上述案例均证实，使用代谢流技术探究生理和病理状态下代谢物MID的变化，有利于我们精细地捕捉特定代谢通路的活跃程度的转变，从而发现全新的疾病发生、发展的机制。

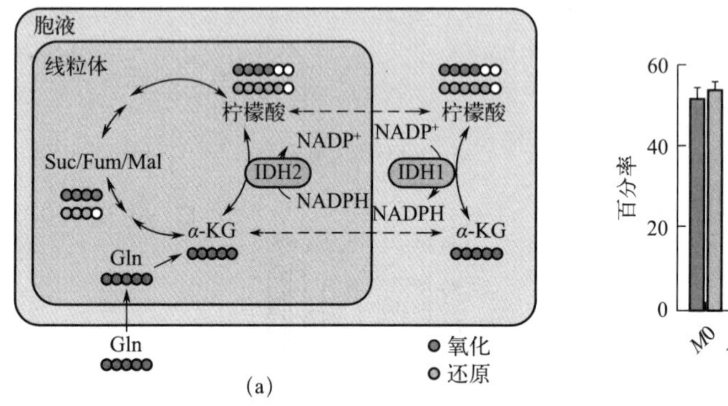

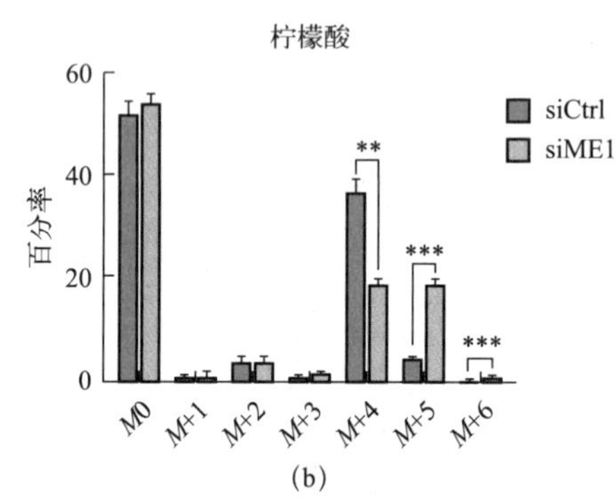

彩图15-5

图15-5　**谷氨酰胺追踪IDH代谢流向**[3]

（a）IDH介导的氧化还原代谢途径（深黑色、灰色、蓝色均代表掺入代谢前体谷氨酰胺和下游代谢物的^{13}C原子）；（b）*ME1*敲除后，柠檬酸MID变化情况

2. 代谢流技术与疾病靶标发现

代谢流领域的技术变革已拓展至细胞、动物和人体内，研究人员通过追踪特定代谢通路的流量变化，挖掘出疾病状态下异常活跃或抑制状态的代谢途径，为疾病治疗的靶标发现提供线索。

代谢流在活细胞体系中进行病理机制的研究和治疗策略的开发等运用已经十分普遍。例如，由于病毒感染对人类的生命健康存在持续威胁，研究者一直致力于开发抗病毒药物。病毒通常依靠宿主的代谢为其复制提供能量和原料，提示我们从代谢角度可能发现潜在的抗病毒治疗的新手段。美国普林斯顿大学Munger等[4]使用人巨细胞病毒（human cytomegalovirus，HCMV）感染成纤维细胞构建病毒感染的体外模型，比较HCMV感染前后成纤维细胞代谢物水平的变化，发现脂肪酸合成的主要中间体丙二酰辅酶A的丰度显著增加；进一步给予[U-^{13}C]-葡萄糖后，利用代谢流技术比较HCMV感染前后，宿主细胞的脂肪酸合成通路的代谢流量变化，发现感染后该通路的代谢流量显著上调，说明HCMV感染激活了宿主细胞的脂肪酸合成途径。为了证明宿主细胞的脂肪酸合成通路对病毒感染的重要性，研究人员对HCMV感染的成纤维细胞加以脂肪酸合成的关键酶乙酰辅酶A羧化酶（acetyl-CoA carboxylase，ACC）和脂肪酸合酶（fatty acid synthase，FAS）的抑制剂的处理，发现HCMV复制量显著降低，确证了脂肪酸生物合成是HCMV复制所必需的，提示脂肪酸合成通路的抑制剂是潜在的抗病毒感染的治疗药物。

不仅限于细胞模型的研究，代谢流技术还能通过活体灌流携带标记的代谢前体物质对动物体内代谢途径的活跃程度进行评价。例如，针对近年来广受关注的、密切影响机体健康状态的肠道菌群的代谢活动，美国普林斯顿大学Zeng等[5]不同于现有研究均聚焦于肠道菌群的代谢谱，他们使用体内代谢流技术，对小鼠灌胃给予[U-^{13}C]-淀粉和[U-^{13}C]-菊粉，首次定量分析了小鼠肠道微生物组的代谢流量，系统阐明了肠道菌群对不同代谢原料的偏好性。研究人员在[U-^{13}C]-淀粉灌胃组的小鼠门静脉血中检测到了大量的携带同位素标记的宿主代谢产物，例如葡萄糖、丙酮酸和乳酸等，而在[U-^{13}C]-菊粉灌胃的小鼠门静脉血中则检测到同位素标记的菌群代谢产物短链脂肪酸（short-chain fatty acid，SCFA）。同时在小鼠盲肠内容物中，通过[U-^{13}C]-菊粉产生的SCFA浓度显著高于[U-^{13}C]-淀粉，这说明相较于淀粉，肠道菌群更加偏向利用菊粉而代谢生成SCFA。该研究通过开展体内的代谢流试验，提示我们可以通过饮食从肠道微生物对不同营养物质加以利用的偏好性来影响生长代谢，从而塑造宿主的微生物群，为菌群失调所导致的疾病治疗提供新的手段。

除了动物水平上的研究，体内代谢流技术已应用于临床患者的代谢状态的测定和评价。例如，美国得克萨斯大学西南医学中心Faubert等[6]为了探究乳酸在非小细胞肺癌中的代谢命运和用途，在非小细胞肺癌患者麻醉期间，连续输注[U-^{13}C]-乳酸，发现在患者肿瘤中检测到了带标记的丙酮酸、丙氨酸和TCA循环中间产物，表明肿瘤会摄取和利用乳酸作为碳源，供给TCA循环。由于乳酸需要单羧酸转运体（monocarboxylate transporter，MCT）家族进行跨细胞膜的运输，而该家族中负责乳酸摄取的转运体MCT1在多个肿瘤细胞系中均高表达，结合临床的肿瘤代谢流结果，提示抑制MCT1摄取乳酸的功能可能是新的抗肿瘤治疗策略。目前MCT1的抑制剂AZD3965已被证明在多种高表达MCT1的临床前肿瘤模型中有效，并且已进入Ⅰ期临床研究，用于治疗晚期实体瘤和淋巴瘤[7]。随着对肿瘤代谢流的深层剖析，科研人员不断探索潜在的治疗靶标的转化价值，开发有效且安全的抗肿瘤药物。

二、空间分辨的代谢组学技术

在代谢组学流程中的组织匀浆、代谢物提取、纯化和富集等前处理过程中，代谢物在组织内部的空间分布信息容易丢失，因此，常规的代谢组学分析手段无法表征空间分辨的代谢轮廓。针对某些代谢通路的活性可能存在组织分布关联的异质性，迫切需要开发空间分辨的代谢组学技术，解析组织或器官空间分辨的代谢谱，实现精细描绘机体的生理、病理关联的代谢状态。

最新的进展包括通过开发空间分辨的代谢组学技术，实现对高度异质性的肿瘤组织代谢谱的表征，以理解复杂的肿瘤代谢重编程的过程，发现关键代谢通路的失调。中国医学科学院和北京协和医学院Sun等[8]提出了一种空间分辨的代谢组学技术，希望揭示原生状态下肿瘤相关的代谢物和代谢酶。基于气流辅助解吸电喷雾电离质谱成像（airflow-assisted desorption electrospray ionization mass spectrometry imaging，AFADESI-MSI）技术，研究者们对256例食管癌患者不同组织（肿瘤组织、上皮组织和肌肉组织）中的代谢物进行测定及通路分析（图15-6），发现脯氨酸生物合成、尿苷代谢和组胺代谢等代谢通路均发生显著变化；进一步围绕上述代谢通路的关键酶，研究人员对肿瘤组织切片进行免疫组化的分析，首次发现了在食管癌肿瘤组织中高表达的代谢酶：吡咯啉-5-羧酸还原酶2（pyrroline-5-carboxylate reductase 2，PYCR2）和尿苷磷酸化酶1（uridine phosphorylase 1，UPase1）。此项研究表明，利用空间分辨的代谢组学技术可以实现原位、高通量地表征肿瘤组织与正常组织存在丰度和活性差异的代谢物和代谢通路，为深入而精细地阐明肿瘤的代谢重排现象提供了有力的技术支撑。

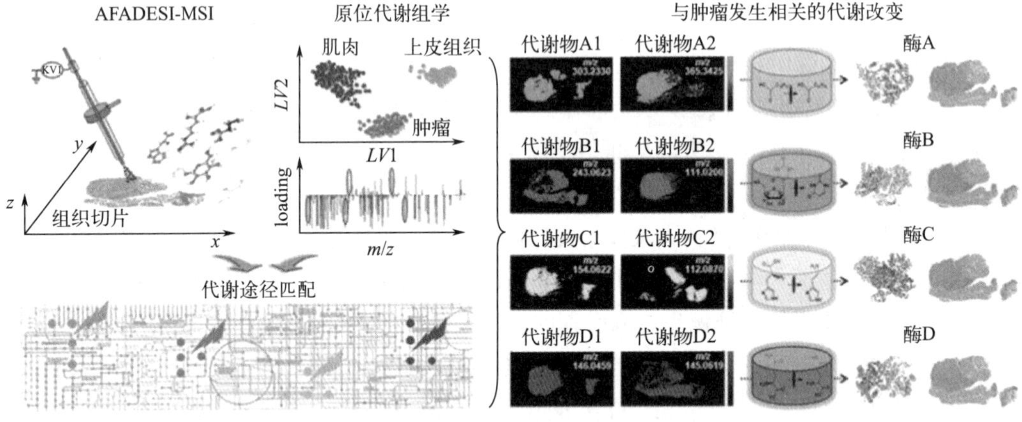

彩图15-6

图15-6 空间分辨原位代谢组学研究策略[8]

空间分辨的代谢组学技术与代谢流的融合能进一步实现对特定代谢通路流量的可视化。美国普林斯顿大学Wang等[9]将稳定同位素示踪与基质辅助激光解吸电离质谱成像技术（matrix-assisted laser desorption/ionization mass spectrometry imaging，MALDI-MSI）相结合，实现空间分辨测定特定代谢通路的活跃程度。通过对小鼠进行静脉灌注^{13}C或^{15}N标记的代谢前体物质为同位素示踪剂，而后在灌注后的不同时间点制备其肾脏组织切片，结合MALDI质谱成像分析，定量记录代谢前体生成的代谢物的同位素峰信号，计算MID（图15-7）。

该技术生动地揭示出小鼠体内肾脏存在空间分辨的代谢偏好的异质性。研究人员利用[U-^{13}C]-葡萄糖和[U-^{13}C]-甘油这两种代谢前体物质能分别通过糖酵解或糖异生途径生成M+6标记或M+3标记的UDP-葡萄糖［图15-8（a）］，提出通过对UDP-葡萄糖的MID进行解析即可探究肾脏对糖酵解或糖异生的代谢偏好性。研究人员对小鼠静脉注射[U-^{13}C]-葡萄糖和[U-^{13}C]-甘油后，在肾髓质（medulla）中检测到较高丰度的M+6形式的UDP-葡萄糖，而在肾皮质区域（cortex）中检测到较高丰度的M+3形式的UDP-葡萄糖［图15-8（b）］，体现了肾髓质区域糖酵解通路更活跃而肾皮质区域更偏好糖异生途径。该技术直观地展现出器官内存在空间异质性的代谢行为，即不同代谢通路的活性存在差异。我们预期这种独特的技术优势将会促使空间分辨的代谢流越来越多地应用于临床相关的疾病诊断与病理机制的探索。

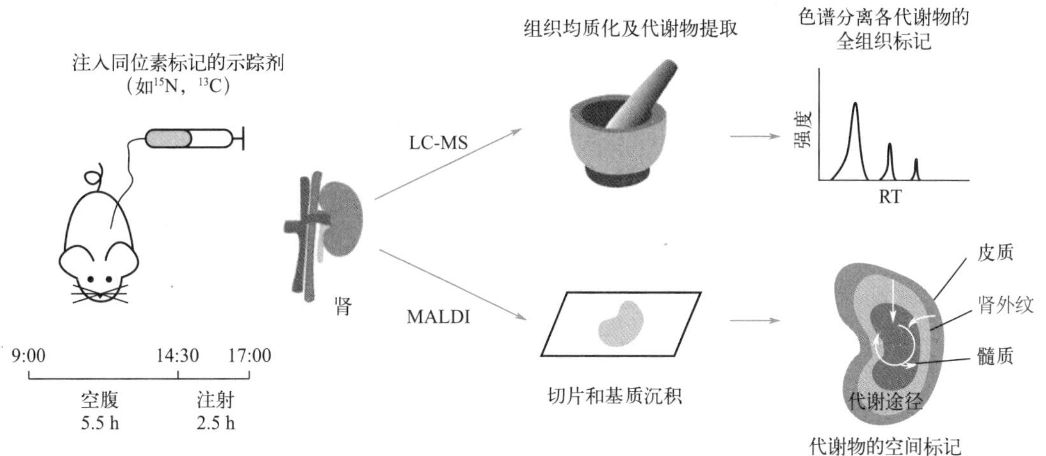

彩图15-7

图15-7 空间同位素成像技术示意图[9]

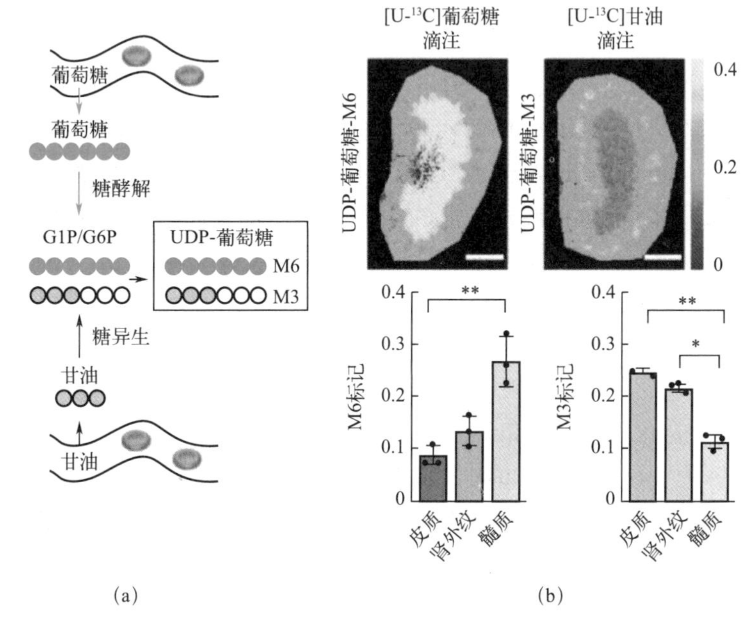

彩图15-8

图15-8 肾脏糖酵解和糖异生的空间分布[9]

（a）[U-^{13}C]-葡萄糖或[U-^{13}C]-甘油到UDP-葡萄糖的代谢途径；（b）M+6的UDP-葡萄糖在肾髓质高表达和M+3的UDP-葡萄糖在肾皮质高表达

在肿瘤等病变的组织中，细胞的异质性十分普遍。为了支撑空间分辨的代谢组分析，具备单细胞分析能力的代谢组学技术有助于实现对肿瘤异质性的代谢谱的描绘。中国科学技术大学Zhu等[10]开发的单细胞代谢组学技术，被证实具有对单个活神经元细胞进行高灵敏度、原位分析的能力。这项技术得益于结合了膜片钳电生理测定法和诱导纳升电喷雾质谱（induced nano electrospray mass spectrometry，InESI/MS）的分析平台的搭建（图15-9），借助铵盐稀释的人工脑脊液作为电解质溶液，可以保证InESI产生的MS信号在约24 min内保持稳定，这足以完成对单细胞进行代谢谱的测定。

彩图15-9

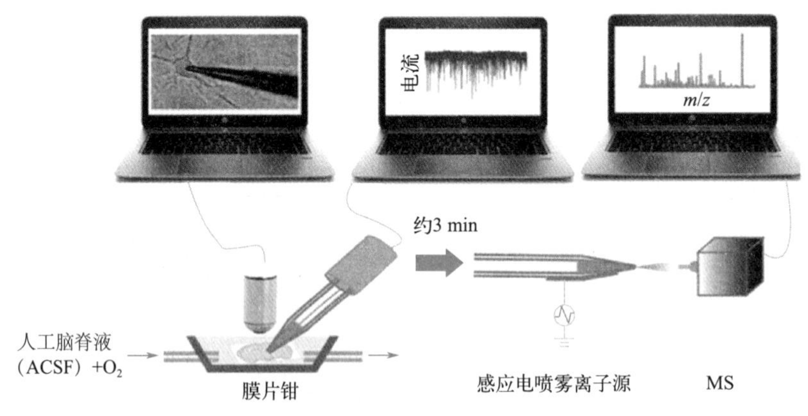

图15-9 单神经元代谢组学技术工作流程图[10]

越来越多的研究表明，机体暴露于紫外线中会引起外周血液内循环代谢物发生变化，从而影响大脑痛觉等功能，Zhu等[11]聚焦于外周-脑部神经元的代谢变化，对紫外线照射小鼠模型中大脑区域单个神经元中的代谢物进行了分析，发现了从未在大脑研究中被报道过的代谢物尿刊酸（urocanic acid，UCA）的丰度随着紫外线暴露显著升高［图15-10（a）］。进一步通过对小鼠静脉注射[U-^{13}C]-尿刊酸，检测其在脑脊液和大脑中的丰度［图15-10（b）］，证明其可以透过血脑屏障，从外周移位至脑部神经元，然而其在脑部的功能仍旧成谜。UCA被报道由皮肤细胞在紫外线照射下产生，用于抵抗紫外线对皮肤的伤害[12]，其在肝脏中的功能被认为是组氨酸向谷氨酸（glutamate，Glu）代谢转化的中间体。鉴于大脑中的谷氨酸是最主要的兴奋性神经递质，通过激活海马体和纹状体等脑区的下游神经元，能够增强脑区相关学习和记忆能力。因此，研究人员推测紫外线照射下从外周血进入大脑的UCA用于神经递质Glu的合成。于是，研究人员将Glu合成途径的关键酶尿刊酸酶的抑制剂甘氨酰-甘氨酸与小鼠大脑切片孵育，发现大脑单个神经元中的Glu的生成被显著抑制［图15-10（c）］，揭示了神经元中新的Glu合成途径，即UCA参与Glu的生物合成，从而加强谷氨酸能神经回路，促进机体运动学习能力和识别记忆能力。因此，单细胞质谱技术是在单细胞水平上研究机体代谢途径的重要工具，实现了对大脑中新的代谢物的检测和未知的代谢途径的发现。

事实上，代谢组学技术的检测尺度已经更迭至单细胞器水平。例如，中国科学技术大学Zhu等[13]在最新的方法学研究中关注溶酶体这一重要的细胞器，意图探索在细胞发生衰老的过程中，具有消化细胞使其死亡能力的溶酶体的代谢谱的时程变化。他们通过结合具有分离单个溶酶体能力的膜片钳技术及纳升电喷雾电离质谱技术，实现对单个溶酶体进行灵敏、快速和直接的代谢谱分析（图15-11），规避了传统的溶酶体分离和纯化的方法中无法区分单个细胞内包含着的多类型的溶酶体（自噬溶酶体、内吞溶酶体等）的局限，能够精细地解析不同类型的溶酶体在细胞衰老过程中代谢谱的动态变化。研究发现，随着细胞衰老，自噬溶酶体中许多代谢物的水平显著下调，而内吞溶酶体中的代谢物呈现出上升的趋势；与之相对应，自噬溶酶体的数量显著降低，而内吞溶酶体的比例上升，其他类型的溶酶体占比基本不变。该单溶酶体代谢组学研究通过原位、实时地记录溶酶体的代谢变化特征，有助于理解细胞衰老的机制。

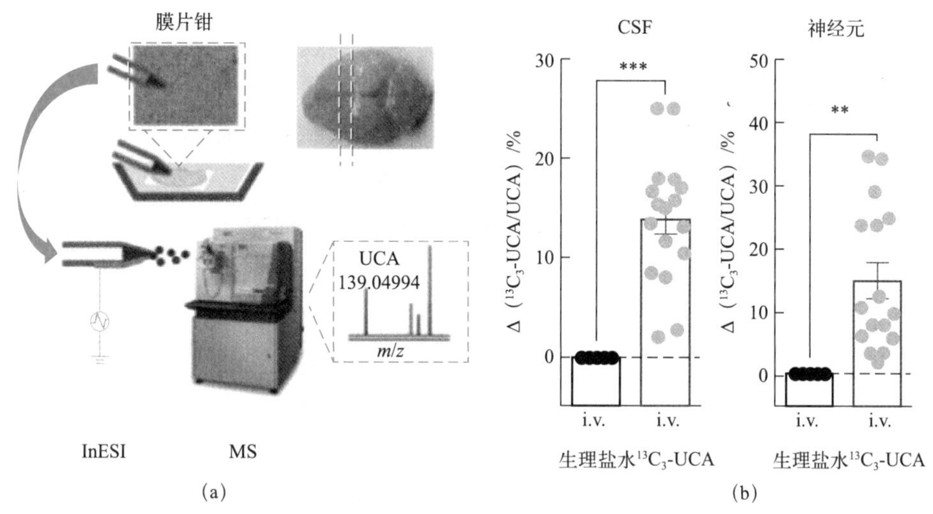

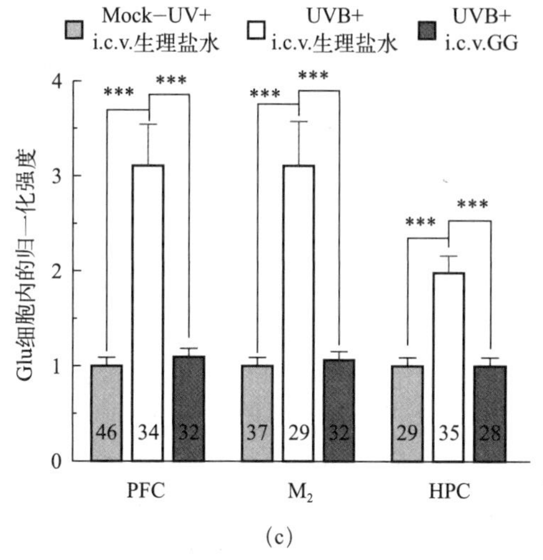

彩图15-10

图15-10 单细胞代谢组学技术发现神经元中UCA-Glu的途径[11]

（a）单细胞质谱法检测神经元中的UCA；（b）静注UCA前后脑脊液、神经元中UCA的丰度变化；（c）与尿刊酸酶抑制剂孵育后，单个神经元中Glu的生成被显著抑制

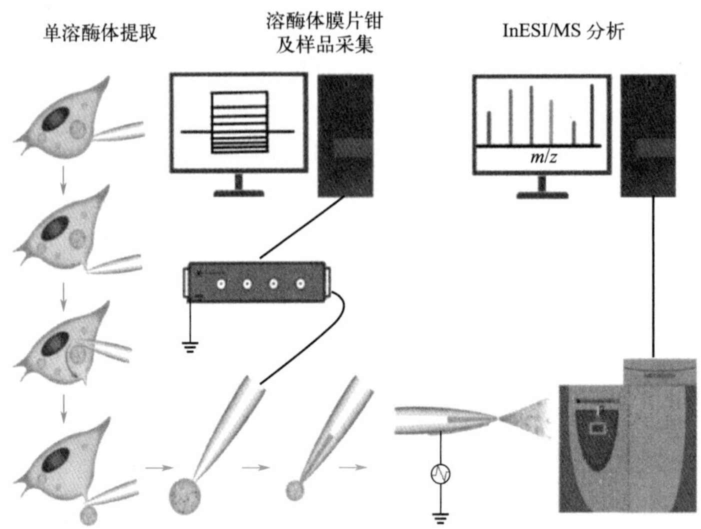

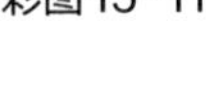
彩图15-11

图15-11 单溶酶体代谢组学技术工作流程图[13]

第三节 代谢组学技术在肿瘤靶标发现中的应用

代谢重编程是肿瘤细胞的重要特征之一，靶向肿瘤生长、转移等依赖的关键代谢酶相应地成为了抗肿瘤药物研发的重要途径。目前，利用代谢组学技术挖掘肿瘤的异常代谢，进而确证代谢酶为治疗靶标，并围绕靶标进行研发的抗肿瘤药物已经陆续上市并应用于临床。这进一步激发了靶向代谢对抗肿瘤发生、发展的药理学研究。在当前的肿瘤药物研发领域，广受关注的代谢通路包括三羧酸循环、谷氨酰胺代谢及一碳代谢等。本节以三羧酸循环、谷氨酰胺和一碳代谢等通路中的代谢酶为例，阐释代谢组学技术如何揭示这些代谢酶被发现具有驱动肿瘤发生、发展的作用，进而结合分子生物学技术，转化为新药靶标的历程。

一、三羧酸循环

异柠檬酸脱氢酶（IDH）是参与三羧酸循环的重要代谢酶，其催化的异柠檬酸转化生成α-KG是三羧酸循环的限速步骤。2006年，美国约翰·霍普金斯大学的Bert Vogelstein（图15-12）及其团队[14]通过当时快速发展的基因组测序技术首次在一例结肠癌患者中发现IDH1-R132位点的突变。两年后，该团队通过全外显子测序技术在149例胶质母细胞瘤（glioblastoma，GBM）患者的肿瘤样本中同样检出18例IDH1-R132位点的突变[15]。2009年，该团队又发现部分GBM患者中，编码IDH1同工酶IDH2的基因在R172位点也发生突变[16]。与此同时，华盛顿大学的Mardis等[17]则首次在急性髓系白血病（acute myelocytic leukemia，AML）细胞中检测出IDH1-R132位点的突变。至此，*IDH1-R132*以及*IDH2-R172*突变得到研究者的极大关注。

那么，突变的*IDH*基因与癌症的发生发展有什么关系？IDH是参与三羧酸循环的重要酶。IDH1定位于细胞质，而IDH2定位于线粒体。正常情况下，它们均能够催化异柠檬酸转化为α-KG。α-KG在细胞中除了作为物质代谢的中间产物之外，对细胞的表观遗传、蛋白质翻译后修饰等也具有重要的调控作用。例如，细胞中存在一类被称为α-KG依赖性加氧酶（2-oxoglutarate dependent oxygenases）的氧化酶，这类酶利用亚铁离子作为辅因子、α-KG作为辅助底物（cosubstrate）发挥催化功能。甲基胞嘧啶双加氧酶（ten-eleven translocation，TET）蛋白质家族便是一类依赖α-KG的羟化酶，它能够催化甲基胞嘧啶的甲基发生羟化，从而避免DNA过度甲基化，将胞内DNA的甲基化维持在正常水平。然而，当细胞中IDH酶发生点突变，由野生型IDH1/2催化异柠檬酸氧化生成的α-KG将继续被突变型的IDH1/2催化生成2-羟基戊二酸［(*R*)-(−)-2-hydroxyglutarate，2-HG］（图15-13）。2-HG在结构上与α-KG高度相似，因此二者对其结合蛋白存在竞争关系，表现在当2-HG大量生成并累积时，将阻碍α-KG发挥功能，取代性地结合原本与α-KG结合而发挥调控表观遗传作用的酶，进而导致酶的功能异常。例如，*IDH1/2*突变后导致大量累积的2-HG竞争性地与TET结合，但其无法作为辅助底物使TET发挥其羟化酶的作用，导致甲基胞嘧啶的甲基化水平升高，引起DNA超甲基化，因而降低肿瘤抑制性基因的转录活性，最终诱导恶性肿瘤的发生。不仅如此，2-HG的促癌机制事实上非常复杂，新的机制仍陆续被阐明[18]。

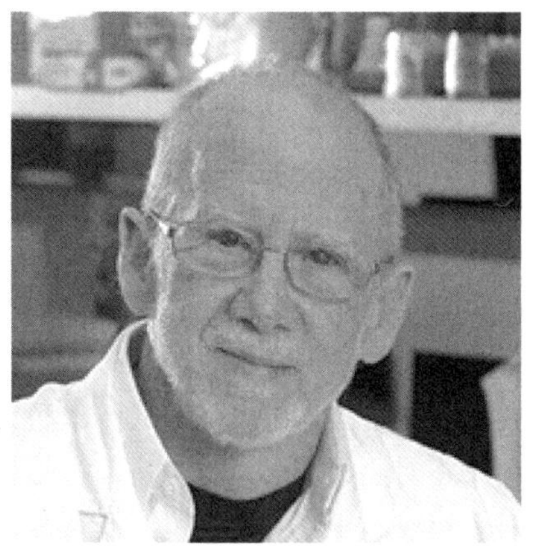

图15-12 **贝尔特·福格尔斯泰因（Bert Vogelstein，出生于1949年6月2日，美国癌症遗传学家，是*TP53*、*APC*、*IDH1*等众多癌症相关基因研究的重要奠基人）**

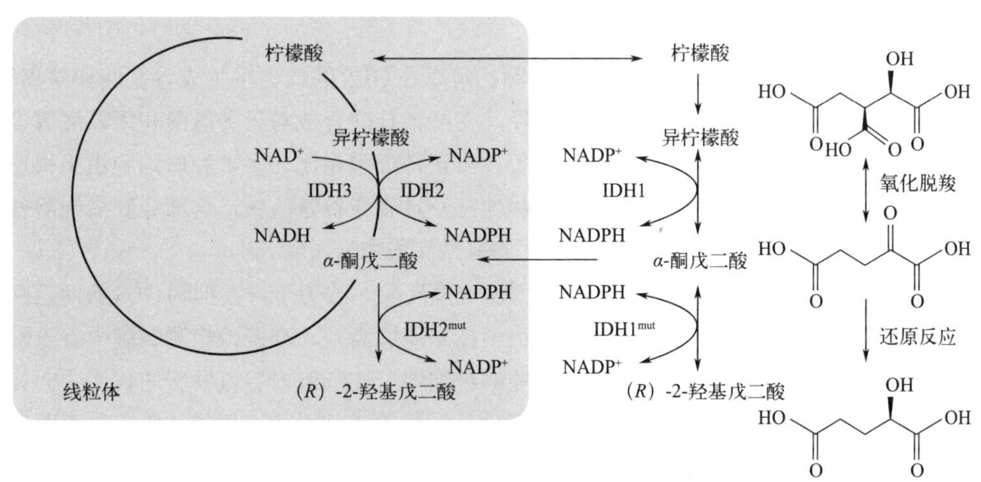

图15-13 **野生型IDH1/2的及突变型IDH1/2的活性**

（*Sci Adv*, 2019, 5(5): eaaw4543）

致癌代谢物2-HG的发现和对IDH活性的评价均离不开代谢组学的支撑。2009年，Agios制药公司的Dang等[19]使用Synergi Hydro-RP反相色谱柱串联三重四级杆，采用质谱多反应监测（multiple reaction monitoring，MRM）模式，探究*IDH1*突变对GBM细胞代谢产生的影响。结果显示，GBM细胞发生*IDH1-R132H*突变后，2-HG在肿瘤细胞中的丰度显著增加。同时，对12例携带*IDH1-R132*突变与10例*IDH1*野生型的GBM患者的肿瘤进行了代谢组学检测，结果发现突变组患者的瘤内2-HG的水平显著高于野生型组。2014年，Chen等[20]利用GC-TOF-MS，对398个AML患者（229个测试样本和171和验证样本）和493个对照血浆样本（260个测试样本和233个验证样本）进行非靶向代谢组学的检测，结果显示，与对照组相比，2-HG在AML患者血液中含量明显上升。以上结果均表明，代谢组学技术可以用于IDH酶突变后代谢轮廓的描绘以及致癌代谢产物的发现和检测，为IDH突变关联的恶性肿瘤等疾病的诊断提供了高效的评价手段。

既然*IDH1/2*突变导致的2-HG累积是癌症发生、发展的诱因，那么从源头上针对由于点突变而产生功能异常的IDH1/2酶进行抑制剂的研发，是否就能开发出阻断2-HG的产生从而抑制肿瘤生长的抗肿瘤药物？于是，在接下来的几年里，AG-120、AG-221、AG-881等针对*IDH*突变的抑制剂逐步经过研发和筛选，进入临床前及临床试验阶段。终于，在2017年8月1日，由Celgene公司和Agios制药公司联合开发的针对*IDH2-R172*突变的抑制剂伊那尼布（enasidenib，商品名Idhifa），获得美国食品药品管理局（Food and Drug Administration，FDA）的批准上市。次年7月20日，由Agios公司研发的针对*IDH1-R132*突变的抑制剂艾伏尼布（ivosidenib，商品名Tibsovo）经美国FDA批准上市。Tibsovo和Idhifa分别为*IDH1*和*IDH2*突变体的强效、口服小分子抑制剂，单药使用即对复发性、难治性AML具有良好的治疗作用，这无疑是抗肿瘤药物研发历史上的一大创举，而这些靶向*IDH*突变型的药物的成功必然离不开代谢组学技术进行活性评价的助力。

二、谷氨酰胺代谢

谷氨酰胺作为细胞重要的营养物质来源，可以在GLS的催化下生成谷氨酸和游离氨，随后进入三羧酸循环和嘌呤合成等代谢途径，支持核苷酸合成与天冬氨酸和丙氨酸等多种非必需氨基酸的生成，从而支持细胞的生长。与正常细胞相比，多种肿瘤细胞由于快速增殖的需求表现出对谷氨酰胺资源更强的依赖性；一旦剥夺谷氨酰胺，这部分肿瘤细胞就会面临生长停滞甚至死亡，这种现象被称为“谷氨酰胺成瘾”。

近年来研究人员基于肿瘤细胞的谷氨酰胺成瘾现象，致力于开发抑制GLS从而阻断谷氨酰胺分解代谢的抗肿瘤药物。由于代谢组学技术能够高效、准确地检测细胞中谷氨酰胺及其分解代谢产物的水平，而代谢流技术能够精细地监控细胞内谷氨酰胺的代谢去向和流量；这些技术已经成为开发GLS抑制剂和评价其活性的常规手段。例如，美国得克萨斯大学安德森癌症研究中心的Matre等[21]，应用LC-MS手段检测其开发的GLS抑制剂CB-839，发现给予抑制剂处理的AML细胞系（OCI-AML3、MOLM-14、HL-60以及KG-1）中谷氨酰胺累积，谷氨酸及其下游的TCA循环代谢物富马酸、苹果酸、柠檬酸等水平均显著下降，说明该抑制剂成功抑制了GLS的活性，具有极大的转化价值。目前，由得克萨斯大学安德森癌症中心和Ipsen联合开发的GLS抑制剂IPN60090正在Ⅰ期临床研究中；另一款由Calithera Biosciences公司开发的GLS抑制剂Telaglenastat于2021年1月宣布在晚期或转移性肾细胞癌患者中进行的Ⅱ期临床试验未能达到主要终点，但其在2019年6月的随机Ⅱ期临床试验中证明了其有效性：与安慰剂联合依维莫司组相比，Telaglenastat联合依维莫司达到了改善无进展生存期的主要终点。此外，围绕Telaglenastat还有多项临床试验在进行中，主要集中在结肠癌、乳腺癌、非小细胞肺癌及肾细胞癌等的研究。

三、一碳代谢

一碳单位是指一个含有一个碳原子的有机基团，而一碳单位在体内的转移与利用的过程称为一碳代谢。一碳代谢不仅可以通过产生核苷酸等代谢中间物及腺苷三磷酸（adenosine triphosphate，ATP）、NADPH等物质，以满足肿瘤细胞快速增殖过程中对原料及能量的需求，还可以通过表观遗传修饰促进肿瘤的发生和发展。因此，靶向一碳代谢通路中的代谢酶也是肿瘤药物研发的热门靶标。一碳代谢主要包括一碳单位的生成与利用；而细胞内一碳单位的生成主要来源于丝氨酸代谢，一碳单位的利用则主要通过叶酸代谢。以下将分别介绍以这两条代谢通路作为抗肿瘤药物靶标的研究案例。

1. 丝氨酸代谢

肿瘤中的一碳单位主要来源于丝氨酸。丝氨酸不仅可以通过肿瘤细胞的外源性摄取而获得，还能通过激活内源性的丝氨酸合成途径（serine synthesis pathway，SSP）来满足供给。在SSP中，负责催化糖酵解中间代谢产物3-磷酸甘油酸向丝氨酸转化的磷酸甘油酸脱氢酶（phosphoglycerate dehydrogenase，PHGDH）在肺癌和乳腺癌患者中表达均升高。那么靶向PHGDH能否通过抑制SSP来遏制肿瘤细胞生长呢？怀特黑德生物医学研究所的Pacold等[22]针对这一代谢通路设计了PHGDH抑制剂，将其给予人源乳腺癌细胞MDA-MB-468，探究其对肿瘤细胞代谢及增殖的影响。研究者首先利用代谢流技术，通过给予[U-^{13}C]-葡萄糖追踪3-磷酸甘油酸，并且使得PHGDH介导的SSP及后续核酸合成途径生成的中间代谢产物携带上同位素示踪标记。结果显示，PHGDH抑制剂处理后，MDA-MB-468细胞通过PHGDH生成的丝氨酸及后续核酸合成的代谢物的MID均显著降低，提示SSP和核酸合成受到抑制，细胞增殖受抑制，也表明研究人员设计的PHGDH抑制剂具有良好的抑制肿瘤生长的活性。

除了丝氨酸的合成，丝氨酸的分解也密切影响肿瘤的发生和发展。例如，通过参与丝氨酸分解代谢为细胞提供一碳单位的丝氨酸羟甲基转移酶（serine hydroxymethyl transferase, SHMT）也是抗肿瘤药物的潜在靶标。SHMT有胞质SHMT1和线粒体SHMT2两种亚型。研究表明，大多数哺乳动物靠线粒体SHMT2提供一碳单位，在包括乳腺癌、黑色素瘤、肺癌、卵巢癌和前列腺癌在内的多种癌症中，SHMT2被发现高表达，与肿瘤的发生和进展存在潜在的关联。然而，也有小部分细胞依赖SHMT1提供一碳单位，且在SHMT2代谢受阻的情况下，SHMT1会代偿性激活，替代SHMT2发挥作用。普林斯顿大学的Ducker等[23]利用基于LC-MS的代谢流技术，将[2,3,3-^{2}H]-丝氨酸示踪剂给予小鼠胚胎成纤维细胞3T3-L1、人乳腺癌细胞MDA-MB-468、人胚胎肾细胞HEK293T、永生性新生小鼠肾细胞iBMK等细胞，追踪其分别由SHMT1或SHMT2产生的一碳单位，以探究上述细胞更依赖SHMT1还是SHMT2进行一碳代谢。那么如何通过代谢流区分SHMT1与SHMT2对一碳代谢的贡献程度呢？原来，[2,3,3-^{2}H]-丝氨酸通过SHMT2在线粒体内首先生成带两个^{2}H标记的5,10-亚甲基四氢叶酸（5,10-methylene-THF，5,10-me THF）后，需再失去一个^{2}H标记代谢生成甲酸盐，运出线粒体，继而在胞浆中重新生成只带一个^{2}H标记的5,10-me THF，用于脱氧胸苷一磷酸（deoxythymidine monophosphate，dTMP）及其磷酸化产物脱氧胸苷三磷酸（deoxythymidine triphosphate，dTTP）的合成。因此，依赖SHMT2生成的dTMP和dTTP只携带一个^{2}H的标记［图15-14（a），灰色标记］。反之，由定位胞浆的SHMT1介导产生的一碳单位不需要经历甲酸盐的中间代谢步骤和线粒体-胞浆的转运过程，因而生成的dTMP和dTTP携带两个^{2}H的标记［图15-14（a），蓝色标记］。因此，通过质谱区分SHMT1/2介导生成的dTTP的MID，研究人员们确定多数细胞依赖定位于线粒体的SHMT2进行一碳代谢，而8988T等少部分细胞更加依赖定位于胞浆的SHMT1。然而，作者通过敲除HEK293T细胞的亚甲基四氢叶酸脱氢酶2（methylenetetrahydrofolate dehydrogenase 2, MTHFD2），阻断线粒体SHMT2产生的一碳单位流入胞浆，发现细胞会代偿性地依赖SHMT1生成dTTP［图15-14（b）］。研究结果提示，SHMT1/2均支持肿瘤的发生、发展并具有补偿的关系，而开发靶向SHMT1/2的抑制剂有望成为有效的抗肿瘤策略。

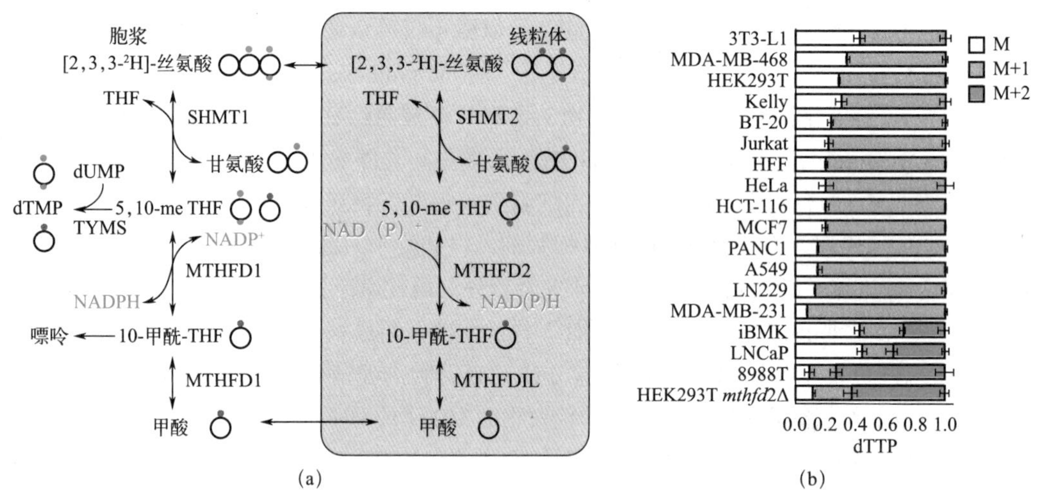

图15-14 **使用[2,3,3-^{2}H]-丝氨酸追踪不同细胞通过SHMT1/2生成的核苷酸**[23]

（a）胞浆及线粒体中[2,3,3-^{2}H]-丝氨酸代谢标记dTMP的流程图；（b）将[2,3,3-^{2}H]-丝氨酸给予不同细胞后的dTTP标记情况（M+1来自线粒体SHMT2代谢，M+2来自胞浆SHMT1代谢）

SHMT1/2抑制剂的开发并非一帆风顺。NSCI127755是二十世纪八十年代报道的第一个SHMT抑制剂，但由于其不良反应，其开发受到限制。在2021年，普林斯顿大学的García-Cañaveras等[24]报道了可以靶向哺乳动物体内SHMT1/2的新抑制剂SHIN2。研究者基于LC-MS同位素示踪技术，通过将[U-^{13}C]-丝氨酸给予人源急性T淋巴母细胞白血病（T-ALL）细胞MOLT-4，或将其注射进入原发性T-ALL小黑鼠体内，对丝氨酸介导的一碳代谢进行追踪，验证了SHIN2在体外和体内靶向抑制SHMT的活性，进而显著抑制一碳单位的生成，阻断T-ALL细胞的增殖，从而遏制白血病发生发展的作用。

2. 叶酸代谢

一碳单位可以通过叶酸循环被生物体利用，进行嘌呤和胸苷酸的合成，促进DNA的复制，促进肿瘤生长。早在1948年，Sidney Farber医生就发现叶酸拮抗剂氨基蝶呤可以有效缓解儿童急性淋巴性白血病（图15-15）。自此，叶酸代谢便一直是肿瘤治疗的热门领域，而科学家们始终致力于尝试靶向叶酸通路的抗肿瘤药物研发。

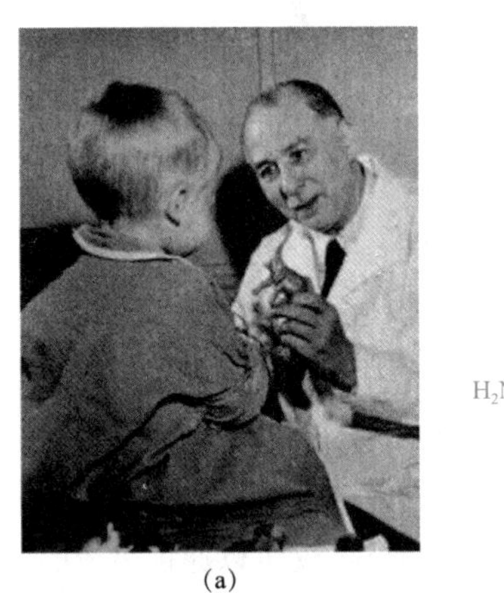

(a) (b)

图15-15 （a）西德尼·法伯［Sidney Farber，美国儿科病理学家，他首次发现使用叶酸拮抗剂氨基蝶呤治疗儿童急性淋巴细胞白血病（acute lymphoblastic leukemia，ALL），被称为“现代化疗之父”］；（b）氨基蝶呤（aminopterin）结构式

目前美国FDA批准上市的靶向叶酸代谢的抗肿瘤药物主要为二氢叶酸还原酶（dihydrofolate reductase，DHFR）和胸腺嘧啶核苷酸合酶（thymidylate synthase，TS）抑制剂。DHFR利用NADPH还原二氢叶酸（dihydrofolic acid，FH_2）产生四氢叶酸（tetrahydrofolic acid，FH_4）；TS利用5,10-亚甲基四氢叶酸（5,10-methylene-THF）提供甲基，将脱氧尿苷酸（deoxyuridine monophosphate，dUMP）甲基化而合成dTMP，从而促进DNA的生物合成（图15-16）。由于肿瘤细胞的快速增殖需要合成大量的DNA，所以通过抑制DHFR和TS从而阻断DNA的高效合成是有效的抗肿瘤策略。例如，优化氨基蝶呤的结构后得到的更加安全有效的甲氨蝶呤（methotrexate，MTX）通过与DHFR的底物二氢叶酸竞争性结合DHFR，阻断嘌呤合成从而抑制DNA合成，主要用于急性白血病、非霍奇金淋巴瘤、绒毛膜上皮癌，以及恶性葡萄胎、乳腺癌等的治疗。临床药物5-氟尿嘧啶和卡培他滨均通过抑制TS活性发挥抗肿瘤的作用。培美曲塞（pemetrexed）是基于经典的靶向叶酸代谢的药物甲氨蝶呤的基础上研制的新一代抗肿瘤药。虽然同样作用于叶酸通路，但与其他药物不同的是，培美曲塞可以同时抑制TS和DHFR等叶酸代谢酶，干扰胸腺嘧啶和嘌呤核苷的生物合成，破坏细胞内叶酸依赖性的一碳代谢过程，从而抑制肿瘤的生长。

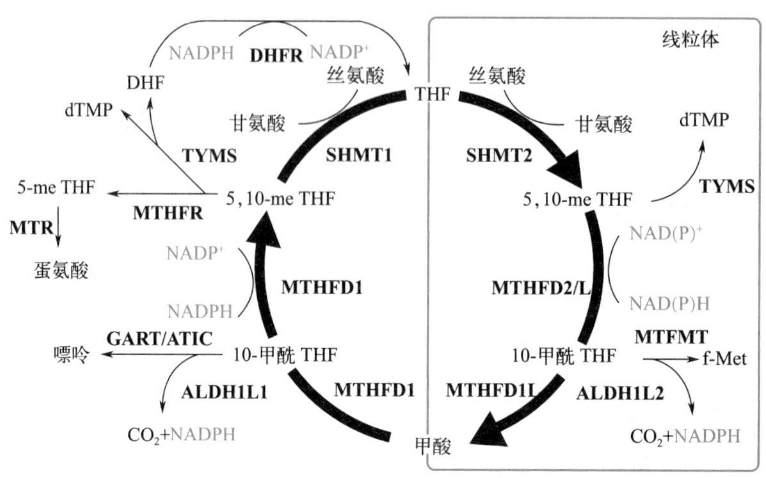

图15-16 **叶酸介导的一碳代谢**

(*Cell Metab*, 2017, 25(1):27-42)

除了DHFR和TS，近年的研究发现叶酸代谢通路中的MTHFD2对肿瘤也至关重要。在叶酸代谢中，MTHFD2参与了两个连续的步骤：①亚甲基四氢叶酸脱氢，②NAD(P)/NAD(P)H依赖的甲酰基四氢叶酸的生成。因此，MTHFD2不仅可以通过生成的甲酸盐充当一碳单位，支持嘌呤的从头合成，还可以通过产生的NADPH维持肿瘤细胞的氧化还原稳态。例如，中山大学肿瘤防治中心的Ju等[25]发现MTHFD2在部分结肠癌患者中高表达，利用基因手段敲除结肠癌细胞SW620和LoVo中的*MTHFD2*后，发现细胞内NADPH水平显著下调，活性氧水平上调，细胞的失巢凋亡率上升。与对照组相比，敲除*MTHFD2*的SW620和LoVo细胞在裸鼠移植瘤模型中肿瘤增长缓慢，转移能力下降。在吉非替尼耐药肺癌细胞模型中，日本金泽大学的Nishimura等[26]利用毛细管电泳-质谱联用技术发现敲除*MTHFD2*会引起其下游的嘌呤合成障碍，导致嘌呤合成中间体5-氨基咪唑-4-甲酰胺核糖核苷酸（5-aminoimidazole carboxamide ribonucleotide, AICAR）积累，因此嘌呤核苷酸合成严重不足，肺癌细胞生长受阻。因此，*MTHFD2*也成为了具有前景的抗肿瘤药物研发的靶标。鉴于目前已有MTHFD2晶体结构的报道，科学家们针对其进行了抑制剂的设计与筛选。LY345889是首次报道的MTHFD2抑制剂，但其对MTHFD1和MTHFD2的IC_{50}值分别为96 nmol/L和663 nmol/L，缺乏对MTHFD2足够的选择性[27]。2019年，第一三共株式会社（Daiichi Sankyo Co）的Kawai等[28]报道了一种基于三环香豆素支架的化合物DS44960156，其对MTHFD2的选择性明显高于MTHFD1（>18倍），但效力较低（对MTHFD2的IC_{50}为1.6 μmol/L）。同年，Kawai等[29]优化DS44960156后获得DS18561882，它对MTHFD2具有更高的抑制效力和选择性（对MTHFD1的IC_{50}为0.57 μmol/L，对MTHFD2的IC_{50}为6.3 nmol/L）。

自2011年瑞士实验癌症研究所的Douglas Hanahan教授和麻省理工学院分子肿瘤中心的Robert A. Weinberg教授将代谢重编程定义为肿瘤的十大特征之一后，通过靶向肿瘤生长、转移等过程所依赖的代谢重编程进行抗肿瘤治疗策略研发的相关研究屡见不鲜。我们期待随着代谢组学技术的深入和推广，驱动肿瘤发生和进展的最关键的代谢节点被逐一发现，这些关键的代谢酶的发现能够孵化出愈来愈多的抗肿瘤药物的转化。

第四节　代谢组学技术在肠-脑相关疾病靶标发现中的应用

本节着重介绍代谢组学驱动的药物靶标发现的两项系列性研究，包括揭示由肠-肝轴代谢产生的代谢物氧化三甲胺（trimethylamine *N*-oxide, TMAO）促动脉粥样硬化风险的机制和治疗策略的开发，以及基于肠道菌群代谢左旋多巴途径的阐明，开发治疗帕金森综合征药物的新策略。

一、肠道菌群代谢产物TMAO与心血管疾病

心血管疾病（cardiovascular disease，CVD）是西方国家死亡和发病的主要原因。据WHO统计，2019心血管疾病死亡人数高达1790万，死亡率位居疾病死亡构成首位。CVD的发生与糖尿病有着密切的关系，然而单纯的血糖控制无法有效降低心血管疾病发病风险及严重不良心血管事件[30]。因此，科学家们致力于寻找干预心血管事件发生的有效靶标，并且开始了运用代谢组学技术检测CVD患者临床样本的尝试，试图从中发现新的生物标记物，揭示未知的致病机制。

在2011年，来自克利夫兰诊所的Stanley L. Hazen及其团队[31]（图15-17）通过非靶向代谢组学，对75名发生了心梗、卒中或死亡等心血管不良事件的患者血浆（50例测试样本，25例验证样本）与健康对照者的血浆（50例测试样本，25例验证样本）样本进行了分析，以期寻找预测心血管疾病风险的小分子代谢物。结果发现，血浆中胆碱、甜菜碱及TMAO的浓度与不良心血管事件的发生率呈正相关。在之后的随访研究中，研究人员对1876例心血管疾病患者的空腹血浆中胆碱、甜菜碱及TMAO的含量采用LC-MS/MS进行定量分析，发现三种代谢物的浓度与心血管疾病的发生存在剂量依赖性。2013年，Stanley L. Hazen及其团队[32]又对4007名接受冠状动脉造影的患者进行3年的随访研究，发现血浆TMAO水平升高与重大心血管不良事件风险增加相关。此后，更多的研究人员陆续报道了TMAO和不良心血管事件的关联。例如，来自美国杜兰大学的Heianza等[33]利用基于LC-MS的靶向代谢组学技术，对760名健康妇女进行长达10年的监测，发现TMAO水平的增高与高冠心病风险增加显著相关。历经近十年的努力，研究人员终于证实TMAO是促进心血管疾病发生、发展的重要风险因子，检测TMAO及相关代谢物的水平为预测和监控不良心血管事件的发生提供了依据。

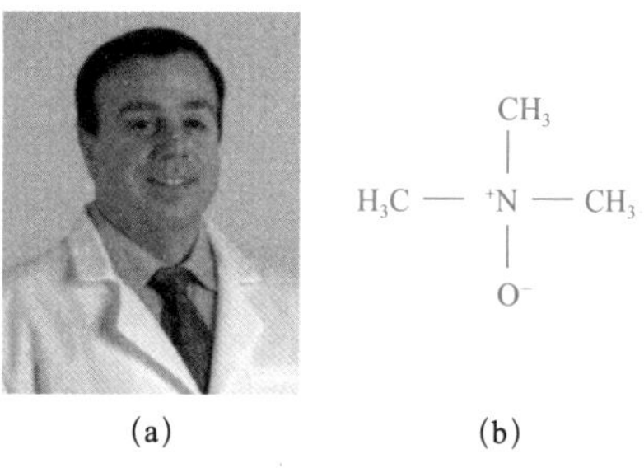

图15-17　（a）美国心脏病协会杰出科学家，克利夫兰诊所著名教授Stanley L. Hazen；（b）TMAO结构示意图

TMAO是如何介导心血管疾病的发生发展呢？基于分子生物学的机制研究，科学家们逐步揭示了TMAO引起心血管疾病的复杂机制，包括：增强对

泡沫细胞及脂肪斑块的形成；减少胆固醇的逆向转运；诱导血管平滑肌细胞和内皮细胞的促炎基因的表达，激活炎症反应；诱导血小板的聚集及血小板的高反应性从而诱导血栓形成等[34]。

那么靶向TMAO的生成是否可以干预不良心血管事件的发生呢？于是，众多研究致力于探索抑制TMAO的生成，作为治疗心血管疾病的靶标的可能性。首先，必须明确TMAO如何在机体内生成的途径。人体TMAO形成要经过两步：①饮食来源的胆碱、肉碱、甜菜碱等生物碱进入肠道后，在肠道菌群的作用下转化为三甲胺（trimethylamine，TMA）；②TMA通过门静脉进入肝脏，然后被黄素单加氧酶3（flavin monooxygenase，FMO3）氧化为TMAO，因此，膳食-肠道菌群-肝脏共同介导了TMAO的产生。在步骤①中，饮食摄取是TMA的主要来源。膳食中含有三甲胺结构的营养物，包括鸡蛋中胆碱和红肉中富含的肉碱，在进入肠道后均能在肠道菌群的TMA裂解酶（CntA/B/C）作用下生成TMA。TMA裂解酶主要由三个肠道细菌门表达，主要包括厚壁菌门、变形菌门和放线菌门。此外，鱼肉中也富含TMAO，可以直接被肠道吸收后入血，到达肝脏（图15-18）。

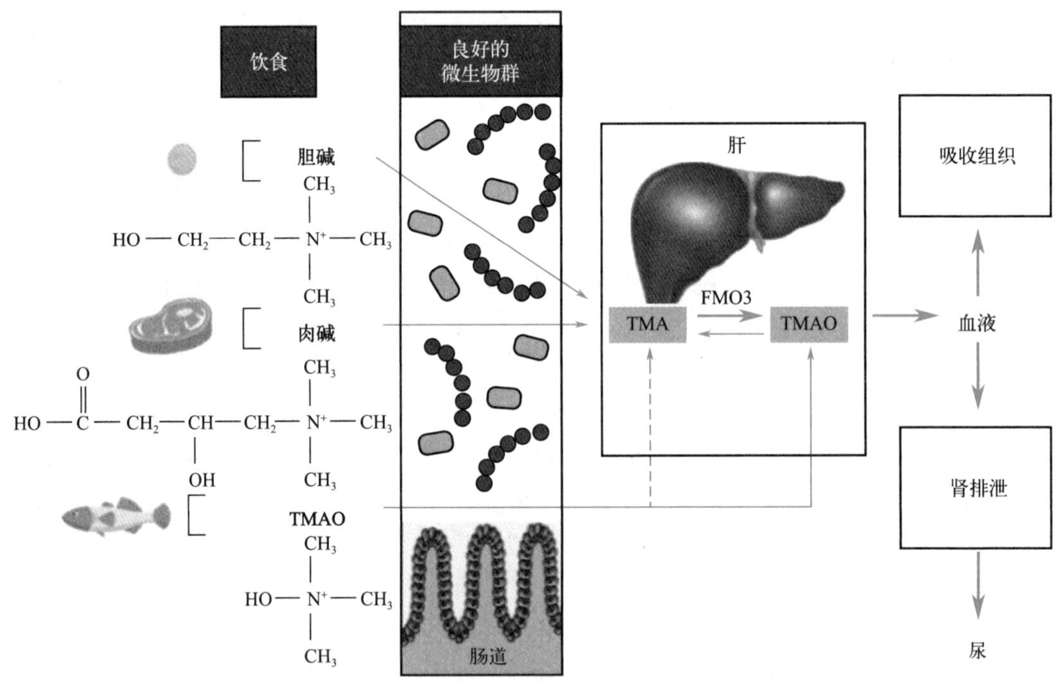

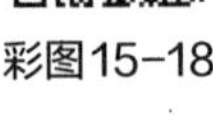
彩图15-18

图15-18　TMAO生成和代谢的简易图示

来自鸡蛋、红肉中的胆碱、肉碱等在肠道微生物作用下代谢成TMA；进入肝脏中的TMA被FMO3氧化生成TMAO；鱼肉中的TMAO可绕过肠道微生物的处置直接被吸收。膳食和内源性产生的TMAO可被肝脏释放并被肝外的其他组织吸收或通过尿液排出

（*Trends Endocrinol Metab*, 2017, 28(2):121-130）

通过同位素标记的肉碱进行下游代谢产物的追踪，Stanley L. Hazen及其团队[35]还陆续发现肉碱通过*Proteus mirabilis*、*Escherichia fergusonii*等菌生成中间代谢产物γ-丁基甜菜碱（γ-butyrobetaine，γ-BB），而γ-BB通过嗜温厌氧菌*Emergencia timonensis*进一步代谢为

TMA，导致心血管风险因子TMAO的产生（图15-19）。2022年，该团队[36]对2918人进行了3年的随访和代谢组学的分析，证实了血中的γ-BB与CVD风险呈正相关。至此，肉碱-γ-BB-TMA/TMAO的代谢通路被阐明。

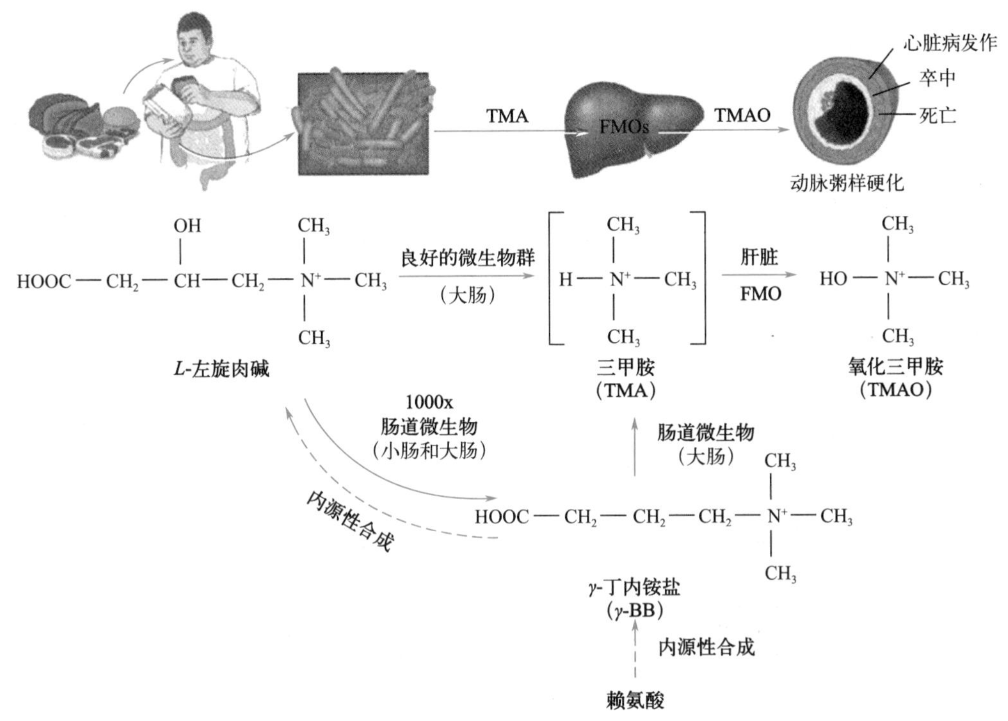

图15-19 肠道微生物介导的左旋肉碱转化为TMAO的路径[35]

TMA可通过共生肠道微生物对左旋肉碱代谢直接产生，
也可通过肠道微生物代谢左旋肉碱生成γ-BB，再由特定的肠道微生物转化而来

以上研究均表明，TMAO的生成是促进心血管不良事件发生的代谢物，那么干预TMAO的生成是否可预防和缓解心血管不良事件的发生呢？研究人员们以干预TMAO生成为目标，首先考察靶向TMA生成的通路。例如，Stanley L. Hazen及其团队[37]基于体外温孵实验，利用代谢组学技术，筛选出天然产物3,3-二甲基-1-丁醇（3,3-dimethyl-1-butanol，DMB）。DMB是胆碱的结构类似物，主要分布在某些香醋、红酒、初榨橄榄油和葡萄籽油中。研究人员采用同位素标记的胆碱作为底物，在体外将DMB与过表达负责转化胆碱的TMA裂解酶（cutC/D）的大肠杆菌裂解液进行温孵，检测同位素标记的产物TMA的生成量，发现DMB可以通过抑制TMA裂解酶的活性，显著减少肠道菌群介导的TMA的生成。进一步，在载脂蛋白基因敲除（atherosclerosis-prone apolipoprotein E null mice，$Apoe^{-/-}$）的小鼠进行胆碱饮食期间，给予溶剂对照或DMB，采用LC-MS对血浆中的TMAO进行检测，发现给予DMB组样本中TMAO的水平显著降低。2018年，该团队[38]又对DMB进行了结构改造，筛选出两种抑制TMA生成效果更强的胆碱类似物碘甲基胆碱（iodomethylcholine，IMC）和氟甲基胆碱（fluoromethylcholine，FMC），活性较DMB提升了10000倍。除了靶向TMA的生成，抑制FMO3的酶活性，亦能阻断TMAO的生成。除了靶向TMA的产生，

Yu等[39]聚焦TMA氧化为TMAO的转化过程，发现*FMO3*基因敲除的小鼠血浆中TMAO水平显著降低，有效降低了血栓形成和罹患动脉粥样硬化的风险。但是，抑制FMO3的活性会导致TMA的积累，产生“臭鱼症”，因此对该治疗靶标的转化研究有待进一步探索。

二、多巴胺与帕金森病

帕金森病（Parkinson’s disease，PD）又称震颤麻痹，是锥体外系功能紊乱引起的中枢神经系统退行性疾病。其主要的病理学特征是黑质致密部多巴胺能神经元的选择性丢失。PD发病时的典型症状为静止性震颤、肌强直、运动迟缓和共济失调，是严重影响人类健康的第二大神经退行性疾病。早在1817年，James Parkinson医生［图15-20（a）］在其著作*An essay on the shaking palsy*中首次描述了帕金森病的临床症状，距今已200余年。在帕金森病命名后的数十年间，其一度被认为是缺乏有效治疗方法的绝症。

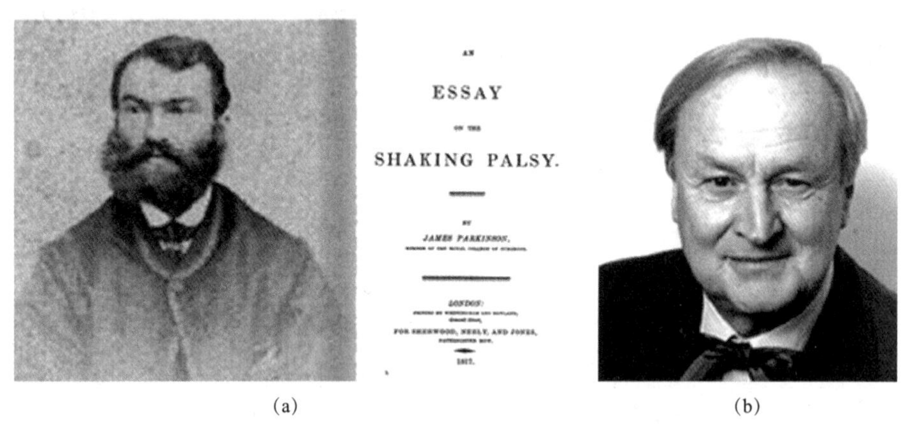

图15-20 （a）詹姆斯·帕金森（James Parkinson，1755—1824）；（b）阿尔维德·卡尔森（Arvid Carlsson，1923—2018）

直至20世纪50年代，瑞典科学家Carlsson教授［图15-20（b）］[40]建立了一种敏感性较高的荧光检测技术，实现对多巴胺（dopamine，DA）水平的测定，首次发现调控运动功能的重要部位——基底神经核含有高浓度的DA，确定了DA是脑组织中一种重要的神经递质。当他向家兔注射利血平（5 mg/kg）导致家兔脑组织中的DA几乎完全消失后，家兔出现了典型的运动系统副作用，表现出类似PD的症状。由此，Carlsson教授提出一个大胆的假设——DA的消失可能是PD运动症状的主要致病因素。如若该假设成立，那补充DA能否缓解家兔的类似PD的症状呢？由于DA不能通过血脑屏障进入到脑中，而其前体物质左旋多巴可通过血脑屏障，进入中枢神经系统，再经芳香族氨基酸脱羧酶（aromatic L-amino acid decarboxylase，AADC）催化脱羧，生成DA（图15-21）。因此，Carlsson教授向家兔静脉注射左旋多巴，通过荧光结合离子交换色谱法检测注射左旋多巴后家兔脑组织中的DA含量。结果显示，在给予左旋多巴后，家兔脑组织中的DA含量快速增加，并且家兔的行动恢复正常，说明给予左旋多巴补充脑部的DA水平能够显著改善运动症状。基于DA这一重要神经递质的发现和对

PD致病起因是DA缺乏的阐明，Carlsson教授在2000年度荣获诺贝尔生理学或医学奖。该重大突破也提示我们：挖掘疾病关联的代谢异常往往蕴含着病因的发现，以及揭示治疗靶标的契机。

HO HO O OH NH_2 芳香族氨基酸脱羧酶 AADC NH_2 HO OH

左旋多巴（L-Dopa） 多巴胺（DA）

图15-21 **左旋多巴经由AADC代谢生成多巴胺**

受Carlsson教授所启发，1961年Walther Birkmayer医生与Oleh Hornykiewicz教授［图15-22（a）和（b）］首次开展了左旋多巴的临床研究。他们向20名PD患者静脉注射左旋多巴，发现患者的PD症状有效缓解，首次在人体水平确认了DA补充疗法的可行性。随后，美国化学家William S. Knowles［图15-22（c）］合成出DiPAMP（一种二聚体形式的2-甲氧苯基-2-甲苯基磷化氢），能够高效地催化左旋多巴的不对称合成，推动其工业化生产，并于2001年获得诺贝尔化学奖。1970年，罗氏公司研发的左旋多巴在美国获批上市，拉开了应用左旋多巴进行PD临床治疗的序幕。

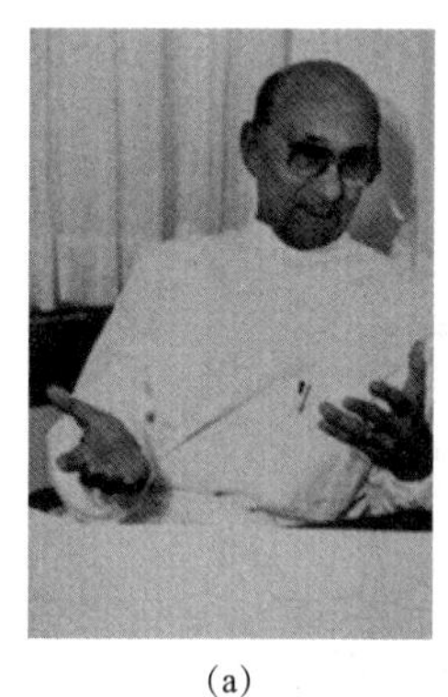
(a)

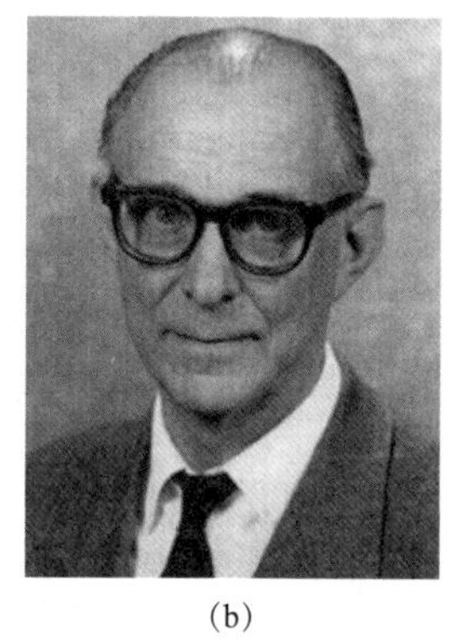
(b)

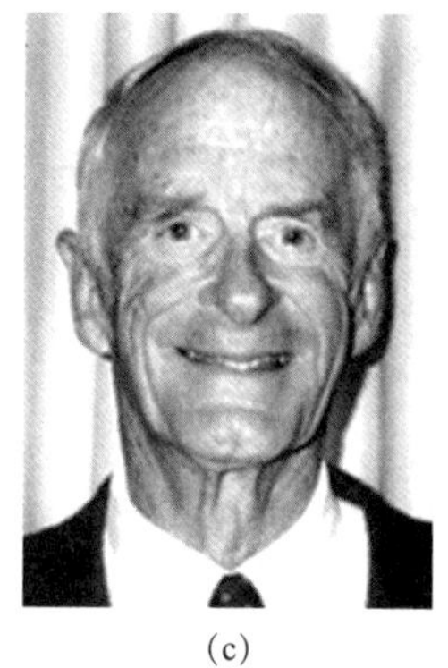
(c)

图15-22 **（a）沃尔特·伯克迈尔（Walther Birkmayer，1910—1996）；（b）欧莱·霍尼克维茨（Oleh Hornykiewicz，1926—2020）；（c）威廉·诺尔斯（William S. Knowles，1917—2012）**

迄今为止，左旋多巴作为第一种治疗PD的药物，仍旧是目前最有效的治疗手段。左旋多巴主要通过口服给药，绝大部分口服的左旋多巴会首先被外周组织中的AADC代谢为DA，外周生成的DA无法通过血脑屏障进入脑组织，导致其生物利用度低，仅有1%至5%的左旋多巴最终到达脑组织并生成DA。因此，涌现出以抑制左旋多巴外周代谢而增加其脑内浓度的治疗策略。最常用的是将左旋多巴与外周AADC的抑制剂（例如卡比多巴）共同给药。尽管该治疗手段有效提高了左旋多巴的生物利用度，但仍有56%的左旋多巴在外周损失[41]。

据此，研究人员提出：左旋多巴在外周系统是否存在其他的分解代谢途径？考虑到口服给药的药物可能会经由肠道代谢，产生严重的首过效应，肠道微生物是否会介导左旋多巴的分解代谢呢？早在1973年，塔夫茨大学Goldin等[41]就通过GC-MS检测了常规和无菌大鼠的尿液以及盲肠内容物中的左旋多巴及其代谢物，确定了肠道菌群可以介导左旋多巴脱羧生成DA，从而降低其分布至脑部的浓度。但该研究并未确定肠道菌群介导左旋多巴脱羧转化的主要菌种和具体的分子机制。

已知某些种属的细菌，如乳酸杆菌属（*Lactobacillus*）和肠球菌属（*Enterococcus*），可表达酪氨酸脱羧酶（tyrosinedecarboxylase，TDC），催化酪氨酸脱羧生成酪胺。基于左旋多巴与酪氨酸的结构高度相似这一特性，研究人员推测菌群中的TDC可能具有催化左旋多巴脱羧转化为DA的能力。由于左旋多巴吸收的主要部位是近端小肠（空肠），格罗宁根大学van Kessel等[42]通过高效液相色谱结合电化学检测（high-performance liquid chromatography with electrochemical detection，HPLC-ED）方法，检测了大鼠空肠内容物与左旋多巴或酪氨酸共孵育24 h后，左旋多巴和酪氨酸及其对应的脱羧产物DA和酪胺水平的变化。结果显示，左旋多巴脱羧转化为DA的反应过程与酪氨酸转化为酪胺高度吻合［图15-23（a）］，左旋多巴脱羧转化为DA的速率也与酪氨酸脱羧转化为酪胺的速率同步。由此推测，细菌中的TDC确实参与了左旋多巴转化为DA这一代谢过程。为了进一步验证这一结果，研究人员利用表达TDC的野生型粪肠球菌v583（wild-type *E. faecalis* v583，EFS^{WT}）与TDC敲除的粪肠球菌v583（$EFS^{\Delta TDC}$），分别与左旋多巴过夜孵育，通过HPLC-ED技术检测DA的生成，发现仅在EFS^{WT}组的上清液中检测到了DA，而$EFS^{\Delta TDC}$组中没有检测到DA［图15-23（b）］。以上研究表明，TDC是介导左旋多巴脱羧转化为DA的关键代谢酶。

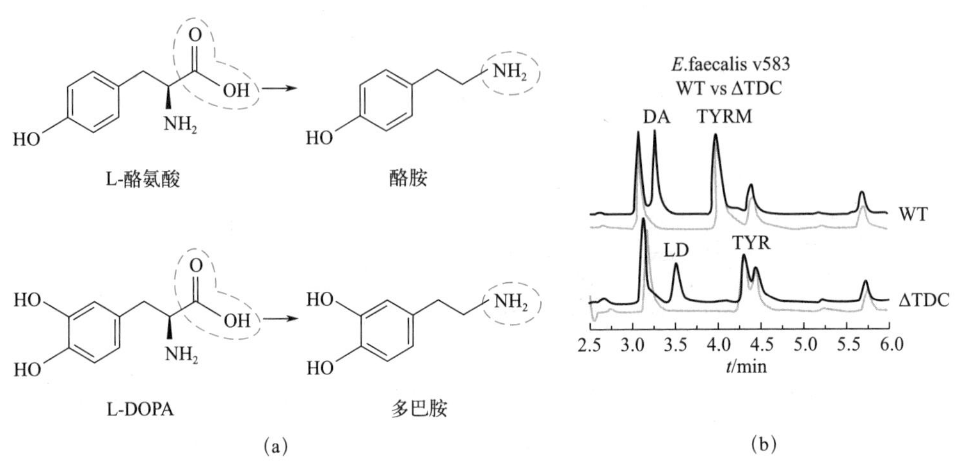

图15-23 **左旋多巴以及酪氨酸脱羧过程**[42]

（a）酪氨酸（上）与左旋多巴（下）脱羧反应；（b）野生型粪肠球菌EFS^{WT}与突变型粪肠球菌$EFS^{\Delta TDC}$对左旋多巴脱羧能力的对比

基于以上研究基础，2019年6月，加州大学旧金山分校的Maini Rekdal等[43]结合基因组学、分子生物学以及靶向代谢组学手段等技术，确定了主导左旋多巴脱羧转化的具体微生物菌种，阐述了左旋多巴的完整代谢途径。该团队首先对美国国立生物技术信息中心提供的人类微生物组计划（human microbiome project，HMP）参考基因组数据集进行了搜索，筛选到编码TDC的候选菌株。然后将候选菌株与左旋多巴共孵育48 h，通过LC-MS检测左旋多巴及DA的水平，以此确认候选菌株介导左旋多巴的脱羧反应。结果表明，一种粪肠球菌*Enterococcous faecalis*（*E. faecalis*）可以将左旋多巴高效地转化为DA（图15-24）。

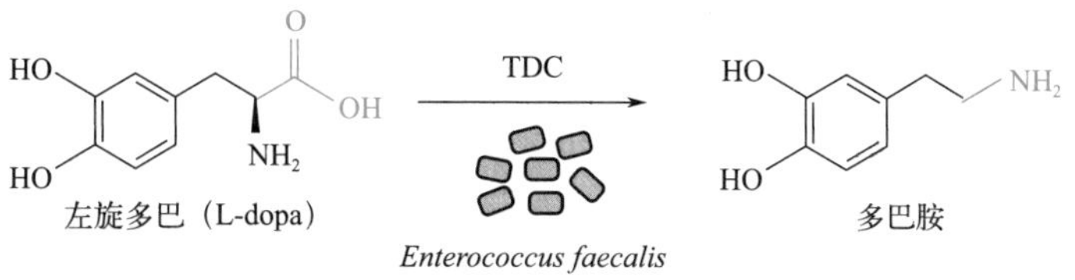

左旋多巴（L-dopa） TDC *Enterococcus faecalis* 多巴胺

图15-24 **肠道菌群介导左旋多巴分解代谢**[43]

根据这一发现，研究人员提出靶向抑制肠道菌群中的TDC，阻止左旋多巴在肠道中脱羧转化为DA，从而提高左旋多巴脑内浓度的策略。研究人员首先通过代谢组学分析，确证了给予外周AADC的抑制剂卡比多巴不能有效阻止肠道菌群对左旋多巴的代谢，这与之前报道的左旋多巴与卡比多巴联合用药时仍有56%的左旋多巴在外周被代谢相符。考虑到TDC是一种5′-磷酸吡哆醛（pyridoxal-5-phosphate，PLP）依赖型的脱羧酶，研究人员利用PLP依赖性脱羧酶的抑制剂（*S*）-*α*-氟甲基酪氨酸［(*S*)-*α*-fluoromethyltyrosine，AFMT］进行抑制TDC代谢左旋多巴活性的尝试［图15-25（a）］。研究人员将*E. faecalis*和左旋多巴以及AMFT（或溶剂对照）共孵育后，通过LC-MS/MS定量分析细菌上清液中左旋多巴的水平，发现AFMT处理后培养*E. faecalis*的上清液中左旋多巴的水平显著升高。随后，将*E. faecalis* MMH549菌株定植到无菌小鼠体内，在给予左旋多巴以及卡比多巴的同时，给予AFMT或溶剂对照，再通过代谢组学检测小鼠血清中左旋多巴的浓度，发现共给AMFT相比单独的左旋多巴和卡比多巴联用疗法，能够进一步提高左旋多巴的血药浓度［图15-25（b）］，表明AMFT有效地抑制了*E. faecalis*等肠道细菌通过TDC对左旋多巴的降解。该研究以代谢组学为工具，明确了肠道微生物代谢左旋多巴的关键菌株，为治疗PD提供了全新的药物联用的思路[44]。

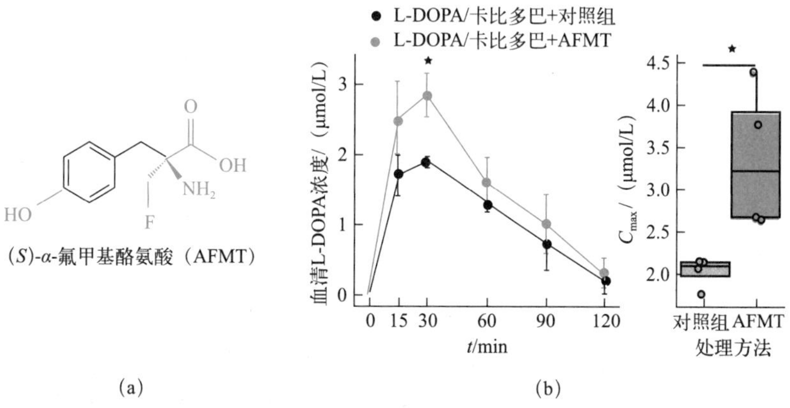

图15-25 **AFMT抑制肠道微生物对左旋多巴的脱羧反应**[43]

（a）AMFT的化学结构；（b）给予AMFT对左旋多巴和卡比多巴联用疗法产生的影响，检测指标包括左旋多巴的药时曲线（左）及最大血药浓度（C_{max}）（右）

第五节 展望

随着现代分析技术的发展突飞猛进，代谢组学成为了疾病的代谢失调机制探究及相关疾病的代谢治疗靶标发现等领域极为高效、准确的工具之一，支撑临床（前）研究取得丰硕的基础和转化研究成果。在技术层面，新兴的代谢组学技术，例如代谢流等可以捕捉复杂的代谢网络的动态，追踪代谢物的来源和去路的流量，为探究疾病关联的异常代谢节点提供精准的评价手段；通过建立与质谱成像等技术联用的空间分辨的代谢组学技术能够从生理角度反映组织分布关联的代谢异质性，从病理角度在组织原位发现驱动疾病发生、发展的空间异质性的代谢失调，揭示致病机制；高灵敏度的单细胞和亚细胞代谢组学技术的发展更是为全面和精细地剖析细胞间及细胞内部的代谢重编程提供了技术基础。在应用层面，应用代谢组学技术挖掘疾病发生、发展过程中的异常代谢通路，锁定关键代谢酶，指示了创新药物研发的新靶标；此外，代谢组学还是助力药物研发过程中围绕代谢酶类进行药物活性的评价、监测临床血药浓度和个体化治疗等范畴的有力工具。

综上所述，代谢组学在疾病靶标发现与转化研究领域有着不可替代的重要作用，并且随着分析技术与生物信息学工具的融合和发展，代谢组学在未来将更好地助力生命科学和药学研究，揭示重大、慢性复杂疾病的发生机制，发现全新的代谢靶标。

（郝海平）

参考文献

[1] Elia I, Rowe J H, Johnson S, et al. Tumor cells dictate anti-tumor immune responses by altering pyruvate utilization and succinate signaling in CD8$^+$ T cells[J]. Cell Metab, 2022, 34(8): 1137-1150.

[2] Kodama M, Oshikawa K, Shimizu H, et al. A shift in glutamine nitrogen metabolism contributes to the malignant progression of cancer[J]. Nat Commun, 2020, 11(1): 1320.

[3] Shao C, Lu W, Du Y, et al. Cytosolic ME1 integrated with mitochondrial IDH2 supports tumor growth and metastasis[J]. Redox Biol, 2020, 36: 101685.

[4] Munger J, Bennett B D, Parikh A, et al. Systems-level metabolic flux profiling identifies fatty acid synthesis as a target for antiviral therapy[J]. Nat Biotechnol, 2008, 26(10): 1179-1186.

[5] Zeng X, Xing X, Gupta M, et al. Gut bacterial nutrient preferences quantified *in vivo*[J]. Cell, 2022, 185(18): 3441-3456.

[6] Faubert B, Li K Y, Cai L, et al. Lactate metabolism in human lung tumors[J]. Cell, 2017, 171(2): 358-371.

[7] Guan X, Morris M E. *In Vitro* and *in vivo* efficacy of AZD3965 and alpha-cyano-4-hydroxycinnamic acid in the murine 4T1 breast tumor model[J]. AAPS J, 2020, 22(4): 84.

[8] Sun C, Li T, Song X, et al. Spatially resolved metabolomics to discover tumor-associated metabolic alterations[J]. Proc Natl Acad Sci USA, 2019, 116(1): 52-57.

[9] Wang L, Xing X, Zeng X, et al. Spatially resolved isotope tracing reveals tissue metabolic

activity[J]. Nat Methods, 2022, 19(2): 223-230.

[10] Zhu H, Zou G, Wang N, et al. Single-neuron identification of chemical constituents, physiological changes, and metabolism using mass spectrometry[J]. Proc Natl Acad Sci USA, 2017, 114(10): 2586-2591.

[11] Zhu H, Wang N, Yao L, et al. Moderate UV exposure enhances learning and memory by promoting a novel glutamate biosynthetic pathway in the brain[J]. Cell, 2018, 173(7): 1716-1727.

[12] Barresi C, Stremnitzer C, Mlitz V, et al. Increased sensitivity of histidinemic mice to UVB radiation suggests a crucial role of endogenous urocanic acid in photoprotection[J]. J Invest Dermatol, 2011, 131(1): 188-194.

[13] Zhu H, Li Q, Liao T, et al. Metabolomic profiling of single enlarged lysosomes[J]. Nat Methods, 2021, 18(7): 788-798.

[14] Sjöblom T, Jones S, Wood L D, et al. The consensus coding sequences of human breast and colorectal cancers[J]. Science, 2006, 314(5797): 268-274.

[15] Parsons D W, Jones S, Zhang X, et al. An integrated genomic analysis of human glioblastoma multiforme[J]. Science, 2008, 321(5897): 1807-1812.

[16] Yan H, Parsons D W, Jin G, et al. IDH1 and IDH2 mutations in gliomas[J]. N Engl J Med, 2009, 360(8): 765-773.

[17] Mardis E R, Ding L, Dooling D J, et al. Recurring mutations found by sequencing an acute myeloid leukemia genome[J]. N Engl J Med, 2009, 361(11): 1058-1066.

[18] Pirozzi C J, Yan H. The implications of IDH mutations for cancer development and therapy[J]. Nat Rev Clin Oncol, 2021, 18(10): 645-661.

[19] Dang L, White D W, Gross S, et al. Cancer-associated IDH1 mutations produce 2-hydroxyglutarate[J]. Nature, 2009, 462(7274): 739-744.

[20] Chen W L, Wang J H, Zhao A H, et al. A distinct glucose metabolism signature of acute myeloid leukemia with prognostic value[J]. Blood, 2014, 124(10): 1645-1654.

[21] Matre P, Velez J, Jacamo R, et al. Inhibiting glutaminase in acute myeloid leukemia: metabolic dependency of selected AML subtypes[J]. Oncotarget, 2016, 7(48): 79722-79735.

[22] Pacold M E, Brimacombe K R, Chan S H, et al. A PHGDH inhibitor reveals coordination of serine synthesis and one-carbon unit fate[J]. Nat Chem Biol, 2016, 12(6): 452-458.

[23] Ducker G S, Chen L, Morscher R J, et al. Reversal of cytosolic one-carbon flux compensates for loss of the mitochondrial folate pathway[J]. Cell Metab, 2016, 23(6): 1140-1153.

[24] García-Cañaveras J C, Lancho O, Ducker G S, et al. SHMT inhibition is effective and synergizes with methotrexate in T-cell acute lymphoblastic leukemia[J]. Leukemia, 2021, 35(2): 377-388.

[25] Ju H Q, Lu Y X, Chen D L, et al. Modulation of redox homeostasis by inhibition of MTHFD2 in colorectal cancer: mechanisms and therapeutic implications[J]. J Natl Cancer Inst, 2019, 111(6): 584-596.

[26] Nishimura T, Nakata A, Chen X, et al. Cancer stem-like properties and gefitinib resistance are dependent on purine syn- thetic metabolism mediated by the mitochondrial enzyme MTHFD2[J]. Oncogene, 2019, 38(14): 2464-2481.

[27] Gustafsson R, Jemth A S, Gustafsson N M, et al. Crystal structure of the emerging cancer target MTHFD2 in complex with a substrate-based inhibitor[J]. Cancer Res, 2017, 77(4): 937-948.

[28] Kawai J, Ota M, Ohki H, et al. Structure-based design and synthesis of an isozyme-selective

MTHFD2 inhibitor with a tricyclic coumarin scaffold[J]. ACS Med Chem Lett, 2019, 10(6): 893-898.

[29] Kawai J, Toki T, Ota M, et al. Discovery of a potent, selective, and orally available MTHFD2 inhibitor(DS18561882)with *in vivo* antitumor activity[J]. J Med Chem, 2019, 62(22): 10204-10220.

[30] Nemet I, Saha P P, Gupta N, et al. A Cardiovascular disease-linked gut microbial metabolite acts via adrenergic receptors[J]. Cell, 2020, 180(5): 862-877.

[31] Wang Z, Klipfell E, Bennett B J, et al. Gut flora metabolism of phosphatidylcholine promotes cardiovascular disease[J]. Nature, 2011, 472(7341): 57-63.

[32] Tang W H, Wang Z, Levison B S, et al. Intestinal microbial metabolism of phosphatidylcholine and cardiovascular risk[J]. N Engl J Med, 2013, 368(17): 1575-1584.

[33] Heianza Y, Ma W, DiDonato J A, et al. Long-term changes in gut microbial metabolite trimethylamine *N*-oxide and coronary heart disease risk[J]. J Am Coll Cardiol, 2020, 75(7): 763-772.

[34] Witkowski M, Weeks T L, Hazen S L. Gut microbiota and cardiovascular disease[J]. Circ Res, 2020, 127(4): 553-570.

[35] Koeth R A, Levison B S, Culley M K, et al. γ-Butyrobetaine is a proatherogenic intermediate in gut microbial metabolism of L-carnitine to TMAO[J]. Cell Metab, 2014, 20(5): 799-812.

[36] Buffa J A, Romano K A, Copeland M F, et al. The microbial gbu gene cluster links cardiovascular disease risk associated with red meat consumption to microbiota L-carnitine catabolism[J]. Nat Microbiol, 2022, 7(1): 73-86.

[37] Wang Z, Roberts A B, Buffa J A, et al. Non-lethal inhibition of gut microbial trimethylamine production for the treatment of atherosclerosis[J]. Cell, 2015, 163(7): 1585-1595.

[38] Roberts A B, Gu X, Buffa J A, et al. Development of a gut microbe-targeted nonlethal therapeutic to inhibit thrombosis potential[J]. Nat Med, 2018, 24(9): 1407-1417.

[39] Yu H, Chai X, Geng W C, et al. Facile and label-free fluorescence strategy for evaluating the influence of bioactive ingredients on FMO3 activity via supramolecular host-guest reporter pair[J]. Biosens Bioelectron, 2021, 192: 113488.

[40] Carlsson A, Lindqvist M, Magnusson T, et al. On the presence of 3-hydroxytyramine in brain[J]. Science, 1958, 127(3296): 471.

[41] Goldin B R, Peppercorn M A, Goldman P. Contributions of host and intestinal microflora in the metabolism of L-dopa by the rat[J]. J Pharmacol Exp Ther, 1973, 186(1): 160-166.

[42] van Kessel S P, Frye A K, El-Gendy A O, et al. Gut bacterial tyrosine decarboxylases restrict levels of levodopa in the treatment of Parkinson's disease[J]. Nat Commun, 2019, 10(1): 310.

[43] Maini Rekdal V, Bess E N, Bisanz J E, et al. Discovery and inhibition of an interspecies gut bacterial pathway for Levodopa metabolism[J]. Science, 2019, 364(6445): e6323.

[44] Jameson K G, Hsiao E Y. A novel pathway for microbial metabolism of levodopa[J]. Nat Med, 2019, 25(8): 1195-1197.

第十六章

生物标志物的发现和分析典型案例

教学目标

1. 掌握：生物标志物的定义、分类、发现流程及主要特征。
2. 熟悉：组学技术在生物标志物发现研究中的应用。
3. 了解：生物标志物发现的历史发展。

生物标志物不仅在疾病诊断、疗效及预后预测等临床研究中广泛应用，在药物研发中也发挥重要的价值。目前已有多个生物标志物被成功应用于临床试验，且有多种基于生物标志物筛选患者人群的抗肿瘤药物获批上市。近年来，随着基因组学、转录组学、蛋白质组学、代谢组学、表观组学等组学技术，及分子生物学、免疫学等方法的迅速发展，越来越多的生物标志物被不断发现。如何在复杂的生物体系中发现具有足够灵敏度和特异性的生物标志物，已成为重要的研究课题。本章将结合应用实例对基于基因组学、转录组学、蛋白质组学、代谢组学及表观组学等组学技术开展的生物标志物发现研究进行系统介绍。

第一节　生物标志物概述

一、生物标志物的定义

生物标志物通常是指能被客观测量和评价，反映生理或病理过程，以及对暴露或治疗干预措施产生生物学效应的指标。生物标志物可以是与特定疾病相关的基因、蛋白质、代谢物，也可以是血小板等细胞，或是组织学、放射成像或生理学特征等指标。第一个生物标志物可追溯至1847年由Henry Bence Jones从多发性骨髓瘤患者尿液中发现的一种特殊蛋白质，后被称为本周氏蛋白（Bence Jones protein），该蛋白质可以作为多发性骨髓瘤的诊断指标。之后，通过对血液、尿液、唾液、组织、细胞等样本中的蛋白质、基因、代谢物等进行测定，获得了不同的生物标志物，并广泛应用于疾病的预防、诊断及治疗。近年来，随着基因组学、蛋白质组学、代谢组学等组学技术，及生物信息学、分子生物学、免疫学等手段与方法的迅速发展，生物标志物的研究得到了极大程度的推动，进而拓展了其在临床实践及药物研发中的应用。

二、生物标志物的分类

根据功能特点的不同，美国食品药品管理局（Food and Drug Administration，FDA）将生物标志物分为八种类别[1]，分别如下所述。

1. 诊断性生物标志物

诊断性生物标志物（diagnostic biomarker）用于检测或确认疾病的存在，或识别具有该疾病亚型的个体。该类生物标志物是临床疾病诊断的重要依据之一，诊断性生物标志物是临床疾病诊断的重要依据之一，通常作为临床试验特定受试者的入选标准。例如*BCR-ABL1*融合基因可作为慢性髓细胞性白血病的诊断生物标志物，人表皮生长因子受体2（human epidermalgrowth factor receptor-2，HER2）可用于区分乳腺癌亚型。当单一生物标志物准确率不高时，可以采用多个生物标志物进行联合诊断。

2. 监测性生物标志物

监测性生物标志物（monitoring biomarker）用于评估疾病或医疗状况，或用于证明暴露于医疗产品或环境因素（或其影响）的证据。例如微小残留病灶（minimal residual disease，MRD）可用于监测急性淋巴细胞白血病（acute lymphoblastic leukemia，ALL）的疾病状态，药物成瘾预防和治疗试验中成瘾药物的血液浓度可用以衡量戒断和依从性。

3. 反应生物标志物

反应生物标志物（response biomarker）用于表明暴露于医疗产品或环境因素的个体发生了潜在的有益或有害的生物反应，分为药效学生物标志物和替代终点生物标志物两种。药效生物标志物用于表示医疗产品或环境因素对生物活性的影响，不一定对疗效或疾病结果做出结论，也不一定将这种活性与既定的作用机制联系起来。替代终点生物标志物是临床试验中使用的一种反应生物标志物，作为直接衡量患者感觉、功能或生存情况终点的替代品。使用生物标志物作为药效学生物标志物或替代终点生物标志物取决于其特定的使用环境，例如在评估体外膜氧合（extracorporeal membrane oxygenauon，ECMO）对心脏功能的影响时，左心室射血分数可作为药效生物标志物；血压降低是降低卒中、心肌梗死和死亡率的有效替代终点生物标志物，已被用作批准药物和治疗高血压的医疗器械关键试验的基础数据。

4. 预测性生物标志物

预测性生物标志物（predictive biomarker）用来识别更有可能对暴露于特定医疗产品或环境因素产生反应的个体。该反应可能是改善症状、改善生存，或者是不良反应。例如人白细胞抗原等位基因（*HLA*）-*B*5701*基因型可用作预测性生物标志物，用于在阿巴卡韦治疗前对人类免疫缺陷病毒（HIV）患者进行评估，以识别有严重皮肤反应风险的患者。

5. 预后生物标志物

预后生物标志物（prognostic biomarker）用于确定相关疾病的患者发生临床事件，疾病复发或疾病进展的可能性。该类生物标志物经常被用作临床试验的资格标准，以确定更有可能发生临床事件或疾病进展的患者。因此，它们被广泛用作药物开发中的富集因素或分层因子。例如在评估慢性淋巴细胞白血病患者时，染色体*17p*缺失和*TP53*突变可作为预后生物标志物，用于评估患者死亡的可能性。

6. 合理的可能替代终点

合理的可能替代终点（reasonably likely surrogate endpoint）是指一种有强有力的机制和/或流行病学理由支持的终点，其对替代终点的影响预计将与临床试验中用于评估临床收益的终点相关，但没有足够的临床数据表明它是一个有效的替代终点。这类终点可用于药物的加速审批，也可能用于医疗器械的审批或许可。在加速批准药物的情况下，已要求进行上市后确认试验，以验证和描述对不可逆转的发病率、死亡率或其他临床收益的预期效果。例如地中海贫血引起的铁超载患者的铁储存量减少，可以用于预测体内铁超载引起的输血相关不良事件的减少，并支持加速批准治疗非输血依赖型地中海贫血（non-transfusion-dependent thalassemia，NTDT）的药物。

7. 安全性生物标志物

安全性生物标志物（safety biomarker）在暴露于医疗产品或环境因素之前或之后进行测量，以表明毒性作为不良事件的可能性、存在或程度。例如肝转氨酶和胆红素可用于评估药物的肝毒性，血清肌酐水平可用于评估患者使用影响肾功能的药物以监测肾毒性。

8. 易感性/风险生物标志物

易感性/风险生物标志物（susceptibility/risk biomarker）用于表征目前没有临床上明显的疾病或医疗状况的个体发生疾病或医疗状况的可能性。该类生物标志物一个突出的例子是遗传生物标志物，它用于表明个体在以后的生活中患癌症的风险是否增加。例如*BRCA1/2*突变用于评估发生乳腺癌和卵巢癌的可能性。易感性/风险生物标志物在临床实践中的主要用途是指导预防策略，即用于确定是否需要生活方式、营养或其他预防性干预措施。

需要注意的是，同一生物标志物可能具有不同的功能属性，因此在不同的使用背景下，同一生物标志物的类别可能不同。例如HER2是乳腺癌的诊断性生物标志物及预后性生物标志物，也可作为抗HER2单克隆抗体的预测性生物标志物。

三、生物标志物的类型

根据生物来源的不同，生物标志物分为小分子生物标志物、大分子生物标志物、复合生物标志物及生物种群标志物等。

1. 小分子生物标志物

小分子化合物种类繁多，是维持生命活动和代谢的基础，然而一些小分子也会对机体造成损害，因此，小分子的含量变化、异常出现或消失等可作为与疾病诊断、预后等相关的指标。例如，总胆固醇水平与冠心病和动脉粥样硬化密切相关，肌酐浓度可以反映肾功能，血糖水平可作为临床糖尿病的诊断依据等。随着代谢组学等技术的飞速发展，越来越多与疾病密切相关的潜在小分子生物标志物被不断发现。例如氧化三甲胺（trimethylamine *N*-oxide，TMAO）水平与心血管疾病密切相关，血浆琥珀酸可作为诊断主动脉瘤和夹层的新型生物标志物。

2. 大分子生物标志物

DNA、RNA、蛋白质等大分子物质水平的改变可以反映机体生理病理状态的变化。细胞中的遗传信息以DNA的形式存在，DNA突变会影响对应编码蛋白的结构或功能进而影响人体健康，如*p53*、*PTEN*等抑癌基因的失活突变或*ras*、*myc*等原癌基因的激活突变是肿瘤发生发展的重要原因之一。作为中心法则的必要一环，RNA运载着基因和调控信息并反映细胞状态，研究表明多种RNA可以作为癌症等多种疾病的诊断和预后生物标志物，如血清中循环微小RNA（miRNA）可用于诊断神经退行性疾病，外泌体miRNA可用于各种肿瘤的诊断。蛋白质是细胞功能的中心介质，可以作为客观评价生理或病理状态的指标，如α-甲胎蛋白已被美国FDA批准用于临床肝癌的诊断及预后判断，血清中甲状腺球蛋白水平可用于甲状腺癌的预后判断。

3. 复合生物标志物

复合生物标志物主要指某些DNA-小分子复合体、蛋白质-小分子复合体、DNA-蛋白质复合体及蛋白质-蛋白质复合体等。如端粒是存在于真核生物染色体末端的一段DNA-蛋白质复合体，它会随着年龄增长而逐渐缩短。因此，端粒可作为判断衰老的生物标志物。

4. 生物种群标志物

肠道菌群可作为多种疾病的生物标志物，包括2型糖尿病（type 2 diabetes mellitus，T2DM）、胰腺癌、结直肠癌（colorectal cancer，CRC）、心力衰竭（heart failure，HF）、肝硬化以及其他中枢神经系统疾病等。

四、生物标志物的发现

寻找生物标志物通常需要使用高通量的组学方法（如基因组学、转录组学、蛋白质组学、代谢组学、脂质组学等）对临床样本进行检测，筛选差异基因、蛋白质或代谢物，结合生物信息学分析，筛选得到候选的目标生物标志物。在此基础上，运用系统生物学进一步将基因、信使RNA、蛋白质、信号转导网络、细胞、组织、器官、个体、人群、生态等各方面的信息做综合分析以确定候选生物标志物。

经过复杂的鉴定、验证、确认过程，其最终确认必须在临床完成。一般而言，第1步是检测方法的建立（assay development），优化试验检测条件以提高方法的敏感性、可靠性、特异性；第2步是生物标志物的鉴定，以确定某个或一组生物标志物在不同人群中的变化以及它们之间的关系，这些变量包括年龄、性别、人种等；第3步建立候选生物标志物和疾病之间的因果关系。针对生物标志物的验证一般采用2个指标：敏感性（sensitivity）和特异性（specificity）。敏感性代表了生物标志物在诊断疾病时假阳性（不遗漏）的概率，特异性则代表生物标志物在诊断疾病时假阴性（不误诊）的概率。

五、理想的生物标志物

随着各种组学技术和生物信息学的发展，日益增多的生物标志物相关研究被不断报道。但事实上目前真正可用于疾病诊断的生物标志物仍然有限。如何发现具有临床意义并经得起临床验证的理想的生物标志物是目前生物标志物研究的一项重大挑战。

理想的生物标志物应该具备以下特征[2]：

① 特异性高，必须明确与一个特定的疾病或疾病状态相关，并能够区分相似的生理状况；

② 灵敏度高，以便于早期发现、早期诊断；

③ 取材方便，存在于血液、尿液等体液中，能够以无创方式获得检测样品的生物标志物更具有临床实践价值；

④ 具有快速、简便、准确的检测方法，还要有可衡量的标准基线作为参考点；

⑤ 半衰期长，易于储存检测，这对于检测的可实现性及结果的稳定可信性具有重要的意义。

第二节　基于基因组学的生物标志物开发

2003年人类基因组计划的成功完成引发了一场生物技术进步的革命，产生了我们今天所知道的“组学”的多样化伞式学科。由此产生的高通量测序进展导致鉴定了数千个基因，几乎没有关于功能的信息，并且向“基因筛选”研究方法的范式转变。基因组学的输出已经为进一步了解疾病生物学和诊断做出了重大贡献。基因组学可从分子生物学水平高通量分析疾病状态下的基因变化，从而筛选疾病相关生物标志物。

一、非小细胞肺癌——血液肿瘤突变负荷

肺癌是全球发病率和死亡率非常高的恶性肿瘤之一，其中非小细胞肺癌（non-small cell lung cancer，NSCLC）约占所有肺癌的85%。近年来，免疫治疗的兴起彻底改变了NSCLC的治疗。然而，仍有很多NSCLC患者不能从免疫治疗获益。通常需要对患者肿瘤组织中的程序性死亡配体（programmed cell death ligand 1，PD-L1）表达或肿瘤突变负荷（tumor mutation burden，TMB）进行检测，以预测免疫治疗的效果。然而，多达30%的NSCLC患者在诊断时没有足够的高质量组织可以用于生物标志物分析。因此，亟需寻找能够不依赖于组织采样的癌症免疫疗法生物标志物。

血液肿瘤突变负荷（blood tumor mutation burden，bTMB）检测取样方便，并且不易受到组织活检中由肿瘤异质性带来的采样偏差的影响。研究人员在一项名为“B-F1RST”的开放标签Ⅱ期试验中首次评估了bTMB作为一线阿替利珠单抗（atezolizumab）单药治疗局部晚期或转移性ⅢB ～ⅣB期NSCLC患者的预测性生物标志物的能力[3]（如图16-1所示）。该研究招募了未接受免疫治疗且无EGFR/ALK突变的ⅢB ～ⅣB期NSCLC患者，并对其中接受意向治疗（ITT）的152例患者进行分析。结果显示，119例患者有足够的循环肿瘤DNA（ctDNA）（MSAF ≥ 1%，MSAF为最大体细胞等位基因频率）来产生有效的bTMB结果。以bTMB ≥ 16为截止值时，发现28例患者的bTMB值较高（bTMB ≥ 16），91例患者的bTMB较低（bTMB<16）。bTMB ≥ 16组患者的中位无进展生存期（progression-free survival，PFS）和中位总生存期（median overall survival，mOS）明显高于bTMB<16组患者。bTMB≥16组患者的治疗反应率也显著高于bTMB<16组患者。进一步分析发现，PFS和OS的风险比（hazard ratio，HR）随着bTMB截止值的增加而改善。此外，随着临床截止日期（中位随访时间36.5个月）的延长，bTMB≥16组患者的OS明显增加。综上，该研究显示，对于bTMB≥16组患者使用阿替利珠单抗治疗的客观反应率（objective response rate，ORR）明显优于bTMB<16组患者，且bTMB≥16组患者的长期随访中OS较长。以上结果表明bTMB是阿替利珠单抗治疗受益的潜在预测性生物标志物。

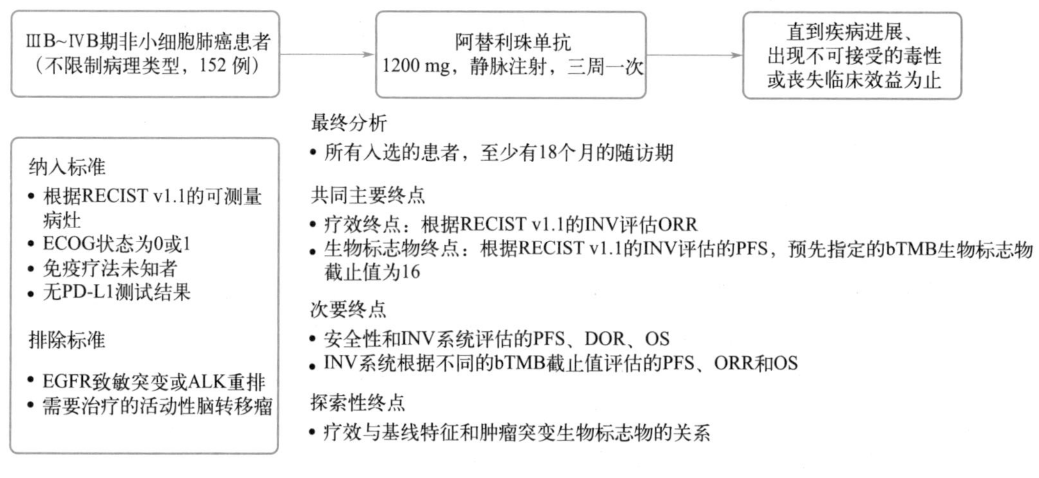

图16-1 B-F1RST研究实验设计

二、食管癌——基因组拷贝数

食管癌（esophageal cancer）是常见的恶性肿瘤之一，我国也是世界上食管癌的高发地区之一。半数以上的患者在首次就诊时已属于中晚期，导致食管癌的死亡率居高不下。因此，早发现、早诊断、早治疗对于食管癌患者非常重要。

早期诊断是提高患者生存率和减少治疗相关副作用的策略之一，然而这种策略存在过度治疗的风险。因此，需要发现能够准确指征早期癌症进展的生物标志物以实现对患者的准确分层。拷贝数（copy number，CN）改变，虽然在癌症中很常见，但在正常组织中很少发现，因此研究人员提出疑问，这些信号是否有助于患者的早期诊断。

食管腺癌（esophageal adenocarcinoma，EAC）的5年生存率低于20%，其肿瘤前体病变为巴雷特食管（Barrett' s esophagus，BE）。BE患者进展至EAC的风险为每年0.3%左右，目前主要是通过活检组织病理学检查确定BE患者中异常增生的存在和严重程度分级。研究团队采用浅层全基因组测序（shallow whole-genome sequencing，sWGS）对88例BE患者的773份组织活检样本进行研究，将全基因组CN不稳定性作为进展风险的标志[4]（见图16-2）。他们在食管的多个水平上检查了CN模式，以了解进展患者与无进展患者有何不同。通过构建的逻辑回归模型，发现进展患者的样本被归类为独立于组织病理学的进展的“高风险”，且大多数进展期患者样本被归类为高风险，而非进展期患者样本始终被归类为低风险。随后，将该模型用于对验证队列中的样本（77例患者，213个样本）进行预测和分类。与发现队列结果一致，55%的非进展期患者被归为低风险，而77%的进展期患者被归类为高风险，且进展期患者样品的高风险分类在很大程度上与组织病理学无关。同样地，使用建立的模型对西雅图研究患者的历史数据集（n=248，样本=1272）进行分类时，再次发现来自进展期患者的样本被归类为高风险，而与病理无关。进一步绘制每个患者在各时间点的最高风险时，对样本根据诊断指南进行分类，发现50%的进展期患者都至少有一个样本在≥8年前即被归类为高危人群，表明CN可以在癌症发生前8年以上的患者中识别出50%的高风险内镜检查。综上所述，该研究显示与目前基于组织病理学和临床表现的治疗指南相比，基于CN的分类模型能够为高风险患者提供早期治疗方案，并减少过度治疗风险和对低风险病人进行监测。

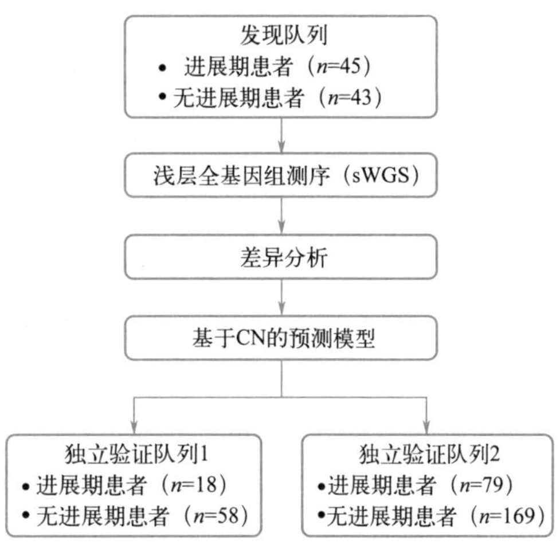

图16-2 **食管癌生物标志物挖掘流程图**

第三节 基于转录组学的生物标志物开发

转录组学是在整体水平上研究细胞中基因转录的情况及转录调控规律，从RNA水平研究基因表达的情况，为基因表达调控系统和蛋白质功能、作用等提供了重要信息。越来越多的研究均表明机体的生理病理变化情况可以通过体内RNA水平的改变得以体现。运用转录组学技术分析疾病的转录组信息，认识其基因表达调控规律，构建分子调控网络，已成为当前生物医学领域备受关注的前沿热点。例如在肺癌、胰腺癌、乳腺癌等多种恶性肿瘤患者的血液、尿液、组织标本中均已发现各自的特异性RNA生物标志物。随着测序技术的发展，也不断有新型的转录组学生物标志物被发现。

一、非小细胞肺癌PD-L1免疫治疗——浆细胞

肺癌是全球癌症相关死亡的主要原因，其中80% ～85%的肺癌属于非小细胞肺癌。PD-1抑制剂单药治疗的响应率高达40%，显著改善了NSCLC的治疗效果。然而，仍有多数NSCLC患者对PD-L1单药免疫治疗无响应。阿替利珠单抗是靶向PD-L1的单克隆抗体，已在美国被批准用于NSCLC中PD-L1高表达患者的一线治疗。最近多项研究表明在黑色素瘤、软组织肉瘤和肾细胞癌患者中，肿瘤B细胞浸润水平升高和三级淋巴结构（tertiary lymphoid structure，TLS）的出现可以显著改善免疫治疗效果。然而，尚不清楚瘤内B细胞水平是否可以作为NSCLC中PD-L1免疫疗法的预后标志物。

研究人员对OAK随机Ⅲ期临床试验中接受阿替利珠单抗治疗后受益患者（生存期＞12个月）和无受益患者（生存期<6个月）进行常规转录组测序分析[5]（研究流程见图16-3），发现阿替利珠单抗治疗受益患者中与B细胞和浆细胞相关的基因高表达，如*CD79A*、*CD19*等。为了进一步表征与阿替利珠单抗治疗反应相关的B细胞亚群，研究人员对44例NSCLC患者的肺和外周组织收集的208506个细胞进行了单细胞转录组测序，并重点关注了B细胞和浆细胞群。经实验分析确定了三个主要B细胞亚群：滤泡B细胞、生发中心B细胞和浆细胞。接下来，为探究单细胞测序分析中确定的B细胞亚群表达特征是否可以预测阿替利珠单抗治疗的效果，研究者对23例非小细胞肺癌患者的肿瘤样本进行了配对的bulk RNA-seq和多重免疫荧光（mIF）试验，发现RNA-seq和mIF对浆细胞的定量具有高度相似性，对样本进行二分后得到了相似的分层。该结果证明了单细胞转录组分析确定的B细胞表达特征中的浆细胞具有高度特异性。

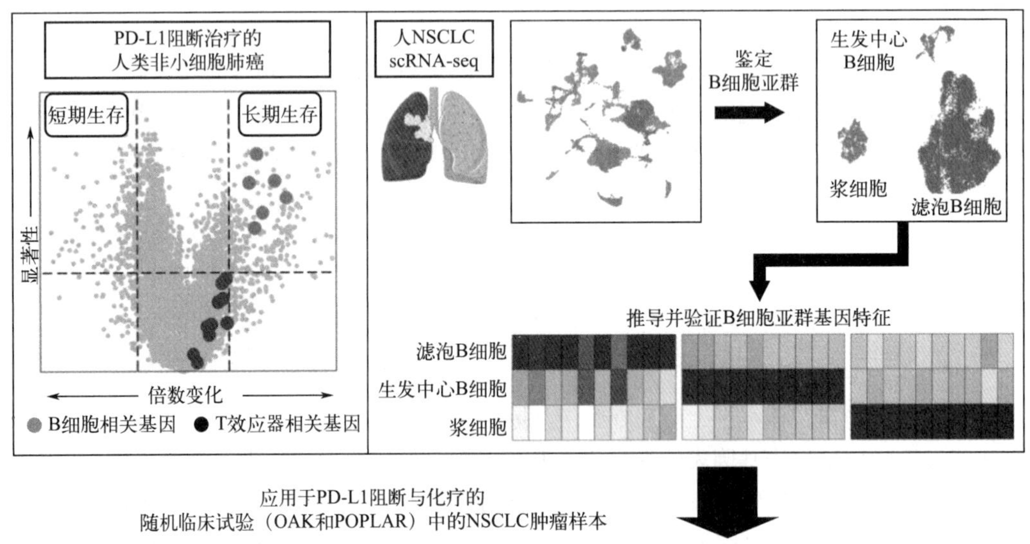

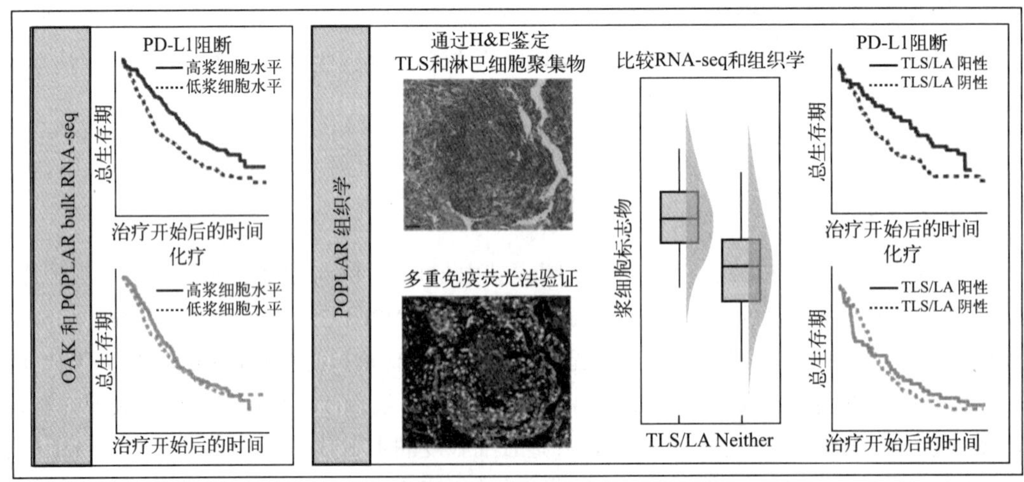

图16-3　浆细胞预测PD-L1治疗NSCLC的疗效

为了进一步评估浆细胞特征对免疫检查点抑制剂治疗反应的预测价值和独立性，研究者对207名患者（阿替利珠单抗n=99；多西他赛n=108）采用PD-L1 IHC、RNA-seq和组织TMB进行了全面的生物标记物分析，并与多因素Cox比例风险分析相结合。结果发现，浆细胞特征和阿替利珠单抗治疗组的总生存期具有强相关性，而与多西紫杉醇治疗组的总生存期无相关性，这突出了浆细胞特征的特异性。

在之前的研究中，在肿瘤组织的TLS中发现了B细胞。因此研究人员通过H&E染色试验结合RNA-seq和mIF的数据，进一步比较了TLS和淋巴样（LAs）在细胞表型水平上的特征。结果发现，TLS具有明显的以$CD20^+$ B细胞为主的生发中心特征，且生发中心被$CD20^+$ B细胞和$CD3^+$ T细胞包围。进一步对POPLAR随机Ⅱ期临床试验中的254例NSCLC患者的肿瘤样本进行分析，发现阿替利珠单抗或多西他赛治疗组样本之间的TLS或LAs分布无差异。在阿替利珠单抗治疗组，有TLS或LAs的肿瘤患者表现出明显总生存期获益，而多西他赛治疗组无明显差异，该结果与浆细胞特征预测结果相似。

该研究表明，NSCLC中高水平的瘤内浆细胞与接受单抗治疗的患者更长的总生存期密切相关，可以作为一种新的免疫检查点抑制剂治疗的预后标志物。

二、非酒精性脂肪肝

非酒精性脂肪肝（nonalcoholic fatty liver disease，NAFLD）是非常常见的慢性肝脏疾病之一，全球约有25%的成年人患有该疾病。NAFLD已成为肝硬化、肝癌的重要致病因素，所以早期诊断和早期干预具有重要意义。目前对于NAFLD的诊断仍然以影像学和侵入性检查为主，缺乏便捷有效的非侵入检测手段。对致病机制的不完全了解和缺乏准确的非侵入性生物标记物，限制了NAFLD的早期诊断和治疗工作。

已有研究显示，*PNPLA3 I148M*是肝脏脂质堆积和进行性NAFLD的主要遗传因素，但是由*PNPLA3 I148M*介导的转录本变异的详细特征仍未被阐明。在此基础上，研究人员对125位重度肥胖患者的肝脏组织样本进行RNA测序（实验设计见图16-4），分析显示*PNPLA3 I148M*是肥胖患者转录本变异的主要决定因素[6]。为了探究*PNPLA3 I148M*对患者肝脏转录本的影响，进一步对存在*PNPLA3 I148M*变异的患者的转录本进行分析，得到了642个差异基因，这些基因主要与脂质代谢、炎症、癌症相关通路有关。随后，研究者分析了严重NAFLD、非严重NAFLD与正常肝脏样本之间的差异表达基因，发现白细胞介素-32（IL-32）在严重NAFLD患者中上调最明显。同时，在存在*PNPLA3 I148M*的严重NAFLD患者中同样发现了IL-32的明显上调。为进一步明确IL-32的临床诊断价值，研究人员对患者血浆中的IL-32水平进行分析，结果显示IL-32在血浆中的表达水平与其在肝脏中的表达水平呈正相关。此外，将IL-32与ALT-AST模型联合进行诊断，以探究IL-32能否提高ALT-AST对于轻度和重度NAFLD的诊断性能。结果显示与ALT-AST模型相比，联合IL-32与ALT-AST模型明显提高了对NAFLD的诊断准确性。该研究对于改良目前以侵入性检查为主的NAFLD临床诊断方法有重要参考价值。

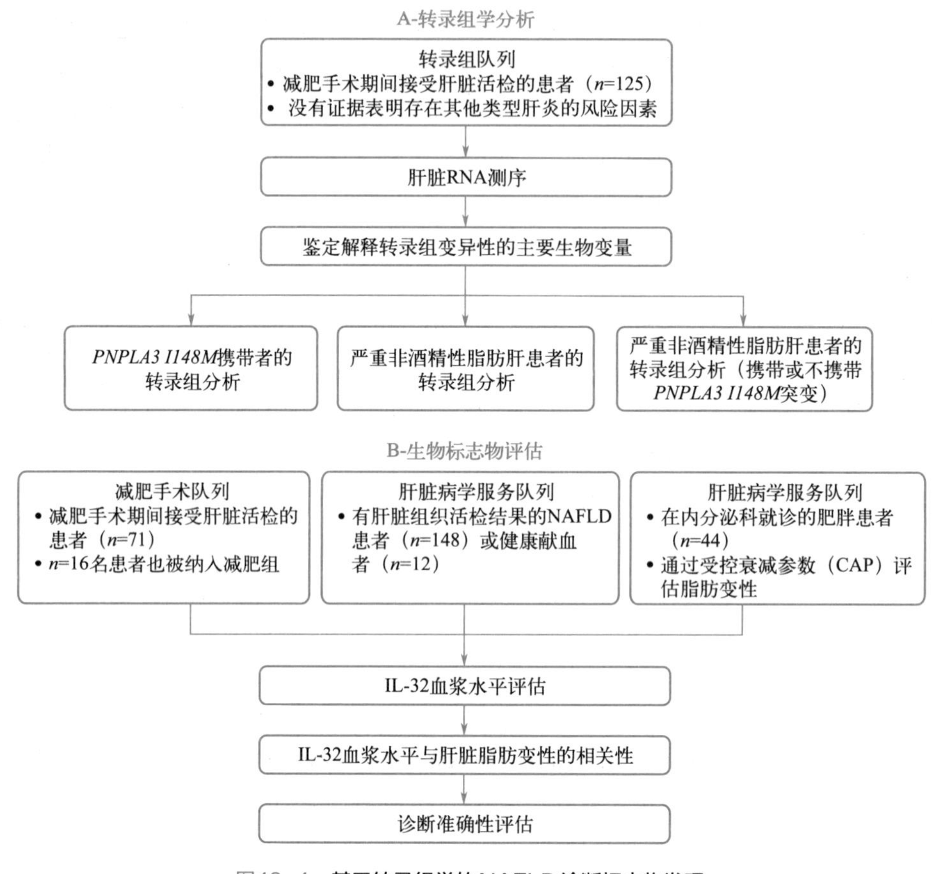

图16-4 **基于转录组学的NAFLD诊断标志物发现**

第四节 基于蛋白质组学的生物标志物开发

蛋白质组学是以生物体的全部或部分蛋白质为研究对象，研究一个生物、一个细胞（组织）或基因组的蛋白质的变化规律的一门学科。传统的蛋白质研究注重的是单一蛋白质的研究，而蛋白质组学注重的是生物体的全部或部分蛋白质的研究。通过蛋白质组学，可以实现对体液、组织、细胞样本中数百或数千种蛋白质的检测。最初质谱技术的测序深度和鉴定的蛋白质数量有限，使蛋白质组学研究遇到瓶颈。近年来，随着质谱技术的飞速发展，实现了高通量的蛋白质组学分析，从此蛋白质组学研究进入新时代。蛋白质组学分析已成为生物标志物开发的重要工具之一。

一、卵巢癌

卵巢癌是女性妇科肿瘤死亡的主要原因，影响着全球女性的生活与健康。在OVA1®发现以前，卵巢癌的诊断主要依靠妇科检查、CA125和阴超等手段，然而难以通过手术以外的方式对卵巢进行活检，因此很多卵巢癌患者确诊时已是晚期，这也导致卵巢癌高居不下的死亡率。所以鉴定和验证可靠的卵巢癌诊断及预后标志物对改善患者的治疗及预后非常重要。

OVA1®的发现阶段研究始于2004年的一项涵盖500多人的多中心回顾性研究[7]（图16-5）。该研究使用表面增强激光解析电离质谱技术（SELDI-TOF-MS）对153名浸润性上皮性卵巢癌患者、42名其他卵巢癌患者、166名良性盆腔肿块患者和142名健康女性的血清样本进行了高通量蛋白质组学分析。在发现阶段，将两个中心的患者分为两个独立的数据集，经过交叉验证筛选候选的蛋白质标志物。在随后的验证阶段中，将上述两个数据集的样本随机分为训练集和测试集，用于构建预测模型。由于SELDI-TOF-MS本身不能给出蛋白质的鉴定信息，研究人员对差异蛋白进行了鉴定，随后又在新的独立测试集中使用免疫学检测对结果进行了验证。通过该研究，最终确定CA125、β2微球蛋白、转铁蛋白、甲状腺运载蛋白和载脂蛋白A1的联合检测（即OVA1）可以作为卵巢癌的新型临床诊断指标。2009年，OVA1®获得美国FDA批准用于手术前评估女性的卵巢癌风险。该研究是使用蛋白质组学进行生物标志物的开发的成功案例之一。

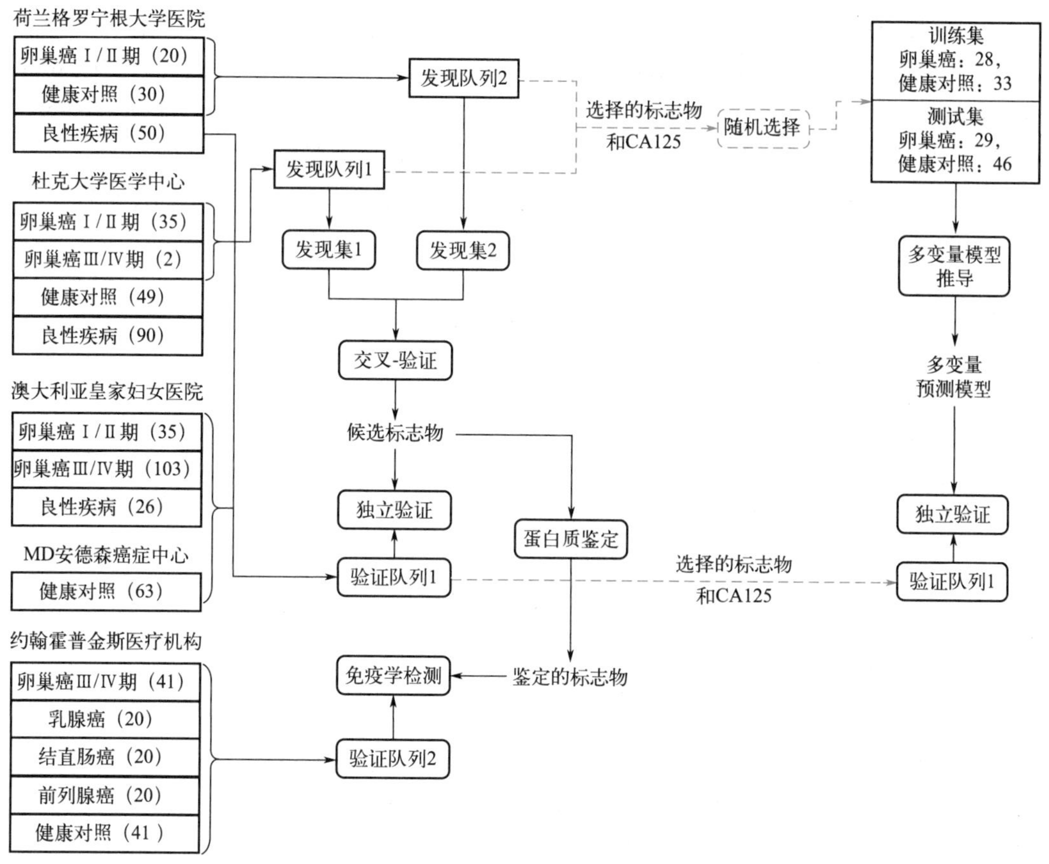

图16-5 OVA1®发现实验设计

二、口腔鳞状细胞癌

口腔鳞状细胞癌（oral squamous cell carcinoma，OSCC）是最常见的头颈部恶性肿瘤，具有高患病率和发病率，OSCC不同组织区域具有特定的组织病理学和分子特征，限制了基于肿瘤-淋巴节-转移（tumor-node-metastasis，TNM）标准的临床分期。OSCC的预后很差，接受标准治疗的患者中OSCC复发率为18%～76%。因此，发现用于评估OSCC患者的预后结果的生物学标志物具有重要的临床意义。

研究者首先对20例OSCC患者的石蜡包埋组织中的6个区域进行Label free定量蛋白质组学分析（见图16-6），发现在肿瘤浸润前沿（invasive tumor front，ITF）和内部肿瘤的肿瘤岛存在32个差异表达蛋白，在二者的肿瘤基质中存在101个差异蛋白[8]。经过严格过滤后，共挑选出7种与患者特征相关的候选蛋白质：CSTB、LTA4H、NDRG1、PGK1、COL6A1、ITGAV、MB。在14例原始样本中进行了免疫组化（IHC）验证，结果与蛋白质组学结果一致。随后，研究团队进一步在125例肿瘤岛组织和96例肿瘤基质组织进行IHC验证。发现扩大样本量后大多数IHC结果与原始14例病例相似。为了增加靶蛋白预后诊断标志的可信度，研究人员将IHC结果与临床病理学特征结合，发现临床病理参数和CSTB、PGK1、COL6A1和ITGAV显著关联。随后研究人员在无淋巴结转移患者（N0，*n*=14）和发生淋巴结转移患者（N+，*n*=26）的唾液样本中对上述7个靶蛋白进行靶向蛋白质组学验证。结果发现，和N0组相比，有6种蛋白质（CSTB、LTA4H、PGKI、NDRG1、COL6A1和ITGAV）在N+中表达较低。此外，研究者基于两种质谱数据采集模式（DDA和SRM）的组织和唾液蛋白之间的关系进行了分析，发现大多数蛋白质在ITF和唾液部位表现出较低的丰度，这与预后不良相关。唾液样本中LTA4H、PGK1、NDRG1、COL6A1和ITGAV蛋白的低表达与淋巴结转移和晚期临床分期相关。该研究使用高通量蛋白质组学分析进行筛选，结合靶向蛋白质组学进行验证，确定了预后相关的蛋白质标志物，能够增强OSCC的预后决策，以减少肿瘤复发或淋巴结转移。

三、酒精相关肝病

酒精相关肝病（alcohol-related liver disease，ALD）是一种常见的慢性肝病，初期通常表现为脂肪肝，进而可发展为酒精性肝炎、肝纤维化和肝硬化。然而这种发展通常是无症状和非特异性的，通常ALD患者在发生肝硬化后才被确诊，另一方面现有的非侵入性生物标志物在疾病早期诊断的准确性有限，因而严重阻碍了该疾病的早诊早治。因此，迫切需要微创诊断策略来筛查高危人群中的患者。

研究人员收集了来自三个队列的参与者的临床样本：①肠肝轴-ALD队列（GALA-ALD），459例血浆样本，其中79例为组织-血浆配对患者样本；②肠肝轴-健康参与者（GALA-HP），137例血浆样本；③独立ALD验证队列，63例血浆样本[9]（见图16-7）。研究团队首先通过数据非依赖性采集质谱技术（DIA-MS）对GALA-ALD队列中459例ALD患者的血浆样本和79例肝脏组织分别进行蛋白质组学分析，并结合机器学习分析方法，构建了用于检测显著纤维化（F2）、炎症（I2）和脂肪变性（S0）的三组标志物的预测模型。结果显示这三组标志物对显著纤维化（AUC=0.90，95% *CI*=0.899～0.905）、炎症（AUC=0.85，95% *CI*=0.851～0.858）和脂肪变性（AUC=0.91，95% *CI*=0.907～0.915）均有很好的诊断能力，且优于现有的15项临床测试模型。进一步在健康对照组中的验证结果表明该模型正确

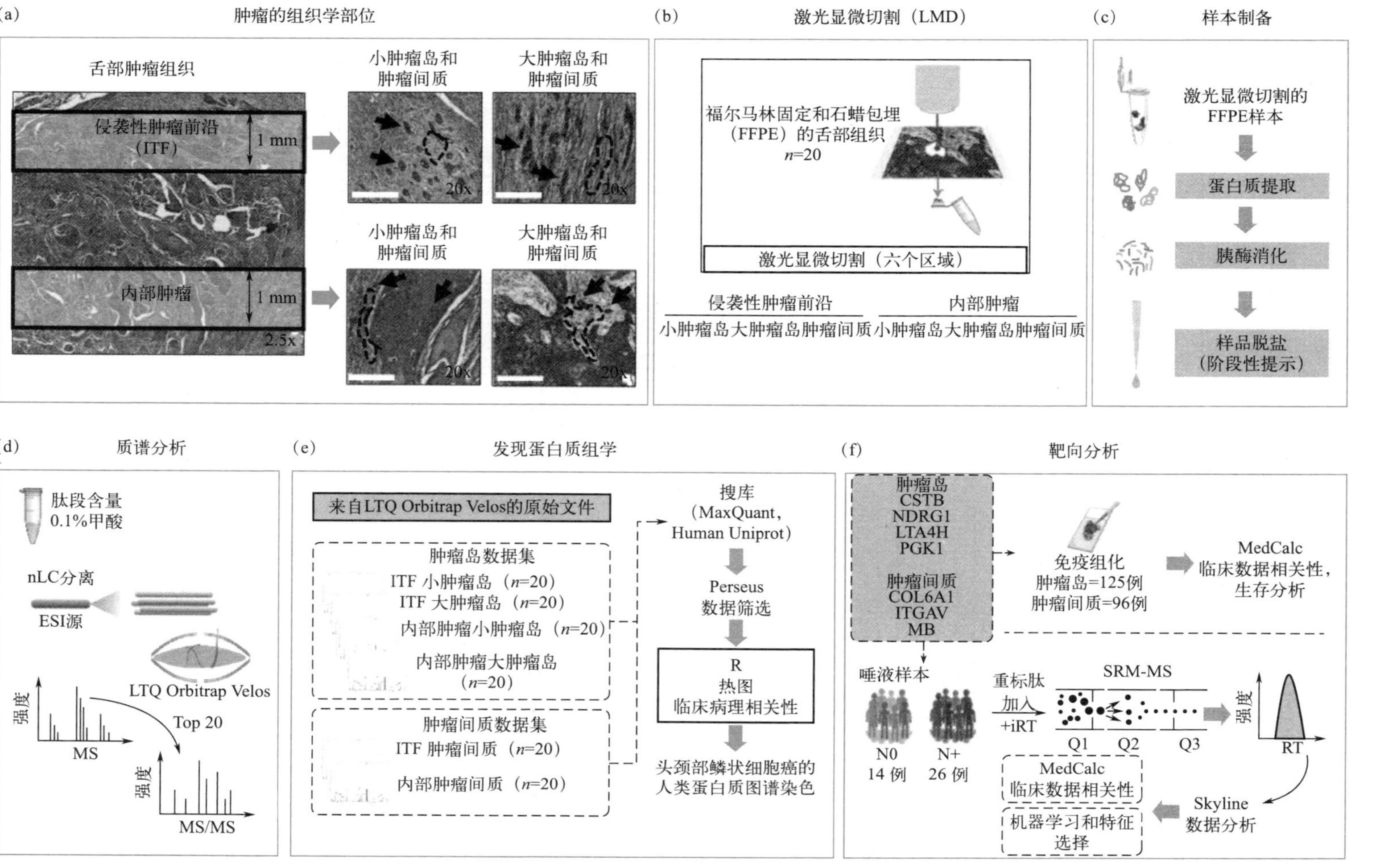

图16-6 蛋白质组学发现OSCC预后生物标志物

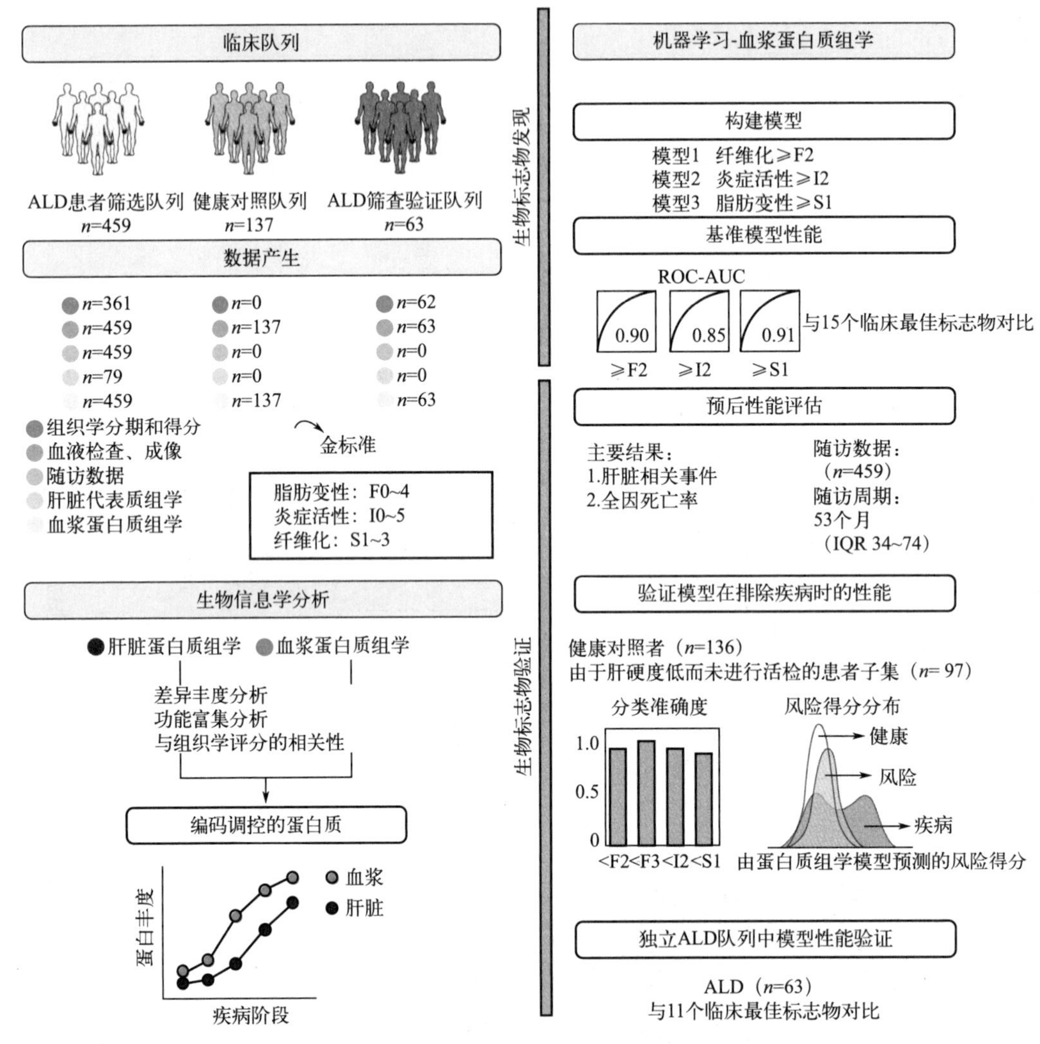

图16-7 **酒精相关肝病中生物标志物的发现**

排除了显著纤维化、晚期纤维化和轻度炎症，其准确率分别是99%、100%和98%。接着，研究团队在独立的ALD队列（*n*=63）中进行验证，结果显示显著纤维化和轻度炎症的模型效能高于其他同类模型，ROC-AUC分别是0.87和0.81。更重要的是，结合随访数据进一步证实了该模型对患者肝脏相关事件（LRE）具有最高的判别准确率（Harrell' s *C*为0.900，3年和5年AUC分别是0.945和0.933）；对于全因死亡率，蛋白质组学模型表现也最好（Harrell' s *C*为0.789，3年和5年AUC分别是0.836和0.818）。该研究为酒精性肝病的临床诊断和精准防治提供了可靠依据。

第五节　基于代谢组学的生物标志物开发

代谢是生物体维持生命的物质基础，代谢调控在机体的生理功能、疾病的发生发展中发挥重要作用。代谢组学是继基因组学、转录组学和蛋白质组学之后发展起来的组学技术，是研究代谢的重要工具，主要是以高通量、无偏差的方式对生物系统中的内源性小分子代谢物（<1000 Da）进行定性、定量及动态检测。与其他组学相比，代谢组学更接近生物表型，通过对组织、血液、尿液等生物样本中的代谢组进行检测，能够反映并放大基因和蛋白质层面的微小变化，提供与机体生理或病理状态相关的代谢特征。根据实验策略的不同，代谢组学可以分为靶向代谢组学和非靶向代谢组学。靶向代谢组学是有针对性地对感兴趣的一组目标代谢物进行检测分析，灵敏度高，无须进行复杂的代谢物鉴定；非靶向代谢组学则致力于尽可能系统而全面地对生物系统中的所有内源性小分子代谢物进行检测分析，覆盖度广，且可能发现新的代谢物。靶向和非靶向代谢组学各有优缺点，二者结合可作为差异代谢物的发现和准确定量的有力工具，在生物标志物的发现中发挥重要作用。

一、癌代谢物——2-HG

异柠檬酸脱氢酶1（isocitrate dehydrogenase1，IDH1）已被证明与多种脑肿瘤相关，其突变会引起酶功能发生明显变化，失去催化异柠檬酸生成*α*-酮戊二酸（*α*-ketoglutaric acid，*α*-KG）的能力。在一项神经胶质瘤的研究中，研究人员使用IDH1突变和未突变的U87MG恶性胶质瘤母细胞进行非靶向代谢组学分析，结果发现IDH1突变后的细胞中，2-羟基戊二酸（2-hydroxyglutaric acid，2-HG）的含量明显高于未突变的细胞[10]。之后用人类神经胶质瘤样本进行靶向代谢组学分析作为验证，主要靶向分析*α*-KG、2-HG和三羧酸循环中的相关代谢产物。结果发现IDH1突变型样本中*α*-KG的含量略低于野生型样本，但不存在显著性差异；而2-HG的含量在两组之间存在显著差异；三羧酸循环中的相关代谢产物在野生型和突变型样本之间不存在显著差异。进一步研究表明，IDH1发生突变后产生一种新的能力，即催化*α*-KG生成2-HG，而2-HG与*α*-KG结构相似，高浓度的2-HG会抑制*α*-KG依赖性的酶的活性，从而引起染色质的甲基化以及细胞增殖，诱发肿瘤。针对IDH1，开发了IDH1突变抑制剂艾伏尼布（ivosidenib），该抑制剂于2018年7月被美国FDA批准上市，用于复发性或难治性急性髓系白血病的治疗。

二、动脉粥样硬化

动脉粥样硬化是缺血性心脏病的主要诱因之一，其发病机制复杂，之前的研究主要将其归因于基因调控与胆固醇水平的升高。2011年以来的一系列研究表明，肠道菌群代谢产物氧化三甲胺（trimethylamine *N*-oxide，TMAO）在动脉粥样硬化的发生与发展中发挥重要作用。TMAO含量增加会导致脂质蓄积，增加心血管疾病发生的风险。

研究人员采用非靶向代谢组学研究发现心血管疾病患者血浆中TMAO、胆碱和甜菜碱水平明显升高[11]（见图16-8）。进一步结合靶向代谢组学研究，研究人员确定了TMAO的来源：食物中的胆碱、磷脂酰胆碱等物质能被肠道菌群中胆碱-三甲胺裂解酶代谢生成三甲胺（TMA），TMA进一步在肝脏中被黄素单加氧酶3（FMO3）代谢生成TMAO。TMA和FMO3可作为新的治疗靶标，通过降低其水平，可降低TMAO含量，从而治疗或预防动脉粥样硬化。有报道筛选出TMA强效抑制剂3,3-二甲基丁醇（3,3-dimethyl-1-butanol，DMB），其结构与胆碱类似，能够竞争性抑制TMA裂解酶，从而抑制TMA的产生，进而降低TMAO水平。

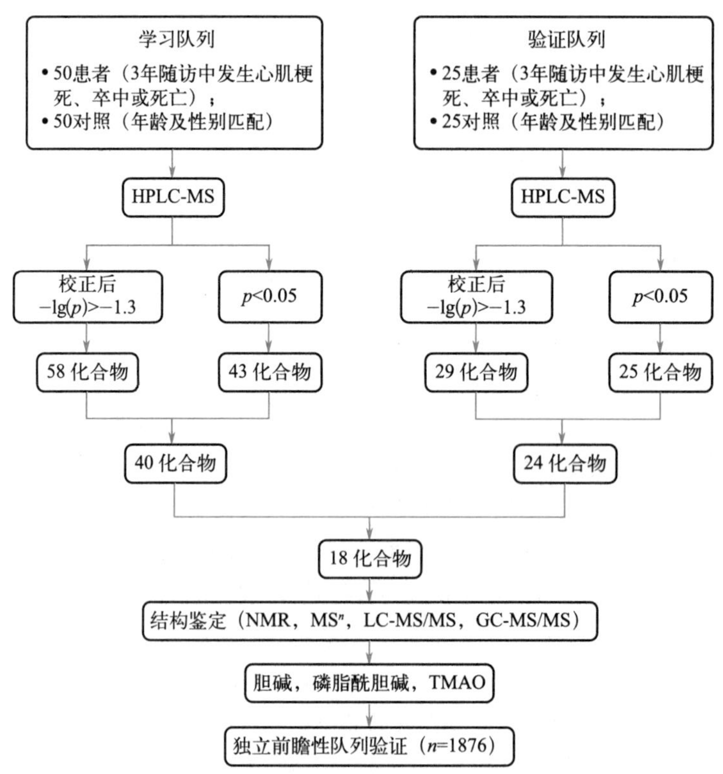

图16-8　**代谢组学发现心血管相关血浆生物标志物**

三、早期肺腺癌

肺癌是全球发病率和死亡率位居前列的恶性肿瘤，其中最常见的亚型是肺腺癌（lung adenocarcinoma，LUAD）。肺腺癌的发生发展分为四个阶段，分别是不典型腺瘤样增生（atypical adenomatous hyperplasia，AAH）、原位腺癌（adenocarcinoma in situ，AIS）、微浸润腺癌（minimally invasive adenocarcinoma，MIA）和浸润性腺癌（invasive adenocarcinoma，IAC）。深入探索肺腺癌发生发展过程的分子机制对于肺腺癌的早诊早治至关重要，因此急需代谢层面系统解析不同时期肺腺癌的代谢特征，以期发掘新型的早期诊断标志物和干预靶标。

为了解析肺腺癌发生发展过程的代谢演变过程，研究团队针对不同时期肺腺癌患者的肿瘤组织和配对正常相邻组织（队列1）进行了基于大规模靶向代谢组学分析[12]（实验设计见图16-9）。并且在另一个独立队列（队列2）中，描绘了不同时期肺腺癌患者血浆中的代谢改变。

队列1中，研究人员通过无监督聚类分析将IAC患者划分为S-Ⅰ、S-Ⅱ和S-Ⅲ三种具有不同临床特征的代谢亚型。S-Ⅱ和S-Ⅲ患者的恶性特征比S-Ⅰ患者更严重，且预后更差。进一步分析发现，胆汁酸水平在三个不同亚型中呈现增加趋势。此外发现几种胆汁酸，包括胆酸（cholic acid，CA）、甘氨鹅去氧胆酸（glycochenodeoxycholic acid，GCDCA）、牛磺鹅去氧胆酸（taurochenodeoxycholic acid，TCDCA）和甘氨胆酸（glycocholic acid，GCA），与临床预后密切相关，其中胆汁酸水平较高的患者显示较差的无病生存期或总生存期。研究人员进一步在细胞试验和体内模型中证实了胆汁酸代谢和信号通路在LUAD转移中发挥重要作用。综上，这些发现揭示了靶向异常胆酸代谢可能作为治疗肺腺癌转移的潜在治疗策略。

血浆代谢组学分析显示，不同时期肺腺癌患者中存在16种差异代谢物。通过建立逻辑回归模型，发现一组血浆代谢物组合（包括3-氯酪氨酸、12∶0-肉碱、谷氨酸和磷酸胆碱），能够区分良性肺部疾病和LUAD患者（AIS/MIA/IAC），ROC曲线下面积（AUC）达到0.894。此外，两种血浆代谢物组合（胱氨酸和缬氨酸），能够区分良性肺部疾病和AIS/MIA，AUC值为0.865。而另外两种血浆代谢物组合（天冬酰胺和胱氨酸），则能够区分良性肺部疾病和AIS，AUC值为0.931。以上结果揭示了不同的血浆标志物组合在精确诊断早期肺腺癌中的作用和意义。

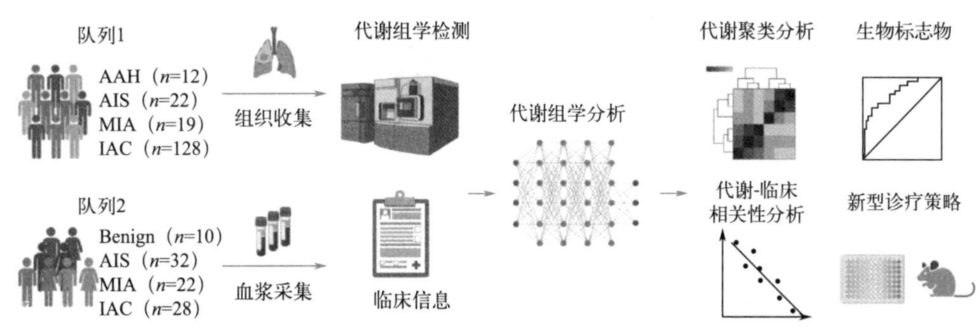

图16-9 **早期肺腺癌代谢研究实验设计**

四、肥厚型心肌病

肥厚型心肌病（hypertrophic cardiomyopathy，HCM）作为非常常见的以心肌肥大为特征的遗传性心血管疾病之一，已成为导致心脏性猝死、心力衰竭和心房颤动的重要原因。HCM具有高度的异质性，并受到多种信号调控。心肌代谢紊乱与大多数心血管疾病（如高血压、冠状动脉粥样硬化以及心力衰竭）密切相关，然而代谢改变及其在HCM中的潜在作用在很大程度上仍未得到研究。

研究人员对349名HCM患者和16名非HCM对照的左心室心脏组织进行了靶向代谢组学和脂质组学分析，以及对143名HCM患者和60名非HCM对照的血浆进行了靶向代谢组学分析[13]（实验设计见图16-10）。为了识别用于区分非HCM对照和HCM患者的诊断生物标志物，研究人员对血浆中的142种代谢物进行了特征选择，并使用所选特征在训练数据集上构建随机森林分类器。进一步在测试数据集中运行已建立的分类器来测试模型的独立性能。结果显示由五种代谢物（8∶0-肉碱、次黄嘌呤、肌酸、苯丙氨酸和色氨酸）组成的生物标志物组合的随机森林模型能够显著区分非HCM组和HCM组，受试者工作特征曲线下面积为0.976（0.947～0.998）和精确召回曲线下面积（AUPRC）为0.991（0.98～0.999）。另一方面为了确定是否可以鉴定一组代谢物来预测HCM患者的生存结果，研究人员对心脏组织中测到的922种代谢物进行了特征选择，并通过在训练数据集上使用随机生存森林建立了预测模型。进一步应用该模型来预测测试数据集中的生存结果，以衡量模型的性能。最后，该研究选择了一组12种代谢物［包括二甲基甘氨酸、*N*-乙酰基-L-谷氨酰胺、*γ*-氨基丁酸、XMP、18∶0-肉碱、GMP、UDP-半乳糖、PC38∶6p（16∶0/22∶6）、PE32∶0（16∶0/16∶0）、PS34∶3（16∶1/18∶2）、PG38∶6（18∶2/20∶4）和TAG52∶2（C18∶0）］，显示出显著的预测能力［C_{index}=0.916（0.814～0.978）］。

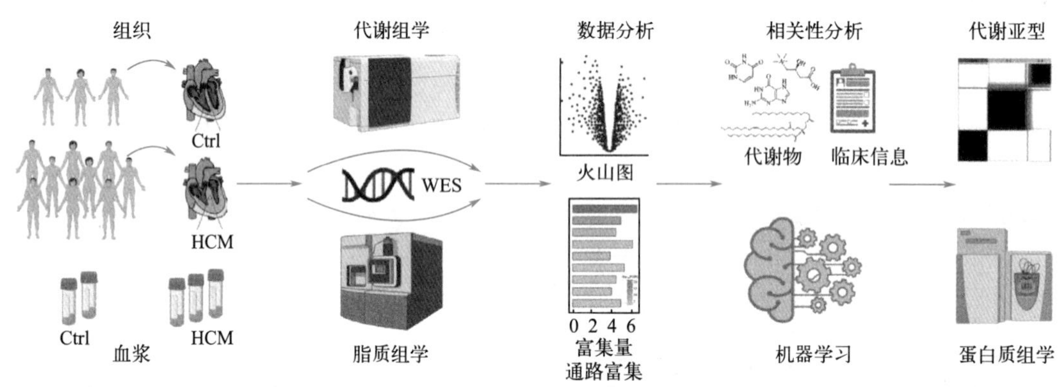

图16-10 HCM代谢重编程研究策略

第六节 基于表观组学的生物标志物开发

表观组学是在基因组/转录组水平研究表观遗传的学科，本质是揭示DNA/RNA的修饰现象对基因调控的影响。表观遗传是指基因表达的改变不依赖于基因序列的改变，而是依赖于DNA甲基化（DNA methylation）、组蛋白修饰（histone modification）、非编码RNA（noneoding RNA）等作用机制，影响基因的表达和（或）转录，从而调控机体生长、发育及病理改变。表观遗传学能够被基因和环境因素（如营养改变、饮食习惯、吸烟等）所影响，它参与了生物体的细胞生长、分化、增殖、凋亡及生物体的变异性和适应性。目前，对DNA甲基化和组蛋白修饰的研究较多，它们在哺乳动物基因表达调控中起到了极其重要的作用，并且这些改变能够稳定遗传给其后代。大量研究表明，表观遗传学与众多疾病，包括肿瘤、糖尿病、高血压、高脂血症、神经精神疾病、自身免疫性疾病、老年性疾病等的发生发展密切相关。

一、前列腺癌

前列腺癌（prostate cancer，PCa）是全世界男性中非常常见的癌症之一，并且具有高度异质性。临床上PCa前期主要采用雄激素剥夺疗法（androgen deprivation therapy，ADT）

进行治疗，尽管ADT的初始反应良好，但几乎所有患者最终都会发展为转移性去势抵抗性前列腺癌（metastatic castration resistant PCa，mCRPC）。前列腺特异性抗原（prostate specific antigen，PSA）是PCa的主要筛查手段，但是其特异性和敏感性有限。因此，临床上迫切需要更好的肿瘤生物标志物用于PCa的诊断、患者分层和治疗监测。

既往研究发现正常前列腺组织和PCa组织之间的DNA甲基化特征谱存在大量差异。研究人员首先利用TCGA公共数据和实验测试数据，分析得到了92个差异甲基化标志物[14]（见图16-11）。随后，研究人员对包括患有良性疾病（*n*=48）、局限性PCa（*n*=65）和mCRPC（*n*=61）患者的174份血浆样本进行分析，以探究上述92个甲基化标志物是否同样适用于PCa血浆样本ctDNA的检测。结果显示，大多数mCRPC患者的血浆ctDNA甲基化（92个标志物）水平较高，而正常和局限性PCa患者的血浆样本中所选标志物的甲基化则处于非常低的水平。随后，研究人员构建了基于83个甲基化标记物的预测模型，该模型用于良性与mCRPC样本组时，可准确地对93%～96%的样本进行正确分类。上述结果表明，利用DNA甲基化标志物可以准确识别mCRPC。

为了研究目标甲基化标记物在监测mCRPC患者治疗反应中的潜力，研究人员基于17例对治疗有应答和12例无应答的mCRPC患者进行了MSRE-qPCR分析。研究发现，治疗后与治疗前样本相比，无应答患者检测到甲基化水平升高，应答患者甲基化水平降低。研究人员基于3个基因（*AKR1B1*、*LDAH*、*KLF8*）的ctDNA甲基化水平，构建了用于评估不同治疗方案的治疗反应的甲基化预后模型。通过分析发现，该分类模型可正确分类83%～90%的治疗应答与无应答患者。基于上述结果，研究人员认为该研究鉴定的甲基化标志物可以作为mCRPC患者治疗预后的标志物。

该研究结果表明，DNA甲基化生物标志物可用于前列腺癌的检测及治疗反应的预测。

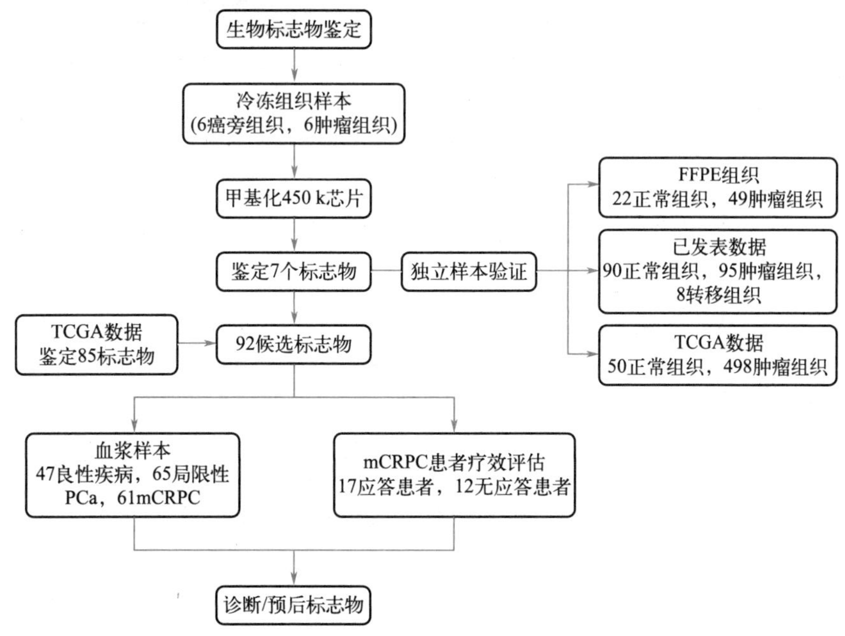

图16-11　表观组学发现前列腺癌DNA甲基化生物标志物

二、膀胱癌

膀胱癌（bladder cancer，BCa）是泌尿系统最常见的恶性肿瘤，约75%的患者表现为非肌层浸润性疾病（non-muscle-invasive disease，NMIBC），其中70%的肿瘤会复发，而15%的患者会在分期和分级上进展。因此，诊断为NMIBC的患者需要接受频繁的治疗和监测，导致了昂贵的治疗费用。目前监测BCa复发的金标准是膀胱镜检查和细胞学检查。膀胱镜检查具有高敏感性，但具有侵入性、成本高昂、引起不适等弊端，而尿液细胞学检查具有高度特异性但缺乏敏感性（25%～35%），特别是对于低级别BCa。因此，迫切需要开发新的无创诊断膀胱癌方法，从而及时和准确地诊断早期和复发的膀胱癌。

研究人员首先对11例BCa组织和正常组织（NAT）进行了高通量DNA亚硫酸氢盐靶向测序，并联合分析了来自癌症基因组图谱（the cancer genome atlas，TCGA）队列的21例BCa和NAT的DNA甲基化数据及来自基因表达总库（GSE40279）的412例BCa组织和656例正常血液标本的DNA甲基化图谱[15]（实验流程见图16-12）。通过以上联合分析发现了BCa的26个重要的甲基化基因标记，接着，在单中心313例患者的队列中建立和验证由2个甲基化位点组成的膀胱癌甲基化诊断模型，最后在前瞻性多中心175例患者的队列中进行独立验证，并与目前临床常用的尿脱落细胞学和荧光原位杂交（FISH）进行诊断效能的比较分析。结果显示该甲基化检测技术在训练集和验证集的AUC分别为0.919和0.903，对BCa患者的诊断具有较高的准确性（86.7%）、敏感性（90.0%）和特异性（83.1%），而且该甲基化检测技术在敏感性上显著高于临床常用的尿脱落细胞学（58.0%）和FISH（68.7%）。该研究表明尿肿瘤DNA甲基化检测对膀胱癌的早期诊断、微小残留肿瘤的检测和监测是一种快速、高通量、无创、有前途的方法，可减轻膀胱镜检查和盲目二次手术带来的负担。

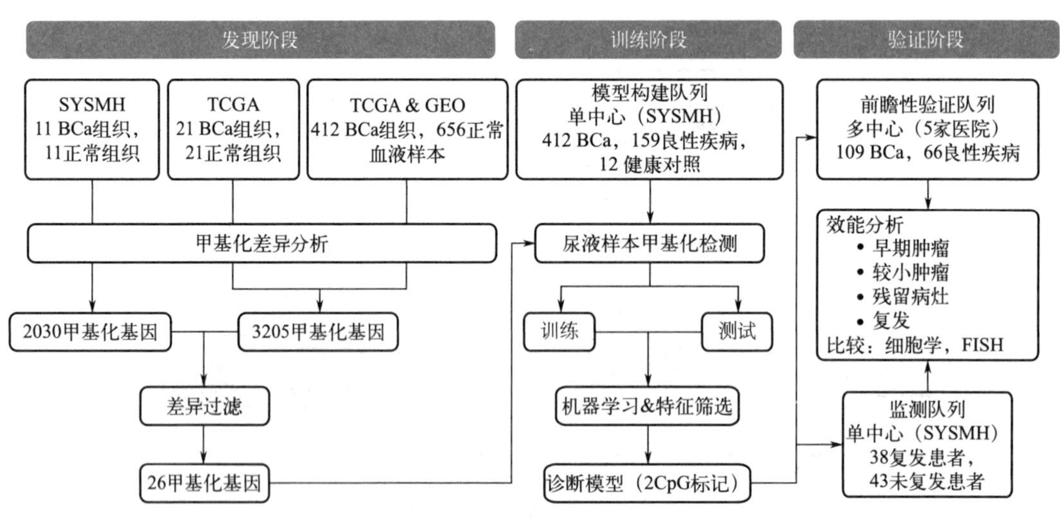

图16-12 **膀胱癌早期诊断生物标志物的发现**

（胡泽平）

参考文献

[1] FDA-NIH Biomarker Working Group. BEST(Biomarkers, EndpointS, and other Tools)Resource[Internet] 2016.

[2] 罗荣城, 张军一. 生物标志物与精准医学[M]. 上海: 上海交通大学出版社, 2020: 3.

[3] Kim E S, Vamsidhar V, Tarek M, et al. Blood-based tumor mutational burden as a biomarker for atezolizumab in non-small cell lung cancer: the phase 2 B-F1RST trial[J]. Nat Med, 2022, 28(5): 939-945.

[4] Killcoyne S, Gregson E, Wedge D C, et al. Genomic copy number predicts esophageal cancer years before transformation[J]. Nat Med, 2020. 26(11): 1726-1732.

[5] Patil N S, Nabet B Y, Müller S, et al. Intratumoral plasma cells predict outcomes to PD-L1 blockade in non-small cell lung cancer[J]. Cancer Cell, 2022, 40(3): 289-300.

[6] Baselli G A, Dongiovanni P, Rametta R, et al. Liver transcriptomics highlights interleukin-32 as novel NAFLD-related cytokine and candidate biomarker[J]. Gut, 2020, 69(10): 1855-1866.

[7] Zhang Z, Bast R C Jr, Yu Y, et al. Three biomarkers identified from serum proteomic analysis for the detection of early stage ovarian cancer[J]. Cancer Res, 2004, 64(16): 5882-5890.

[8] Carnielli C M, Carolina C S M, Tatiane D R, et al. Combining discovery and targeted proteomics reveals a prognostic signature in oral cancer[J]. Nat Commun, 2018, 9(1): 3598.

[9] Moreno C, Mueller S, Szabo G. Non-invasive diagnosis and biomarkers in alcohol-related liver disease[J]. J Hepatol, 2019, 70(2): 273-283.

[10] Dang L, Thompson C, Heiden M V, et al. Cancer-associated IDH1 mutations produce 2-hydroxyglutarate[J]. Nature, 2009, 462(7274): 739-744.

[11] Wang Z, Klipfell E, Bennett B J, et al. Gut flora metabolism of phosphatidylcholine promotes cardiovascular disease[J]. Nature, 2011, 472(7341): 57-63.

[12] Nie M, Yao K, Zhu X, et al. Evolutionary metabolic landscape from preneoplasia to invasive lung adenocarcinoma[J]. Nat Commun, 2021, 12(1): 6479.

[13] Wang W, Wang J Z, Yao K, et al. Metabolic characterization of hypertrophic cardiomyopathy in human hearts[J]. Nat Cardiovasc Res, 2022, 1(1): 445-461.

[14] Dillinger T, Sheibani T R, Pulverer W, et al., Identification of tumor tissue-derived DNA methylation biomarkers for the detection and therapy response evaluation of metastatic castration resistant prostate cancer in liquid biopsies[J]. Mol Cancer, 2022, 21(1): 7.

[15] Chen X, Zhang J, Ruan W, et al. Urine DNA methylation assay enables early detection and recurrence monitoring for bladder cancer[J]. J Clin Invest, 2020, 130(12): 6278-6289.

第十七章 药物代谢和药物转运分析典型案例

教学目标

1.掌握：药物代谢酶和药物转运体与临床合理用药研究。

2.熟悉：药物代谢酶和药物转运体生物标志物/靶标发现和确证方法。

3.了解：药物代谢酶和药物转运体调节机制的分析策略。

第一节 药物代谢和药物转运概述

药物代谢即指药物的生物转化，药物转运是指药物跨生物膜（如细胞膜或细胞器膜）运输的过程。药物代谢和转运决定了药物的清除，以及其在组织、细胞和亚细胞的分布，能显著影响药物治疗的有效性和安全性。药物代谢和转运是药代动力学的重要内容，与药物的吸收、分布、代谢、排泄（absorption，distribution，metabolism，excretion，ADME）过程密切相关。

一、药物代谢和药物代谢酶[1,2]

药物的代谢通常分为Ⅰ相代谢和Ⅱ相代谢。Ⅰ相代谢主要包括氧化、还原、水解反应，其中主要为氧化反应。Ⅱ相代谢是指药物或Ⅰ相代谢产物，与一些内源性小分子的结合反应，包括葡萄糖醛酸化、硫酸化、乙酰化、谷胱甘肽结合等。

介导Ⅰ相药物代谢的酶主要有细胞色素P450酶（CYPs）、黄素单加氧酶（flavin-containing monooxygenase，FMO）、单胺氧化酶（monoamine oxidase，MAO）、酯酶等，其中CYPs在药物的Ⅰ相代谢中有特殊的地位。按氨基酸序列的同源性可将CYPs分为CYP1、CYP2、CYP3和CYP4四个家族，每个家族可进一步分为多个亚族，如CYP2B、CYP2C、CYP2D、CYP2E。同一亚族中又有不同的成员，如CYP2C8、CYP2C9、CYP2C19（图17-1）。CYP1、CYP2和CYP3家族中的CYP1A2、CYP2B6、CYP2C8、CYP2C9、CYP2C19、CYP2D6、CYP3A4、CYP3A5对已上市药物代谢的贡献较大（图17-1）。CYPs

主要表达于肝脏、小肠等组织。此外，表达于心脏、肺等肝外组织的CYP2J2，在药物代谢中的作用也越来越受到重视。

催化Ⅱ相代谢的酶主要有尿苷二磷酸-葡萄糖醛酸转移酶（UGTs）、磺基转移酶、乙酰基转移酶、谷胱甘肽-*S*-转移酶等。葡萄糖醛酸结合反应是最常见的Ⅱ相代谢，其产物为水溶性的*β*-D-葡萄糖醛酸苷，介导这类反应的UGTs主要位于肝、肾、肠等组织细胞的内质网。

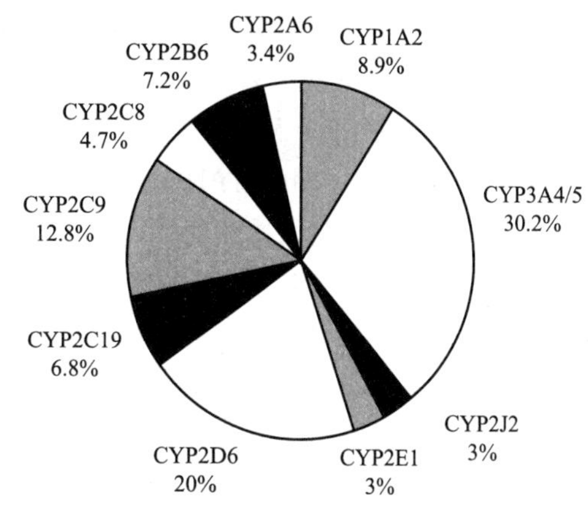

图17-1 不同CYPs介导临床常用药物代谢的比例[3]

二、药物转运和药物转运体[4]

药物通过生物膜的过程称为药物转运。药物转运可借助简单扩散、促进扩散和主动转运，其中促进扩散和主动转运需要转运体参与。转运体是位于生物膜（如细胞膜、线粒体膜、溶酶体膜等）上的蛋白质，可分为两个不同的超家族，溶质载体（solute carrier，SLC）家族和ATP结合盒（ATP binding cassette，ABC）家族。转运体可介导许多内、外源物质，包括药物及其代谢物的跨膜转运（摄取或外排）。大多数SLC转运体为摄取型转运体，但多药及毒素外排蛋白（MATE）为外排转运体，也有部分为双向转运体；ABC转运体均为外排转运体。转运体分布于生物体的许多组织，如肠道、肝脏、肾脏等，参与药物的吸收、分布、排泄过程，在药物代谢领域也称为药物转运体。

肠道是口服药物主要的吸收部位。肠上皮细胞呈极化生长，其顶侧（肠腔侧）和基底侧表达多种转运体［图17-2（a）］。定位于肠上皮细胞顶侧的SLC转运体主要有寡肽转运体（PEPT）1、有机阴离子转运多肽（OATP）2B1、硫胺素转运体（THTR）2、顶端钠离子依赖的胆汁酸转运体（ASBT）、单羧酸转运体（MCT）1，这些转运体均可将肠腔中的底物药物摄入肠上皮细胞内。定位于肠上皮细胞顶侧的ABC转运体主要有P糖蛋白（P-gp，MDR1）、乳腺癌耐药蛋白（BCRP）、多药耐药相关蛋白（MRP）2，上述转运体将肠上皮细胞内的底物外排至肠腔，对口服药物的生物利用度有很大的影响。肠上皮细胞基底侧表达的转运体主要有MRP3、THTR1、异源性有机溶质转运体（OSTα/β）、平衡型核苷转运体（ENT1、ENT2）。

肝脏是药物的主要代谢器官，也是恩替卡韦等药物的作用靶器官。药物经门静脉或肝动脉进入肝脏血液循环，在肝细胞基底侧（血窦侧）被摄入细胞，然后以原型或经Ⅰ相、Ⅱ相代谢后再次进入循环系统，或者被排至胆小管。

肝细胞为分化的极性上皮细胞，其顶端膜（胆小管侧膜）表达的重要外排型转运体有MDR1、MDR3、BCRP、MRP2、胆酸盐外排泵（BSEP）和MATE1［图17-2（b）］，上述转运体可介导肝细胞内的内源性化合物、药物和代谢产物的胆汁排泄，MDR3主要介导磷脂分泌。肝细胞基底侧膜表达摄取型和外排型转运体。外排型转运体主要有MRP2和MRP4，介导肝细胞内的原型药物和代谢产物外排至血液；摄取型转运体主要包括有机阳离子转运体1（OCT1），OATPs（OATP1B1、OATP1B3、OATP2B1），OATs（OAT2、OAT7），钠离子-牛磺胆酸共转运多肽（NTCP）以及ENT1和ENT2，上述转运体可介导底物自血液摄入肝细胞。OCT1为人肝脏表达最高的转运体，OATP1B1在肝脏中的蛋白质表达量仅次于OCT1。OATP1B1和OATP1B3被认为是肝脏专属的转运体。

肾脏是药物主要的排泄器官，肾脏转运体［图17-2（c）］介导药物的主动分泌和重吸收。肾小管上皮细胞基底侧的转运体主要包括OATs（OAT1、OAT2和OAT3）、OCT2、OATP4C1、ENT2、THTR1。其中对肾脏药物分泌起重要作用的转运体为OAT1、OAT3和OCT2。有机阴离子转运体（OATs）介导从血液侧摄取有机阴离子化合物，如青霉素、甲氨蝶呤、马尿酸等，参与这些药物的肾小管分泌；OCT2介导有机阳离子类化合物的摄取，如肌酐、二甲双胍、顺铂、奥沙利铂等。肾小管上皮细胞顶侧表达的转运体主要有：①ABC转运体P-gp、BCRP、MRP2和MRP4，其中MRP2、MRP4主要介导阴离子底物药物和代谢物的外排，P-gp和BCRP可介导不同结构的多种药物外排；②MATE1、MATE2-K（人肾脏特有），与OCT2协同分泌有机阳离子类化合物；③肉碱/有机阳离子转运体OCTN1和OCTN2，其中OCTN2可介导左旋肉碱的重吸收，以维持体内左旋肉碱稳态；④尿酸转运体URAT1、OAT4、PEPT2，PEPT2可介导β-内酰胺类等药物重吸收；⑤ENT1和THTR2转运体，其中THTR2介导硫胺素重摄取。

血脑屏障（blood-brain barrier，BBB）是血管系统和中枢神经系统之间的屏障系统，脑微血管内皮细胞是血脑屏障的主要结构。BBB阻止了血液中的许多物质进入大脑，但大脑需要的氨基酸和葡萄糖等营养物质可顺利通过，脑微血管内皮细胞上的外排型和摄取型转运体［图17-2（d）］在上述过程中发挥关键作用。

脑微血管内皮细胞顶侧和基底侧除表达葡萄糖转运体（GLUT）1、氨基酸转运体（LAT）1外，还表达多种其他转运体。脑微血管内皮细胞顶侧（腔膜面）的ABC转运体主要包括P-gp、BCRP和MRP4，介导细胞内底物外排至血液，限制底物跨BBB进入脑组织。脑瘤、癫痫、阿尔茨海默病等可改变ABC转运体的表达和功能，从而影响药物或内源物在脑组织中的分布。脑微血管内皮细胞顶侧膜表达的SLC转运体主要有OATP1A2、ENT2，基底侧膜表达ENT1和ENT2。此外，BBB上还表达MCT1、OAT1、OAT3、OCT1、OCT2、OCT3和OCTN2等SLC转运体。

三、药物转运体－代谢酶协同介导细胞对药物的处置

多数药物代谢酶位于细胞内，且大多连接在细胞的内质网上，也有少部分定位于线粒体和胞浆中，药物首先需进入细胞才可能被酶代谢。脂溶性适中的药物，可以借助简单扩散进入细胞，但亲水性药物或者在生理pH下以离子形式存在的药物，依靠简单扩散进入细胞的可能性小。此外，药物在细胞内经代谢产生亲水性的代谢产物，如葡萄糖醛酸结合物，也不易经简单扩散排出细胞。

SLC转运体、ABC转运体和药物代谢酶往往共表达于某些组织细胞，如肝细胞同时表达CYPs、UGTs、摄取型转运体和外排型转运体，且其底物谱也可能部分重叠。因此，定位于组织细胞膜上的摄取型转运体可介导药物进入细胞，在细胞内经代谢酶代谢，再由外

排型转运体将底物药物或代谢物排至细胞外。如他汀类药物由肝细胞基底侧的OATP1B1摄入细胞，经细胞内CYPs代谢，再经胆小管侧膜的P-gp等转运体外排至胆汁。

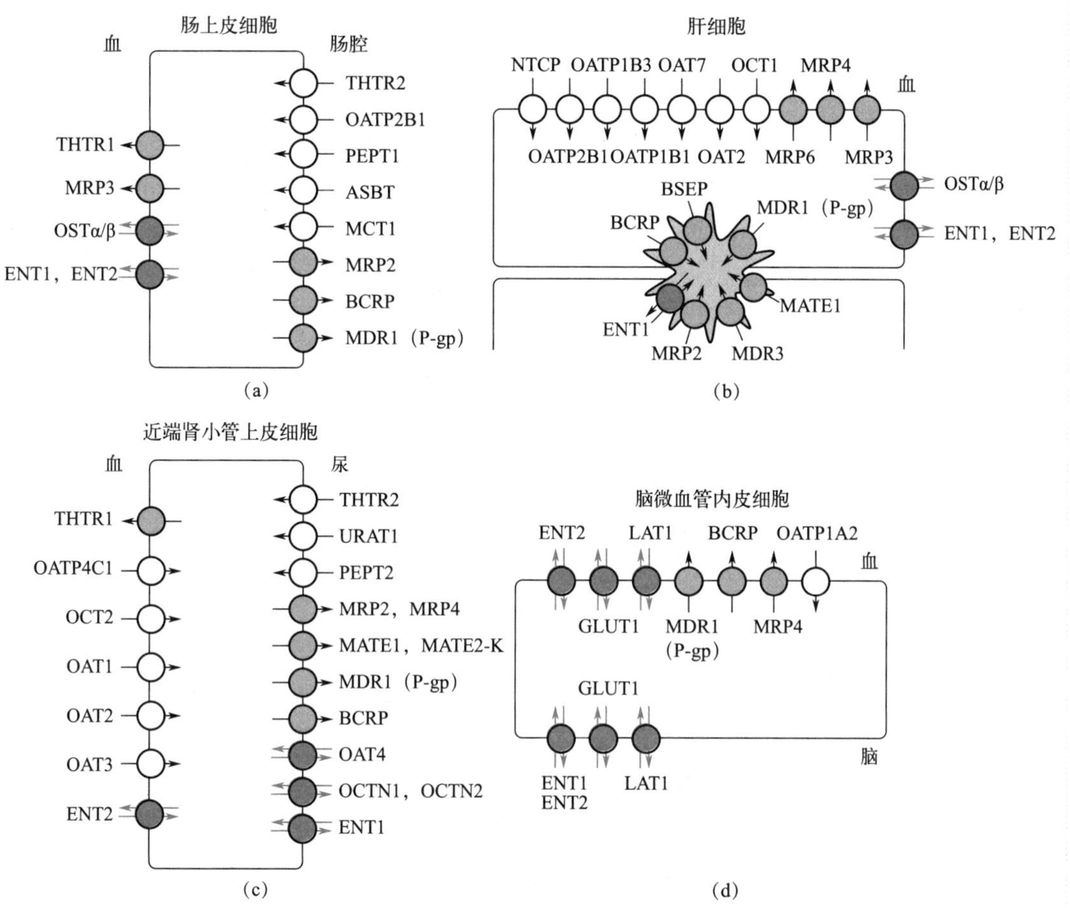

图17-2 **人肠上皮细胞（a）、肝细胞（b）、近端肾小管上皮细胞（c）和脑微血管内皮细胞（d）上主要的转运体**

四、代谢性药物－药物相互作用[5,6]

临床治疗中，往往需要联合使用多种药物。当两种或两种以上药物同时或前后序贯使用时，某一药物可能通过影响药物代谢酶或转运体的活性或/和表达，从而使合用药物的药代动力学性质改变，增加或降低合用药物的血药浓度、组织浓度，并最终影响药效和毒性，这种作用称为代谢性药物-药物相互作用（drug-drug interaction，DDI），简称代谢性药物相互作用。代谢性DDI被认为是临床药物不良反应的重要原因之一，也是特非那定、米贝拉地尔、西立伐他汀等药物撤市的决定性原因。

药物对代谢酶的抑制和诱导是代谢性DDI的重要原因，其中酶抑制的临床意义通常大于酶诱导。药物转运体P-gp、BCRP、MRPs、OATP1B1、OATP1B3、OAT1、OAT3、OCT2、MATE1、MATE2-K等亦可介导代谢性DDI。目前认为，代谢性DDI绝大部分是因为对CYPs的抑制和诱导引起，其中因CYPs抑制引起的DDI发生率和严重程度又高于因诱导所致的DDI。

五、代谢酶和转运体表达改变对药物有效性和安全性的影响

药物代谢酶和转运体的表达受内、外源物质，以及生理、病理状态的影响。各种因素可在转录、转录后、翻译和翻译后等多个环节调节代谢酶和转运体的表达和/或活性。其中最主要、研究得最多的是转录水平的调节，其次是翻译后修饰调控。各种因素引起的代谢酶和转运体表达/活性的改变，可引起治疗药物体内ADME的改变，并由此影响药物的安全性和有效性。因此，阐明代谢酶和转运体的调控机制，有助于寻找减毒或增效的靶标、生物标志物和有效的治疗方法。

第二节　药物代谢酶和转运体介导的药物－药物相互作用研究案例

鉴于代谢性DDI对药物安全性的影响，创新药物研发阶段需尽早开展相关研究以降低研发风险。代谢性DDI可因合用药物对代谢酶或/和转运体的抑制或/和诱导所致。本节以吉非替尼和Fevipiprant为例，阐述应用分析药理学方法，探究基于CYPs抑制和诱导，以及基于UGTs和转运体抑制的DDI研究。

一、基于CYPs抑制和诱导的药物－药物相互作用研究

基于CYPs抑制和诱导的DDI研究，通常需要体外确定候选药物是否对CYPs酶具有抑制或/和诱导作用，并确定抑制、诱导的CYPs亚型，以预测候选药物对合用药物潜在的影响；同时需确定候选药物是否经CYPs代谢，并进一步确定其代谢表型，以预测合用药物对候选药物的影响。若体外研究显示候选药物存在潜在的DDI风险，拟进行临床研究验证[7,8]。此处以吉非替尼为例进行阐述。

吉非替尼（图17-3）为表皮生长因子受体（EGFR）酪氨酸激酶抑制剂，是已上市的抗肿瘤药物。研发过程中，为阐明其对CYPs的抑制作用，研究者应用探针底物法考察吉非替尼对不同CYPs亚型活性的影响，以了解吉非替尼对CYPs的抑制作用；同时为阐明参与其代谢的CYPs表型，研究者通过考察不同亚型CYPs抑制剂对人肝微粒体孵育体系中吉非替尼代谢的影响，推测参与吉非替尼代谢的主要CYPs，并以重组CYPs验证。在体外研究基础上，临床采用探针药物法，探究吉非替尼与合用药物是否会产生具有临床意义的DDI。

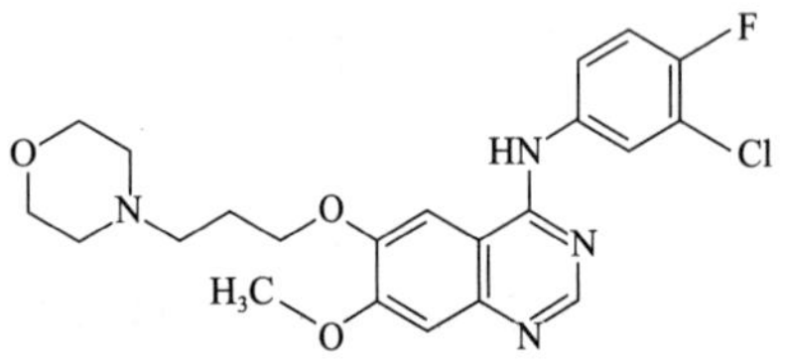

图17-3　吉非替尼的分子结构

1. 吉非替尼对CYPs的抑制及DDI研究

（1）吉非替尼对主要CYPs的抑制作用研究[9]

CYP1A2、CYP2B6、CYP2C8、CYP2C9、CYP2C19、CYP2D6、CYP3A4/5被认为是重要的CYPs，美国FDA和我国NMPA等关于创新药物代谢性DDI研究指南中，均建议考察基于上述CYPs抑制或诱导的DDI。

研究CYPs抑制的酶源通常采用来自不同个体（通常为10～20个）的混合人肝微粒体（由商品化供应），采用各CYPs的探针底物，通过LC-MS/MS法测定候选化合物对代谢产物生成的影响，明确其对CYPs是否有抑制，并获得其对探针底物代谢的抑制率或半数抑制浓度，或抑制常数。

由于需考察的CYPs种类多，为减少工作量，可考虑采用Cocktail孵育法，即将不同CYPs探针底物置于同一代谢体系中，经一定时间孵育后，同时测定反应体系中生成的代谢产物浓度，根据无或有受试化合物存在时代谢产物浓度的差异，可获得抑制率。在吉非替尼的研究中，研究者采用Cocktail法，测定不同浓度吉非替尼（0.004～11.2 μmol/L）对人肝微粒体代谢非那西丁*O*-脱乙基化（CYP1A2）、甲苯磺丁脲4′-羟基化（CYP2C9）、*S*-美芬妥因4-羟基化（CYP2C19）、右美沙芬*O*-脱甲基化（CYP2D6）、睾酮6*β*-羟基化（CYP3A4/5）的抑制作用。结果显示，吉非替尼对CYP1A2、CYP2C9、CYP3A4探针底物代谢的抑制率<10%，对CYP2C19活性的抑制率≤24%，对CYP2D6活性的抑制率≤43%。

（2）吉非替尼对CYP2D6探针底物美托洛尔药代动力学的影响[10]

尽管体外研究中吉非替尼对CYP2D6的抑制率并不大，即使在吉非替尼浓度高达11.2 μmol/L时，其对CYP2D6的抑制率仅43%，但研究者还是以美托洛尔为CYP2D6体内探针药物，在Ⅰ期临床试验中研究了吉非替尼对美托洛尔血浆药代动力学的影响。

该研究采用单中心、开放试验。18位实体瘤患者先服用50 mg/kg美托洛尔，经2天清洗后，口服吉非替尼500 mg/(kg·day)，至第15天（吉非替尼已达稳态浓度），再服用50 mg/kg美托洛尔。分别于给美托洛尔前（0 min）、首次及第二次口服美托洛尔后0.5 h、1 h、1.5 h、2 h、3 h、4 h、6 h、8 h、12 h、24 h，采集血样，分离血浆，以HPLC-荧光检测法测定血浆中美托洛尔浓度，获得美托洛尔单独服用，以及与吉非替尼合用时的血药浓度-时间曲线，进行药代动力学参数估算。研究显示，上述两种情况下给予美托洛尔后，各时间点血浆中美托洛尔浓度未显示显著差异，其血药浓度-时间曲线下面积（AUC）、峰浓度（C_{max}）变化无统计意义。因此，吉非替尼与CYP2D6底物药物合用时，对合用药物无明显的药代动力学影响，但若与治疗指数窄的CYP2D6底物药物合用时，需谨慎。

关于吉非替尼对CYPs是否具有诱导作用，未见专门的文献报道，但有资料显示，吉非替尼对CYPs未显示诱导作用。

2. 基于CYPs抑制和诱导对吉非替尼血浆药代动力学的影响[10]

（1）介导吉非替尼代谢的CYPs表型确定

代谢酶种类多，且并非每个候选化合物代谢均由CYPs介导，因此在代谢酶表型研究中，需要先明确代谢是否主要由CYPs参与？按表17-1中所列方法，可初步确定候选化合物的氧化代谢是否由CYPs和/或非CYPs介导。如主要由CYPs代谢，可进一步确定CYPs表型。

表17-1 鉴定由CYPs或非CYPs介导的氧化代谢途径

体外代谢系统	条件	试验
肝微粒体	+/− NADPH	CYPs、FMO或其他氧化酶
肝微粒体、肝细胞	+/− 1-氨基苯并三唑	广泛专一的CYPs灭活剂
肝微粒体	45℃预处理	使FMO灭活
肝S9	+/− 帕吉林	广泛的MAO灭活剂
肝S9、细胞液	+/− 甲萘醌、别嘌醇	Mo-CO（氧化酶）抑制剂

注：FMO为黄素单加氧酶；MAO为单胺氧化酶；Mo-CO为以钼为辅基的黄嘌呤氧化酶。

CYPs代谢表型的确定通常采用特异性抑制剂（化学抑制剂或抗体）法，以及单一人重组CYPs法。关于抑制剂的选择，可参考美国FDA药物-药物相互作用研究指南。

在吉非替尼的研究中，研究者在确认肝微粒体CYPs代谢吉非替尼的基础上，通过考察人肝微粒体Ⅰ相代谢孵育体系中，CYPs各亚型抑制剂对吉非替尼代谢的影响，以及重组CYPs对吉非替尼的代谢情况，明确CYPs表型。研究显示：①在人肝微粒体Ⅰ相代谢体系中，将吉非替尼与不同CYPs抑制剂共孵育时，仅CYP3A4抑制剂酮康唑对吉非替尼代谢有显著抑制；②不同CYPs重组酶与^{14}C-吉非替尼孵育后，仅CYP3A4显示出明显的代谢；③吉非替尼与人肝微粒体或CYP3A4重组酶孵育后，生成数个代谢产物，且在CYP3A4抑制剂共存时，代谢物峰明显降低或消失。因此，CYP3A4为介导吉非替尼代谢的主要CYPs。

（2）CYP3A4抑制剂和诱导剂对吉非替尼药代动力学的影响

由于CYP3A4介导吉非替尼的代谢，研究者在Ⅰ期临床试验中，分别研究了CYP3A4经典抑制剂伊曲康唑和诱导剂利福平，对吉非替尼血浆药代动力学的影响。

伊曲康唑对吉非替尼药代动力学影响的试验设计：采用单中心、开放、随机、双交叉试验。48名健康志愿者随机分成2组，一组口服伊曲康唑（200 mg/d），连续12天，至第4天同时口服250或500 mg 吉非替尼，经3周清洗后，单独口服250 mg或500 mg吉非替尼；另一组先单独口服250 mg或500 mg吉非替尼，3周后，口服200 mg/d伊曲康唑，连续12天，至第4天，同时口服250 mg或500 mg吉非替尼。各组于口服吉非替尼前（0 min），以及口服吉非替尼后1 h、3 h、5 h、7 h、12 h、24 h、48 h、72 h、96 h、120 h、144 h、168 h、192 h、216 h、240 h采集血样，分离血浆，以HPLC-MS/MS方法测定血浆中吉非替尼浓度。

研究结果显示，与单用吉非替尼比较，合用伊曲康唑时，口服250 mg或500 mg吉非替尼后，血浆C_{max}分别增加51%和32%，$t_{1/2\beta}$分别增加25%和22%；$AUC_{0\sim\infty}$分别增加78%和61%，即伊曲康唑可增加吉非替尼的体内暴露。但因吉非替尼有良好的耐受性，研究者认为临床合用时不需要调整剂量。

利福平对吉非替尼药代动力学的影响试验设计：采用单中心、开放、随机、双交叉试验。18名受试者随机分成2组，第一组先口服利福平（600 mg/d），连续15天，至第10天，同时口服吉非替尼500 mg，经3周清洗后，单独口服500 mg 吉非替尼；第二组先口服吉非替尼500 mg，经3周清洗后，口服利福平（600 mg/d），连续15天，至第10天，同时口服吉非替尼500 mg。血浆样品采集方法同前。此外，受试者于第1、5、10、15天给予利福平后2 h，采集血样，以HPLC-UV法测得血浆中利福平平均浓度分别为7.97、8.61、7.09、6.97 μg/mL，提示试验期间受试者体内利福平维持在较高浓度。

研究结果显示，与单独给予吉非替尼组比较，合用利福平后，吉非替尼的C_{max}降低65%，t_{max}无显著变化，$AUC_{0\sim\infty}$减少83%，即合用利福平后，吉非替尼的C_{max}和AUC显著低于单用组，提示CYP3A4诱导剂利福平可显著降低吉非替尼体内暴露量，可能会降低吉非替尼疗效。

此外，体外研究显示，吉非替尼可抑制多种重组人UGTs（UGT1A1、UGT1A7、UGT1A9、UGT2B7），但研究者根据体外抑制常数以及估算的体内吉非替尼浓度，推测其不可能因抑制UGTs产生具有临床意义的DDI[11]。

二、基于UGTs和转运体抑制的DDI研究案例

虽然基于UGTs和转运体抑制的DDI发生率远低于CYPs，但还是会有潜在风险，因此在创新药物研究中需根据具体情况进行相关研究。这里以Fevipiprant为例进行阐述。

Fevipiprant［图17-4（a）］是一种口服非甾体高选择性前列腺素D2受体2（DP2）的竞争性拮抗剂。DP2为G蛋白偶联受体，是炎症级联反应的重要调节因子，在哮喘的病理生理中具有重要作用。Fevipiprant选择性拮抗DP2，从而抑制DP2介导的炎症反应。在II期临床试验中，Fevipiprant显著减少了哮喘患者嗜酸性粒细胞计数和气道平滑肌质量（疾病严重程度的关键指标），但III期临床试验并不支持其新药申报。尽管Fevipiprant最后不一定能作为哮喘治疗药物上市，但其关于DDI的研究设计仍值得借鉴。

前期研究者应用^{14}C-Fevipiprant进行了健康人药代动力学研究[12]。在服药后的健康人血浆和尿中均检测到无活性的葡萄糖醛酸化代谢产物［图17-4（b）］；原型药物的排泄量为给药量的57%（尿液排泄12.7%，粪便排泄44.5%），代谢产物排泄量为给药量的28 %（尿液排泄26.9%，粪便排泄1.2%）。

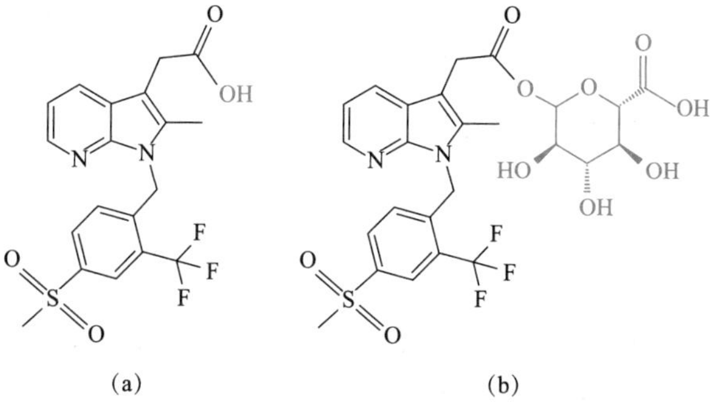

(a) (b)

图17-4 Fevipiprant（a）及其葡萄糖醛酸化代谢产物（b）

Fevipiprant为口服药物，肠道、肝脏和肾脏中的UGTs均可能介导其葡萄糖醛酸化代谢，但需明确UGTs表型。由于肝脏UGTs的重要性，故需阐明Fevipiprant进入肝细胞的机

制，为开展DDI研究奠定基础。此外，根据临床血浆药代动力学结果，Fevipiprant的肾清除率为9 L/h，由于只有游离药物才能被肾小球滤过，按健康人肾小球滤过率7.5 L/h估算，游离药物的肾小球滤过率约为0.9 L/h（7.5 L/h ×0.118，0.118为未与血浆蛋白结合的游离药物分数）。因此，Fevipiprant肾清除率远大于其肾小球滤过率，提示肾小管主动分泌在Fevipiprant的肾脏排泄中起了主要作用。

因此，临床药代动力学研究结果提示，Fevipiprant可能存在由UGTs、肝脏摄取相关转运体、肾脏分泌相关转运体介导的潜在DDI风险，需进一步加以阐明。

1. 介导Fevipiprant代谢的UGTs表型确定[12]

研究者应用重组人UGTs确定介导Fevipiprant葡萄糖醛酸化的UGTs表型。将^{14}C-Fevipiprant（25 μmol/L，100 μmol/L）在辅因子UDPGA共存下，分别与12种重组人UGTs（UGT1A1，UGT1A3，UGT1A4，UGT1A6，UGT1A7，UGT1A8，UGT1A9，UGT1A10，UGT2B4，UGT2B7，UGT2B15，UGT2B17）孵育反应1 h，终止反应后，孵育体系于−80℃放置30 min，经3000 *g*离心15 min，得上清和沉淀。取部分上清液以液体闪烁测量法测定总放射性计数；另取部分上清以HPLC-放射检测法测定代谢产物和原型药物的比例；沉淀中主要为未代谢的药物^{14}C-Fevipiprant，以液体闪烁测定法测得其放射性计数。由此，可获得^{14}C-Fevipiprant与不同UGTs孵育后的代谢率。研究发现UGT1A3、UGT2B7和UGT2B17对^{14}C-Fevipiprant有较高的催化能力，进一步将不同浓度的^{14}C-Fevipiprant分别与上述三种UGTs孵育后测定，获得酶动力学参数，见表17-2。

表17-2　不同UGTs亚型催化^{4}C-Fevipiprant的动力学参数（平均值 ± 标准差）

参数	UGT1A3	UGT2B7	UGT2B17
K_m/（μmol/L）	13352±5854	320±143	53.3±4.5
V_{max}/［pmol/（min · mg）］	5635±1603	35.2±6.8	43.3±0.9
CL_{int}/（V_{max}/K_m）/［μL/（min·mg）］	0.422	0.11	0.812

2. 介导Fevipiprant肝脏和肾脏摄取的转运体确定[12]

（1）OATPs抑制剂对原代肝细胞摄取^{14}C-Fevipiprant的影响

肝细胞基底侧高表达的摄取型转运体主要有OCT1、OATPs 和OAT2，为确定介导肝细胞摄取Fevipiprant的主要转运体，研究者应用人原代肝细胞，分别在4℃和37℃，以及无或有相关转运体抑制剂（OATPs抑制剂利福霉素SV 20 μmol/L、阿托伐他汀10 μmol/L；OATs抑制剂对氨基马尿酸3 mmol/L；OCTs抑制剂四乙铵3 mmol/L）存在下，与^{14}C-Fevipiprant孵育3 min，以液体闪烁测定法测定细胞内^{14}C-Fevipiprant的积聚量。研究显示：37℃时肝细胞内^{14}C-Fevipiprant的积聚量显著大于4℃，提示转运体参与肝细胞对^{14}C-Fevipiprant的摄取；OATPs抑制剂显著降低37℃时肝细胞内^{14}C-Fevipiprant积聚量，但对4℃时的积聚量无明显影响。上述结果提示，OATPs在肝细胞摄取^{14}C-Fevipiprant中发挥主要作用。

肝细胞上表达的OATPs转运体有OATP1B1、OATP1B3、OATP2B1。由于转运体抑制剂的选择性往往不高，为明确何种OATP起主要作用，研究者应用过表达OATPs转运体的HEK293细胞模型，进行^{14}C-Fevipiprant摄取研究。结果发现，^{14}C-Fevipiprant不是OATP1B1和OATP2B1底物，而HEK293-OATP1B3细胞对^{14}C-Fevipiprant的摄取呈现浓度依赖性（K_m=16 μmol/L），且OATPs抑制剂可显著降低其摄取，提示^{14}C-Fevipiprant为OATP1B3底物。

（2）转基因细胞上确证^{14}C-Fevipiprant为OAT3和MDR1底物

肾小管上皮细胞表达OAT1、OAT3、OCT2、MATE1、MAET2-K、MDR1和MRP2转运体，研究者应用稳定表达上述转运体的HEK293细胞模型，探究^{14}C-Fevipiprant是否为上述转运体底物。研究发现，Fevipiprant为OAT3和MDR1底物，其K_m分别为3.2 μmol/L，>200 μmol/L；Fevipiprant不是OAT1、OCT2、MAET1、MATE2-K和MRP2的底物。

上述体外研究显示，Fevipiprant主要经OATP1B3摄取进入肝细胞，经UGTs（UGT1A3，UGT2B7，UGT2B17）催化生成葡萄糖醛酸结合物，未葡醛酸化的Fevipiprant经肾脏OAT3分泌和肾小球滤过。此外，Fevipiprant在粪便中的排泄为给药量的44.5%，提示可能与其被肠道MDR1外排有关。

基于上述研究结果，研究者开展了基于UGTs、OATP1B3和MDR1的DDI临床研究。

3. 基于UGTs和OAT3双重抑制的DDI研究[13]

前述研究已发现UGT1A3、UGT2B7和UGT2B17介导Fevipiprant的葡萄糖醛酸化代谢，其中肝脏中表达UGT1A3、UGT2B7，肠道表达UGT2B7和UGT2B17，肾脏也表达UGT2B7。

由于葡萄糖醛酸化在Fevipiprant代谢中的重要性，以及OAT3在Fevipiprant肾脏分泌中的关键作用，研究者以丙磺舒为UGTs和OAT3的双重抑制剂，探究合用丙磺舒（1000 mg，每日两次）对Fevipiprant（150 mg）血浆药代动力学、Fevipiprant和葡萄糖醛酸代谢产物肾脏排泄的影响。

健康受试者进行单中心、开放、单序列、双周期交叉研究。研究周期28天，含两次基线访视和两个药物处理期，两个药物处理期以一个洗脱期（第7～14天）为间隔。第一个药物处理期，受试者于第1天单次口服Fevipiprant 150 mg，随后收集96 h血浆样本用于药代动力学研究，同时收集24 h内尿液，用于排泄研究。在第二个药物处理期中，受试者于第16～21天口服丙磺舒1000 mg，每日两次，于第18天，单次口服Fevipiprant 150 mg，随后收集血浆样本用于药代动力学研究，收集尿液样本用于Fevipiprant和代谢产物的排泄研究。以LC-MS/MS法测定血浆和尿液样本中Fevipiprant和代谢物。

研究结果分析如下：

（1）Fevipiprant的血浆药代动力学及尿液排泄

与单用Fevipiprant比较，合用丙磺舒后，Fevipiprant的平均C_{max}约为单用组的1.7倍，AUC_{last}和AUC_{inf}均约为单用组的2.5倍；平均Vz/F减少780 L（从1470 L降至600 L）；平均CL/F降低25.8 L/h（由43.7 L/h降低至17.8 L/h），肾脏清除率（CL_R）下降8.5 L/h（由9.87 L/h降低至1.21 L/h)；尿液中Fevipiprant的平均排泄量由单用组的27.7 mg（约为给药量的19%）降至7.08 mg（约为给药量的5%）。

（2）葡萄糖醛酸化代谢产物的药代动力学

尽管合用丙磺素预期可减少Fevipiprant的葡萄糖醛酸化代谢，但研究显示，血浆中代谢物暴露量增加，代谢物与母体药物的比率（*MR*）降低（包括最大浓度的*MR*以及全身暴露量的*MR*）。全身暴露的*MR*降低，表明代谢物形成速率减慢，推测由丙磺酸抑制UGTs活性所致。合用组代谢物全身暴露增加可能与丙磺舒抑制OAT3，使Fevipiprant肾清除率降低有关。单用Fevipiprant时，24 h内尿液中代谢物的平均排泄量为36.56 mg（相当于给药量的17%），合用组平均排泄量降低至13.1 mg（相当于给药量的6%）。

基于丙磺舒同时抑制UGTs和OAT3，Fevipiprant的C_{max}仅增加至单用组的1.7倍，AUC仅增加至2.5倍。此外，研究中健康受试者均未发生不良反应。根据欧洲药品管理局EMA（2013）和美国FDA药物评审中心CDER（2020）DDI的研究指南，研究者认为，Fevipiprant与UGTs和OAT3抑制剂合用时，不需要调整剂量。

为探究因Fevipiprant和代谢物抑制UGT2B7（肠道、肝脏和肾脏均表达）和OAT3引起DDI的可能性，研究者以齐多夫定及其葡萄糖醛酸结合物（由齐多夫定体内代谢产生）为UGT2B7和OAT3的探针底物、以青霉素G为OAT3探针底物，在健康人体内进行三周期、单序列研究[14]。研究显示，Fevipiprant在体内并未显著影响齐多夫定、齐多夫定-葡萄糖醛酸结合物的暴露量，对青霉素G（OAT3底物）的暴露量也未显示明显影响。这提示Fevipiprant与UGT2B7和/或OAT3底物药物合用，不需要调整合用药物的剂量。

4. 基于OATP1B3和MDR1抑制的DDI研究[15]

由于Fevipiprant为OATP1B3和MDR1底物，以及OATP1B3和MDR1分别在Fevipiprant的肝脏摄取和肠道外排中具有重要作用，研究者以环孢素为OATP1B3和MDR1的双重抑制剂，观察Fevipiprant单独或与环孢素合用时的药代动力学差异，以评估其DDI。研究表明，合用环孢素后，口服Fevipiprant的AUC、C_{max}分别为单独用药组的2.5倍和3倍。

尽管Fevipiprant进入肝脏需要OATP1B1介导，但有研究表明，Fevipiprant通过抑制OATP1B1引起有临床意义DDI的风险较低。

基于临床多方面的DDI研究结果，Fevipiprant联合用药时产生DDI的风险不大。

此外，根据临床研究提供的数据，Fevipiprant葡萄糖醛酸化代谢产物的肾清除率约为8 L/h，其游离部分的肾小球滤过率约为1.76 L/h（7.5 L/h×0.234，0.234为游离药物分数），仅为肾清除率的1/5，提示肾小管主动分泌在代谢产物的肾清除中也起了主要作用。

第三节　转运体介导药物组织分布研究案例

药物转运体可参与药物的组织分布，而药物在组织中的浓度与其药效和毒性密切相关。研究药物在组织细胞中的转运机制有助于阐明药物的组织分布机制，并由此寻找增效和减毒策略。这里以吉非替尼的脑组织分布、氯化两面针碱的肾脏分布以及恩替卡韦的肝脏分布为例，阐明转运体在药物分布中的作用。

一、BCRP和MDR1限制吉非替尼进入脑组织[16]

脑微血管内皮细胞是BBB的主要结构。定位于脑微血管内皮细胞顶侧的BCRP、

MDR1（P-gp）和MRP4，阻止内外源物质跨BBB进入脑组织。由于屏障和外排转运体的作用，BBB阻止了98%的小分子药物和几乎所有的大分子药物进入脑组织，以维护脑内稳态环境，但同时也为中枢神经系统的疾病治疗带来困难。

为阐明外排转运体在阻止吉非替尼跨BBB转运中的作用，研究者首先应用稳定表达BCRP和MDR1的MDCK Ⅱ细胞（MDCK Ⅱ -BCRP，MDCK Ⅱ -MDR1），通过细胞积聚试验确认吉非替尼是否为BCRP和MDR1底物，然后应用Transwell转运系统，进一步确认BCRP和MDR1在介导吉非替尼外排中的作用，并应用转基因小鼠（*Mdr1*和*Bcrp*单敲除、双敲除），以及BCRP和MDR1双重抑制剂、单抑制剂，研究BCRP和MDR1对脑组织中吉非替尼浓度的影响，以阐明BCRP和MDR1在血脑屏障外排吉非替尼中的贡献。

研究结果分析：

（1）细胞积聚研究

^{14}C-吉非替尼在MDCK Ⅱ -BCRP细胞和MDCK Ⅱ -MDR1细胞中的积聚量分别为野生型细胞中的3%和50%，且BCRP的抑制剂Ko143（200 nmol/L）和MDR1的抑制剂LY335979（1 μmol/L）均显著增加上述转基因细胞内吉非替尼浓度，提示吉非替尼为BCRP和MDR1底物。

（2）Transwell转运研究

采用Transwell系统（图17-5）进行吉非替尼跨细胞转运研究，结果显示：MDCK Ⅱ -BCRP细胞中由基底侧（BL）至顶侧（AP）的透过系数显著大于AP到BL侧（$p<0.001$），其外排系数为55，但当BCRP抑制剂Ko143（200 nmol/L）共存时，两个方向的透过系数未显示明显差异，其外排系数接近1；在野生型MDCK Ⅱ细胞中，有或无抑制剂存在时，外排系数均接近1，提示吉非替尼为BCRP底物。同样，在MDCK Ⅱ -MDR1细胞中由BL到AP侧的透过系数显著大于AP到BL侧（$p<0.001$），其外排系数为8.4，但当MDR1抑制剂LY335979（1 μmol/L）共存时，外排系数接近1，因此，吉非替尼亦为MDR1的底物。

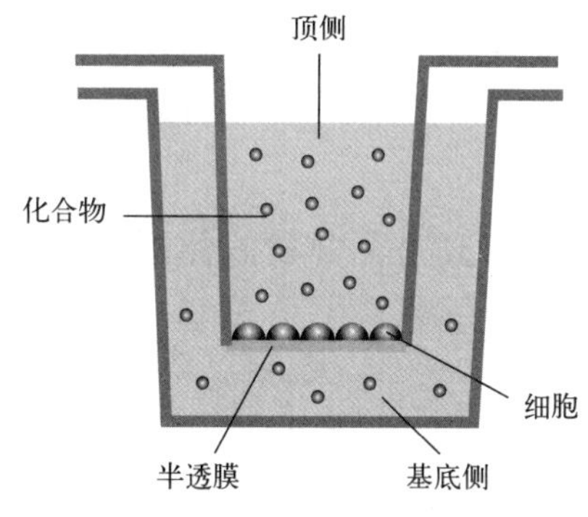

图17-5 双向转运实验示意图

上述结果进一步提示，BCRP和MDR1可介导吉非替尼外排。虽然BBB还表达MRP4，但未查到吉非替尼是否为MRP4底物的文献报道。

（3）吉非替尼在野生型和*Mdr1a/b*（–/–）*Bcrp1*（–/–）小鼠脑组织中的分布

基因敲除动物上获得的实验结果是阐明转运体在药物转运中贡献的最直接依据。在上述细胞积聚和转运研究的基础上，研究者进一步比较了野生型和*Mdr1a/b*和*Bcrp1*双敲除小鼠脑组织和血浆中吉非替尼的浓度。研究显示：灌胃25 mg/kg吉非替尼后，野生型小鼠脑组织中吉非替尼的浓度显著低于血浆中浓度（$p<0.05$）；与野生型小鼠比较，在*Mdr1a/b*（–/–）*Bcrp1*（–/–）小鼠脑组织中，吉非替尼的浓度显著增加（$p<0.05$），各检测时间点脑组织浓度和血浆浓度比亦显著增大，且其比值至少是野生型小鼠的16倍，血浆中吉非替尼的浓度在野生型和基因敲除小鼠中无明显差异。

（4）BCRP和MDR1抑制剂对野生型小鼠脑组织中吉非替尼浓度的影响

依达拉奉为BCRP和MDR1的双重抑制剂，野生型小鼠联合给予吉非替尼和依达拉奉后，脑组织和血浆中吉非替尼的浓度显著大于单独给予吉非替尼小鼠（$p<0.05$）。

（5）BCRP、MDR1抑制或敲除对脑组织中吉非替尼分布的影响

在野生型小鼠中，BCRP、MDR1单抑制剂LY335979和Ko143对吉非替尼的脑组织浓度与血浆浓度比无显著影响，但双重抑制剂可显著增加脑组织浓度和血浆浓度比。此外，与野生型小鼠比较，在BCRP单敲除的*Bcrp1*（–/–）小鼠中，吉非替尼在脑组织中的浓度与血浆药物浓度比未显示明显变化，而在单敲除MDR1的*Mdr1a/b*（–/–）小鼠中，脑组织和血浆药物浓度比增加到野生型小鼠的4倍，在双敲除的*Mdr1a/b*（–/–）*Bcrp1*（–/–）小鼠中，脑组织和血浆药物浓度比则增加至野生型小鼠的16倍以上。上述结果进一步提示BCRP和MDR1共同介导BBB对吉非替尼的外排，且两者的作用可以相互补充。

（6）BCRP、MDR1双敲除小鼠脑组织稳态浓度增加

在野生型小鼠，连续腹腔注射吉非替尼达稳态时，脑组织和血浆药物浓度比仅为0.1，但在*Mdr1a/b*（–/–）*Bcrp1*（–/–）小鼠中，该比值可增加至7。此外，研究显示，*Mdr1a/b*（–/–）*Bcrp1*（–/–）小鼠中，血脑屏障完好，提示脑组织和血浆浓度比增加因敲除BCRP和MDR1所致。

上述研究结果提示，BCRP和MDR1共同介导血脑屏障外排吉非替尼，BCRP和MDR1的双重抑制剂依达拉奉可显著增加脑组织中吉非替尼浓度。

二、OCT2介导氯化两面针碱的肾脏积聚[17]

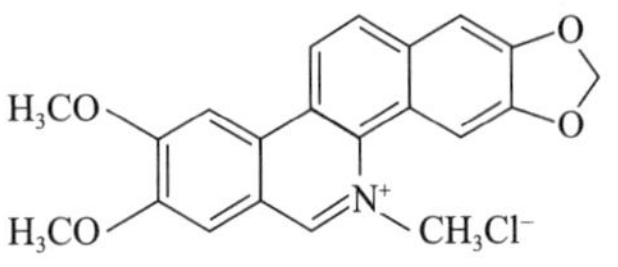

图17-6 氯化两面针碱的结构

氯化两面针碱是中药两面针的主要活性成分之一，由于其为季铵类生物碱（图17-6），推测其借助简单扩散的透膜能力差，但小鼠静脉注射氯化两面针碱后，肾脏中氯化两面针碱的浓度高。氯化两面针碱具有很强的细胞毒性，有研究者认为，氯化两面针碱有望靶向治疗肾细胞癌，这个推测是否真的可行？

根据氯化两面针碱的结构，推测有机阳离子转运系统在其肾脏转运中发挥作用。肾小管上皮细胞基底侧的OCT2和顶侧的MATE1（人肾脏还表达MATE2-K）组成肾脏有机阳离子转运系统。氯化两面针碱在肾脏中高度浓集，推测其可能为OCT2的高亲和力底物，基于MATE和OCTs的底物谱有较大的重叠，推测氯化两面针碱或许也为MATE1底物，但对氯化两面针碱的转运能力必定远低于OCT2。

基于上述分析，研究者首先应用转基因细胞模型明确氯化两面针碱是否为OCT2和MATE1底物；进一步采用Transwell转运系统，探究氯化两面针碱在单转染OCT2、同时转染OCT2和MATE1的转基因细胞中的转运及细胞内积聚情况，以及氯化两面针碱对MDCK-OCT2和MDCK-hOCT2/hMATE1细胞毒性的差异。在转基因细胞水平研究的基础上，为模拟体内组织细胞中的情况，应用鼠原代肾小管上皮细胞探究无或有OCT2抑制剂存在时，氯化两面针碱的细胞积聚和毒性差异；最后在整体动物水平进一步确认氯化两面针碱的肾

毒性以及其在肾组织中分布。综合上述试验的研究结果，以及相关文献资料，可判断氯化两面针碱用于治疗肾细胞癌的可能性。

研究过程及结果分析：

（1）转基因细胞中的积聚研究

氯化两面针碱在MDCK-hOCT2细胞和MDCK-hMATE1细胞（酸化缓冲液，使MATE1的作用由外排转为摄取）中的积聚远高于mock细胞，且OCT2和MATE1对氯化两面针碱的摄取符合米氏方程，前者的K_m为（0.97±0.10）μmol/L、V_{max}为（288.1±12.8）pmol/mg protein/min、清除率CL_{int}（V_{max}/K_m）为297.0 μL/mg protein/min，后者分别为（0.897±0.085）μmol/L，（18.5±1.0）pmol/mg protein/min和20.6 μL/mg protein/min。上述结果提示，氯化两面针碱为OCT2和MATE1的高亲和力底物，但OCT2对氯化两面针碱的转运能力远大于MATE1。此外，在OCT2抑制剂左延胡索乙素（50 μmol/L）、西咪替丁（50 μmol/L）共存时，氯化两面针碱在MDCK-hOCT2细胞内的积聚量分别减少至对照组的1/5、1/8，进一步提示氯化两面针碱为OCT2底物。

（2）Transwell转运研究

Transwell转运研究表明，氯化两面针碱从MDCK-hOCT2/hMATE1细胞底侧（BL）至顶侧的转运大于MDCK-hOCT2/pcDNA3.1（对照细胞），提示MATE1可介导氯化两面针碱的外排；单层细胞中氯化两面针碱的积聚显示：MDCK-hOCT2/pcDNA3.1显著大于MDCK-hOCT2/hMATE1细胞，OCT2抑制剂左旋延胡索乙素（50 μmol/L）使上述细胞中氯化两面针碱的积聚分别降低至溶剂对照组的28.6%和30.1%。上述结果亦提示，氯化两面针碱为OCT2和MATE1的共同底物，且OCT2对其摄取大于MATE1的外排。

（3）细胞毒性研究

转基因细胞上毒性研究显示，MDCK-hOCT2和MDCK-hOCT2/hMATE1对氯化两面针碱毒性敏感性大于mock细胞，其LC_{50}分别为MDCK-hOCT2/pcDNA3.1（0.47±0.14）μmol/L、MDCK-hOCT2/hMATE1（1.6±0.03）μmol/L、mock细胞（29.1±7.1）μmol/L，提示OCT2在细胞毒性中的关键作用，而MATE1仅轻微降低了氯化两面针碱的细胞毒性。OCT2抑制剂左延胡索乙素（50 μmol/L）、西咪替丁（50 μmol/L），均可显著降低氯化两面针碱对MDCK-hOCT2/pcDNA3.1、MDCK-hOCT2/hMATE1细胞的毒性，如增加细胞存活率、降低细胞培养液中LDH水平，与细胞中氯化两面针碱的积聚结果一致。

（4）大鼠原代肾小管上皮细胞中氯化两面针碱积聚和毒性研究

为模拟体内多种转运体共存时氯化两面针碱在细胞内的积聚和毒性，研究者应用大鼠原代肾小管上皮细胞进行研究。结果显示，左延胡索乙素（50 μmol/L）、西咪替丁（50 μmol/L）可显著降低氯化两面针碱在细胞中的积聚，同时显著抑制氯化两面针碱引起的细胞存活率降低。

（5）大鼠肾毒性及肾脏分布研究

大鼠连续20天静脉注射氯化两面针碱5 mg/(kg·day)，体重减轻，血清尿素氮、LDH水平显著升高；肾脏切片HE染色显示，静注氯化两面针碱的大鼠，肾小管上皮细胞轻度肿胀、轻度空泡变性；也发现了肾盂黏膜炎症和中性粒细胞浸润，以及肾小管变性。单次静脉注射氯化两面针碱（5 mg/kg）后0.25 h、0.5 h、2 h，以及连续20天静脉注射氯化两面针碱（5 mg/kg），于末次给药后2 h，肾脏中平均氯化两面针碱浓度均远高于血浆和肝脏中的浓度，其中单次给药后0.5 h和2 h，肾脏中氯化两面针碱浓度高达44.6 μg/g、40.4 μg/g，而连续给药20天，末次给药后2 h，肾脏中氯化两面针碱平均浓度为55.7 μg/g，为血浆氯化两面针碱浓度的1185倍（图17-7），提示氯化两面针碱在正常肾组织中高度富集。

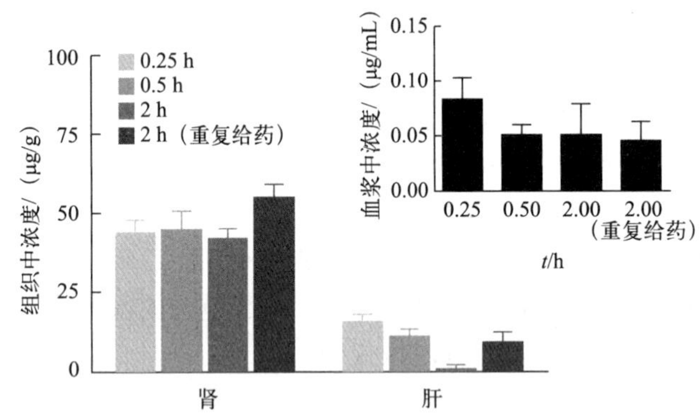

图17-7 **大鼠肾脏、肝脏和血浆中氯化两面针碱的浓度差异**

大鼠单次静脉注射氯化两面针碱（5 mg/kg）后不同时间，或连续20天每天1次静脉注射氯化两面针碱（5 mg/kg），于末次给药后2 h，肾脏、肝脏及血浆中氯化两面针碱浓度

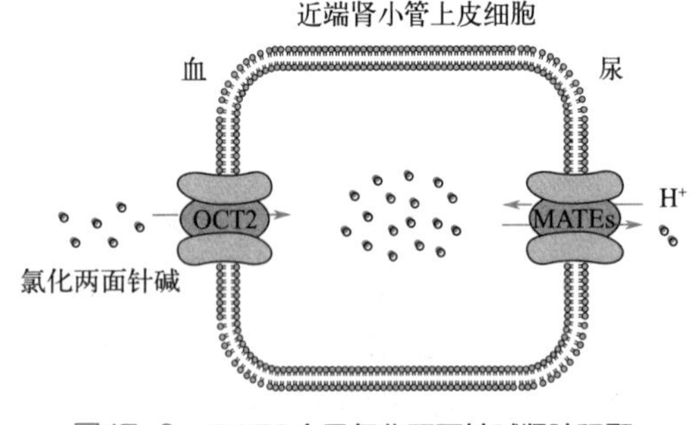

图17-8 **OCT2介导氯化两面针碱肾脏积聚**

由于肾小管上皮细胞基底侧高表达的OCT2介导了氯化两面针碱的摄取，而顶侧MATE对氯化两面针碱的外排能力小，使氯化两面针碱在肾脏高度积聚，致肾脏损伤（图17-8）。

受表观遗传调控，肾细胞癌组织中OCT2表达降低甚至沉默，提示氯化两面针碱在肾癌组织中的浓度可能远低于正常肾组织，即氯化两面针碱对正常肾组织的毒性可能远大于肾癌组织，因此，氯化两面针碱不可能是治疗肾细胞癌的理想候选药物。

此外，应用OCT2基因敲除小鼠，比较氯化两面针碱在野生型和基因敲除小鼠肾脏中的浓度差异，可以更直接地证明OCT2在氯化两面针碱肾脏积聚中的作用。

同一研究小组的研究显示，虽然肝细胞基底侧OCT1表达丰富，且氯化两面针碱也为OCT1高亲和力底物，但因氯化两面针碱可被肝细胞内的CYPs，特别是CYP3A4代谢，其在肝组织中的浓度远不及肾脏（图17-7），即使静脉注射给药20天，也未显示严重的肝脏毒性[18]。

三、OAT2和ENT1在恩替卡韦肝脏转运和抗病毒活性中的作用研究[19]

恩替卡韦是2005年在美国上市的核苷类逆转录酶抑制剂，能有效抑制乙肝病毒DNA

复制，且耐药率低，被美国肝病研究学会、欧洲肝病研究学会、亚太肝脏研究学会、中国慢性乙型肝炎防治指南一致推荐为治疗慢性乙型肝炎的一线用药。

恩替卡韦为亲水性弱碱性化合物（pK_a=10.5），生理 pH 条件下绝大部分以阳离子存在，难以经简单扩散方式进行跨膜转运，故细胞膜转运体对恩替卡韦的转运、组织分布起重要作用。研究表明，约70%的恩替卡韦以原型从肾脏排泄，且兼有肾小球滤过和肾小管主动分泌。

恩替卡韦主要经肾小管上皮细胞基底侧膜的OAT1、OAT3和OCT2介导进入肾小管上皮细胞，再经基底侧MATE1、MATE2-K和MRP2等外排转运体排至肾小管腔。

肝脏是恩替卡韦的效应器官，肝细胞摄取恩替卡韦主要由哪些转运体介导？

基于恩替卡韦的分子结构，以及肝脏中表达的主要转运体，研究者首先应用多种肝细胞系和相关转运体的抑制剂，初步确定介导恩替卡韦肝细胞摄取的转运体，进一步以转基因细胞模型，明确恩替卡韦是否为相关转运体底物；然后将肝细胞系转染或敲低目标转运体进一步确认；为阐明转运体介导的转运和恩替卡韦抗病毒活性的相关性，研究者采用稳定表达乙肝病毒的HepG2.2.15细胞，结合转运体抑制剂，探究细胞内恩替卡韦积聚和抗病毒活性的相关性；最后应用人原代肝细胞和转运体抑制剂，进一步阐明肝脏相关转运体在恩替卡韦摄取中的作用。

结果分析：

（1）ENT1和OAT2抑制剂减少肝细胞内恩替卡韦积聚

ENT1/2抑制剂NBTI［(*S*)-(4-硝基苄基)-6-硫肌苷］1 μmol/L、100 μmol/L显著抑制肝细胞HepG2、Huh-7和HL7702对恩替卡韦的摄取，OAT2抑制剂吲哚美辛（100 μmol/L）减少恩替卡韦在HepG2细胞的积聚，但对Huh-7和HL7702细胞未显示明显影响（可能这些细胞系中相关转运体表达不高）；OCTs抑制剂D22（5 μmol/L）、OCTN2抑制剂左旋肉碱（100 μmol/L）对细胞内恩替卡韦的积聚未显示明显影响。上述结果提示，ENT1、ENT2和OAT2可能参与肝细胞摄取恩替卡韦。ENT1和OAT2在肝脏中表达高，推测ENT1和OAT2为肝脏摄取恩替卡韦的主要转运体。

（2）恩替卡韦为ENT1、OAT2底物，但不是OCT1底物

在HEK293-hENT1、MDCK-hOAT2细胞中，恩替卡韦的积聚分别为mock细胞的8倍和29倍，且ENT1抑制剂腺苷和OAT2抑制剂吲哚美辛均可降低其积聚；HEK293-hENT1的摄取呈典型动力学特征，其K_m为（1.8±0.3）mmol/L，V_{max}为（3.5±0.6）nmol/mg protein/min，CL_{int}（V_{max}/K_m）为（1.9±0.1）mL/g protein/min，提示恩替卡韦为ENT1的低亲和力底物；但恩替卡韦却是OAT2高亲和力底物，其K_m为（0.08±0.01）mmol/L，V_{max}为（5.0±0.2）nmol/mg protein/min，CL_{int}为（63.0±4.7）mL/g protein/min。此外，由于恩替卡韦已被证明是OCT2和OCT3的底物，肝脏中高表达OCT1，且OCTs的底物谱有较大重叠，故需阐明恩替卡韦是否为OCT1底物。结果显示，恩替卡韦在MDCK-hOCT1细胞中的积聚与mock细胞未显示明显差异，提示其不是OCT1底物。

（3）肝细胞过表达或敲低OAT2对细胞内恩替卡韦积聚的影响

HL7702细胞过表达OAT2后，恩替卡韦的细胞积聚增加至原来的3倍，而以siRNA敲低HL7702细胞的ENT1后，恩替卡韦的细胞积聚降至原来的约30%。

（4）ENT1抑制剂降低恩替卡韦在HepG2.2.15细胞内积聚和抗病毒活性

HepG2.2.15细胞稳定表达HBV病毒，为探究ENT1对恩替卡韦摄取及抗病毒活性的重要性，需同时考察恩替卡韦的细胞积聚和抗病毒活性。结果表明，ENT1抑制剂NBTI（0.1～100 μmol/L）可浓度依赖性地降低HepG2.2.15细胞中恩替卡韦浓度；不同浓度恩替卡韦（3、6、12 nmol/L）可浓度依赖性地降低细胞上清液中病毒DNA水平，显示其抗病毒活性，而NBTI（1 μmol/L）降低恩替卡韦在细胞中的浓度，同时抑制其抗病毒活性。因HepG2.2.15细胞几乎不表达OAT2，故吲哚美辛不影响恩替卡韦在该细胞中的积聚。

（5）HepG2.2.15细胞过表达OAT2后恩替卡韦的积聚和抗病毒活性增加

由于HepG2.2.15细胞几乎不表达OAT2，为阐明OAT2对恩替卡韦抗病毒作用的重要性，研究者将HepG2.2.15细胞过表达hOAT2后进行相关研究。结果显示，转染*hOAT2*基因后，恩替卡韦对细胞上清中HBV DNA抑制的IC_{50}由45.4 nmol/L降低至13.1 nmol/L，且细胞内恩替卡韦浓度增加。

（6）OAT2和ENT1抑制剂降低恩替卡韦在人原代肝细胞中的积聚

为阐明ENT1和OAT2是否介导恩替卡韦进入人肝细胞，研究者探究了来自三个捐赠者的原代肝细胞（商品化供应），考察在有或无ENT1或OAT2抑制剂存在下细胞内恩替卡韦浓度，结果发现：NTBI（1 μmol/L，ENT1抑制剂）和吲哚美辛（100 μmol/L，OAT2抑制剂）使人原代肝细胞中恩替卡韦的浓度分别降低至溶剂对照组的87.1%和14.8%。

上述研究显示：ENT1和OAT2为介导恩替卡韦肝脏摄取的主要转运体，两者对肝脏摄取恩替卡韦并发挥抗病毒活性具有重要作用，且OAT2的作用可能更大（图17-9）。因此，如恩替卡韦与OAT2和ENT1抑制剂药物联合使用，可能会有潜在的DDI风险。

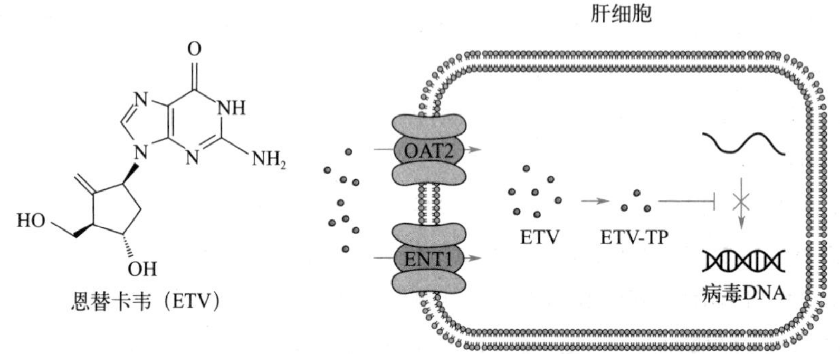

图17-9　转运体介导的恩替卡韦（ETV）肝细胞摄取示意图（ETV-TP：三磷酸恩替卡韦）

第四节　转运体和药物代谢酶协同介导药物处置研究案例

吡咯里西啶生物碱（pyrrolizidine alkaloids，PAs）广泛分布于紫草科、菊科、豆科植物中。近50% PAs为毒性化合物，其主要表现为肝毒性、遗传毒性和致癌性等，且其肝毒性尤受关注，误服含有毒PAs的土三七可致肝坏死。倒千里光碱为肝毒PAs的代表成分之一。PAs通常经CYPs代谢激活后产生毒性代谢物。CYPs主要分布于肝脏，因此，肝脏是PAs首要的毒性靶器官。由于CYPs位于肝细胞的内质网上，PAs首先需进入肝细胞，才能被CYPs代谢。

PAs为弱碱性化合物，生理pH下部分呈阳离子状态，且可能为有机阳离子转运体OCTs底物。OCT1为肝脏中表达最高的转运体，且定位于肝细胞的基底侧膜，推测其可介导倒千里光碱的肝脏摄取。CYP3A4为人肝脏表达最高的CYP，研究者应用稳定表达人源OCT1、CYP3A4的转基因细胞模型MDCK-hOCT1、MDCK-CYP3A4、共表达CYP3A4和hOCT1的转基因细胞MDCK- hOCT1/CYP3A4，以及原代肝细胞，以阐明OCT1和CYP3A4在介导倒千里光碱致肝脏毒性中的作用。此外，肝细胞顶侧表达MATE1、MDR1以及BCRP，故研究者同时考察了上述转运体是否可外排倒千里光碱。

（1）倒千里光碱为OCT1底物，但不是OCT3底物

应用MDCK-hOCT1、MDCK-hOCT3细胞，阐明倒千里光碱是否为OCT1和OCT3底物。当倒千里光碱浓度为1.0 μmol/L时，MDCK-hOCT1细胞内倒千里光碱浓度为mock细胞中的浓度的2.3倍，且OCTs抑制剂/底物四乙铵（3 mmol/L）、4-(4-二甲氨基-苯乙烯基)-*N*-甲基吡啶（盐）（ASP^+，100 μmol/L）、左旋延胡索乙素（100 μmol/L）、奎尼丁（100 μmol/L）均能使其细胞内浓度降低至mock细胞中的水平；但MDCK-hOCT3细胞内倒千里光碱浓度和mock细胞内无明显差异。因此，倒千里光碱为OCT1底物，但不是OCT3底物。动力学研究显示，倒千里光碱在MDCK-hOCT1中积聚的动力学参数K_m值为（23.6±3.0）μmol/L，V_{max}为（209.9±69.3）pmol/mg protein/min。

（2）倒千里光碱为MDR1底物，但不是BCRP和MATE1底物

为阐明倒千里光碱是否可被肝细胞顶侧外排转运体MDR1、BCRP和MATE1外排，研究者应用稳定表达上述转运体的转基因细胞模型，分别考察倒千里光碱是否为上述转运体底物，结果显示，倒千里光碱（1.0 μmol/L）在MDCK-MDR1细胞中的积聚约为mock细胞中的76%，且MDR1抑制剂环孢素A可显著增加MDCK-MDR1细胞中倒千里光碱浓度。而在LLCPK1-BCRP、MDCK-MATE1细胞中，倒千里光碱浓度与mock细胞中的浓度未显示明显差异，且BCRP抑制剂依克立达，MATE1抑制剂西咪替丁均不影响倒千里光碱在上述细胞中的积聚，提示倒千里光碱不是BCRP和MATE1底物。

（3）OCT1抑制剂显著降低倒千里光碱在大鼠原代肝细胞内的积聚

为阐明多种转运体共存时OCT1在摄取倒千里光碱中的作用，研究者应用大鼠原代肝细胞（如用人原代肝细胞更佳），考察了OCT1抑制剂对原代肝细胞摄取倒千里光碱的影响，结果显示：OCT1抑制剂ASP^+（100 μmol/L）、左旋延胡索乙素（100 μmol/L）、奎尼丁（100 μmol/L）均能显著降低倒千里光碱在原代肝细胞内的积聚。

（4）OCT1抑制剂对倒千里光碱肝细胞毒性的影响

为进一步说明OCT1在倒千里光碱致肝毒性中的作用，研究者观察了OCT1抑制剂对倒千里光碱毒性的影响。大鼠原代肝细胞与倒千里光碱（10、20和50 μmol/L）孵育48 h后，细胞存活率分别降低至溶剂对照组的（74.1±9.2）%、（51.6±3.3）%和（22.7±6.3）%，与肝细胞中倒千里光碱积聚结果一致，OCT1抑制剂右旋延胡索乙素（40 μmol/L）、奎尼丁（20 μmol/L）可显著对抗倒千里光碱引起的肝细胞存活率降低。此外，以倒千里光碱（50 μmol/L）处理大鼠原代肝细胞48 h后，细胞上清中乳酸脱氢酶（LDH）水平升高至溶

剂对照组的（147.7±5.5）%，但若延胡索乙素（40 μmol/L）或奎尼丁（20 μmol/L）共存时，LDH分别降低至溶剂对照组的（117.4±10.3）%、（114.8±5.6）%。上述结果进一步说明OCT1介导的肝细胞摄取在倒千里光碱肝毒性中的作用。

（5）OCT1和CYP3A4在倒千里光碱致肝毒性中的共同作用

由于OCT1对倒千里光碱的肝脏摄取起重要作用，同时有研究显示，CYP3A4可能介导倒千里光碱的代谢激活。鉴于人肝脏同时表达OCT1和CYP3A4，研究者应用单表达及共表达hOCT1、CYP3A4的细胞模型，探究倒千里光碱的细胞毒性，以阐明hOCT1及CYP3A4在倒千里光碱致肝细胞毒性中的作用。将不同浓度的倒千里光碱分别与mock、MDCK-hOCT1、MDCK-CYP3A4和MDCK-hOCT1-CYP3A4细胞共孵育，通过细胞形态观察、细胞存活率测定及流式细胞术测定细胞周期，比较倒千里光碱对不同细胞的毒性差异。结果显示，倒千里光碱的细胞毒性表现出以下特点：细胞、细胞核显著增大，细胞生长被显著抑制；细胞周期分析试验则显示，倒千里光碱诱导细胞G_2/M期的阻滞从而抑制有丝分裂；倒千里光碱对mock及MDCK-hOCT1细胞未显示明显毒性，而对MDCK-CYP3A4细胞，显示出时间、浓度依赖性的细胞毒性（图17-10），提示CYP3A4介导的代谢激活是倒千里光碱发挥毒性的关键。倒千里光碱对MDCK-hOCT1-CYP3A4细胞的毒性明显大于对其他细胞的毒性，提示OCT1介导的摄取及CYP3A4介导的代谢激活，对倒千里光碱的细胞毒性均起了重要作用[20]（图17-11）。

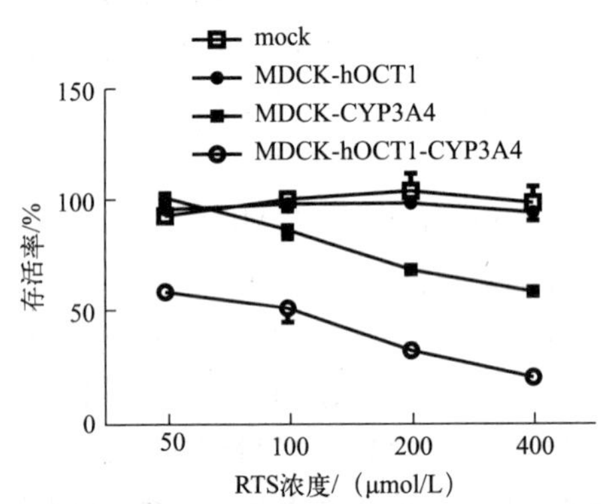

图17-10 不同细胞对倒千里光碱（RTS）毒性的敏感性

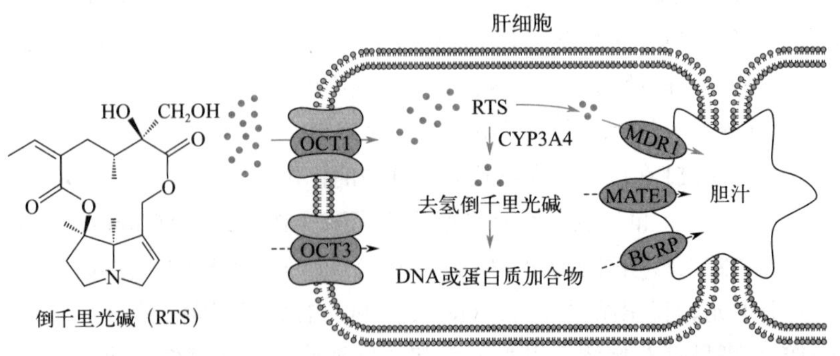

图17-11 OCT1和CYP3A4介导倒千里光碱（RTS）的肝脏处置

第五节　以药物转运体为靶标的药物增敏研究案例

药物代谢酶和转运体参与了抗肿瘤药物体内ADME过程。药物代谢酶可使抗肿瘤药物激活或失活，药物转运体可将抗肿瘤药物摄入或外排出细胞，因此，药物代谢酶和转运体在抗肿瘤药物的药效、毒性及肿瘤耐药性中发挥重要作用。药物转运体表达或活性改变使抗肿瘤药物摄取减少或外排增加均可引起耐药。因此，药物转运体是肿瘤耐药的潜在靶标。以往认为，肿瘤耐药与肿瘤细胞高表达P-gp、BCRP和MRPs等外排转运体密切相关，然而，摄取型转运体表达下调，也是肿瘤对药物不敏感或耐药的主要原因之一。本节以奥沙利铂为例说明通过调控OCT2表达，可提高肾细胞癌（renal cell carcinoma，RCC）对奥沙利铂的敏感性[21]。

奥沙利铂为第三代铂类抗肿瘤药，对结直肠癌等多种实体瘤疗效明确。尽管奥沙利铂为OCT2高亲和力底物，且OCT2在肾脏中高表达，但肾细胞癌对奥沙利铂不敏感，因此，奥沙利铂不用于RCC的临床治疗。

RCC是起源于肾实质泌尿小管上皮系统的恶性肿瘤。手术治疗为早、中期肾细胞癌的首选方案。由于RCC对大部分化疗药物耐药，晚期转移性肾癌的治疗一直没有良好的方法。为阐明RCC对奥沙利铂不敏感的可能机制，并寻找增加RCC对奥沙利铂敏感性的有效方法，研究者从肾脏转运体角度进行了系统的探索。

研究人员通过癌症转录组数据库和蛋白质组数据库分析，发现RCC组织中OCT2表达下调是RCC对奥沙利铂不敏感的潜在因素。通过分析RCC癌组织和癌旁组织OCT2的表达水平，证实RCC癌组织中*OCT2*转录和蛋白质水平显著下调，商品化组织芯片标本也验证了上述变化；细胞和组织水平的检测均表明，DNA甲基化在*OCT2*转录抑制中发挥重要作用。进一步研究发现，*OCT2*启动子区E-box位点处于DNA高甲基化水平，抑制了MYC蛋白与E-box位点结合，从而阻遏MYC招募组蛋白质甲基转移酶（MLL）1介导组蛋白H3K4me3，降低激活信号组蛋白质甲基化水平，最终抑制OCT2的基因转录。DNA甲基化酶抑制剂地西他滨（decitabine，DAC）可降低DNA甲基化水平，提高MYC在*OCT2*基因启动子区的富集，增加MLL1的招募，催化H3K4me3修饰信号，促进*OCT2*基因转录。基于上述机制，研究者应用DAC与奥沙利铂的序贯联合用药方案，以克服RCC对奥沙利铂的耐药。荷瘤小鼠给予DAC后RCC组织中OCT2的表达明显上调，使奥沙利铂在RCC组织中积聚，发挥显著的抗肿瘤作用（图17-12）。同时，研究人员还发现RCC中MATE-2K（奥沙利铂为其底物）表达亦显著降低，且DAC不能诱导其表达，使进入肾癌细胞的奥沙利铂不易被排出。在正常肾细胞中由于OCT2和MATE1、MATE-2K的表达均较高，经OCT2摄入肾细胞的奥沙利铂可被MATE1、MATE-2K外排，因此，奥沙利铂对正常肾组织毒性较低。

研究过程及结果分析：

（1）RCC中OCT2表达抑制

研究者首先通过分析人类蛋白质图集（human protein atlas，HPA）发现，肾脏组织中的OCT2蛋白主要定位于肾小管膜，且OCT2在正常肾组织中染色深，而在RCC组织中较浅，提示RCC组织中OCT2表达受抑制。为进一步确认OCT2在RCC组织中的表达变化，研究人员应用免疫组化方法检测了31例商品化供应的RCC组织芯片中OCT2的蛋白质表达，发现31例肿瘤组织均呈现阴性，而31例癌旁组织中有24例样品检测到OCT2阳性染色，上述结果与HPA图集中的一致。

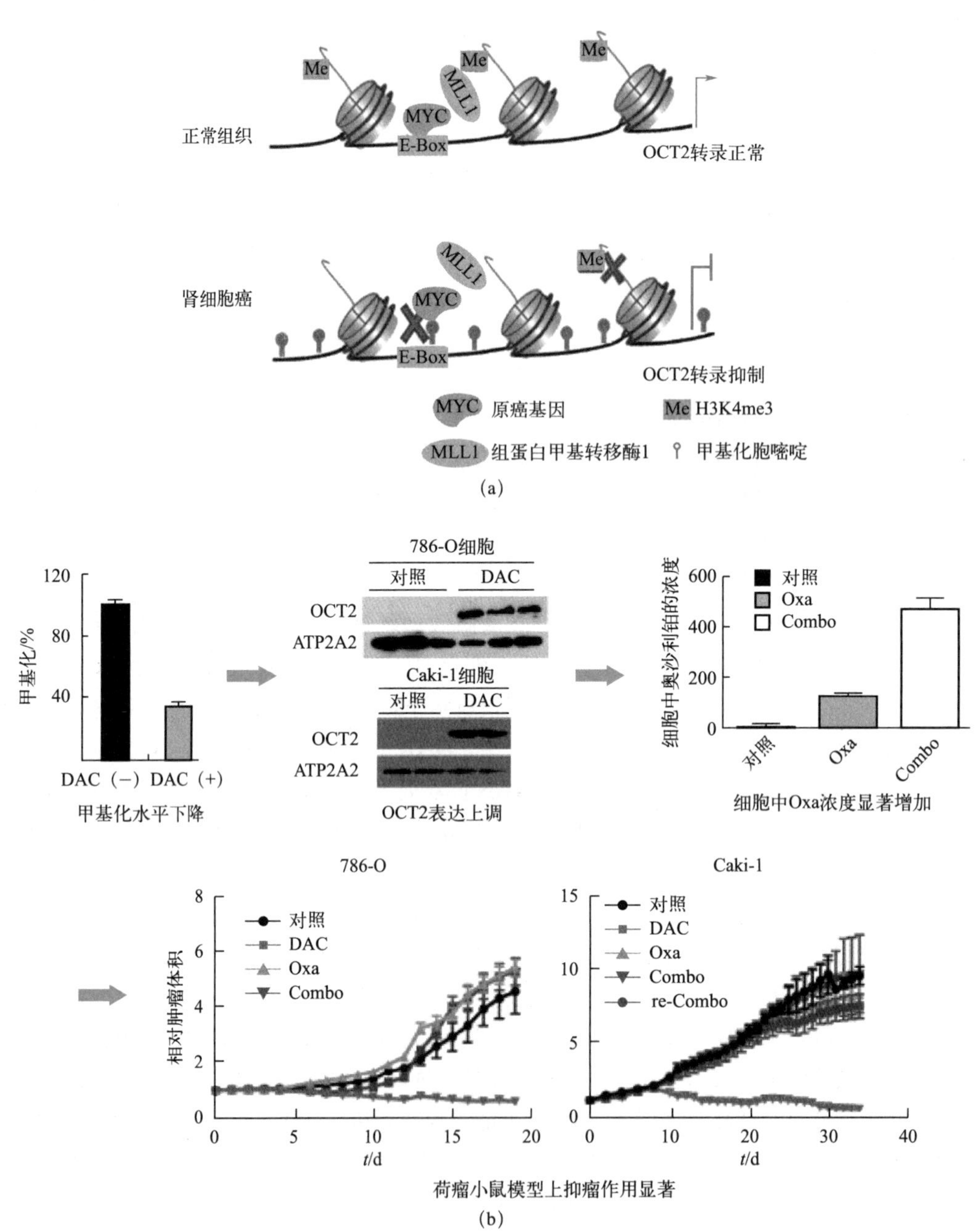

图17-12 肾细胞癌中OCT2表达下调的DNA甲基化调节机制（a）及基于该机制设计的奥沙利铂与地西他滨（DAC）联合用药方案逆转耐药（b）

为进一步确认上述结果，研究者收集了46对RCC患者的癌组织和癌旁组织，应用荧光定量聚合酶链式反应（qRT-PCR）方法检测，并配对比较癌组织和癌旁组织OCT2的mRNA

表达水平，结果也显示癌组织中OCT2 mRNA表达显著低于癌旁组织，进一步证实OCT2在RCC组织中表达缺失的现象。

（2）OCT2启动子区域DNA高甲基化抑制OCT2表达

RCC组织中OCT2的表达缺失可影响OCT2底物药物被肾小管上皮细胞摄取，致RCC对OCT2底物药物天然耐药。阐明OCT2表达下调机制，有助于寻找上调OCT2表达途径，以逆转RCC对奥沙利铂的耐药。

基于DNA甲基化在转录调控中的作用，研究人员探究了RCC中OCT2的下调是否与DNA甲基化有关。

由于OCT2近端启动子区域含两个CpG岛（CGI），为阐明OCT2的启动子活性是否受DNA甲基化调控，研究人员应用双萤光素酶报告基因法进行了研究。未甲基化的OCT2基因启动子−1932 bp ～+61 bp（P2）区域和−358 bp ～+61 bp（P4）在HEK293细胞可以激活萤光素酶基因转录。−1932 bp ～61 bp，−358 bp ～+61 bp这两个启动子区域的片段被克隆到无CpG的萤光素酶报告基因载体pCpGL。这些报告基因质粒在*S*-腺苷-L-蛋氨酸共存下经CpG甲基转移酶（M.SssI）甲基化后，2个启动子区域的转录活性至少被抑制80%，提示DNA甲基化直接抑制OCT2启动子区域的体外转录活性。在OCT2启动子区域−320 bp ～−66 bp上游CGI，含13个CpG位点，该区域DNA高甲基化调控肾脏OCT2的表达。为阐明是否因DNA异常甲基化抑制RCC中OCT2的表达，研究者应用重亚硫酸盐测序PCR（bisulfite sequencing PCR，BSP）方法，分析了35对RCC组织和癌旁组织OCT2上游CGI。研究显示，与癌旁组织比较，RCC组织（OCT2转录被强抑制或弱抑制，转录抑制70% 以上为强抑制）中总的甲基化率均显著增加，提示RCC组织中OCT2启动子区域DNA存在高甲基化。测序结果发现在CGI区域中，第四个CpG位点位于E-Box内。与总体甲基化不同，在OCT2转录被强抑制的RCC组织中，E-Box位点具有特别高的甲基化水平。研究者进一步以甲基化敏感引物PCR（MS-AP-PCR）验证了上述结果：在OCT2转录被强抑制的RCC组织样本中，检测到E-Box处的高甲基化，但在OCT2表达仅被弱抑制的RCC组织中，未观察到E-Box位点高甲基化。上述结果表明，E-Box位点的高甲基化与RCC中OCT2的表达抑制密切相关。

研究者进一步探究了RCC细胞系中的DNA甲基化对OCT2表达的影响。研究显示，786-O、769-P、Caki-1细胞的OCT2启动子区域均存在高甲基化。而当DNA甲基化酶抑制剂DAC处理上述细胞后，以MS-AP-PCR分析发现，E-Box甲基化水平降低，qRT-PCR结果显示，上述细胞OCT2转录被激活，蛋白质印迹结果亦显示OCT2蛋白表达增加。

（3）DNA高甲基化抑制MYC与E-Box位点结合，调控OCT2转录

前述DNA甲基化研究显示，OCT2启动子区域 E-Box位点高甲基化与OCT2表达抑制相关，提示E-Box位点在OCT2转录调控中起重要作用。但RCC中DNA甲基化致OCT2转录抑制的具体机制仍需阐明。

启动子区域CGI的E-Box是转录调节因子MYC的优先靶标。MYC选择性地与E-Box位点结合，并发挥转录因子作用，调节基因表达。研究人员首先应用染色质免疫共沉淀法（CHIP）检测发现，正常肾组织中OCT2近端启动子区域MYC富集。为进一步确定DNA甲基化致OCT2沉默是否与MYC相关，研究者使用慢病毒载体pTRIPZ构建了靶向MYC 的

shRNA（shMYC-15和shMYC-17）。慢病毒包装后感染786-O细胞，得到稳定敲低MYC的细胞，当细胞培养基中加入多西环素（doxycycline，Dox）时可诱导shMYC表达。经Dox诱导3天后，shMYC组的MYC表达显著下调（mRNA和蛋白质水平）。用DAC处理使DNA去甲基化，当未加入Dox时，DAC可诱导OCT2表达，且几乎未影响MYC的表达；当细胞用Dox处理后，MYC缺失，DAC未能诱导OCT2表达。因此，MYC为激活OCT2表达的关键蛋白质。

为进一步验证上述结果，研究者应用shMYC-15细胞系进行CHIP试验。研究显示，通过DAC 对DNA的去甲基化作用，促进了786-O 细胞中OCT2近端启动子MYC 的富集，而当MYC 缺失时，DAC诱导MYC富集受阻。上述结果提示，当OCT2启动子处于非甲基化状态时，MYC能够结合至其启动子区域并发挥转录激活作用。RCC中OCT2启动子区E-Box位点的高甲基化，抑制MYC与E-Box位点结合，从而抑制OCT2的转录。

（4）DNA高甲基化抑制MLL1催化OCT2启动子区域H3K4的三甲基化

DNA高甲基化和H3K4me3丢失通常会使启动子区域富含CpG 的基因沉默。H3K4me3为激活信号，是大多数真核生物中染色质处于活跃状态的表观遗传标志。

通过CHIP-qPCR分析，研究者发现，正常肾组织OCT2启动子的转录起始位点（TSS）附近富集H3K4me3，但在OCT2转录抑制的RCC组织中，H3K4me3降低80%，提示在OCT2转录抑制的RCC中，OCT2启动子区域H3K4me3特异性丢失。

哺乳动物中，负责催化H3K4me3的酶有组蛋白甲基转移酶MLL1-4等，为深入研究H3K4me3的调控机制，需明确介导该信号的催化酶。基于MLL1更倾向于CpG序列，研究者推测MLL1可能是介导H3K4me3 生成的酶之一。通过CHIP检测RCC患者癌旁组织MLL1的表达，发现OCT2近端启动子区富含MLL1。而后，研究者使用载体pGIPZ构建了MLL1敲低的786-O细胞，应用RT-qPCR和Western blot技术检测MLL1的mRNA和蛋白表达，确认稳定敲低MLL1（shMLL1-03和shMLL1-04）的786-O细胞中，MLL1 表达下调（与shNC比较），而MLL2-4表达不受影响。然后以DAC处理稳定敲低MLL1细胞和对照细胞shNC，发现在shNC细胞中，DAC可激活OCT2转录，且对MLL1的表达无影响，但在MLL1稳定缺失表达的786-O细胞，DAC未能激活OCT2的转录，提示MLL1 是调控RCC中OCT2 表达的另一关键蛋白质。

报告基因试验验证，MLL1激活OCT2启动子区的基础转录活性依赖于MLL1中SET区域（负责催化H3K4me3）的完整性，还与E-Box位点的完整性和甲基化程度相关。MLL1蛋白包含一个CXXC区域，它选择性地与低甲基化的CpG结合。体外研究发现，DNA甲基化完全阻断了MLL1转录激活OCT2启动子，表明MLL1对OCT2 的调控受DNA甲基化控制。

研究者进一步以CHIP试验检测OCT2启动子区的H3K4me3信号。结果显示，786-O 细胞的OCT2启动子区域不存在H3K4me3。以DNA甲基化酶抑制剂DAC处理细胞后，OCT2启动子区域H3K4me3富集，但在MLL1沉默的细胞中未发现H3K4me3富集。因此，MLL1和OCT2启动子区低甲基化是催化H3K4me3生成的先决条件。

（5）DNA甲基化干扰MYC募集MLL1至OCT2启动子

萤光素酶报告基因结果显示，MLL1转录激活OCT2 启动子依赖于E-Box序列和MYC

的表达，表明MYC在MLL1调控OCT2表达中起着关键作用。为阐明MLL1催化OCT2启动子区H3K4me3是否依赖MYC，研究者应用CHIP试验分析了shMYC-03细胞中MLL1及H3K4me3是否受DNA甲基化影响。结果表明，敲低MYC的表达抑制DAC诱导MLL1富集到OCT2启动子区，同时MYC的缺失导致DAC不能增强OCT2启动子区附近的H3K4me3信号。免疫共沉淀（Co-IP）试验结果显示，DAC处理的786-O细胞中MYC和MLL1之间存在直接相互作用，而未处理的细胞系中未检测到两者的相互作用。因此，在低甲基化的OCT2启动子区，MYC招募MLL1催化生成H3K4me3。OCT2启动子区MYC的结合受DNA甲基化调控，RCC中OCT2启动子区DNA高甲基化阻断了MYC的结合，干扰其招募MLL1，影响MLL1催化OCT2启动子区H3K4me3生成，进而抑制OCT2的转录。

（6）DAC激活OCT2表达增加RCC细胞对奥沙利铂的敏感性

基于上述结果，研究者尝试应用DNA甲基化酶抑制剂DAC，激活RCC细胞中OCT2的表达，以提高RCC细胞对奥沙利铂的敏感性，且在细胞和荷瘤裸小鼠模型中均得到了验证。

细胞试验结果显示，肾癌细胞769-P、786-O和Caki-1经DAC处理后，对奥沙利铂的积聚分别增加93%、59% 和66%，DNA和铂加合物分别增加153%、135% 和88%。相应地，DAC和奥沙利铂合用后，对上述细胞的毒性增加，联合用药指数均小于0.8；DAC处理后，上述细胞对奥沙利铂的敏感性分别增加13、6和4倍。为进一步确定DAC和奥沙利铂的协同作用是否依赖于OCT2的转录激活，研究者在稳定敲低OCT2的RCC细胞上进行了联合用药研究，结果显示，细胞内铂的积聚和DNA-铂加合物，均没有显著增加。此外，DAC处理不影响RCC细胞中MATE2-K的表达。由此推测，DAC提高RCC细胞对奥沙利铂的敏感性，主要源于其激活OCT2的表达。

为阐明DAC和奥沙利铂联用后的体内抗肿瘤效果，研究者应用荷786-O和Caki-1的裸小鼠模型，腹腔注射给药后治疗肿瘤（图17-13），比较单用DAC、单用奥沙利铂、DAC与奥沙利铂联用，以及奥沙利铂和DAC联用，对肿瘤生长的抑制能力。

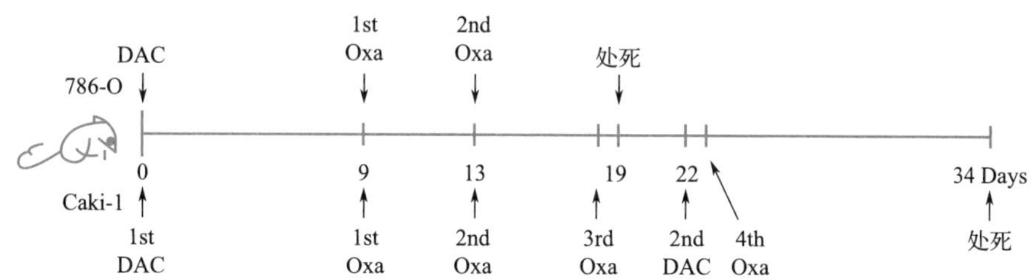

图17-13 裸小鼠移植瘤模型给药和实验时间计划

DAC剂量：荷786-O裸小鼠为2.5 mg/kg，荷Caki-1裸小鼠为5 mg/kg。奥沙利铂剂量：10 mg/kg；给药方式为腹腔注射。荷786-O裸小鼠经两次化疗后，于第19天处死；荷Caki-1裸小鼠于第18天第三次给予奥沙利铂治疗，且于第22天再次注射DAC，并在第23天第四次给予奥沙利铂，于第34天处死

研究显示，预先给予DAC一周后，肿瘤组织OCT2启动子区E-Box位点的DNA甲基化降低40%，OCT2被诱导表达。以荷786-O的裸小鼠为例，第一次注射奥沙利铂后24 h，DAC和奥沙利铂联合用药组肿瘤组织中铂浓度和DNA-铂加合物浓度分别是单用奥沙利铂

组的2.6倍和2.8倍，提示DAC预处理可以促进奥沙利铂进入RCC组织。单用DAC或单用奥沙利铂对肿瘤生长均未显示明显的抑制作用，而DAC和奥沙利铂序贯使用，不仅延缓了肿瘤生长，且在接种Caki-1细胞的荷瘤裸小鼠中，大于50%的肿瘤出现皱缩。因此，体外、体内研究均显示，通过表观遗传方式激活OCT2表达后，RCC细胞对奥沙利铂的敏感性增加。

联合用药使RCC细胞对奥沙利铂的敏感性增加，是否可能对正常细胞产生潜在的副作用？为阐明上述问题，研究者在荷Caki-1裸小鼠模型上进行了毒性评价。周围神经毒性是奥沙利铂最常见的不良反应，活性氧的产生与奥沙利铂诱导的神经毒性相关，研究者以小鼠血清中高级氧化蛋白质产物（AOPP）的浓度作为奥沙利铂诱导神经毒性的指标。单用奥沙利铂或联合治疗的裸小鼠血清中，AOPP浓度显著高于生理盐水组，但联合用药组与单用组之间未显示显著差异，提示联合用药未增加奥沙利铂引起的外周神经毒性。免疫组化分析显示，DAC对裸小鼠正常肾脏中的OCT2表达未产生显著影响，HE染色也表明，在单用奥沙利铂或联合使用奥沙利铂治疗的裸鼠中未观察到肾毒性，也未观察到肝脏毒性。

因此，上述结果提示，DAC和奥沙利铂联合使用，DAC上调RCC组织中OCT2表达，增加RCC细胞对奥沙利铂的敏感性，但未增加奥沙利铂的外周神经毒性，也未增加肝肾毒性。

第六节 基于药物代谢酶调节机制的潜在药物靶标研究案例

CYP1B1是CYPs的重要成员之一，能代谢许多外源性前致癌物，如多环芳香烃和芳香胺，使之活化为致癌物，且能将内源性雌激素（雌二醇是最主要的底物）、黄体酮、睾酮和其他类固醇相关的激素代谢为具有遗传毒性和氧化损伤作用的代谢物。CYP1B1在人体正常肝脏表达很低，但在肝癌等多种肿瘤组织中高表达。由于CYP1B1参与了紫杉醇、多西他赛等抗肿瘤药物的代谢，因此与肿瘤对这些药物的耐药性相关[22]。

一、CYP1B1在肝癌组织中高表达致紫杉醇耐药

应用qRT-PCR和蛋白质印迹（Western blot）技术，检测43对肝细胞癌（hepatocellular carcinoma，HCC）患者癌组织及其配对的癌旁组织CYP1B1表达，确证了肝癌组织中CYP1B1的mRNA和蛋白质表达水平均显著高于其癌旁组织（$p<0.001$）[图17-14（a）、(b)]。应用CCK-8试剂盒检测紫杉醇单独处理以及与CYP1B1抑制剂α-萘黄酮合用后HCC细胞系（HuH-7和Li-7）的细胞存活率，发现α-萘黄酮能增强紫杉醇的细胞毒性（α-萘黄酮单用无细胞毒性），其IC_{50}分别由单独使用紫杉醇时的7.1 nmol/L（HuH-7）、23.9 nmol/L（Li-7）降低至1.1 nmol/L、0.14 nmol/L，如图17-14（c）。因此，HCC组织中CYP1B1的异常高表达可能是引起HCC对紫杉醇耐药的关键因素之一。

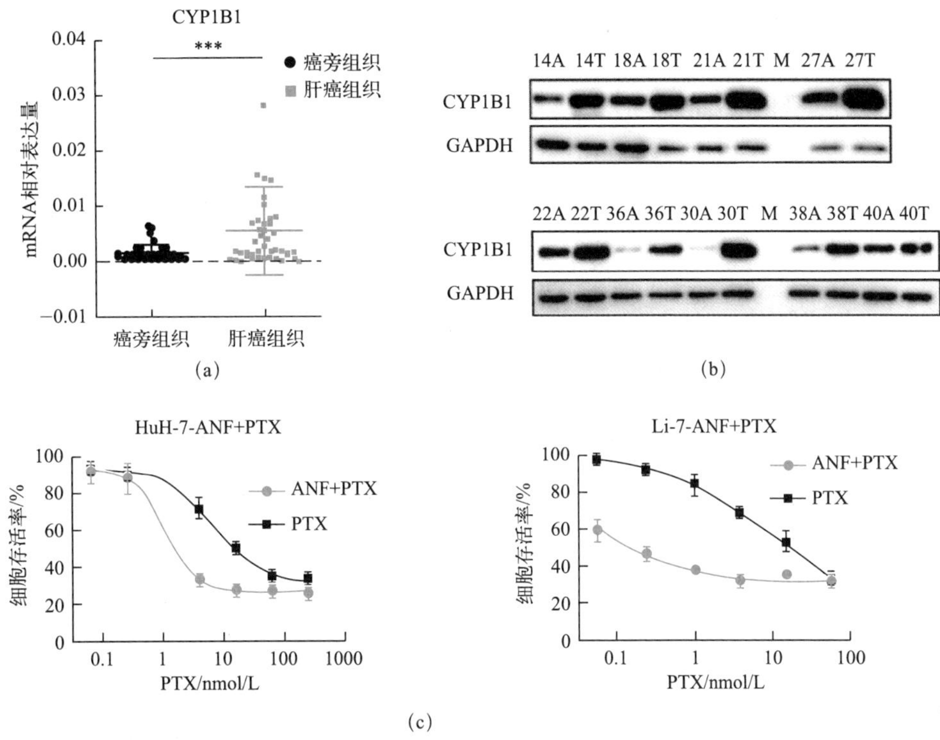

图17-14 **肝细胞癌中CYP1B1的高表达及其与紫杉醇(PTX)敏感性间的关系**

(a)43对HCC癌组织及其配对的癌旁组织中CYP1B1的mRNA表达;(b)CYP1B1的蛋白质表达;(c)紫杉醇与CYP1B1抑制剂α-萘黄酮(ANF)合用处理HCC细胞系(HuH-7和Li-7)*** 表示$p<0.001$

二、MLL-menin抑制剂MI-2下调肝细胞癌细胞系中CYP1B1的蛋白质水平

H3K4的三甲基化(H3K4me3)是重要的表观遗传学特征,通常作为激活转录活性的标记位于基因启动子区。H3K4me3的生成由COMPASS复合物催化,其中催化亚基SET1/MLL有六个同源蛋白质(SET1A、SET1B、MLL1、MLL2、MLL3和MLL4)。MLL蛋白通过与RbBP5、ASH2、WDR5和menin等蛋白质形成复合物发挥催化功能。将HCC细胞(HuH-7和Li-7)敲低MLL,发现仅MLL2的下调可以降低CYP1B1的mRNA水平,提示MLL2可能是负责CYP1B1启动子区H3K4me3修饰的关键酶,且敲低催化组蛋白H3K9me3修饰的赖氨酸甲基转移酶SUV39H2或敲低去除组蛋白H3K4me3修饰的赖氨酸脱甲基化酶KDM5A,均能促进CYP1B1的转录激活。采用MLL抑制剂MI-2处理HuH-7和Li-7细胞后,发现CYP1B1蛋白水平显著下降,且呈浓度依赖性(图17-15)。

三、MI-2与紫杉醇合用可以协同增强紫杉醇对肝细胞癌细胞系的毒性

基于上述表观遗传学调控机制,将MLL家族抑制剂MI-2联合紫杉醇处理HCC细胞(HuH-7和Li-7),发现与CYP1B1抑制剂α-萘黄酮的结果一致,即MI-2也能提高紫杉醇的

细胞毒性。MI-2与紫杉醇单用或合用后对HuH-7和Li-7细胞的剂量-效应曲线（图17-16）显示，MI-2与紫杉醇合用可以增加HCC对紫杉醇的敏感性，联合用药指数*CI*均小于0.8，提示两药合用表现出很强的协同效应（图17-17）。相较于单用MI-2或者紫杉醇组，MI-2可以促进紫杉醇对微管蛋白的聚合作用，提高紫杉醇对HCC细胞的毒性。

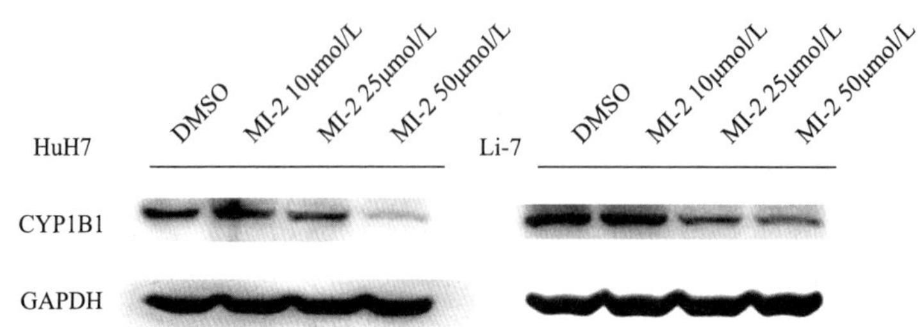

图17-15 MLL抑制剂MI-2处理肝细胞癌细胞系HuH-7和Li-7后CYP1B1的蛋白质表达水平

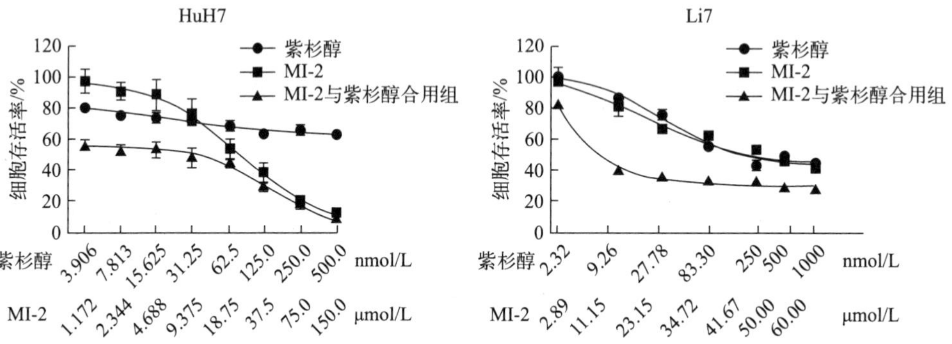

图17-16 MI-2和紫杉醇对肝细胞癌细胞系HuH7和Li-7的剂量-效应曲线

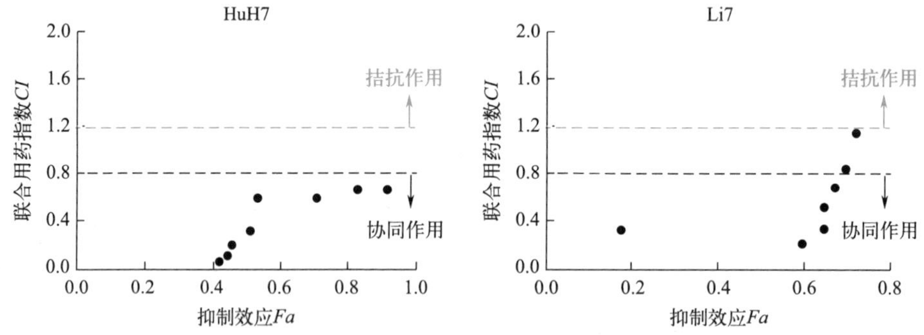

图17-17 MI-2和紫杉醇在肝细胞癌细胞系HuH-7和Li-7中不同浓度点对应的联合用药指数

四、MI-2和紫杉醇可以促进CDX和PDX模型中微管蛋白聚合并提高紫杉醇抗肿瘤活性

构建HCC裸小鼠模型，以4～6周的*Balb/C*裸小鼠为实验对象，分为溶剂对照组、MI-2组、紫杉醇组、紫杉醇与MI-2合用组，每组5只。将1×10^7数量的Li-7或者HuH-7细

胞接种于裸小鼠腋下，PDX模型则取小绿豆大小的HCC患者肿瘤组织接种于裸小鼠腋下，当肿瘤平均体积达到100 mm^{3}时（约需一个月），开始进行治疗。给药方案为每4天化疗一次（第0、4、8、12、16、20天），共五次。每次腹腔注射MI-2和紫杉醇的剂量分别为20 mg/kg、3 mg/kg。第22天人道处死裸小鼠，分离肿瘤组织并置于10%中性福尔马林中，采用免疫荧光检测技术检测不同裸小鼠模型分组中紫杉醇对微管蛋白聚合的影响。结果显示［图17-18（a）～（d）］，在HCC（Li-7）裸小鼠模型中，单独使用MI-2和紫杉醇未显示抑瘤作用，而MI-2与紫杉醇合用组抑瘤作用显著，合用组的相对瘤体积和肿瘤重量均小于单用组。因此，合用MI-2，可以增加紫杉醇在HCC裸小鼠模型中的抗肿瘤活性。此外，单用和联合用药组裸小鼠体重未显示明显差异［图17-18（e）］，提示MI-2与紫杉醇合用对裸小鼠

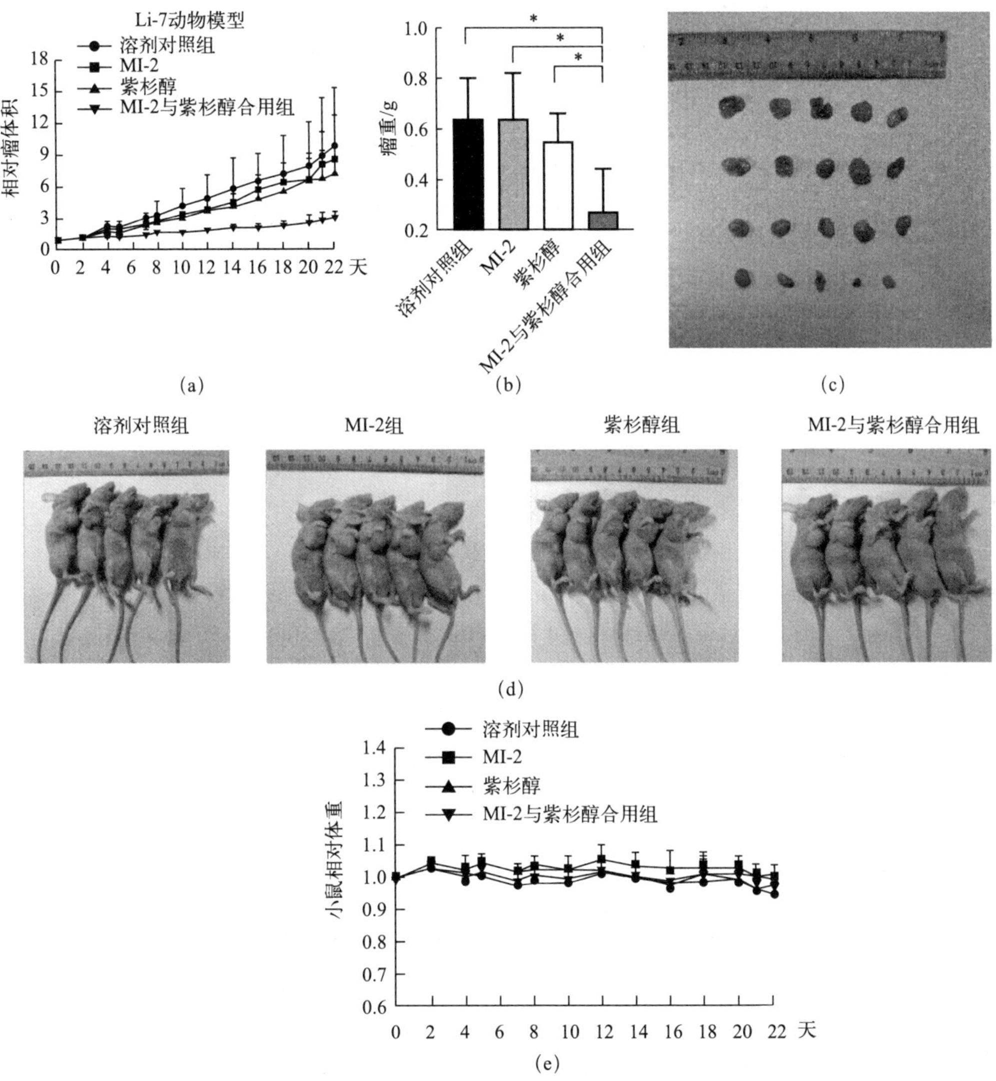

图17-18　单用或合用MI-2和紫杉醇对肝细胞癌（Li-7）裸小鼠模型肿瘤生长的影响

（a）肿瘤相对体积增长图；（b）肿瘤重量图；（c）肝细胞癌裸小鼠模型肿瘤分离照片；（d）肝细胞癌裸小鼠模型安乐死后的照片；（c）图中自上而下依次为溶剂对照组，MI-2组，紫杉醇组，联合给药组；* 表示$p<0.05$；（e）肝细胞癌裸小鼠模型相对体重变化

模型的毒性低。为进一步确证MI-2对紫杉醇的增效作用，研究人员在HuH-7和PDX裸小鼠模型中也进行了类似的研究，结果均显示合用组的疗效更佳（图17-19）。经检测发现，MI-2与紫杉醇合用能够通过促进微管蛋白聚合，进而干扰细胞的有丝分裂过程，增强紫杉醇的抗肿瘤作用。

综上，CYP1B1的组蛋白修饰H3K4me3信号，可作为增强紫杉醇类药物治疗HCC疗效的潜在靶标。

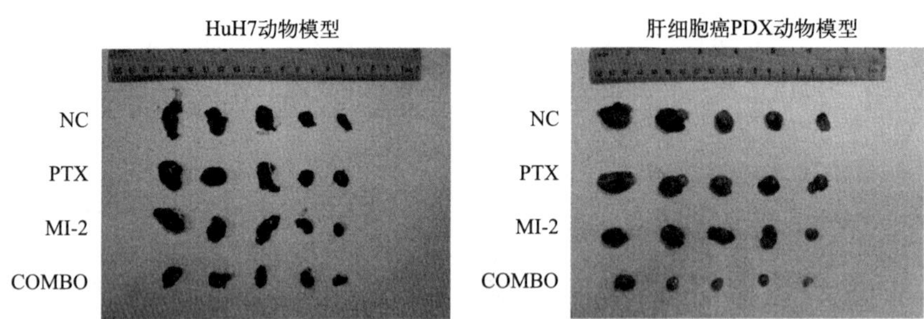

图17-19 **单用或合用（COMBO）MI-2和紫杉醇治疗肝细胞癌裸小鼠模型（HuH-7、PDX）的效果**

（蒋惠娣）

参考文献

[1] 曾苏. 药物代谢学[M]. 杭州：浙江大学出版社，2008.

[2] 钟大放. 创新药物代谢和药动学研究[M]. 北京：科学出版社，2021.

[3] Ulrich M. Zanger, Matthias S. Cytochrome P450 enzymes in drug metabolism: Regulation of gene expression, enzyme activities, and impact of genetic variation[J]. Pharmacol Ther, 2013, 138(1): 103-141.

[4] Zamek-Gliszczynski M J, Taub M E, Chothe PP, et al. International Transporter Consortium. Transporters in Drug Development: 2018 ITC Recommendations for Transporters of Emerging Clinical Importance[J]. Clin Pharmacol Ther, 2018, 104(5): 890-899.

[5] 刘晓东，刘李. 药代动力学的药物相互作用[M]. 北京：科学出版社，2022.

[6] USFDA. *In Vitro* Drug interaction studies——cytochrome P450 enzyme and transporter-mediated drug interactions guidance for industry. 2020.

[7] 国家药品监督管理局药品审评中心. 药物相互作用研究技术指导原则（试行）。2021.

[8] USFDA. Clinical drug interaction studies——cytochrome P450 enzyme-and transporter-mediated drug interactions guidance for industry. 2020.

[9] Li J, Zhao M, He P, et al. Differential metabolism of gefitinib and erlotinib by human cytochrome P450 enzymes[J]. Clin Cancer Res, 2007, 13(12): 3731-3737.

[10] Swaisland H C, Ranson M, Smith R P, et al. Pharmacokinetic drug interactions of gefitinib with rifampicin, itraconazole and metoprolol[J]. Clin Pharmacokinet, 2005, 44(10): 1067-1081.

[11] Liu Y, Ramírez J, House L, et al. Comparison of the drug-drug interactions potential of erlotinib and gefitinib via inhibition of UDP-glucuronosyltransferases[J]. Drug Metab Dispos, 2010, 38(1): 32-39.

[12] Pearson D, Weiss H M, Jin Y, et al. Absorption, distribution, metabolism, and excretion of the oral prostaglandin D2 receptor 2 antagonist fevipiprant(QAW039)in healthy volunteers and *in vitro*[J]. Drug Metab Dispos, 2017, 45(7): 817-825.

[13] Weiss H M, Langenickel T, Cain M, et al. Clinical investigation of metabolic and renal clearance pathways contributing to the elimination of fevipiprant using probenecid as perpetrator[J]. Drug Metab Dispos, 2021, 49(5): 389-394.

[14] Kulkarni S, Poller B, Drollmann A, et al. Fevipiprant(QAW039)does not affect the pharmacokinetics of zidovudine, its glucuronide, and penicillin G via inhibition of UGT2B7 and/or OAT3[J]. Pulm Pharmacol Ther, 2022, 72: 102097.

[15] Weiss H M, Umehara K I, Erpenbeck V J, et al. A study of the effect of cyclosporine on fevipiprant pharmacokinetics and its absolute bioavailability using an intravenous microdose approach[J]. Drug Metab Dispos, 2020, 48(10): 917-924.

[16] Agarwal S, Sane R, Gallardo J L, et al. Distribution of gefitinib to the brain is limited by P-glycoprotein (ABCB1) and breast cancer resistance protein (ABCG2)-mediated active efflux[J]. J Pharmacol Exp Ther, 2010, 334(1): 147-155.

[17] Li L, Song F, Weng Y, et al. Role of OCT2 and MATE1 in renal disposition and toxicity of nitidine chloride[J]. Br J Pharmacol, 2016, 173(16): 2543-2554.

[18] Li L, Tu M, Yang X, et al. The contribution of human OCT1, OCT3, and CYP3A4 to nitidine chloride-induced hepatocellular toxicity[J]. Drug Metab Dispos, 2014, 42(7): 1227-1234.

[19] Ma Z, Lu S, Sun D, et al. Roles of organic anion transporter 2 and equilibrative nucleoside transporter 1 in hepatic disposition and antiviral activity of entecavir during non-pregnancy and pregnancy[J]. Br J Pharmacol, 2019, 176(17): 3236-3249.

[20] Tu M, Li L, Lei H, et al. Involvement of organic cation transporter 1 and CYP3A4 in retrorsine-induced toxicity[J]. Toxicology, 2014, 322: 34-42.

[21] Liu Y, Zheng X, Yu Q, et al. Epigenetic activation of the drug transporter OCT2 sensitizes renal cell carcinoma to oxaliplatin[J]. Sci Transl Med, 2016, 8(348): 348ra97.

[22] 郑小丽，曾苏，吴式琇，等. MLL-menin抑制剂组合物在制备抗肝癌药物中的应用. CN 202111106083.9[P]. 2023-09-20.

E分析方法验证

第十八章 生物标志物分析方法验证

教学目标

1. 掌握：qPCR分析方法验证和生物标志物分析方法验证的原则。
2. 熟悉：不同用途生物标志物的FFP验证程度。
3. 了解：生物标志物的临床确证步骤。

第一节 qPCR分析方法验证

实时荧光定量PCR（real-time quantitative PCR，qPCR）能够检测不同来源样本中的微量核酸，具有操作简单、快速、灵敏度高和特异性强的特点，已成为核酸定量的“试金石”，在分子诊断、生命科学、农业和医学领域应用广泛。但目前尚缺乏关于qPCR分析方法验证的统一标准，难以保证分析结果的可靠性以及实验室间分析结果的一致性。因此，本节将重点对qPCR分析方法验证进行阐述[1, 2]。

qPCR分析方法验证内容包括特异性、灵敏度、线性范围、精密度和准确度、基质效应和回收率、稳定性。

一、特异性

特异性是指在样品中存在其他非特异性序列时，qPCR能准确测定目标序列的能力。特异性可以通过计算机模拟法或经验法评估。计算机模拟法通过在生物大分子序列比对搜索工具（basic local alignment search tool，BLAST）或类似程序中评估引物序列，以证明引物对目标物有足够的特异性。经验评估法直接通过凝胶电泳、溶解曲线、DNA测序、扩增子大小或限制性内切酶消化等实验来证明特异性。

在提取的基质中加入非特异性相关靶标的核酸，以确保引物和探针对目标序列的特异性。推荐的可接受标准为：加入定量循环值（quantification cycle，*Cq*）>检测限（limit of detection，LOD）的非特异性靶标未见扩增。

二、灵敏度

灵敏度通常用LOD表示，为能够检测到95%的阳性样本的最低浓度。制备一系列加标阳性样本，通过多重复多分析批测定来确定。多次重复分析95%呈阳性和特异性扩增的最后稀释浓度，称为LOD_{95}。LOD还可以通过经验或其他统计方法和软件来确定。

三、线性范围

线性范围系指能达到一定精密度、准确度和线性要求的低、高限浓度区间。在基质中加入已知系列浓度的核酸来评价方法的线性。标准曲线至少包含6个（推荐8个）非零校正浓度水平。其中包括定义的定量上限（upper limit of quantification，ULOQ）和定量下限（lower limit of quantification，LLOQ）。测定的动态范围为6～8个数量级，cDNA（互补DNA）或基因组DNA 3～4个数量级。应在与测定方法应用相关的动态范围内进行验证，并报告整个动态范围的R^2值和Cq值。

75%校正标样应符合精密度和准确度的要求，R^2值应大于0.98。除评估分析方法的动态范围外，标准曲线还可以用来计算PCR效率，公式为：效率=$10^{-1/slope}-1$。效率建议在90%～110%之间，斜率在−3.1～−3.6之间（效率100%时，标准曲线的斜率为−3.32）。

四、精密度和准确度

应选择至少5个浓度的质控（quality control，QC）样品验证分析方法的精密度和准确度，包括定量下限(LLOQ)，低浓度QC（LQC），中浓度QC（MQC），高浓度QC（HQC）和定量上限（ULOQ）。浓度应覆盖标准曲线的范围，并平均分布于标准曲线上。

批间验证应进行6个独立的分析批的测定，每批用LLOQ，LQC，MQC，HQC和ULOQ样品，每个浓度至少3个测定值。

可接受标准通常是基于方法开发过程中观察到的测定结果而设定的，并最终应支持测定方法的使用。一般情况下，各浓度QC样品的RSD应在20%～25%，*RE*在±20%～±25%之间。

五、基质干扰和回收率

基质干扰指无论样品基质是否存在干扰成分，分析方法均能准确测定待测物的能力。建议至少使用10个单独的基因组DNA（genomic DNA，gDNA）样本来评价基质效应，若无法获得10个基质，则可适当减少。在提取的gDNA样本中加入3倍LOD浓度的目标DNA，进行qPCR分析；同时制备未加入目标DNA的样本在一个分析批进行分析。接受标准为80%加入（或未加入）目标DNA的样本精密度和准确度符合要求。

提取回收率通过在样品提取之前加入目标DNA，不经稀释进行分析，所得结果除以加入目标DNA的浓度获得。提取回收率的可接受标准为30%～100%，最好大于50%。

六、稳定性

采用试验基质制备低和高浓度（LQC和HQC）质控样品来验证样品的操作台稳定性、短期稳定性和冻融循环稳定性。考虑到核酸在-80℃或-20℃冷冻超过一年仍然具备稳定性，qPCR检测通常不评估核酸的长期稳定性。在某些情况下，如果样品不稳定，稳定性可以根据具体情况进行评估，并可以通过凝胶电泳来确定QC样品的降解情况。

第二节　生物标志物验证

生物标志物通常是指能被客观测量和评价，反映生理或病理过程和对暴露或治疗干预措施产生生物学效应的指标。生物标志物是与疾病和治疗作用相关的内源性物质，按照FDA-NIH Biomarker Working Group BEST Resource的分类，包括诊断型生物标志物、监测型生物标志物、药效学生物标志物、预测性生物标志物、预后性生物标志物、安全性生物标志物和易感性生物标志物。

随着越来越多新的生物标志物的发现和提出，建立完善的生物标志物的验证、确证体系使之被广泛接受和规范使用至关重要。生物标志物的验证包括分析方法验证和临床确证。分析方法验证（analytical validation）指评估分析方法的特征效能参数以判断其是否可以产生可重现的准确测量结果的过程。临床确证（clinical qualification）指证明一个生物标志物和其代表的生物进程或者临床终点相关的确证过程，包括临床敏感性、临床特异性和临床准确性。

一、生物标志物分析方法验证

生物标志物分析方法验证内容包括特异性、选择性、分析测量范围、准确度（相对）和精密度、平行性和稳定性[3-4]。

1. 特异性

特异性是指在共存基质中，分析方法能够准确、专一地测定目标分析物的能力。对于小分子生物标志物，目标分析物和基质中可能存在的代谢物及结构类似物的结构都是已知的。如果这些化合物均可获得，可向混合均匀的基质中加入不同浓度的这些干扰物来验证方法的特异性。另一方面，蛋白质生物标志物可能存在多种内源性形式，具有未知的异构体和/或分解代谢产物。因此，不能利用配体结合方法对大分子生物标志物进行特异性评价。

2. 选择性

选择性是指样品在共存基质中，分析方法能够准确测定目标分析物的能力。通过测定多个正常个体和目标受试者群体（例如每个群体10个）样本中待测物的浓度是否平行来确定分析方法的选择性。虽然在探索性生物标志物分析过程中可能不需要或只需要对干扰物的影响进行有限的评估，但随着项目的成熟和对生物标志物定量的全面生物分析方法验证，如果可获得合适的样品，则应评估适当的潜在基质和药物干扰物对样品分析的影响。如果没有合适样品，可以用高、低水平加标样本的待测物回收率近似评价选择性，但要注意在计算时去除基础值。

3. 分析测量范围

分析测量范围（analytical measurement range，AMR）是指方法可准确测量的分析物的范围。如果测定样本不需要稀释（同位素稀释的外标质谱法），AMR利用最大验证稀释度计算，即：分析测量范围为LLOQ至（ULOQ× 最大验证稀释度）。

对于测量前样本需要稀释的情况（免疫分析法），AMR利用最小要求稀释度和最大验证稀释度来计算：分析测量范围为（LLOQ× 最小要求稀释度）到（ULOQ× 最大验证稀释度）。其中，最小要求稀释度即为达到提高信噪比、减少干扰基质、优化方法准确度和精密度目的必须使用缓冲液对生物样品进行稀释的最小倍数。

至少需要5个均匀分布的已知浓度的样品验证分析测量范围，应包括浓度超过限度10% ～20%的样品。不使用内标法时，样品应一式两份测量（采用内标法时，样品测量一份即可）。通过比较测量值和预期值，采用适当的线性或非线性方法进行回归分析。绘制曲线，确定最佳拟合线，y轴截距应接近于零。对于配体结合试验，相关系数r的可接受标准应根据使用背景（context of use，COU）预先确定。r值范围与相关性的一般关系如下：0～0.19非常弱，0.2～0.39弱，0.4～0.59中等，0.6～0.79强，0.8～1很强相关性。

4. 准确度和精密度

准确度系指测量值与真实值之间的接近程度。实际应用过程中，如果无法获得真实值，可使用被广泛接受的参考值代替，或者与金标准进行比较。理想情况下，这需要一个金标准。在没有金标准情况下，可以采用参比实验室结果。准确度受测量次数的影响（即测量次数少准确度通常会更低）。对于缺少真实标准物质的大分子标志物，通常考察相对准确度，即比较样本的测得值和标准物质替代物（例如重组或非糖基化）的加入值。

精密度是指在规定的检测条件下获得的独立检测结果之间的接近程度，包括重复性、中间精密度和重现性。精密度通常用重复实验结果的标准差（standard deviation，*SD*）或变异系数（variation coefficient，*CV*）表示。在没有金标准的情况下也可以验证精密度，因为它代表的是数据的分散程度，而不是报告结果的准确度。其中，评估不同批次试剂盒的影响对于确保研究过程中被分析物的测量一致性至关重要。对于缺少真实标准物质的大分子标志物，可以采用患者的样本或替代基质加标样本进行考察。

精密度和准确度验证时，样本数量至关重要，表18-1总结了不同指导文件的相关要求。对于不同生物标志物的分析方法验证，要根据具体的COU来选择样本数量，比如在探索性/可行性研究中使用样本最少，审查Ⅲ类（高风险）医疗器械研究使用样本最多。

表 18-1 生物标志物分析方法准确度和精密度验证的样本数量

项目	Crystal City White Papers 部分方法验证 探索性 / 可行性研究		CDER（Center for Drug Evaluation and Research）生物分析方法完整验证 生物标志物定量		CDRH（Center for Devices and Radiological Health）510（k）临床使用 Ⅱ 类医疗器械	CDRH（Center for Devices and Radiological Health）PMA（Pre-market Approval）临床使用 Ⅲ 类医疗器械
	LBA	LC-MS	LBA	LC-MS	LBA	LBA
质控样本	3	6（低、中、高 3 浓度，每浓度两份）	6（3 浓度，每浓度 2 份）	20（LLOQ，低、中、高 3 浓度，每浓度 5 份）	2	3
分析次数	2	1	2	1	2	2
样本重复数	5	与 QC 一致	5	与 QC 一致	—	—
地点	1	1	1	1	2	3
操作者	1	1	1	1	2	3
试剂批次	1	1	1	1	2	3
分析批	6	3	6	3	40	2
天数	3	3	3	3	20	40
分析批 / 天	2	1	2	1	2	2

5. 平行性

平行性是指两种基质（即标准曲线和未知样本）之间的剂量响应关系在测定范围内恒定的程度。采用配体结合分析（ligand binding assays，LBA）测定生物标志物时，必须对该方法的平行性进行验证。

由于样本基质中存在内源性分析物，使用LBA或LC-MS进行的绝大多数生物标志物的定量检测都涉及到替代基质的使用，替代基质可以是除去目标分析物的真实基质也可以是制备的模拟生物样本组成的人工基质。在方法开发和验证过程中，一定要考察替代基质和真实生物基质之间的平行性，以保证在测量范围内每一个待测物浓度变化导致的响应变化在替代和真实生物基质中是相等的。

平行性与“稀释线性”不同，虽然都采用稀释的手段，但却是不同的概念。稀释线性是对加标的QC样品进行稀释线性分析，以证明测量浓度与稀释样品的预期浓度之间产生斜率为1的线性响应。平行性是对含有内源分析物的样品进行分析，以证明样品稀释-响应曲线是否平行于标准浓度-响应曲线。对于LBA，平行性主要是保持抗体试剂与分析物之间结合状态的稳定性。由于这种结合受到基质中竞争物质的影响，并且在不同的分析物浓度下可能是不成比例的，因此通常只有将样品在替代基质中稀释几倍，限制这种相互作用后才能获得平行性，此时的稀释倍数称为最低需求稀释度（minimum required dilution，MRD）。

LC-MS生物标志物检测也采用替代基质，但两种方法之间的一个根本区别是LC-MS方法使用提取、色谱分离以及内标法来补偿样品之间基质组成的变化，包括真实和替代基质之间的差异。稳定同位素标记(stable isotope labels，SIL)内标能够弥补分析物提取回收率之间的差异和离子抑制/增强。因此，LC-MS通常会考察基质效应。

6. 稳定性

样本中生物标志物的稳定性受时间、温度、湿度、降解酶、生物标志物的自然半衰期、存储条件、基质、光照和容器系统等多种条件的影响。稳定性考察通常包括采样过程稳定性、室温稳定性、冻融循环稳定性和长期稳定性。

稳定性样品应尽可能使用真实基质和内源性分析物制备，因为使用重组蛋白可能会产生错误的结果。在科学论证的基础上可以考虑采用适当的替代系统。稳定性样本应从与研究人群相关的个体（例如，相同的疾病、年龄）中采集，组成应尽可能接近临床研究样本。样本采集后应立即冷冻，并按研究样本存储条件（通常≤−70℃）保存。建议稳定性样品应涵盖测定的标准曲线或被分析物的预期临床范围。比较在现实条件下存储的受试者样品、新鲜制备的无干扰基质加标样品或新鲜抽取的样本（0h/基线）和用于影响因素试验的分装样本（时间、温度和储存条件），通过计算受试者样品对基线样品的偏差来确定稳定性。该方法也有助于评估样本随时间的稳定性变化趋势，并通过控制图法来识别影响样本稳定性的重要因素。

7. FFP验证

使用背景“context of use（COU）”和符合目的“fit for purpose（FFP）”是生物标志物分析中两个非常重要的概念。生物标志物的COU是生物标志物在药物研发中特定用途的简要描述，包括生物标志物的类型和在药物研发中的用途。FFP系指一个药物研发工具的验证程度需要足够支持其COU，是目前生物标志物分析方法开发和验证的基本策略。根据生物标志物的用途不同，其FFP验证程度也不同，具体见表18-2。

表18-2 FFP验证策略

类别	发现/探索性验证	转化/部分验证	完整验证[①]
决策水平	筛选阶段（内部）	候选阶段（内部）	监管阶段（外部）
药物开发阶段	开发	转化研究	临床试验
标准物质	可用或替代	可用或替代	必须使用标准曲线或标准物质或替代品
基质	·真实基质或替代基质 ·样本许可，验证平行性	·真实基质或替代基质 ·添加标准物质 ·考虑疾病状态和多个受试者 ·验证平行性	·真实基质或替代基质 ·添加标准物质绘制标准曲线 ·考虑疾病状态和多个受试者 ·验证平行性

续表

类别	发现/探索性验证	转化/部分验证	完整验证[①]
标准物质和QC样品准确度和精密度标准	·不需要可接受标准 ·根据评价结果制定标准	·根据评价结果和分析技术制定标准 ·动物或人源样本作为质控样本	·根据评价结果和分析技术制定标准 ·动物或人源样本作为质控样本
准确度和精密度验证	不需要	至少两个分析批	配体结合分析6个分析批，质谱分析3个分析批
稳定性评价[③]	·实验样品稳定性 ·科学判断	·采样过程、室温、冻融循环和长期稳定性 ·采用动物/人样本考察基质稳定性	·采样过程、室温、冻融循环和长期稳定性 ·采用动物/人样本考察基质稳定性
数据输出	·定性 ·半定量	·定性 ·半定量 ·相对定量	·定性 ·半定量 ·相对定量 ·(绝对)定量[②]

①生物标志物分析方法用于提供建立和确认决策点所需的证据时，应进行完整验证，以确保检测性能和应用匹配性；

②对于大分子生物标志物，标准曲线样品通常采用替代基质中的加入重组标准物质制备。该方法不能绝对定量，只能对相对准确度进行评估；

③对于即大分子生物标志物，如果使用加入重组标准物质的方法验证稳定性，则不能提供内源性生物标志物的稳定性，只能提供重组分子的稳定性。

二、生物标志物临床确证

生物标志物的临床确证是逐步提供证据以证明生物标志物最终能替代生物学和临床终点的过程。若已有证据表明生物标志物适合某特定用途，可用以下四步进行临床确证：探索（产生假设的研究）、论证（生物标志物与临床结果的相关性研究）、表征（相关性的重复性研究）和替代（生物标志物可替代临床终点）。

根据FDA要求，生物标志物的资格确证通常包括三个连续提交资料的阶段，分别为意向书（letter of intent，LOI）提交、资格确证计划（qualification plan，QP）提交和完整确证资料包（full qualification package，FQP）提交。

1. 意向书

提交意向书标志着启动资格确证程序。意向书是一份简要的描述生物标志物、相关药物开发需求和拟定COU的文件。意向书应提供科学依据，以支持生物标志物作为药物开发工具及其COU。

2. 资格确证计划

资格确证计划应描述可用的相关数据和知识缺口，并提出数据收集和分析计划，并对意向书确定信中的建议和评审人随后提供的任何建议进行回复。应根据需要制订出合适并完整的研究方案和分析计划，包括完成数据收集、数据分析和报告的时间框架。

3. 完整确证资料包

完整确证资料包的提交是生物标志物资格确证过程中的第三阶段也是最后一个阶段，以资格确证成功结束。FQP应包括与生物标志物和COU相关的所有研究、分析和结果的详细信息。支持确证资格的证据应包括完整的研究方案和报告、统计或定量分析规划、摘要数据、主要分析的统计程序文件和受试者分析数据。若摘要级数据被认定已足够作为确证证据，可不提供受试者分析数据。

（李　清）

参考文献

[1] Bustin S A, Vladimir B, Garson J A, et al. The MIQE guidelines: minimum information for publication of quantitative real-time PCR experiments[J]. Clin Chem, 2009, 55(4): 611-622.

[2] Amanda H, Rafiq I, Katie M, et al. Best practices in qPCR and dPCR validation in regulated bioanalytical laboratories[J]. AAPS J, 2022, 24(36): 1-9.

[3] Steven P P, John M S, et al. Points to consider document: scientific and regulatory considerations for the analytical validation of assays used in the qualification of biomarkers in biological Matrices[R]. Critical Path Institute. 2019.

[4] Kraus V B. Biomarkers as drug development tools: discovery, validation, qualification and use[J]. Nat Rev Rheumatol, 2018, 14: 354-362.